In 80 Keimen um die Welt

In 80 Keimen um die Welt

Christina Haese

WILEY-VCH

Autorin
Christina Haese

Institut für Medizinische Mikrobiologie, Immunologie und Hygiene TUM

Titelbild
Unter Verwendung einer Abbildung von © Kateryna Kon/Shutterstock.

Bibliografische Information der Deutschen Nationalbibliothek
Die Deutsche Nationalbibliothek verzeichnet diese Publikation in der Deutschen Nationalbibliografie; detaillierte bibliografische Daten sind im Internet über http://dnb.d-nb.de abrufbar.

Print ISBN: 978-3-527-34968-5
ePDF ISBN: 978-3-527-83474-7
ePub ISBN: 978-3-527-83475-4

Umschlaggestaltung Wiley

Satz Newgen Knowledge Works (P) Ltd., Chennai, India

Druck und Bindung
Gedruckt auf säurefreiem Papier.

Vorwort – Zu Risiken und Nebenwirkungen

Wie üblich gibt es vorab ein paar Punkte zu klären:

1. Dieses Buch ersetzt keinen Arztbesuch! Symptome sind nicht immer einfach zu deuten und Therapie und Prophylaxe können sich ändern. Von einer Selbstdiagnose und -therapie ist abzuraten. Aber vielleicht können Sie ihrem Arzt bei der Anamnese helfen, indem Sie ihm genauere Informationen geben.
2. Zur besseren Lesbarkeit und Verständlichkeit verwende ich im Buch das generische Maskulin. Es schließt ohne Wertung alle Geschlechter ein.
3. Ich bin kein Historiker (erstes Beispiel für das generische Maskulin). Die geschichtlichen Hintergrundinformationen habe ich gewissenhaft recherchiert und nach bestem Wissen und Gewissen eingebaut. Falls Sie doch einen Fehler finden, teilen Sie ihn mir bitte mit.
4. Vor allem Namen und Zahlen der Entdeckungen bzw. der Erstbeschreibungen, können je nach Quelle variieren. Das liegt vor allem daran, dass eine ganz genaue Zuordnung nicht immer möglich ist. Hier sind ein paar Gründe:
   a) Es gibt z. T. verschiedene Schreibweisen der Namen.
   b) In den Anfängen der Mikrobiologie kamen wichtige Hinweise und Erkenntnisse aus vielen verschiedenen Bereichen. Nicht nur Mediziner, auch Pharmakologen, Zoologen und Botaniker, Biochemiker, Immunologen u. a., leisteten wichtige Arbeiten. Wobei sich die Bereiche überschnitten und ein Forscher mehrere Qualifikationen innehaben konnte und auch kann.
   c) Oftmals arbeiteten die Forscher jahrelang an einem Gegenstand und veröffentlichten ihre Ergebnisse erst viel später, wenn sie sich ganz sicher waren recht zu haben. So ist der Zeitpunkt der Entdeckung nicht identisch mit dem der Offenbarung.
   d) Auch wenn Einzelpersonen Jahre vorher eine zündende Idee hatten, offiziell wird es erst, wenn die wissenschaftlich fundierten Ergebnisse veröffentlicht werden. Und dies kann dann leider auch schon mal von jemand anderem passieren.
   e) Viele Forscher arbeiteten an verschiedenen Themen und in verschiedenen Teams.
   f) Nachdem sich die Wissenschaft der Mikrobiologie etabliert hatte, begannen Forschergruppen fast zeitgleich auf der ganzen Welt parallel an einem Gegenstand zu arbeiten. Die Entdeckungen folgten dementsprechend fast zeitgleich, aber unabhängig voneinander.

Die gewonnenen Erkenntnisse greifen wie gut geölte Zahnräder ineinander. Aus einer Antwort ergeben sich neue Fragen.

5. Zu den „80 Keimen“ gibt es 80 Steckbriefe. Einige stellen die Spezies vor. Sie beinhalten zwar verschiedenen Arten, diese verursachen in der Regel aber die gleichen Symptome. Andere Steckbriefe befassen sich nur mit einer Art. Entweder lösen die verschiedenen Arten unterschiedliche Erkrankungen aus oder ich habe sie aufgrund von historischen Erwähnungen getrennt.
6. Das Schwierigste bei meiner Arbeit war die Auswahl der vorgestellten Erreger und ihrer Geschichten. Wenn Ihre Lieblinge nicht dabei waren, habe ich sie mir wahrscheinlich für ein weiteres Buch vorbehalten.

Zu jedem vorgestellten Erreger erhalten Sie einen Steckbrief.
Steckbrief/e: Erklärungen

Steckbrief Nr.	**Hier steht die Nummer des Steckbriefes.**
Name	Hier steht der gebräuchliche Name des Erregers
Einordnung	Bei Parasiten und Pilzen wird eine grobe Übersicht verwendet. Keine vollständige Systematik! Bei Bakterien Familie, Gattung und Art. Bei Viren Klasse, Ordnung und/oder Familie, je nachdem, was am geläufigsten ist.
Morphologie/ Eigenschaften	Das Aussehen. Folgende Beschreibungen werden für die einzelnen Erregerklassen verwendet: • Viren: DNS oder RNS; Kapsid-Aufbau (helikal, kubisch, komplex), behüllt oder unbehüllt • Bakterien: grampositiv oder gramnegativ, Kokken oder Stäbchen, obligat intrazellulär und andere Besonderheiten • Pilze: Sprosspilze (z. B. Hefen), Haut-/Nagelpilze (Dermatophyten), Schimmelpilze und Dimorphe Pilze • Parasiten: Protozoen (Einzeller) oder Metazoen (Mehrzeller), Größe, Besonderheiten
Vorkommen und Reservoir	Hier steht, wo Sie auf den Erreger treffen können
Übertragung	Es gibt verschiedene Übertragungswege: orale Aufnahme, Geschlechtsverkehr, diaplazentar (über die Gebärmutter auf das Ungeborene) und über Vektoren (Flöhe, Läuse etc.), über die Luft (über Tröpfchen oder Aerosole)
Inkubationszeit Oder	Das ist die Zeit zwischen der Infektion (also dem Kontakt mit dem Erreger) und dem Auftreten der ersten Symptome. Sie kann von ein paar Stunden bis zu mehreren Jahren dauern.
Präpatenzeit	Bei manchen Würmern ist keine genaue Angabe der Inkubationszeit möglich. Hier wird die Präpatenzzeit, die Zeit zwischen der Infektion und der Ausscheidung der Eier oder Larven, angegeben.
Erkrankung	Hier finden Sie den Namen der Erkrankung. Einige Erkrankungen haben mehrere Namen und einige Erreger können verschiedene Erkrankungen auslösen.
Symptome	Hier sind die Hauptsymptome der Erkrankung kurz aufgelistet und, wenn vorhanden, mögliche Komplikationen

Steckbrief Nr.	**Hier steht die Nummer des Steckbriefes.**
Diagnostik	Hier steht aus welchem Untersuchungsmaterial und wie der Erreger im Labor diagnostiziert wird.
Therapie:	Der Vollständigkeit halber finden Sie hier noch ein paar Therapiemöglichkeiten. Da dies kein Lehrbuch sein soll, fehlen Dosierungshinweise, Nebenwirkungen und auch einige Substanzen. Bei allen genannten Medikamenten und Erkrankungen kann es aufgrund neuer Erkenntnisse zu neuen Empfehlungen kommen. Daher sollten Sie sich im Falle eines Falles nicht selbst therapieren! Halten Sie immer Rücksprache mit Ihrem Arzt!
Prophylaxe	Das sind die empfohlenen Methoden (z. B. vom Robert-Koch-Institut [RKI], der Deutschen Gesellschaft für Tropenmedizin, Reisemedizin und Globale Gesundheit [DTG] u. a.), um sich vor der Infektion zu schützen. Informieren Sie sich vorab über eine mögliche Impfung, da sich die Empfehlungen ändern können.

Im Anschluss finden Sie weiterführende Literaturangaben. Wenn für ein Kapitel keine extra Angaben aufgeführt sind, habe ich diese unter den Punkten „Für fast alle Kapitel“ oder bei den Angaben „Literatur zu den historischen Hintergründen“ zusammengefasst.

Ich bedanke mich bei allen Familienmitgliedern, Freunden, Korrekturlesern und Mitarbeitern vom WILEY-Verlag, die mich bei diesem Projekt unterstützt haben!

Und nun wünsche ich Ihnen viel Spaß beim Lesen. Ich hoffe, ich kann Sie überraschen und ein klein wenig für die Mikrobiologie begeistern.

München, Oktober 2024 *Christina Haese*

Inhaltsverzeichnis

1
Prolog

„Im Jahre 1872 wohnte in dem Hause Nummer 7, Savile Row, Burlingtion Gardens, ..., Phileas Fogg, ..." So beginnt einer der bekanntesten Romane von Jules Verne (1828–1905), der als Serienroman Ende 1872 erschien. Der geheimnisvolle Protagonist ist einer der eigenwilligsten und berühmtesten Mitglieder des Londoner Reform Clubs: Phileas Fogg, ein Gentleman wie er im Buche steht. Und obwohl sein Leben vollkommen in der Öffentlichkeit stattfindet, weiß niemand etwas Genaueres über ihn. Er verbringt 10 Stunden in seiner Wohnung mit Schlafen und der Toilette. Die anderen 14 Stunden verbringt er im Club, in dem er die Mahlzeiten einnimmt, Zeitungen liest und gelegentlich eine Runde Whist spielt. Etwas, was wir uns heute gar nicht mehr vorstellen können. Fogg war nur Mitglied des Reform Club. Eine Mitgliedschaft „... auf Empfehlung des Hauses Gebrüder Baring, wo er sein Geld angelegt hatte, ...". Niemand wusste, woher er dieses hatte. „Er war weder Industrieller noch ein Großhändler, noch ein Kaufmann oder Landbauer. ... Jedenfalls war er nicht verschwenderisch, aber auch nicht geizig; denn überall, wo es für eine edle, nützliche oder großmütige Sache an einem Betrag mangelte, schoss er ihn im Stillen bei, und selbst anonym. ..." Also vielleicht doch ein sympathischer Zeitgenosse? Jedenfalls bis zur Mitte des ersten Kapitels am 02.10.1872. An diesem Morgen kündigte Mr. Fogg seinem Diener endgültig. James Forster wurde beschuldigt, das Rasierwasser nur auf 84 Grad Fahrenheit, statt auf 86 Grad erhitzt zu haben. Zwei Grad Fahrenheit, bzw. knapp 1 °C! Ziemlich kleinlich. Besserwisserisch ist Mr. Fogg auch. Er schafft es bei Diskussionen unter den Gentlemen im Club „... in wenigen, kurzen und klaren Worten, die tausend Äußerungen, ..., zu berichtigen ....". Denn obwohl er London seit Jahren nicht verlassen hatte, besaß er herausragende geographische Kenntnisse auch von dem entlegensten Winkel der Erde. Woher hatte er diese? Zu Vernes Lebzeiten war das Zeitalter der Forscher und Entdecker in vollem Gange. Ganze Bibliotheken füllten sich mit dem Wissen weit entfernter Länder und der Globus verlor seine letzten weißen Flecken. Im Laufe des 19. Jahrhunderts gab es viele prägende Entdeckungen und Erfindungen. Unter anderem, die für Vernes Roman wichtige Weiterentwicklung der Dampfmaschine, die zunächst zur Entwässerung von Bergwerken und in der Textilindustrie eingesetzt wurde.

Am Ende des 18. und Anfang des 19. Jahrhunderts wurde die Dampfmaschine in Dampfschiffen, Dampflokomotiven und Luftschiffen eingesetzt. Die Reisemöglichkeiten änderten sich radikal und während Eisenbahnschienen durch die Landschafften schnitten und Dampfschiffe die Wellen teilten, vermehrten sich die Kenntnisse in den Naturwissenschaften rasant. Seit der Antike machten Menschen sich die Gesetze der Physik zu Nutze und die Elemente in der Chemie zu Diensten. Es dauerte aber noch bis in die Mitte des 19. Jahrhunderts, bis das Rätsel zur Entstehung der Infektionskrankheiten nach und nach gelüftet wurde. So rankte seit jeher ein Gestrüpp fantastischer Spekulationen um die Ursachen der Krankheiten. Als Strafe der Götter oder Fluch von Dämonen, kritischer Sternenkonstellationen oderinem Ungleichgewicht der Körpersäfte. Was dann häufig zum Aderlass und

In 80 Keimen um die Welt, Christina Haese.

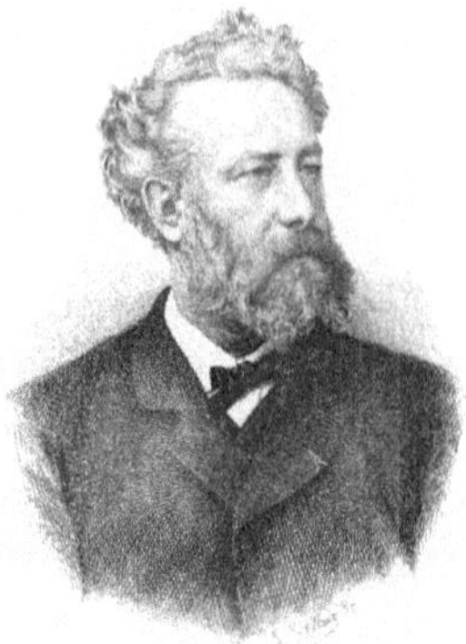

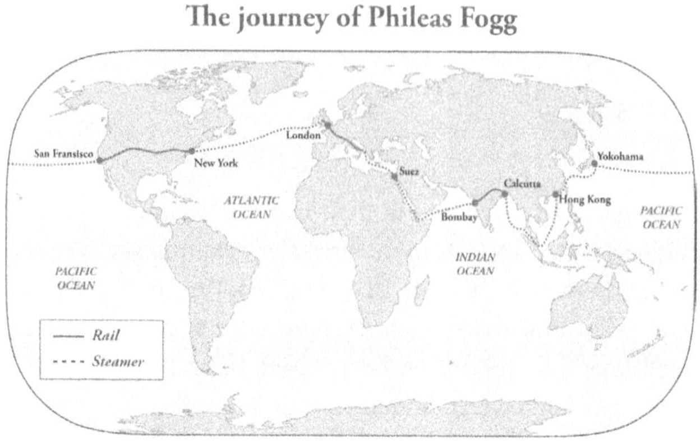

Abb. 1 Links: Jules Verne (1828–1905), schrieb zahlreiche Klassiker der Weltliteratur. Unter anderem „Fünf Wochen im Ballon", „20,000 Meilen unter dem Meer" und „Reise zum Mittelpunkt der Erde". Er gilt als „Vater der Science-Fiction". (Archivist/Adobe Stock Photos) Rechts: Reiseroute des Phileas Fogg aus Vernes „Reise um die Erde in 80 Tagen", (Dimitrios / Adobe Stock).

einem früheren Tode des Patienten führte. Oder schlechte Luft, was nicht ganz so falsch, aber anders gemeint war.

Und wenn doch mal ein schlauer Kopf der Ursache etwas näherkam, so war doch der Rest der Bevölkerung weit davon entfernt das neue Wissen anzuerkennen. Dies änderte sich dank der Arbeiten vieler Forscher, Entdecker und Erfinder. Sie öffneten das Tor in die Welt der Mikrobiologie und ermöglichten vielfältige Möglichkeiten in den verschiedensten Bereichen. Unter anderem in der (Lebensmittel-)Industrie, der Botanik, der Zoologie und Tiermedizin. Auch wenn diese Bereiche nicht kleingeredet werden sollen, so drehen sich die Geschichten in diesem Buch um die Humanmedizin. Die Protagonisten dieses Buches sind nicht nur die Forscher, sondern Bakterien, Viren, Pilze und vielfältige Parasiten. Zusammen mit den Menschen, die begannen ausgiebig die Errungenschaften des Transportwesens zu nutzten, machten sich auch die Erreger von Krankheiten auf den Weg. Und neugierigere Leute als Fogg, schickten sich an diesen auf die Spur zu kommen.

Da Fogg ja nun seinem alten Diener kündigen musste, benötigte er einen neuen Angestellten. Zufällig hörte Jean Passepartout, dass diese Stelle frei ist und stellt sich auch gleich vor. Mit seinen 30 Lebensjahren war er schon viel gereist und hatte verschiedene Berufe ausprobiert. Unter anderem war er Straßensänger, Zirkuskünstler, Turnlehrer und Spritzenmeister bei der Pariser Feuerwehr. Jetzt möchte er eine ruhige Stelle. Jean, „… ein echter Pariser aus Paris. … Ein braver Bursche … Er hatte blaue Augen, belebten Teint, ein Gesicht, das voll genug war, um selbst die Wölbung seiner Wangen wahrzunehmen; breite Brust, starke Taille, einen Muskelbau von herkulischer Kraft, …". Ob er den hohen Ansprüchen seines neuen Dienstherren gerecht werden konnte? Schließlich war er genauso offen und aufgeschlossen, wie Fogg wortkarg und zurückhaltend war. Während seines kurzen Gespräches nutze Jean die Zeit um diesen geheimnisvollen Mann zu mustern. Fogg mochte ungefähr 40 Jahre alt sein. Er war „… ein Mann von edler und schöner Gestalt, hohem Wuchs, dem einige Wohlbeleibtheit nicht übel stand, …". Fogg „… hatte blondes Haar und

Bart, eine glatte Stirn, ohne auch nur einen Schein von Runzeln an den Schläfen, ein mehr bleiches als gerötetes Angesicht, prachtvolle Zähne."

Sprache bietet Menschen viele Möglichkeiten Sichtbares und sogar Unsichtbares zu beschreiben. Und manchmal wird vorher Unsichtbares plötzlich sichtbar.

Steckbrief/e:

Name	**Jules Gabriel Verne**
Geboren am/in	08.02.1828 in Nantes (Frankreich)
Werdegang	• Studium der Rechtswissenschaften und Jura in Paris • Schreibt nebenbei kleinere Theaterstücke und Artikel für Zeitschriften • Durchbruch mit „Fünf Wochen im Ballon" im Jahr 1862
Familie	Honorine Morel (geb. Deviane), Witwe mit zwei Töchtern, gemeinsamer Sohn: Michel
Warum er hier erwähnt wird:	Autor von „Reise um die Erde in 80 Tagen". Erschienen Ende 1872 als Fortsetzungsroman Dramaturgische Aufführung 1874 „Vater der Science-Fiction"
Todesdatum:	24.03.1905 in Amiens (Frankreich) an Diabetesanfall

2

Die Geschichte der Bakteriologie

Das Unsichtbare sichtbar zu machen gelang dem niederländischem Tuchhändler Thonis Phillipson (1632–1723). Sie kennen ihn wahrscheinlich unter dem Namen Antoni van Leeuwenhoek, den er später nach der Straßenecke in der Nähe vom „Löwentor" in seiner Heimatstadt Delft, annehmen wird. Zunächst entwickelte er die Linsen zur Qualitätsbeurteilung von Stoffen. Wahrscheinlich durch Robert Hookes (1635–1703) Werk „Micrographia", das im Jahr 1665 erschien, wurde Antonis Neugier auf den Mikrokosmos geweckt. Durch den Tuchhandel finanziell unabhängig geworden, konnte er sich der Naturwissenschaft und der Perfektionierung der damaligen Mikroskope widmen. Er baute über 500 Mikroskope mit Linsen, die eine 270-fache Vergrößerung und eine hohe Auflösung erreichten. Im Jahr 1675 untersucht er seinen Speichel und war überrascht. Unzählige kleine Tierchen wimmelten darin!

Er unterschied drei Formen. Die Bazillen (stäbchenförmige Bakterien), die Kokken (kugelförmige Bakterien) und die Spirochäten (lange gewundene Bakterien). Eine Einteilung, die auch heute noch eine der Grundlagen der Bakteriologie darstellt. Am 26.08.1723 verstarb er im Alter von 90 Jahren in Delft. Sein Geheimnis der Linsenherstellung nahm

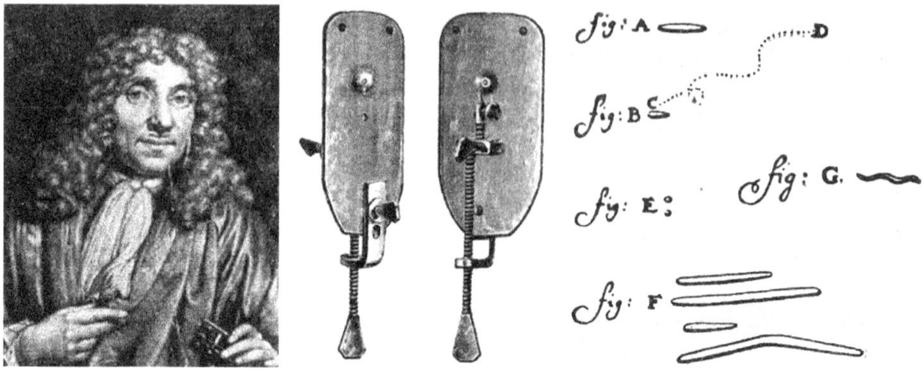

Abb. 2 Links: Antoni van Leeuwenhoek (1632–1723). Der erfolgreicher Tuchhändler und Naturforscher entdeckte die Mikroorganismen, darunter die Bakterien und Protozoen (Einzeller). Mitte: eines von Leeuwenhoeks Mikroskopen. Das Untersuchungsmaterial wird auf die Nadelspitze, die durch Schrauben bewegt werden kann, aufgebracht (rechte Darstellung). Von der anderen Seite wird das Objekt durch eine bikonvexe Linse betrachtet, die zwischen zwei Metallplatten eingefasst ist. Rechts: Verschiedene Bakterienformen aus dem Zahnbelag, die Leeuwenhoek in einem Brief von 1683 beschreibt (alle Abbildungen:Juulijs/Adobe Stock Photos).

er mit ins Grab. Diese hohe Vergrößerung und Auflösung, die Leeuwenhoek mit seinen selbstgebauten Mikroskopen schaffte, wird erst wieder in der zweiten Hälfte des 19. Jahrhunderts erreicht werden.

Das Leeuwenhoeks kleine Tierchen Auslöser der gefürchtetsten Plagen der Menschheitsgeschichte sind, wird erst ungefähr 200 Jahre später vermutet. Einer der Ersten war Robert Kochs Lehrer, Friedrich Gustav Jakob Henle (1809–1885). Einer der bedeutendsten Anatomen seiner Zeit. In seinem Werk „Von Miasmen und Kontagien“ aus dem Jahr 1840 stellt er diese Möglichkeit zur Diskussion und benennt die drei, nach ihm und seinem Schüler Robert Koch benannten, Henle-Koch-Postulate. Diese sagen aus, dass: Erstens der Erreger bei einem erkrankten Tier oder Menschen mit den entsprechenden Symptomen nachgewiesen werden muss. Zweitens muss dieser Erreger aus dem Erkrankten in Reinkultur isoliert werden. Drittens muss der Erreger bei der Übertragung auf Gesunde die gleiche Krankheit mit den gleichen Symptomen hervorrufen und daraus wieder isoliert werden können. Was zur damaligen Zeit unmöglich war. Henle bedauert es sehr, dass er aus Ermangelung entsprechender Hilfsmittel seine Postulate nicht experimentell beweisen kann.

Wichtige Erkenntnisse kommen von Louis Pasteur (1822–1895). Mit seinen Forschungen zur Gärung widerlegt er die Theorie der Urzeugung. Pasteur, ein Chemiker aus Paris, gelangt mit seinen Forschungen über die Erkrankungen der Seidenraupen zur Bakteriologie. Mit seinen Schülern und späteren Kollegen entwickelt er Impfstoffe. Unter anderem gegen die Geflügelcholera, Milzbrand und Tollwut. Er gilt, zusammen mit Robert Koch (1843–1910) als „Vater der Bakteriologie“. Koch ist zunächst nur ein kleiner Landarzt in Sachsen. Fernab der Welt der großen Forscher, bringt er sich die bakteriologischen Methoden im Eigenstudium bei. Berühmt wird er u. a. wegen seinen Arbeiten über Milzbrand, Tuberkulose und Cholera. In seinem Labor in Berlin entwickeln er und seine zahlreichen Schüler und Mitarbeiter die Grundlagen, mit denen jedes Mikrobiologische Labor noch heute arbeitet.

Ein großes Problem war die Erzeugung von Reinkulturen. Das sind Kulturen, die nur aus einer einzigen Bakterienspezies bestehen. Sie sind eine wichtige Voraussetzung zur Bestätigung des zweiten Postulates. Und um mit Bakterien vernünftig arbeiten zu können. Um dies zu erreichen, führte Pasteur zeitaufwendige Verdünnungsreihen durch. Trotzdem war es schwer Reinkulturen zur Arbeit zu erhalten, wenn man von einem Ausgangsmaterial ausging, in dem viele verschiedene Spezies vorkommen. Koch gelang es durch die Nutzung von festen Nährmedien. Er gab den Flüssigmedien aus Fleischbouillon oder Serum einfach Gelatine hinzu. Der Beginn der Festnährmedien. Mit den sich daraus ergebenen Reinkulturen entstanden bessere Möglichkeiten zur Erforschung der Bakterien. Hier zeigt sich, dass Fogg Recht hatte auf eine exakte Temperatur zu bestehen. Gelatine verflüssigt sich bei 36 °C, der idealen Bebrütungstemperatur für die meisten humanpathogenen Bakterien. Hilfe kommt aus Fanny Angelina Hesses (1850–1934) Küchenschrank. Ihr Mann, Walther Hesse (1846–1911), arbeitet von 1881 bis 1882 als Assistent für Koch. Sie unterstützt ihren Mann als Laborassistentin und Zeichnerin. Auf ihren Rat verwendet Walther den Zusatz Agar-Agar anstatt der Gelatine. Ein Mittel, das sie schon seit Jahren zur Verfestigung von Marmelade verwendet.

Im Jahr 1887 kommt Julius Richard Petri (1852–1921), ebenfalls Schüler und Assistent von Koch, auf die Idee, die Nährmedien in praktische Schälchen zu gießen. Die Petrischale ist geboren. Das ist eine flache, meiste runde Schale. Der Deckel ist ein paar Millimeter größer als der Boden. Die Schale wird dann auf dem Deckel bebrütet, sodass die Bakterien eigentlich „Kopfüber" wachsen, wenn sie so etwas wie einen Kopf hätten. So sammelt sich eventuell entstehendes Kondenswasser im Deckel und flutet nicht die ganze Agarplatte. Die

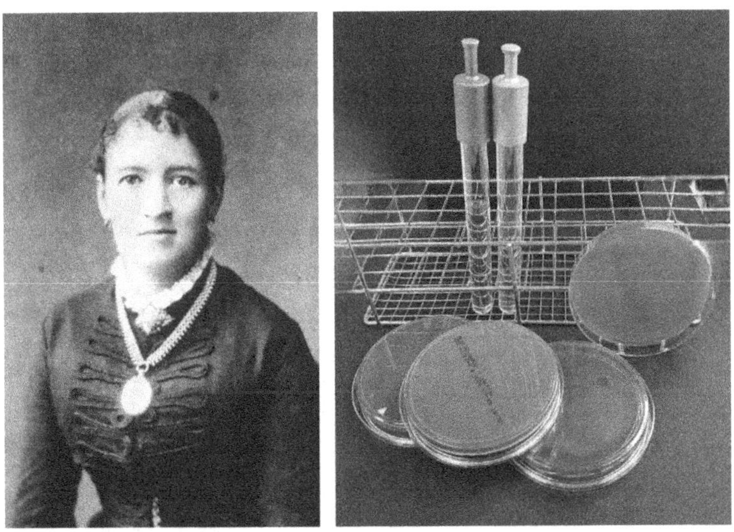

Abb. 3 Links: Angelina Fanny Hesse (1850–1934). Sie assistierte ihrem Mann Walther Hesse (1846–1911) als Zeichnerin und Technische Assistentin während seiner Arbeit in Robert Kochs Labor von 1881–1882. Von ihr kam die Idee den Zusatz Agar-Agar, einem Substrat aus Meeralgen, für die Nährmedien zu verwenden (National Library of Medicine / Wikimedia commons / Public Domain). Rechts: Foto von verschiedenen Nährmedien. Die Flüssigmedien dienen der Anreicherung von Bakterien. Es kann aber nicht direkt daraus eine Identifikation und Testung der Bakterien stattfinden. Dafür werden Reinkulturen auf Festnährmedien (Agarplatten) benötigt.

Bakterien würden zwar nicht ertrinken, aber anstatt wie von ihnen erwartet in hübschen Einzelkolonien zu wachsen, schwimmen sie alle durcheinander. Die Identifizierung und Sensibilitätstestung kann man dann erstmal vergessen. Heute gibt es für jeden Wunsch spezielle Nährmedien, auf denen die gesuchten Bakterien sogar in unterschiedlichen Farben wachsen. Mit etwas Geschick und Kreativität kann dies für kleine Kunstwerke, der Agar-Art, genutzt werden.

Bunt wird es auch in der Mikroskopie. Koch und seine Schüler probieren, wie auch andere (Mikro-)Biologen und Mediziner, verschiedene Methoden zur Anfärbung von Bakterien und Geweben aus. Vor allem Kochs Kollege Paul Ehrlich (1854–1915), war begeistert bei der Sache. Seine Färbemethode zur Anfärbung von säurefesten Stäbchen (Mykobakterien) wird immer noch gelehrt, auch wenn sie in der Routine meist von einer Immunfluoreszenz-Färbung abgelöst wurde. Nur die Lieblingsfärbung der Bakteriologen ist nicht von Koch und Co.

Diese Ehre gebührt dem dänischen Pathologen, Bakteriologen und Pharmakologen Hans Christian Joachim Gram (1853–1938). Auf seiner Europareise in den Jahren 1883 bis 1885 studierte er unter anderem Bakteriologie und Pharmakologie in Straßburg, Marburg und Berlin. Während seiner Arbeit in Berlin entwickelt er 1884 die nach ihm benannte Färbemethode. Ihm fällt auf, dass im Lungengewebe einige Bakterien (in diesem Fall waren es die Pneumokokken) einen blauen Farbstoff trotz anschließender Entfärbung mit Alkohol behalten können, während andere Bakterien dazu nicht in der Lage sind und wieder verblassen. Diese blauen Bakterien werden grampositive Bakterien genannt. Sie besitzen eine dicke Zellwand, die den blauen Farbstoff, trotz anschließender Behandlung mit Ethanol, festhält. Die Gegenfärbung mit einem roten Farbstoff, zum Beispiel Safranin, wurde erst einige Jahre später von dem deutschen Pathologen Carl Weigert (1845–1904) eingeführt. Die vorher blassen Bakterien werden nun sichtbar. Diese sogenannten gramnegativen Bakterien besitzen nur eine dünne Zellwand, die den vorher eingelagerten blauen Farbstoff (Kristallviolett) beim Entfärben nicht halten kann.

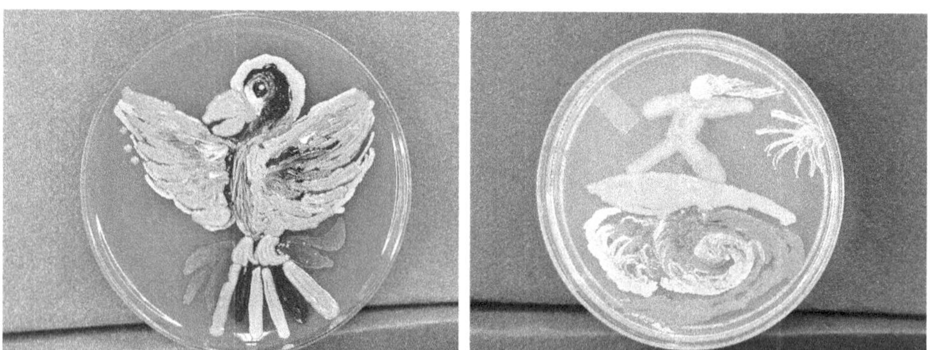

Abb. 4 Agar-Art. Das unterschiedliche Wachstumsverhalten einzelner Bakterienspezies auf verschiedenen Agarplatten kann genutzt werden um Bilder „zu malen". Links auf Blutagar und rechts auf Mueller Hinton Agar. Rot = *Serratia marcescens*, Blau = *Chromobacterium violaceum*, Weiß = *Staphylococcus epidermidis*, Gelb = *Micrococcus luteus*. Grün auf Blutagar = *Streptococcus mitis/oralis*. Grün auf Mueller Hinton Agar = *Pseudomonas aeruginosa*.

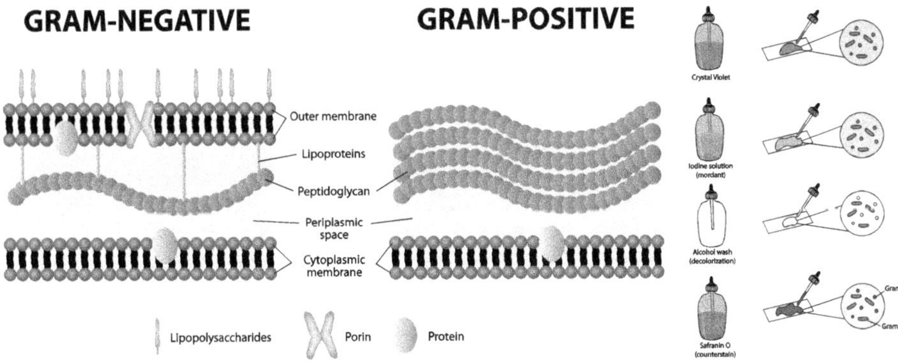

Abb. 5 Links: Verschiedener Aufbau bakterieller Zellwände. Die Dicke der Peptidoglykanschicht entscheidet über das Gramverhalten. Gramnegative Bakterien besitzen nur eine dünne Schicht, die das im ersten und zweiten Färbeschritt eingelagerte Kristallviolett beim Entfärben mit Alkohol nicht halten kann. Die Gegenfärbung mit Safranin macht die Gramnegativen wieder sichtbar. Die dicke Zellwand der grampositiven Bakterien ist in der Lage das eingelagert Kristallviolett zu halten. Sie erscheinen im Präparat blau. (designua/Adobe Stock Photos) Rechts: Durchführung der Gramfärbung und die Effekte der einzelnen Schritte (Kallayanee/Adobe Stock Photos).

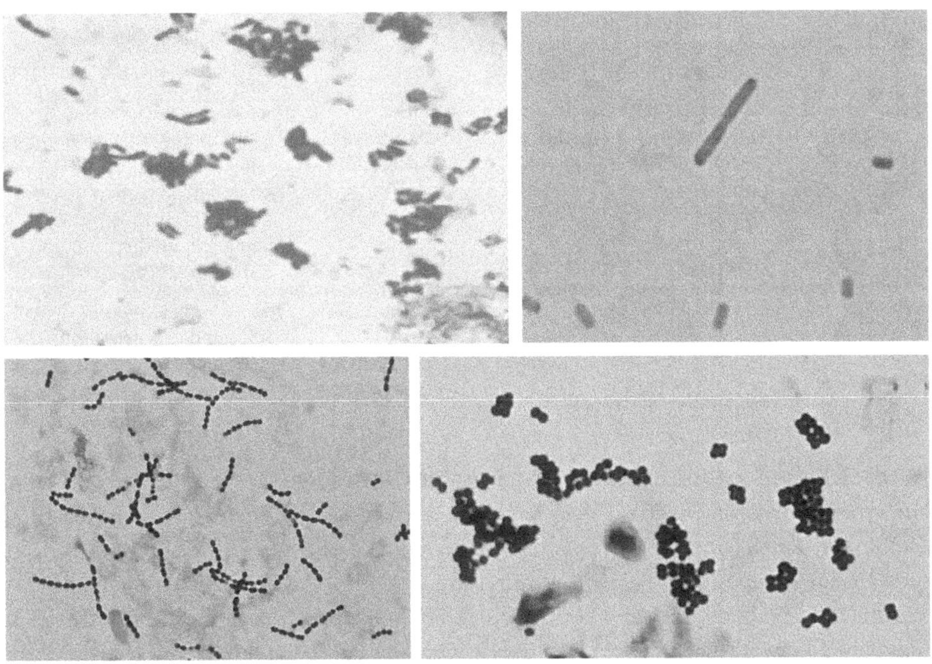

Abb. 6 Bakterien nach der Gramfärbung unter dem Mikroskop bei 100facher Vergrößerung und Heranzoomen. Oben: Links: grampositive Stäbchen, Rechts: gramnegative Stäbchen. Unten: Links: grampositive Kettenkokken, Rechts: grampositive Haufenkokken.

Tab. 1 Einteilung und Übersicht einiger wichtiger Bakterien. Einteilung nach Form und Gramverhalten erfolgte spalten- und zeilenweise. Bei den „Ausreißern" stehen die Arten und Spezies rechts neben den Gruppen.

Bakterien sind Prokaryoten, aus dem griechischen „*pro*" = „vor" und „*karyon*" = „Kern". Es sind einzellige Organsimen, deren DNA frei im Zytoplasma liegt. Sie können zusätzliche genetische Elemente in Form von Plasmiden, die für Toxine (Gifte) oder Antibiotikaresistenzen kodieren, besitzen und diese untereinander weitergeben. Außer den Ribosomen als Proteinfabriken, besitzen sie keine spezifischen Zellorganellen, wie z. B. Mitochondrien oder bei Pflanzen die Chloroplasten. Umgeben sind sie von einer Zellmembran. Die meisten Bakterien besitzen eine Zellwand aus Peptidoglykanen, die sogenannte Mureinschicht. Einige Bakterien sind beweglich und andere besitzen eine zusätzliche Kapsel aus Polysacchariden. Einige wachsen bei Sauerstoff, für andere ist Sauerstoff tödlich. Manche können Sporen (Dauerformen) bilden, die eine lange Überlebensdauer aufweisen

Einteilung nach Form und Gramverhalten			***„Ausreißer", nicht anfärbbar nach Gram***	
—	**Kokken**	**Stäbchen (Bazillen)**	**Spirochäten (Spirillen)**	*Treponema pallidum* (Syphilis) *Borrelia burgdorferi* (Borreliose/Lyme-Krankheit) *Leptospira interrogans* (Leptospirose)
Grampositiv (blau-violett) Dicke Zellwand	*Streptococcus pyogenes* (Scharlach) *Streptococcus pneumoniae* (Pneumonie)	*Corynebacterium diphtheriae* (Diphtherie), *Bacillus anthracis* (Milzbrand)	**Säurefeste Stäbchen**	*Mycobacterium tuberculosis* (Tuberkulose) und *M. leprae* (Lepra)
Gramnegativ (rot) Dünne Zellwand	*Neisseria meningitidis* (Meningitis) und *N. gonorrhoeae* (Gonorrhoe, Tripper)	*Yersinia pestis* (Pest), Salmonella Typhi (Typhus)	**Zellwandlose Bakterien**	*Mycoplasma pneumoniae* (Pneumonie) und *M. hominis* (Harnwegsinfekt [HWI], sexuell übertragbare Erkrankung [STD]) *Ureaplasma urealyticum* und *U. parvum* (HWI)
			Obligat intrazelluläre Bakterien	*Chlamydia pneumoniae* (Pneumonie) und *C. trachomatis* (Trachom, STD), *Rickettsia spp.* (Fleckfieber)

Die Zellwand schützt die Bakterien nicht nur vor äußeren Einflüssen, sie sorgt unter anderem auch dafür, dass das Bakterium nicht unter seinem eigenen Zellinnendruck, dem Zellturgor, platzt. Dieser beträgt bei gramnegativen Bakterien immerhin 200–500 kPa (Kilopascal), bei grampositiven Bakterien sogar bis zu 2500 kPA! Das ist höher als in einem Autoreifen (180–250 kPa). Nach der Form der Bakterien, die schon Leeuwenhoek beschrieben hatte, ist das zweite wichtige Einteilungskriterium der Bakterien das Gramverhalten. Form und Farbe spielen nicht nur bei der Einteilung der Bakterien eine wichtige Rolle. Für den Kliniker richtet sich danach die vorläufige (empirische bzw. kalkulierte) Antibiotikatherapie.

Nachdem sich in der Bakteriologie verständlicherweise das Augenmerk zuerst auf die krankmachenden (pathogenen) Vertreter für Pflanzen, Tiere und Menschen richtete, fällt es seit ein paar Jahrzehnten auch auf die gutartigen, nützlichen Verwandten. Egal ob in den großen Kreisläufen, wie zum Beispiel dem Stickstoffkreislauf, in Fabriken zur Herstellung von Enzymen wie dem Insulin oder auch nur in jedem mehrzelligen Lebewesen, das Mikrobiom, leisten Bakterien überlebenswichtige Dienste. Sie standen mit am Anfang der Evolution einer jeder eukaryotischen Zelle. Also Zellen mit echtem Zellkern wie tierische und pflanzliche Zellen. In den eukaryotischen Zellen leben einige Nachfahren von Bakterien. Die Endosymbiontentheorie besagt, dass eukaryotische Zellen durch eine Endosymbiose, die Aufnahme von Bakterien in Archaeen, entstanden sind. Aus diesen einverleibten Bakterien entwickelten sich unter anderem die Mitochondrien, die als Kraftwerke der Zelle bezeichnet werden, da in ihnen durch Zellatmung Energie produziert wird. Und das schöne Grün der Blätter kommt von den Chloroplasten. Diese sind aus phototrophen Bakterien hervorgegangen. Beide Zellorganellen besitzen eigene DNA und teilen sich innerhalb der Zelle unabhängig von dieser.

Bleiben wir bei den Bakterien, die zu Vernes Zeiten in den Fokus der Öffentlichkeit gerieten. Den pathogenen Vertretern und den daraus resultieren Errungenschaften für die Medizin. Denn nach den Erfolgen von Impfungen und Hygiene kam der Siegeszug der Antibiotika, der mit der zufälligen Entdeckung des Penicillins im Jahr 1928 beginnt. Damit war die große Hoffnung der Menschheit geboren, ein ruhiges Leben, fernab der Infektionskrankheiten zu führen, genau wie es sich Passepartout mit seiner neuen Anstellung erhofft. Penicillin war lange eine Wunderwaffe im Kampf gegen die Bakterien. Leider war die Ruhe nur von kurzer Dauer. Dass sein Traum von einem ruhigen Leben in kurzer Zeit platzen würde, konnte Jean bei seiner Anstellung ja nicht wissen. „... Das ist ein geregelter Mann, ein Zimmerhüter! Eine wahre Maschine! Nun, ich bin ganz zufrieden, eine Maschine zu bedienen!"

3

Zwischenspiel: Fogg nimmt die Wette an

Während Passepartout sich im Haus umsieht und mit seinem Dienstplan vertraut macht, geht Phileas Fogg seinem gewohnten Tagesablauf nach. Mit bemessenen Schritten macht er sich auf den Weg zum Reform Club, „... einem ungeheuren Gebäude in Pall Mall, welches nicht weniger als drei Millionen zu bauen gekostet hat." Der im Jahr 1836 gegründete Gentlemen's Club erhielt im Jahr 1841 ein neues prunkvolles Clubhaus im Stil italienischer Renaissance-Architektur. Es war ein Versammlungsort für die männlichen Mitglieder der englischen Oberschicht. Es wurde gepflegt gespeist und getrunken, geraucht, gelesen und gespielt. Vor allem Billiard und Karten. Fogg verbringt seine gesamten Tage in dieser exklusiven Lokalität. Er begibt sich sofort in den Speisesaal, wo er sein Frühstück einnimmt. Unterbrochen von weiteren Mahlzeiten, liest er seine drei Tageszeitungen. Die „*Times*", den „*Standard*“ und den „*Morning Chronicle*“. Um kurz nach sechs Uhr abends treffen schließlich Foggs Whist-Partner ein.

Sehr zu Foggs Unmut konnten sich seine Mitspieler an diesem Abend aber so gar nicht auf das Spiel konzentrieren. Aus der Bank von England wurden vor drei Tagen 55.000 Pfund von einem Gentleman-Dieb geraubt. Die Polizei hatte eine Beschreibung und die besten Detektive in alle wichtigen Hafenstädte der Welt geschickt. Für die Ergreifung des dreisten Diebes winkten 2.000 Pfund und 5 % der wiedergefundenen Geldsumme als Belohnung. Für Fogg beginnt eine schicksalhafte Unterhaltung. „ ‚Ich behaupte‘, sagte Andrew Stuart, ‚dass der Dieb unfehlbar ein gewandter Mensch ist, welcher alle Aussichten hat, zu entkommen.‘ ‚Ei doch!‘ erwiderte Ralph, ‚es gibt ja nicht ein einziges Land mehr, wo er Zuflucht fände.‘ ‚Wo meinen Sie denn, dass er hingehen soll?‘ ‚Das weiß ich nicht,‘ versetzte Andrew Stuart, ‚aber trotz allem ist doch auf der Erde viel Raum.‘ ‚Das war ehedem der Fall …‘, sagt Phileas Fogg halblaut. … ‚Wieso? ehedem! Ist die Erde etwa kleiner geworden?‘ “ Die Behauptung, die Erdumrundung sei in drei Monaten möglich, unterbricht Fogg. Im „*Morning Chronicle*“ wurde an diesem Tag ein Fahrplan veröffentlicht, der die Erdumrundung in 8 Abschnitten und insgesamt 80 Tagen angibt. Um die spektakulären Möglichkeiten der modernen und schnellen Transporttechniken, Eisenbahn und Dampfschiff, aufzuzeigen.

„‚Von London nach Suez über den Mont Cenis und Brindisi, Eisenbahn und Paketschiff 7 Tage
Von Suez nach Bombay, Paketschiff 13 Tage
Von Bombay nach Kalkutta, Eisenbahn 3 Tage
Von Kalkutta nach Hongkong, Paketschiff 13 Tage
Von Hongkong nach Yokohama in Japan, Paketschiff 6 Tage
Von Yokohama nach San Francisco, Paketschiff 22 Tage
Von San Francisco nach New York, Eisenbahn 7 Tage
Von New York nach London, Paketschiff und Eisenbahn 9 Tage
Summe: 80 Tage.‘ “

Eine aberwitzige Reise in der von Zug zu Schiff und umgekehrt gesprungen wird. Die wahren Spezialisten für verrückte und groteske Reisen sind allerdings die Parasiten.

4

Die Geschichte der Parasitologie

Einen der aufwendigsten Entwicklungszyklen hat der kleine Leberegel *Dicrocoelium dendriticum,* auch Lanzettegel, genannt. Das Ziel der erwachsenen Leberegel sind die Gallengänge vieler Pflanzenfresser, wie zum Beispiel Schafe, Ziegen und Rinder. Und damit es im wohligen Heim auch schön ruhig bleibt und die Erwachsenen ungestört sein können, werden die lieben Kleinen in ihren Eihüllen mit dem Kot aus dem Wirt hinausbefördert. Man kann es auch gutgemeint als Bildungsreise betrachten. Die erste Zwischenstation sind Schnecken, deren Lieblingsspeise verrottende Pflanzenteile sind. In den Schnecken erfolgt dann eine erste ungeschlechtliche Vermehrung durch Zweiteilung, bis kein Platz mehr ist. Die jungen Egel (Larven) werden in festen Schleim gehüllt und über das Atemloch der Schnecke ausgestoßen. Damit aber noch nicht genug, es folgt der Umstieg in Zwischenwirt Nummer zwei, der Ameise. Der Schleimballen mit den jungen Egeln sieht einem Eigelege der Schnecke recht ähnlich. Und darauf fällt die Ameise rein und verspeist es genüsslich. Die Larven durchbohren die Magenwand der Ameise. Damit die Ameise jetzt aber nicht an der Wunde verstirbt, verschließen die Egel diese hinter sich, schließlich wollen sie nicht ihr neues Zuhause verlieren. Ihre Wanderung führt die Eindringlinge zunächst ins Gehirn der Ameise.

Eine der eingedrungenen Larven entwickelt sich zum sogenannten „Hirnwurm“, die Geschwister wandern in den Hinterleib der Ameise. Dort entwickeln sie sich weiter, bis die Ameise von einem Schaf oder Rind gefressen wird und die Larven sich in den Gallenwegen wieder zu erwachsenen Egeln entwickeln können. Knapp zwei Monate später werden die ersten Eier vom Wirt ausgeschieden – auf dass der Kreislauf aufs Neue beginnt. Skurril ist, wie die Ameise ins Schaf kommt. Klar, durchs gefressen werden. Nur wird sich eine Ameise nicht gerade freiwillig fressen lassen. Dafür sorgt der „Hirnwurm“, der im Ameisenkopf bleibt. Sobald seine Geschwister alt genug sind, sorgt er dafür, dass die Ameise jeden Abend auf einen Grashalm klettert und sich die ganze Nacht dort oben festbeißt. Morgens löst sich

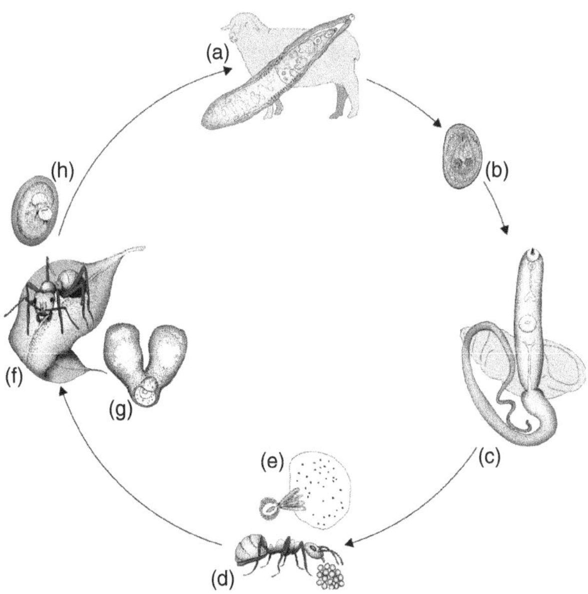

Abb. 7 Entwicklungszyklus von *Dicrocoelium dendriticum*, dem kleinen Leberegel oder auch Lanzettegel. a: adulter Wurm in den Gallengängen von Wiederkäuern (Endwirt). b: Mit dem Stuhl ausgeschiedenes, infektiöses Ei. c: Zerkarie im ersten Zwischenwirt, eine Landschnecke. Hier findet eine Vermehrung durch Zweiteilung statt. d: Die Ameise, als zweiter Zwischenwirt, nimmt den von der Schnecke ausgeschiedenen Schleimballen mit den Egellarven auf. e: Herauspräparierter Kropf, Sozialmagen, der Ameise. In diesem wird Nahrung gespeichert und wenn nötig wieder ausgewürgt. Die dunklen Punkte sind die Durchtrittsstellen der Zerkarien. f: Nachts beißen sich die Ameisen auf einem Grashalm oder Blatt fest. g: Schnitt durch das Gehirn. Der „Hirnwurm“ sitzt im Unterschlundganglion, einem Nervenknoten. h: Eine Metazerkarie aus dem Hinterkörper der Ameise. Sie gelangt beim gefressen werden in den Endwirt und entwickelt sich zum adulten Wurm (Lucius et al., (2017) / John Wiley & Sons).

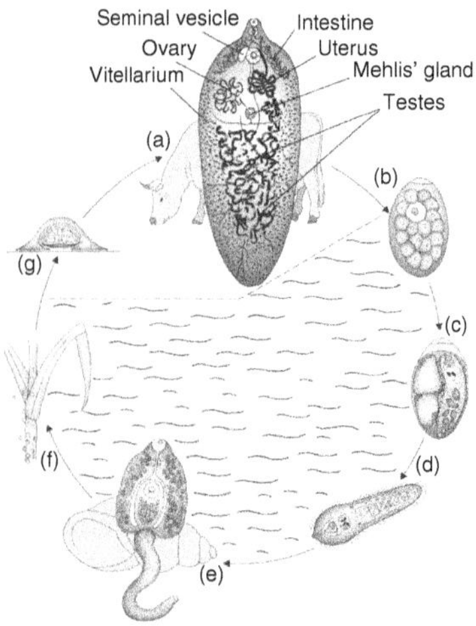

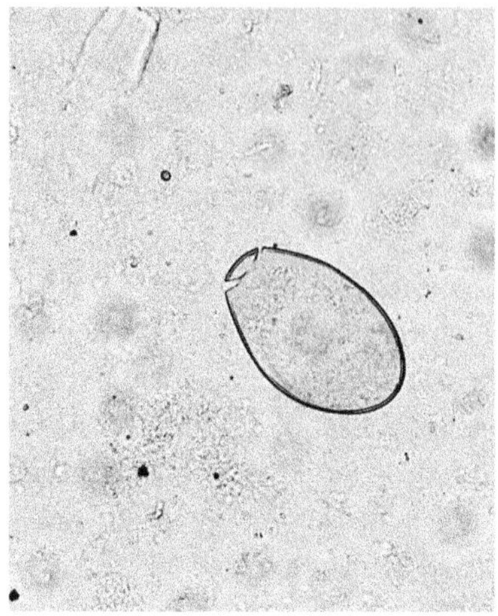

Abb. 8 Links: Entwicklungszyklus von *Fasciola hepatica*, dem großen Leberegel. a: adulter Wurm in den Gallengängen von Wiederkäuern. b: Unembryoniertes (unreifes) Ei wird mit dem Stuhl ausgeschieden. c: Embryoniertes (reifes) Ei. Aus diesem schlüpft das erste Larvenstadium. d: Mirazidium. Die Larve infiziert den Zwischenwirt. e: Eine Wasserschnecke. In dieser entwickelt sie sich zur Metazerkarie. f und g: Die Metazerkarien verlassen die Schnecke und hängen sich an Wasserpflanzen. Diese werden vom Endwirt aufgenommen. Würmern (Lucius et al., (2017) / John Wiley & Sons). Rechts: Ei von *Fasciola hepatica* aus Stuhl im mikroskopischen Präparat, Größe ca. 80 × 140 μm (Mit freundlicher Genehmigung von U. Henn und S. Fetzer, TU München).

der Biss und die Ameise verhält sich tagsüber ganz normal, bis die Sonne wieder untergeht. Das Spiel geht so lange, bis der Grashalm samt unglücklicher Ameise gefressen wird. Der Held in dieser Geschichte ist der „Hirnwurm", er wird nämlich nie erwachsen werden.

Aufgrund dieser komplexen Wirtswechsel und dem sogenannten Generationenwechsel (abwechselnde sexuelle und asexuelle Vermehrung in verschiedenen Wirten) blieb die Natur und die Lebensweise der Parasiten lange Zeit ein Rätsel. Selbst wenn sie als offensichtlich eigenständige Tiere anerkannt wurden, so mussten sie doch ein Produkt des menschlichen Körpers sein. Schließlich hat nie ein Mensch Bandwurmeltern beobachtet, die gerade dabei

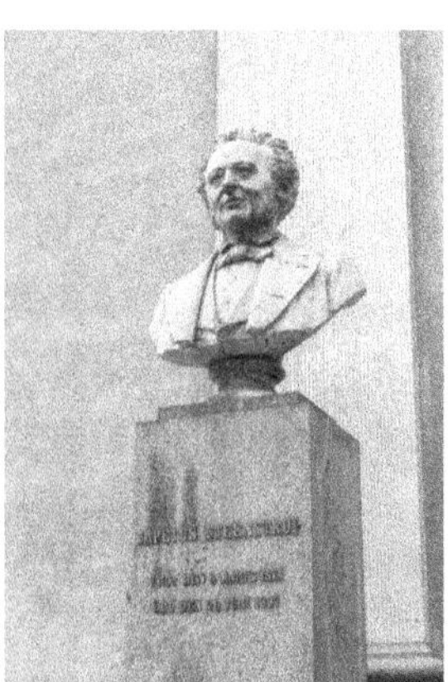

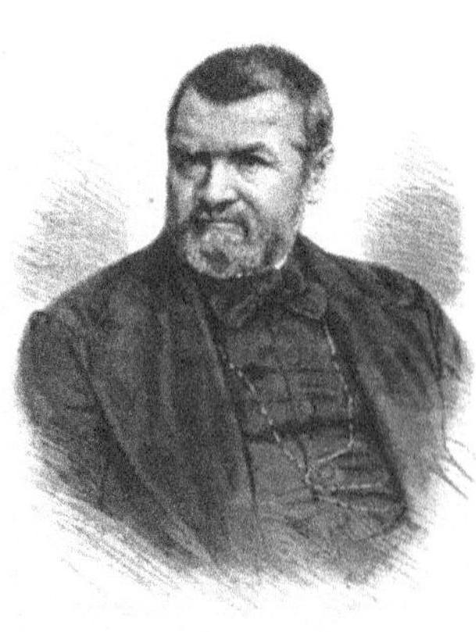

Abb. 9 Links: Der dänische Botaniker, Zoologe und Prähistoriker Johann(es) Japetus Smith Steenstrup (1813–1897) entdeckt Anfang des 19. Jahrhunderts den Generationswechsel bei Trematoden (Saugwürmern) (Robson90 / Adobe Stock). Rechts: Der deutsche Arzt Friedrich Küchenmeister (1821–1890) entdeckt die Entwicklungszyklen der Bandwürmer. (Wikimedia commons / Public Domain).

Steckbrief/e:

Steckbrief Nr.	**1**	**2**
Name	*Dicrocoelium dendriticum* (Lanzettegel, Kleiner Leberegel)	*Fasciola hepatica* (Großer Leberegel)
Einordnung	Metazoen Stamm; Plathelminthen (Plattwürmer) Klasse: Trematoden (Saugwürmer)	
Morphologie/ Eigenschaften	Adulter Wurm: Länge bis ca. 15 mm, Breite ca. 2 mm; schmale, blattförmige Gestalt Eier: Größe 25 × 40 µm, oval	Adulter Wurm: Länge 20–40 mm, Breite ca. 13 mm, blattförmige Gestalt Eier: Größe 80 × 140 µm, oval
Verbreitung	Weltweit, mit starken regionalen Unterschieden, abhängig von den Biotopbedingungen (trockene Weidegebiete, Vorhandensein der Endwirte und Zwischenwirte, Gebiete mit Schaf- und Rinderzucht)	Weltweit, mit starken regionalen Unterschieden, abhängig von den Biotopbedingungen (Vorhandensein von Süßwasser, Wasserschnecken, Endwirte, Gebiete mit Schaf- und Rinderzucht)
Übertragung	Orale Aufnahme infizierter Ameisen (z. B. ungewaschener Salat oder Kräuter) → sehr selten, meist bei Kleinkindern	Orale Aufnahme der Metazerkarien durch Verzehr von rohem, im Wasser kultivierten Gemüse (z. B. Wasserkresse) oder orale Aufnahme adulter Egel durch den Verzehr roher Leber (z. B. von Schaf oder Ziege)
Erkrankung	Dicrocoeliose	Fasziolose
Inkubationszeit	Keine Angabe möglich	Je nach Aufnahme des Entwicklungsstadiums
Symptome	• Geringer Befall → keine bis geringe Beschwerden (uncharakteristische Oberbauchbeschwerden) • Schwerer Befall → Hepatomegalie und Ikterus	• Aufnahme der Metazerkarien (Larvenstadium) → Inkubationszeit: 2–6 Wochen → schmerzhafte Perihepatitis (Entzündung der Leberkapsel), Cholangitis (Gallengangsentzündung), Fieber, Urtikaria (Nesselsucht), Diarrhö; Komplikation: Leberabszesse, aberrante Lokalisation (u. a. Herz, Lunge, Hirn) • Aufnahme adulter Egel: Ansiedlung im Rachenraum → Schluckbeschwerden, Dyspnoe (Kurzatmigkeit) bis zur akuten Atemnot
Diagnostik	Eier im Stuhl oder Duodenalsekret (Sekret aus dem Dünndarm)	
Prophylaxe	Waschen von Gemüse, Kräuter etc. mit sauberem Wasser	Kein rohes Gemüse, welches im Wasser kultiviert wurde und Verzicht auf den Verzehr roher Leber
Therapie	Antihelmintika (Parziquantel)	Antihelmintika (Triclabendazol)

waren, ihren Nachwuchs aus dem sicheren Nest zu werfen, um die nächste Generation in die Welt setzen zu können. Parasiten galten nicht als die Ursache einer Erkrankung, sondern waren das Ergebnis eines Ungleichgewichts (Hitze, Kälte, schlechte Luft) im Körper. Da sie einfach so im Körper entstanden, wurden auch sie bis Mitte des 19. Jhd. als Beweis für die Urzeugung gesehen.

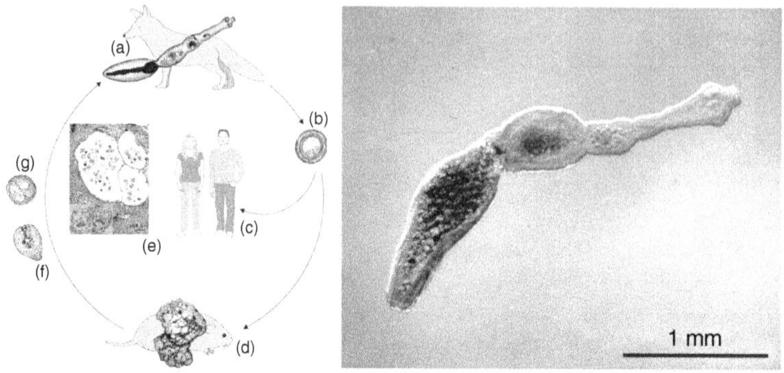

Abb. 10 Links: Entwicklungszyklus von *Echinococcus multilocularis*, dem Fuchsbandwurm. a: Adulter Wurm im Endwirt (Fuchs, Hund, selten Katzen). b: Infektiöse Eier werden mit dem Stuhl ausgeschieden. c: Der Mensch ist ein Fehlwirt. d: Zwischenwirt ist die Feldmaus. In der Abbildung mit der Larvenmasse in der Leber. e: Histologischer Schnitt durch die Larvenmasse aus d. f und g: Protoskolices, die Larven, aus der Leber. Rechts: adulter Wurm von *E. multilocularis* Würmern (Lucius et al., (2017) / John Wiley & Sons).

Erst in den 30er Jahren des 19. Jahrhunderts erkannte der dänische Zoologe und Botaniker Johann Japetus Smith Steenstrup (1813–1897), dass einige in Teichen und Bächen frei herumschwimmenden Tierchen wie kleine Egel aussahen, nur mit Schwanz. Das ein gelber Wurm, der in Schnecken lebte und ein weiteres Tierchen, das mit einem propellerartigen Schwanz durchs Wasser flitze, nicht verschiedenen Spezies angehörten, sondern nur verschiedene Entwicklungsstadien ein und desselben Tieres darstellten. Steenstrup entdeckte den Entwicklungszyklus der Trematoden (Saugwürmer) mit Hilfe des Leberegels. Damit war das Thema Urzeugung bei den Parasiten vom Tisch.

In den 40er Jahren des 19. Jahrhunderts entdeckte der deutsche Arzt Gottlob Friedrich Heinrich Küchenmeister (1821–1890) aus Dresden, die Entwicklungszyklen vom Hunde- und vom Fuchsbandwurm.

Schwierigkeiten hatte Küchenmeister mit dem sogenannten „Blasenwurm“, der in hagelkörnigen, harten Kapseln im Muskelgewebe von Schweinen lebte und wie ein kleiner Bandwurm aussah. Leider entwickelten sich keine adulten (erwachsenen) Würmer als er befallenes

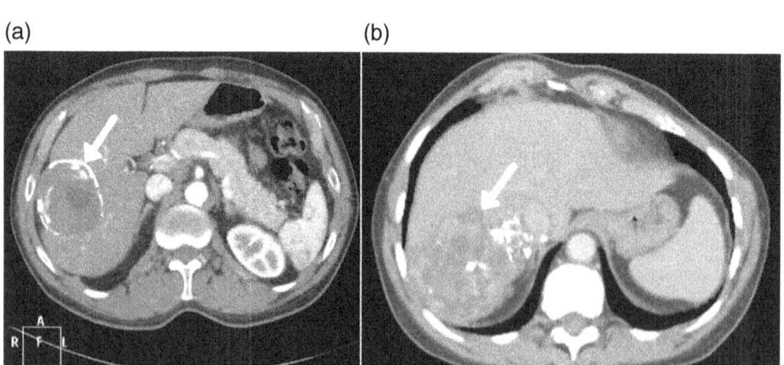

Abb. 11 Sonographie der menschlichen Leber mit Echinokokkenbefall. Links: blasenförmige Hyatide von *E. granulosus*. Rechts: Kompakte Larvenmasse von *E. multilocularis* (Lucius et al., (2017) / John Wiley & Son).

Steckbrief/e:

Steckbrief Nr.	**3**	**4**
Name	*Echinococcus granulosus* (Hundebandwurm)	*Echinococcus multilocularis* (Fuchsbandwurm)
Einordnung	Metazoen Stamm: Plathelminthen (Plattwürmer) Klasse: Cestoden (Bandwürmer)	
Morphologie/Eigenschaften	Adulter Wurm im Endwirt (i. d. R. Hundeartige): Größe: 3–6 mm Länge	Adulter Wurm im Endwirt (i. d. R. Hundeartige): 1–3 mm Länge
Verbreitung	Weltweit	
Übertragung	Orale Aufnahme der Eier, Eier sind über Monate im feuchten Milieu infektiös, können auch überwintern	
Inkubationszeit	Mehrere Jahre (Durchschnitt 5–15 Jahre)	
Erkrankung	Zystische Echinokokkose	Alveoläre Echinokokkose
Symptome	Bildung einer raumfordernden Hydatide (Wasserblase, enthält die Protoskolizes) • meist in der Leber → uncharakteristische Oberbauchbeschwerden, Verschlussikterus • Befall der Lunge → Druckschmerzen, Husten • Andere Organe → entsprechend der Lokalität Komplikation: Ruptur der Blase → Ausschwemmung der Larven → Neubildung von Hydatiden Spontanheilung durch Ruptur möglich	Bildung mehrerer, dicht beieinanderliegender Zysten in verschiedenen Geweben, meist in der Leber → Raumforderung; Wachstum vergleichbar mit dem Wachstum eines Karzinoms Rupturen → Ausschwemmung der Larven und Neubildung von Zysten
Diagnostik	Bildgebende Verfahren, serologische Untersuchungen, Mikroskopie von Punktionsmaterial → Cave: Gefahr der Ruptur	
Prophylaxe	Regelmäßiges Entwurmen der Haustiere (Hund und Katze), Haustieren kein rohes Fleisch verfüttern, Waschen von Obst und Gemüse mit sauberem Wasser	
Therapie	Chirurgische Entfernung der Zyste, Antihelmintika (Albendazol)	

Fleisch Hunden und Füchsen zu fressen gab. Im Jahr 1854 erlaubte man ihm ein aus heutiger Sicht unethisches Experiment durchzuführen. Er holte die „Blasen" aus dem Schweinefleisch und mischte sie in eine Suppe. Diese gab er einem zum Tode verurteilten Gefangenen zum Essen. Nach der Hinrichtung konnte er aus dessen Darm einen schönen Bandwurm herausholen. 1859 konnte er das Experiment wiederholen. Er hatte den Entwicklungszyklus des Schweinefinnenbandwurms aufgeklärt. Sein Problem bestand darin, dass der Endwirt der Mensch ist. Die Larven (Finnen) des Wurmes, den genau das waren die „Blasenwürmer", können sich nicht in Hund oder Fuchs entwickeln. Seine zeitgenössischen Kollegen waren nicht gerade begeistert. Weder von dem Experiment noch von der Entdeckung.

Im 19. Jahrhundert waren viele Forscher und Wissenschaftler (auch Küchenmeister) Gläubige. Es war unverständlich, warum ein wohlwollender Schöpfer solch degenerierte

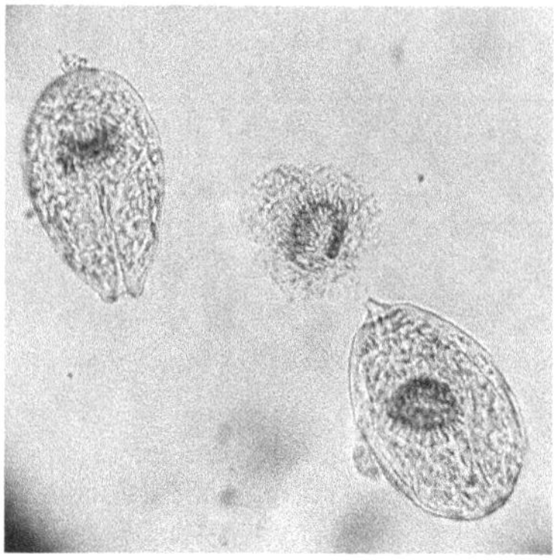

Abb. 12 Protoskolizes des Hundebandwurms *Echinococcus granulosus* in Hydatidenflüssigkeit (Mit freundlicher Genehmigung von U. Henn und S. Fetzer, TU München).

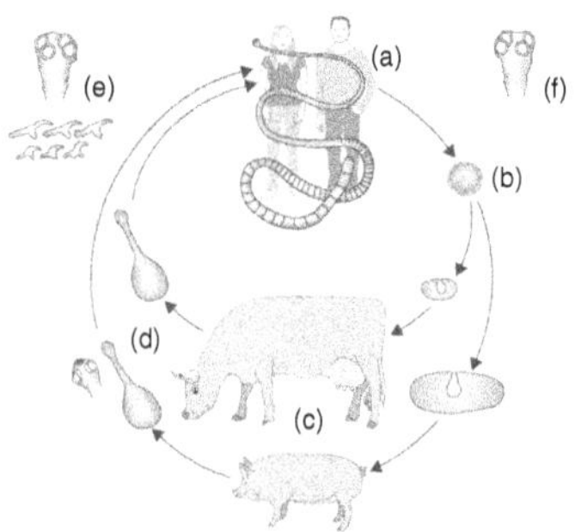

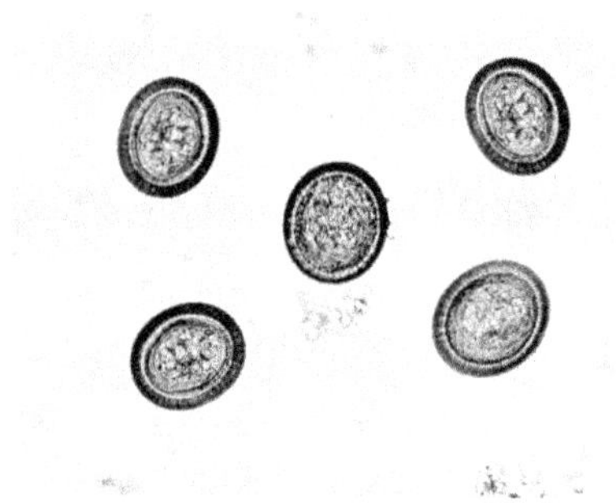

Abb. 13 Links: Entwicklungszyklus von *Taenia saginata*, Rinderfinnenbandwurm, (innen) und *Taenia solium*, Schweinefinnenbandwurm (außen). a: Adulter Wurm im Dünndarm vom Endwirt, dem Menschen. b: Reife Proglottiden, Bandwurmglieder, mit infektiösen Eiern werden mit dem Stuhl ausgeschieden. c: Zwischenwirt Rind bzw. Schwein nehmen die Wurmeier auf. In ihnen schlüpfen die Larven (d), die Finnen, und lagern sich vor allem im Muskelfleisch ein. e: Mit Hakenkranz und Saugnäpfen bewehrter Kopf von *T. solium*. f: Nur mit vier Saugnäpfen bewehrter Kopf von *T. saginata*. (Lucius et al., (2017) / John Wiley & Sons). Rechts: Die Eier von *Taenia spp.* sind nur 30–40 μm groß. Anhand der Eimorphologie kann nicht zwischen den beiden Spezies unterschieden werden. (jarun011 / Adobe Systems Incorporated).

Kreaturen wie die Parasiten erschaffen sollte. Parasiten sind stark von ihren Wirten abhängig. Und bei ihren komplizierten Entwicklungszyklen auf ein funktionierendes Ökosystem in dem alle benötigten Zwischenwirte vorkommen, angewiesen. Viele sind so stark an ihren Wirt angepasst, dass es für sie keinen Plan B gibt. Verschwindet ihr Wirt, verschwinden auch sie. Auf Menschen wirkt diese starke Spezialisierung eher einschränkend. Foggs Spielgenosse, der Ingenieur Andrew Stuart, hätte dazu wahrscheinlich die gleiche Meinung wie zu der Idee, in 80 Tagen um die Erde zu reisen: „‚'s ist Narrheit!' ".

Bei dieser menschgemachten Deutung wird ganz übersehen, welche raffinierten morphologischen und physiologischen Eigenschaften die Parasiten entwickelt haben, um sich an ihren Wirt und den Lebensbedingungen in oder auf ihm anzupassen. Nicht nur aus unserer ist so ein Dünndarm ein extremer Ort. Sauerstoffarmut, ein extrem hoher pH-Wert, freie Verdauungsenzyme und nicht zu vergessen das Abwehrsystem des Wirtes machen den Parasiten das Leben schwer.

Steckbrief/e:

Steckbrief Nr.	**5**	**6**
Name	*Taenia solium* (Schweinefinnenbandwurm)	*Taenia saginata* (Rinderfinnenbandwurm)
Fun Fakt: Eigentlich müssten die beiden Würmer Menschenbandwurm heißen, da der Wurm in der Regel nach dem Endwirt benannt wird. Aber den damaligen Taxonomen war es unangenehm, dass ein Parasit so mit dem Menschen in Verbindung gebracht wird, daher benannten sie die Würmer nach dem Zwischenwirt. Deshalb sind die Namen auch so lang, durch das Einfügen des Wortes „Finnen". Die Finnen sind 1–2 Jahre im Zwischenwirt infektionsfähig. Die adulten Würmer können bis zu 25 Jahre und mehr alt werden.		
Einordnung	Metazoen Stamm: Plathelminthen (Plattwürmer) Klasse: Cestoden (Bandwürmer)	
Morphologie/Eigenschaften	Adulter Wurm: 2–7 m Länge, Breite der Segmente ca. 12 mm, Kopf: 2 mm breit, 4 Saugnäpfe und Hakenring Eier: Größe 30–40 µm Durchmesser, rund, dickwandig	Adulter Wurm: 6–10 m Länge, Breite der Segmente ca. 12 mm, Kopf: 2 mm breit, 4 große Saugnäpfe Eier: Größe 30–40 µm Durchmesser, rund, dickwandig
Verbreitung	Weltweit, unterschiedliche regionale Verbreitung	
Übertragung	Orale Aufnahme der Larven (Finnen) durch rohes Fleisch	
Präpatenzzeit	8–12 Wochen	
Erkrankung	Taeniasis, Bandwurmbefall	
Symptome	Meist asymptomatisch Uncharakteristisch: Hungergefühl oder Appetitlosigkeit, Durchfall, Gewichtsverlust	
Komplikation	Zystizerkose: Mensch = Zwischenwirt; Endogene (schnelle Reifung der Larve im Ei im Dünndarm) oder exogene Autoinfektion (orale Eiaufnahme) → Larve schlüpft und dringt in den Körper ein → Beschwerden je nach befallenem Organ (Muskeln, Lunge, ZNS)	—
Diagnostik	Proglottiden und Wurmeier im Stuhl	
Prophylaxe	Inaktivierung der Finnen: Tieffrieren (verschiedene Angaben, -20 °C für mindestens 10 Tage) oder Kochen/Garen/Braten kein rohes Fleisch essen, Fleischbeschau	
Therapie	Anthelminthika, bei Zystizerkose: Finnen soweit möglich chirurgisch entfernen	Anthelminthika

Der reichliche Nährstoffvorrat und immer ein Dach über den Kopf, um abseits von Fressfeinden Nachwuchs produzieren zu können, machen die Unannehmlichkeiten wieder wett. Parasitismus ist eine der verbreitetsten und erfolgreichsten Lebensweisen in der Tierwelt. Einige Vertreter haben brillante Methoden entwickelt, um ihre Wirte psychisch zu beeinflussen. Selbst die komplizierten Entwicklungszyklen sind eine hervorragende Lösung.

Damit die Jungtiere nicht mit den Elterntieren im Wirt um Nahrung und Platz konkurrieren, werden sie einfach „umgebaut“ und bekommen ein eigenes Wirtstier. Wenn sie dann die wilden Jugendjahre hinter sich haben, kehren sie in ihren Endwirt zurück. Um mehr Parasiten produzieren zu können z. B. die Egeljungen (Zerkarien genannt), können sie sich in ihrem Zwischenwirt (der Schnecke) nochmal durch Zweiteilung vermehren.

Die Parasiten haben abwechslungsreiche Fortpflanzungsstrategien entwickelt. Bei den Spul- und Madenwürmern gibt es Männchen und Weibchen. Bandwürmer, wie der Schweine- und der Rinderfinnenbandwurm sind Zwitter. Beim Zwergfadenwurm gibt es im Menschen nur sich selbstbefruchtende Weibchen. Erst im Vermehrungszyklus außerhalb vom Wirt werden Männchen gebildet.

Bei den Protozoen (den Einzellern) verläuft die Vermehrung im Endwirt ebenfalls durch geschlechtliche Vermehrung. Hier verschmelzen männliche und weibliche Keimzellen (Gametozyten). Im Zwischenwirt vermehren sich die Protozoen durch ungeschlechtliche Zweiteilung. So können hohe Parasitenpopulationen erreicht werden. Und die Chance, dass eines der „Jungen“ in den Endwirt gelangt, ist höher. Die Protozoen waren lange Zeit nicht so bekannt wie ihre großen „Verwandten“ die Würmer. Aufgrund ihrer mikroskopischen Größe blieben sie eher unbemerkt. Erst mit Leeuwenhoeks Mikroskopen rückten sie in den Blick der Forscher. Aber es dauerte noch über 100 Jahre, bis diese sich ernsthaft mit diesem Teilbereich beschäftigten. Dann aber richtig. Im Jahr 1820 wurde der Begriff „Protozoen“ geprägt und in den ersten Werken schon über 350 Spezies beschrieben. Anfang des 19. Jahrhunderts waren die Protozoen von Insekten am besten untersucht. Die Protozoen des Menschen mussten allerdings nicht lange auf Beachtung warten.

Koch war nicht der Erste der Fotos durchs Mikroskop schoss. Das erste Foto eines mikroskopischen Lebewesens zeigt *Trichomonas vaginalis*. Ein hübscher, tropfenförmiger Einzeller mit langen Geißeln. Gemacht wurde das Bild im Jahr 1836 vom damaligen Leiter der Pariser Charité, Alfred François Donné (1801–1878), dem wir auch die Erstbeschreibung des Erregers verdanken. Erst 30 Jahre später wird Koch von den Bakterien Fotographien

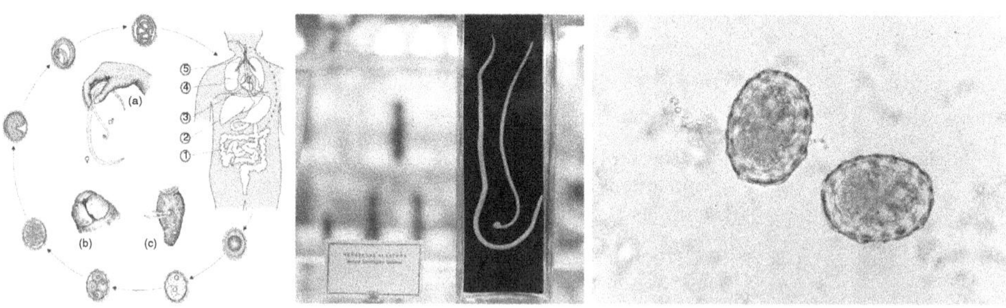

Abb. 14 Links: Entwicklungszyklus von *Ascaris lumbricoides*, dem Spulwurm. Vom Endwirt Mensch werden noch unreife Eier ausgeschieden. Diese entwickeln sich im Freien zu infektiösen Eiern, die die Larve enthalten. Die Eier werden mit der Nahrung aufgenommen. Die Larve schlüpft im Dünndarm (1). Die Larve durchdringt die Darmwand und wandert mit dem venösen Blut über die Leber (2) und der rechten Herzkammer (3) in die Lunge (4). Hier durchbrechen sie die Alveolen und werden die Trachea (5) hochgehustet. Nach dem Abschlucken entwickeln sich die Larven im Dünndarm zu adulten Würmern a) Hand mit adulten Spulwürmern, b) Kopfregion, c) Hinterende des Männchens (Lucius et al., (2017) / John Wiley & Sons). Mitte: Adulte Würmer. Das Weibchen wird ca. 40 cm lang. Der Kringel bei den Männchen wird „Bischofsstab“ genannt (avtk / Adobe Stock). Rechts: Ei vom Spulwurm. Die dicke Schale macht es sehr resistent gegenüber Umwelteinflüssen. (Mit freundlicher Genehmigung von U. Henn und S. Fetzer, TU München).

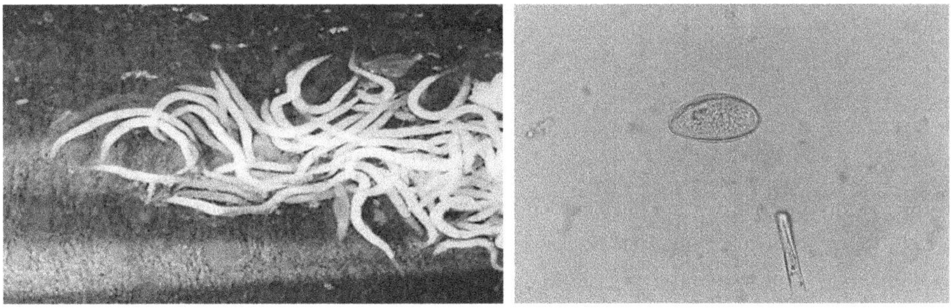

Abb. 15 Rechts: Adulte *Enterobius vermicularis*, (Madenwürmer). Rechts: Madenwurmei. (Chatsikan / Adobe Systems Incorporated).

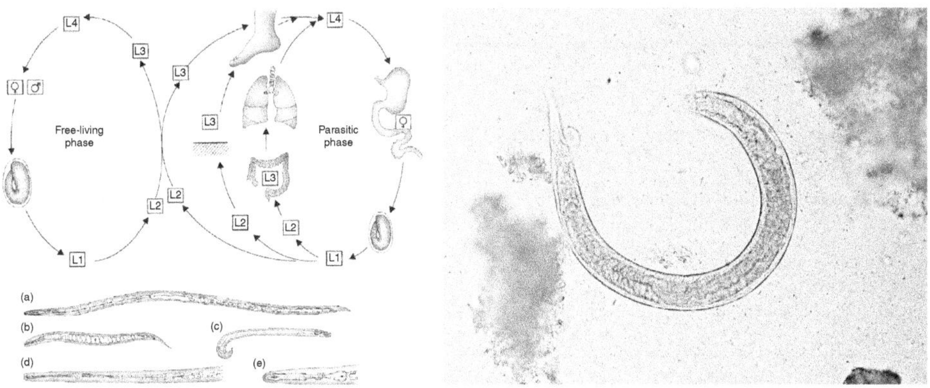

Abb. 16 Links Entwicklungszyklus von *Strongyloides stercoralis*, dem Zwergfadenwurm. L = verschiedene Larvenstadien. Freilebende Larve (L3) durchdringt intakte Haut. Die Larve wandert durch den Körper in die Lunge und wird runtergeschluckt. Im Dünndarm häuten sich die Larven. Sie werden zu parasitischen Weibchen (a). Diese vermehren sich durch Parthenogenese (Jungfernzeugung). Aus den Eiern schlüpft, meist schon im Darm, die erste Larvenform. Einige von den Larven entwickeln sich schon im Darm weiter. Sie durchdringen die Darmschleimhaut oder die Analhaut und beginnen ihre Wanderung durch den Körper. Genau wie die von außen eingedrungenen Larven gelangen sie über die Lunge wieder in den Dünndarm, wo sie sich zu parthenogenetischen Weibchen (a) entwickeln. Gelangt die Larve ins Freie findet sie entweder einen neuen Wirt und der parasitische Kreislauf beginnt aufs Neue oder sie finden keinen Wirt. Damit beginnt die freilebende Phase. Die Larven entwickeln sich zu freilebenden Weibchen (b) und Männchen (c). Diese paaren sich und die Weibchen legen Eier, aus denen wiederum Larven schlüpfen. d und e: verschiedene Larvenstadien (Lucius et al., (2017) / John Wiley & Sons). Rechts: Larve im Stuhl (jarun011/Adobe Stock Photos).

anfertigen. Wenn Trichomonas einen hübschen Platz zum Leben findet, er ist einer der ganz wenigen Parasiten, die es sich in den Geschlechtsorganen des Menschen gemütlich machen, dann legt er sich amöbenförmig auf die Schleimhaut. Im Jahr 1840 wird die Pathogenität von Trichomonas an freiwilligen Versuchspersonen bewiesen.

Einen der wichtigsten humanpathogenen Protozoen beschreibt der russische Mediziner Fyodor Alexandrovich Lesch (1840–1903) im Jahr 1875. Den Durchfallerreger *Entamoeba histolytica*. Allein schon der Name klingt gefährlich. Er kommt aus dem Griechischen und bedeutet übersetzt so viel wie „Gewebe-Auflösend“. Bei den meisten Infizierten lebt

Steckbrief/e:

Steckbrief Nr.	**7**	**8**	**9**
Name	*Ascaris lumbricoides* (Spulwurm)	*Enterobius vermicularis* (Madenwurm)	*Strongyloides stercoralis* (Zwergfadenwurm)
Einordnung	Metazoen Stamm: Nematoden (Fadenwürmer)		
Morphologie/ Eigenschaften	Adulter Wurm: Weibchen: 40 cm Länge Männchen: 25 cm Länge mit eingerolltem Hinterende, Breite beide ca. 6 mm Eier: 45–70 µm × 35–50 µm, oval, dickschalig	Adulter Wurm: Weibchen: 10–12 mm Länge Männchen: 2–5 mm Länge Eier: 50–60 µm × 20–30 µm, oval	Adulter Wurm: Weibchen im Dünndarm: 2–2,5 mm Länge, adulte Männchen und Weibchen in der freilebenden Phase kurz und plump, 1–1,5 mm Länge Eier findet man selten im Untersuchungsmaterial, da die Larven schon im Darm schlüpfen. Larven: ca. 0,5 mm groß
Verbreitung	Weltweit, Mensch einziger Wirt		Tropen, aber auch gemäßigte Breiten
Übertragung	Orale Aufnahme der Eier durch mit Fäkalien verunreinigtem Gemüse	Orale Aufnahme der Eier, direkter Mensch-Mensch-Kontakt, Autoinfektion	Freilebende Larven bohren sich durch die Haut des Wirtes (perkutan) oder Autoinvasion durch im Darm schon geschlüpfte Larven
Präpatenzzeit	Ca. 3 Monate	Ca. 2 Wochen	Ca. 17 Tage
Erkrankung	Askariose	Oxyuriasis	Strongyloidiasis
Symptome	• Lungenpassage der Larven: Kurzatmigkeit, (Blut-)Husten, Fieber • Adulte Würmer im Darm: Übelkeit, Erbrechen Leibschmerzen • Komplikation: starker Befall adulter Würmer → Darmverschluss (Ileus); Wanderung der Würmer in Gallenwege, Magen, Bauchspeicheldrüse	• In der Regel harmlos: Starker Juckreiz, Indirekt Gedeih- und Verhaltensstörungen durch z. B. Schlafstörungen • Bei weiblichen Patienten: Entzündung der Genitalorgane mögl. • Komplikation: in den seltensten Fällen bei massivstem Befall: Entzündungen der Darmwand, Appendizitis → Darmperforation → Peritonitis	• Perkutane Wanderung der Larven (Larven durchwandern mit bis zu 10 cm/h die Haut): wiederkehrende Hautsymptome (Rötung, Juckreiz) • Lungenpassage der Larven: Hustenreiz, Atemnot, Pneumonie, Bronchitis • Darmbefall: (abhängig von Parasitenlast) Übelkeit, Erbrechen, Leibesschmerzen, Gastroenteritis • Wanderung und Absiedelung von Larven in andere Organsysteme: entsprechende Symptome
Diagnostik	Wurmeier im Stuhl	Eier und adulte Würmer am Anus-Ausgang → nicht direkt im Stuhl! (Klebestreifenpräparat oder Abstrichtupfer in NaCl-Lösung)	Mikroskopie von Larven in Stuhl und anderen Körperflüssigkeiten

Steckbrief Nr.	7	8	9
Prophylaxe	Lebensmittelhygiene, sorgfältiges Waschen von roh verzehrtem Gemüse mit sauberem Wasser	Strikte Hygienemaßnahmen (Kochen der Wäsche, Spielzeugreinigung, Händehygiene, Kratzen verhindern)	Barfußgehen und Sitzen/ Liegen auf nacktem Boden in Endemiegebieten meiden
Therapie	Anthelminthika		

Entamöba als harmloser Kommensale im oberen Abschnitt des Dickdarms und lässt sich die dortigen Bakterien schmecken. Aufgrund noch ungeklärter Einflüsse schlägt das Verhalten von Dr. Jekyll in Mr. Hide um. Auf einmal werden die Epithelzellen des Darmes als Ziel ausgewählt und lysiert. Die Amöben dringen in das Gewebe ein und verbreiten sich mit dem Blutstrom im gesamten Körper. Bei der Lyse der Wirtszellen machen sich die Amöben die eingetroffenen neutrophilen Granulozyten zu ungewollten Komplizen. Diese spezielle Art der weißen Blutkörperchen ist in der Regel als erstes am Ort des Infektionsgeschehens. Routinemäßig patrouillieren sie durch den Körper und werden durch die Zytokine, chemische Hilfeschreie der Zellen, angelockt. Die Amöben können die eingewanderten Granulozyten abtöten. Dadurch werden deren aggressive Inhaltsstoffe freigesetzt. Diese Substanzen tragen ebenfalls zur Lyse der Wirtszellen bei. Für Entamöba selbst ist dieses Verhalten eine Sackgasse.

Denn im Gegensatz zu den sich artig benehmenden Formen im Darm, können die aggressiven Vertreter keine Zysten ausbilden. Zysten, die Dauerformen die monatelang im feuchten Milieu infektiös bleiben, werden zur Verbreitung des Parasiten benötigt. Der Wirt scheidet diese mit dem Stuhl aus. Und in Ländern mit schlechter sanitärer Hygiene, also keine Kanalisation und kein sauberes Trinkwasser, was bis vor ein paar Jahrhunderten auch in Europa der Fall war, gelingt es ihm neue Wirte zu infizieren. Die „gewebefressende“

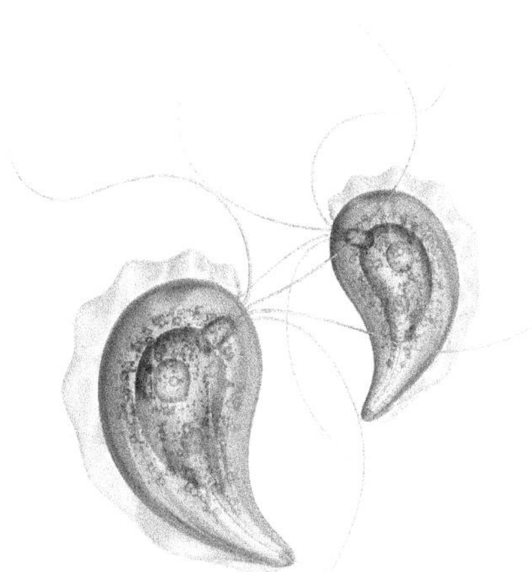

Abb. 17 Das hübsche Protozoon *Trichomonas vaginalis* wurde als erstes Kleinstlebewesen im Jahr 1836 mit der Kamera verewigt. (Wire_man/ Adobe Stock Photos).

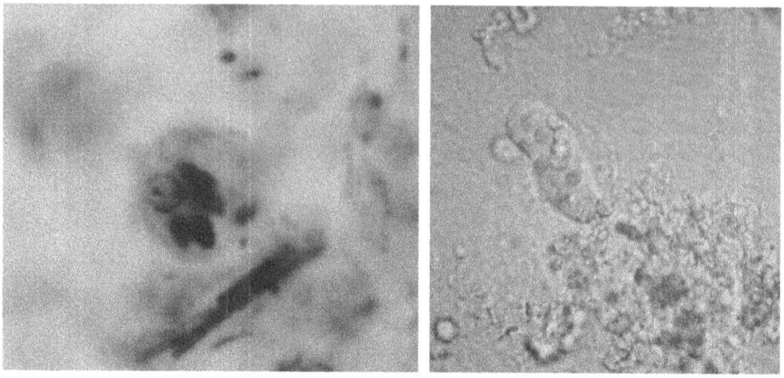

Abb. 18 Das Protozoon *Entamoeba histolytica*. Nativmikrokopie aus Stuhl. Links: Zystenform (Dauerform). Was wie ein Auge aussieht, ist der Zellkern. Rechts: Magna-Form. *E. histolytica* phagozytiert Erythrozyten, die innerhalb des Einzellers gut zu erkennen sind. (Mit freundlicher Genehmigung von U. Henn und S. Fetzer, TU München).

Form ist ein Zeichen dafür, dass der Erreger nicht so ganz super am Menschen angepasst ist. Auch wenn dieser der einzig relevante Wirt ist. Für den Parasiten besteht noch eine weitere Gefahr. Aufgrund der entstehenden Schäden wird er seinen Wirt töten. Ein toter Wirt und keine Fluchtmöglichkeit sind eine schlechte Kombination.

Egal ob als kleiner Malariaerreger in den Erythrozyten (rote Blutzellen) oder meterlanger Bandwurm im Darm, sie alle haben ausgeklügelte Mechanismen entwickelt, um das Immunsystem des Wirtes auszutricksen und von diesem langsam zu zehren. Schließlich wollen sie ihren Wirt nicht allzu schnell ins Grab bringen. Sondern ihn in ihrem, zum Teil Jahrzehnte andauerndem Leben, nutzen.

Viele Parasiten sehen für uns furchterregend aus. Bewaffnet mit Hörnern, Hacken und riesigen Saugnäpfen, entsprungen aus dem Alptraum eines Science-Fiction-Horror-Regisseurs. Diese Monster können zur Geschichte des Lebens doch nichts Gutes beigetragen haben? Bis vor wenigen Generationen wurden die Menschen der Industrienationen nicht nur von mehr verschiedenen Bakterienspezies bewohnt, sondern auch von Würmern. Im Darm tummelten sich unter anderem Band-, Spul- und Madenwürmer. Laut der „Hygiene-Hypothese" hielten sie das Immunsystem in Schach, damit dieses nicht bei jedem kleinen Pollen überreagiert. Die verbesserten hygienischen Bedingungen haben nicht nur dafür gesorgt, dass krankmachende Bakterien ihren Schrecken verloren haben, sondern auch unsere „alten Freunde" vergrault. Ob die Hypothese „Dreck heilt" jetzt stimmt oder nicht, durch ein verändertes Mikrobiom können zum Beispiel chronisch entzündliche Darmerkrankungen (Morbus Crohn, Colitis ulcerosa) auftreten. Das ist jetzt aber kein Aufruf demnächst auf die grundlegenden Hygienemaßnahmen wie z. B. Händewaschen und Lebensmittel- und Trinkwasserhygiene zu verzichten! Einen Parasiten zu beherbergen ist gar nicht schön, auch wenn man dann nie allein ist. Und zur Entstehung von entzündlichen Darmerkrankungen tragen auch noch viele andere Faktoren bei.

Die Parasiten (im Englischen wird der Begriff „Parasit" auch für Bakterien, Pilze und Viren verwendet) trainieren das Immunsystem des Wirtes. Und wenn, trotz Parasitenbefall, das Männchen schönes Fell oder bunte Federn hatte, zeigt es dem Weibchen damit, dass

Steckbrief/e:

Steckbrief Nr.	**10**	**11**
Name	*Trichomonas vaginalis*	*Entamoeba histolytica*
Einordnung	Protozoen, Klasse: Flagellaten	Protozoen, Klasse: Rhizopoden
Morphologie/Eigenschaften	Größe: 10–30 μm, rund bis oval, birnenförmig, mehrere Geißeln Keine Zystenform	Magna-Form (Trophozoit): 20–60 μm, „fließende" Form Zysten (Dauerform): 10–15 μm, kugelig
Verbreitung	Weltweit	Weltweit, abhängig von den hygienischen Verhältnissen, meist in den Tropen
Übertragung	Mensch – Mensch durch Sexualkontakte	Fäkal-oral durch Aufnahme infektiöser Zysten
Inkubationszeit	Ca. 1 Woche	In der Regel 8–12 Wochen, (Tage bis zu einem Jahr sind möglich)
Erkrankung	Trichomoniasis, Urogenitalinfektionen	Amöbiasis, Amöbenruhr
Symptome	• Bei Männern in der Regel symptomlos • bei Frauen: akute Vulvovaginitis: Entzündung mit jucken und brennen der Genitalien, schaumiger, weißlich bis grünlich-gelblicher und faulig riechender Ausfluss, Übergang in chronischeres Stadium: Schädigung des Vaginalepithels → Gefahr von Dysplasien und Präkanzerosen	• Meist asymptomatisch • Intestinale Form: schwere blutig-schleimige Durchfälle („Himbeergeleeartig"), abdominale Beschwerden Durch Wanderung der Amöben ins Gewebe → • Extraintestinale Form: Darmperforation mit Peritonitis, Abszessbildung in verschiedenen Organen mit entsprechender Symptomatik, meist Leber → Fieber, Lebervergrößerung Oberbauchbeschwerden
Diagnostik	Mikroskopie: ungefärbte und gefärbte Direktpräparte aus Genitalsekreten	Mikroskopie, PCR, Serologie CT, Ultraschall der Leber
Prophylaxe	Schutz bei Sexualkontakten	Lebensmittel- und Trinkwasserhygiene
Therapie	Metronidazol (Eigentlich ein Antibiotikum. Wirkt aber auch auf einige Protozoen, weil sie einen sogenannten anaeroben Stoffwechsel besitzen.)	

sein Immunsystem kräftig genug ist, um mit den unerwünschten Gästen klarzukommen. Denn den Parasiten verdanken wir die Erfindung vom Sex. Ja, Sie haben richtig gelesen. Beim Sex entstehen Nachkommen mit unterschiedlichen Genen, unter anderem auch welche, die den Träger unempfindlicher gegen einen gewissen Krankheitserreger machen. Bei der ungeschlechtlichen Vermehrung, zum Beispiel bei einigen Schnecken und Geckoarten, entstehen Nachkommen, die alle genetisch identisch mit dem Muttertier sind. Somit besitzen sie alle die gleiche Empfindlichkeit oder Resistenz gegen einen bestimmten Erreger. Taucht jetzt aber eine neue Version, oder gar ein ganz neuer Erreger auf, hat die Population eventuell den schwarzen Peter gezogen und wird ausgelöscht. Bis auf wenige Ausnahmen, die keinen Kontakt mit dem Erreger hatten.

Tab. 2 Kurze Übersicht zur Einteilung der Parasiten mit ein paar Beispielen.

Parasiten sind Lebewesen, die in oder auf einem artfremden Organismus leben, von ihm Nahrung beziehen und ihn schädigen. Es sind Eukaryoten (wie wir), sie besitzen einen definierten Zellkern und z. T. sehr spezifische Zellorganellen.

Protozoen = Einzeller	**Metazoen = Mehrzeller** Helminthen = Würmer			Arthropoden = Gliedertiere
	Nematoden = Rund-/Fadenwürmer	*Plathelminthen* = Plattwürmer Cestoden = Bandwürmer	Trematoden = Saugwürmer	
Plasmodium spp. (Malaria-Erreger)				Läuse Flöhe Zecken Mücken Milben
Toxoplasma gondii (Erreger der Toxoplasmose)	*Ascaris lumbricoides* (Spulwurm)	*Taenia saginata* und *Taenia solium* (Schweine- und Rinderfinnenbandwurm)	*Schistosoma spp.* (Pärchenegel)	
Trichomonas vaginalis	*Enterobius vermicularis* (Madenwurm)	*Echinococcus granulosus* und *E. multilocularis* (Hunde- und Fuchsbandwurm)	*Dicrocoelium dendriticum* (Lanzettegel)	
Entamoeba histolytica	*Strongyloides stercoralis* (Zwergfadenwurm)		*Fasciola hepatica* (Großer Leberegel)	

Tab. 3 Definition und Beispiele der wichtigsten Wirtsarten für Parasiten.

Wirt	Definition	Beispiel
Endwirt	Hier findet die sexuelle Vermehrung statt. Bei den Würmern finden Sie im Endwirt die adulten (erwachsenen) Tiere, bei den Protozoen verschmelzen im Endwirt die Gametozyten (männliche und weibliche Keimzellen) miteinander.	Würmer: Mensch beim Schweinefinnenbandwurm Protozoen: Anophelesmücke bei Plasmodien
Zwischenwirt	Hier finden Sie den Nachwuchs der Parasiten. Bei den Würmern finden Sie die verschiedenen Larvenstadien, bei den Protozoen findet die ungeschlechtliche Vermehrung durch Zweiteilung statt.	Würmer: Die Finnen beim Schweinefinnenbandwurm im Schwein Protozoen: Plasmodien vermehren sich in Leberzellen und roten Blutzellen beim Menschen
Fehlwirt	Der Fehlwirt kann zwar befallen werden, aber der Parasit kann sich nicht optimal entwickeln. Oder es besteht keine Möglichkeit für den Parasiten in den Endwirt zu gelangen	Würmer: Die Larven des Fuchsbandwurms schlüpfen zwar im Menschen, können sich aber nicht optimal entwickeln und die Wahrscheinlichkeit in den Endwirt, den Fuchs, durch gefressen werden zu gelangen ist sehr gering Protozoen: *Toxoplasma gondii* vermehrt sich zwar im Körper des Menschen durch Zweiteilung (z. B. im Muskelfleisch oder auch im Gehirn) und kann sich gut entwickeln. Aber auch hier geht die Wahrscheinlichkeit vom Endwirt, der Katze, gefressen zu werden gegen Null.

Beim Sex werden nicht nur die Gene von Mutter und Vater neu gemischt. Kurz bevor sich die Ei- oder Samenzelle teilt, werden Genvarianten auf den homologen Chromosomen (wir besitzen jedes Chromosom in doppelter Ausführung) nochmal getauscht. Das Ganze nennt sich genetische Rekombination. Jeder Nachkomme besitzt somit einen einzigartigen Satz Gene und somit eine unterschiedliche Anfälligkeit für Erreger. Diese Einzigartigkeit macht uns in der modernen Medizin allerdings Probleme. Bei Organtransplantationen muss so viel Ähnlichkeit bei den Genen wie nur möglich vorliegen, damit der Empfänger das Organ problemlos nutzen kann. Aber der Organaustausch wurde technisch nicht von der Evolution mit eingeplant. Auch die Parasiten passen sich an uns an. Sogar die Protozoen (Einzeller) haben meistens neben einer asexuellen Vermehrung durch Zellteilung, auch ein Stadium der sexuellen Vermehrung, wo eine männliche Zelle auf eine weibliche Zelle trifft. Und auch die Bakterien, die sich nur durch Zweiteilung vermehren haben ein Äquivalent dazu entwickelt. Dazu aber später mehr. Dieser Anpassungswettlauf zwischen Wirt und Krankheitserreger wird auch „Red-Queen-Hypothese“, nach der roten Königin aus Lewis Carrolls (1832–1898) „Alice hinter den Spiegeln“, genannt. Laut der roten Königin muss man ständig rennen, um am gleichen Ort zu bleiben.

5

Zwischenspiel: Reisevorbereitung

Und während die Evolution die Gene schön durchmischt, sitzt Phileas Fogg entspannt im Club, ein Protokoll über die Wette von 20,000 Pfund wird aufgenommen und danach in aller Ruhe die Karten für das nächste Spiel gemischt. „… ‚Der Zug nach Dover geht um acht Uhr fünfundvierzig Minuten ab. …‘ … Damals war es Schlag sieben. Man forderte Herrn Fogg auf, sein Spiel zu unterbrechen, um seine Reisevorbereitungen zu treffen. ‚Ich bin stets reisefertig!‘ erwiderte dieser leidenschaftslose Gentleman, …

Um sieben Uhr fünfundzwanzig Minuten nahm Phileas Fogg, …, von seinen ehrenwerten Kollegen Abschied und verließ den Reformclub. Um sieben Uhr Fünfzig öffnete er seine Haustüre und trat in sein Haus.“ Passepartout staunte nicht schlecht, seinen neuen Dienstherren schon am ersten Abend bei einem Verstoß gegen die Hausordnung zu überraschen. Fogg musste zweimal nach seinem neuen Diener rufen. Da es aber noch nicht die angegebene Zeit ist, macht er diesem keinen Vorwurf nicht sofort reagiert zu haben. „… ‚In zehn Minuten reisen wir nach Dover und Calais.‘ Das runde Angesicht des Franzosen verzog sich unwillkürlich. … ‚Der Herr will eine Reise machen?‘ fragte er. ‚Ja‘, erwiderte Phileas Fogg. ‚wir wollen eine Reise um die Erde vornehmen.‘ “. Passepartout ist mehr als nur überrascht. Völlig aus dem Konzept ist er, nachdem Fogg ihm ankündigt diese in nur 80 Tagen zu absolvieren. Als guter Diener macht er sich natürlich sofort Gedanken über das Gepäck. „‚Keine Koffer. Nur eines Reisesackes bedarf es, mit zwei wollenen Hemden darin, und drei Paar Strümpfe; ebenso viel für Sie. Weiteres kaufen wir unterwegs. ...' ". Daneben wandern auch noch ein Regenmantel, die Reisedecke, feste Schuhe, ein Kursbuch und Reiseführer und, das Wichtigste überhaupt, 20,000 Pfund in die Reisetasche.

6

Die Geschichte Virologie

Fogg und Passepartout sind nicht die einzigen, die mit leichtem Gepäck unterwegs sind. Viren sind Meister des Minimalismus. Die meisten besitzen entweder Desoxyribonukleinsäure (DNA) oder, die „kleine Schwester", die Ribonukleinsäure (RNA). Dazu noch ein paar Enzyme, die für die Replikation gebraucht werden. Alles ordentlich verpackt in einer Hülle aus Proteinen (Eiweißen), dem Kapsid. Das ist die Grundausstattung. Einige erweitern diese noch um eine Hülle aus Lipoproteinen. Eine Verbindung aus Eiweißen und Fetten. Schlicht, einfach, elegant, effizient. Ihnen auf die Spur zu kommen war gar nicht so einfach.

Die frühen Mikrobiologen mussten überrascht feststellen, dass sie mit ihren neuen, großartigen Werkzeugen viele Erreger immer noch nicht dingfest machen konnten. Im Jahr 1890 erklärte Koch, dass es noch „... eine Reihe von Krankheiten gäbe, die nicht durch die Methoden der Bakteriologie zu erklären sind." Pasteur und andere Forscher vermuteten, dass diese zu klein waren, um unter dem Mikroskop gesehen werden zu können. Aber auch die Anzucht in den unterschiedlichsten Kulturmedien gestaltete sich als unmöglich. Zum Glück gaben diese Pioniere nie auf. Die ersten Schritte in Richtung Virologie kamen aus einer anderen Richtung als der bis dahin fruchtlosen Medizin. Im 19. Jahrhundert gab es u. a. in Holland einen lukrativen Tabakanbau. Hier wütete eine rätselhafte Krankheit, die die Tabakblätter unbrauchbar machte und den Tabakpflanzern große finanzielle Einbußen brachte. Um die Seuche unter Kontrolle zu bringen, beauftragten die Tabakpflanzer Adolf Eduard Mayer (1843–1942) im Jahr 1879 mit der Erforschung dieser Krankheit.

Mayer war Chemiker und Agronom an der Landwirtschaftlichen Hochschule in Wageningen in den Niederlanden. Er begann mit einer systematischen Untersuchung des Problems. Mayer überprüfte die Bodenbeschaffenheit, den Gehalt an Mineralien, Temperatur und Feuchtigkeit, er schloss Pilze und Nematoden (Würmer im Erdreich) aus. Er erkannte, dass der filtrierte Pflanzensaft infektiös für andere Pflanzen ist und konnte auch Bakterien aus dem Saft anzüchten. Allerdings gelang es ihm nicht mit diesen Bakterien bei den Pflanzen eine Krankheit zu erzeugen. Der dritten Forderung der Henle-Koch-Postulate.

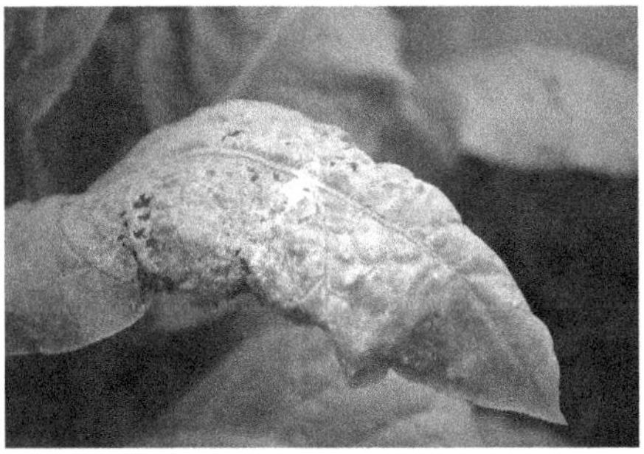

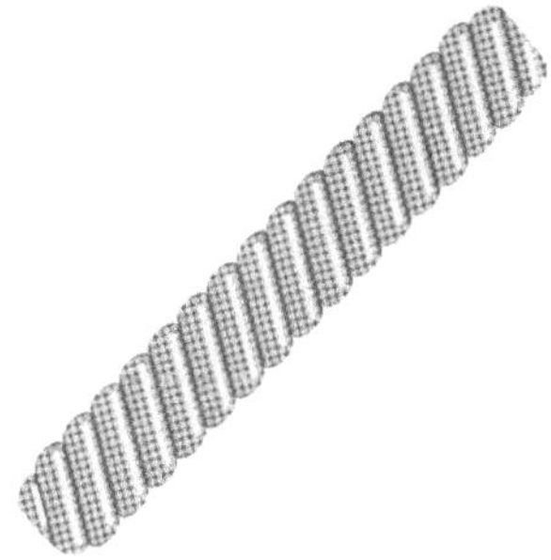

Abb. 19 Links: Mit der Tabakmosaikkrankheit befallenes Blatt. (AlexPhototest/Adobe Stock Photos) Rechts: Schematische Darstellung des Tabakmosaikvirus. (Carlos/Adobe Stock Photos).

Aufgrund seiner Versuche postulierte Mayer, dass die Erkrankung, für die er den Namen Tabakmosaikkrankheit prägte, bakteriellen Ursprungs sei. Der genaue Charakter in weiteren Forschungen aber noch geklärt werden muss. Seine Empfehlung für die Tabakpflanzer: Erdreich auswechseln, da eine Übertragung durch kontaminierte Erde nicht ausgeschlossen werden konnte, und befallene Pflanzen sofort entfernen.

Mayers Ergebnisse werden an der Universität von St. Petersburg von Dimitri Iwanowsky (1864–1920) bestätigt, der sich mit der Krankheit in der Ukraine beschäftigte. Im Gegensatz zu Mayer verwendet Iwanowsky zum Filtrieren des Pflanzensaftes kein Filterpapier, sondern einen sogenannten Chamberland-Filter, der die Bakterien zurückhält. Daher zweifelte er an der Bakterien-Hypothese. Er vermutet ein Toxin als Ursache. Er verdünnte filtrierten Pflanzensaft. Ein Toxin verliert in höheren Verdünnungsstufen irgendwann seine Wirkung. Der filtrierte Pflanzensaft ist allerdings auch noch in hohen Verdünnungen infektiös. Mit diesen Versuchen kann er ein Toxin ausschließen. Da dieser Erregertyp noch unbekannt ist verwendet Iwanowsky, zur heutigen Verwirrung, in seinen Arbeiten abwechselnd die Wörter „Mikrobe“ und „Virus“. In die Fußstapfen von Adolf Mayer tritt der dänische Mikrobiologie Martinus Willem Beijernick (1851–1931), der sich ab 1897 in Wageningen mit der Tabakmosaikkrankheit beschäftigte. Und da man nicht alles glauben soll was andere schreiben, wiederholte er die Versuche von Mayer und Iwanowsky. Dabei machte er eine wichtige Entdeckung. Das infektiöse Agens (Virus) kann nur junge, im Wachstum befindliche Blätter mit aktiver Zellteilung befallen und sich in diesen reproduzieren. Die Entdecker

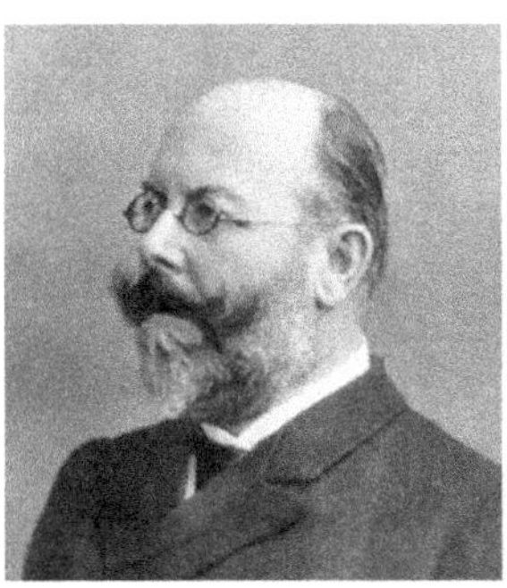

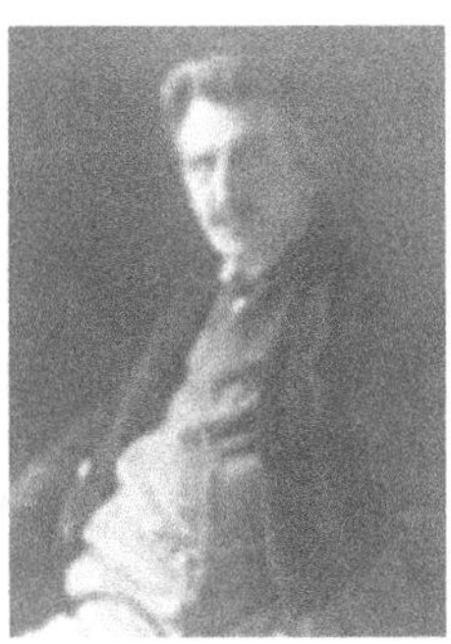

Abb. 20 Die Entdecker des Maul- und Klauenseuche-Virus. Links Friedrich Loeffler (1852–1915). (National Library of Medicine / Wikimedia commons / Public Domain) Rechts: Paul Frosch (1860–1928). Die „Väter der Virologie“. (Wikimedia commons / Public Domain).

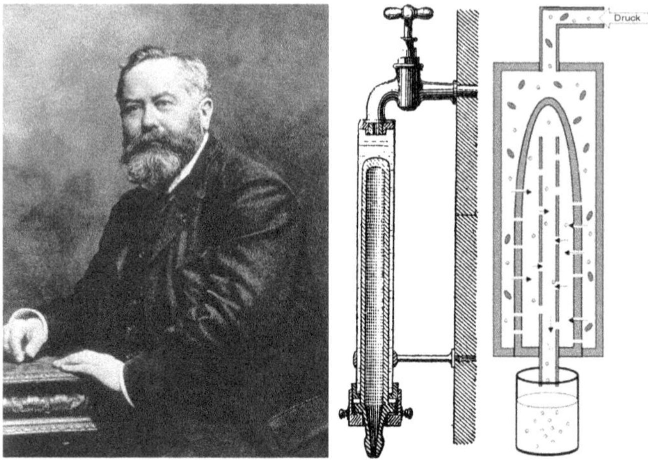

Abb. 21 Links: Der Entwickler des nach ihm benannten Filters, Charles Édouard Chamberland (1851–1908) (Wikimedia commons / Public Domain). Mitte: Chamberland-Filter konnten auch auf Wasserhähne aufgesetzt werden, um Zugang zu sauberem Wasser zu erlangen. (Morphart/Adobe Stock Photos). Rechts: Schematische Darstellung vom Funktionsprinzip eines Chamberland-Filters. Eine Flüssigkeit wird mit Druck in das Gefäß gepumpt. Im Inneren befindet sich der Filter mit winzigen Poren. Diese können von den meisten Bakterien (rot) nicht passiert werden. Viren (gelb) und andere submikroskopische Partikel (z. B. Toxine) werden nicht zurückgehalten.

des Tabakmosaikvirus bereiteten den Weg. Doch erst das zweite entdeckte Virus läutete die Geburtsstunde der Virologie ein.

Dieses war der Erreger der Maul- und Klauenseuche bei Rindern. Auch hier drohte ein großer finanzieller Verlust. Auf den Erreger wurden Kochs ehemalige Mitarbeiter Friedrich Loeffler (1852–1915) und Paul Frosch (1860–1928) angesetzt. An der Universität Greifswald begannen sie im Jahr 1898 mit ihren Arbeiten. Beide gelten heute als „Väter der Virologie". Die genaue Natur dieser Erreger war ihnen allerdings noch unbekannt. Denn im Gegensatz zu den Bakteriologen, die eine Auswahl an verschiedenen Färbemethoden hatten, war es für die Virologen unmöglich ihr Forschungsobjekt zu „sehen". Sie arbeiteten quasi „blind". Ein wichtiges Hilfsmittel zum „Blindfischen" waren die in der Chemie schon seit langer Zeit eingesetzten Filter.

Ab 1870 gab es Filter aus unterschiedlichen Materialien und mit unterschiedlicher, genau definierter Porengröße. Unter anderem auch die in den frühen 1880er Jahren von Pasteurs Mitarbeitern Émile Roux (1853–1933) und Charles Édouard Chamberland (1851–1908) entwickelten Chamberland-Filter. Es wurden die Vor- und Nachteile der unterschiedlichen Filter aus Porzellan, Keramik, Ton, Kieselgur (die Schalen fossiler Kieselalgen), Asbest und Gips analysiert. Mit Hilfe der Filtertechnologie konnten bis 1928 über 60 verschiedene Viren isoliert und bestimmt werden.

Darunter auch das erste humanpathogene Virus. Der Erreger des Gelbfiebers oder „Yellow Jack", wie die Amerikaner die Krankheit auch nannten, forderte vor allem in der neuen Welt, tausende Todesopfer. In ihrer Heimat Afrika, war diese Seuche endemisch. Die Einwohner bekamen sie meist schon als Kind, genasen und behielten eine

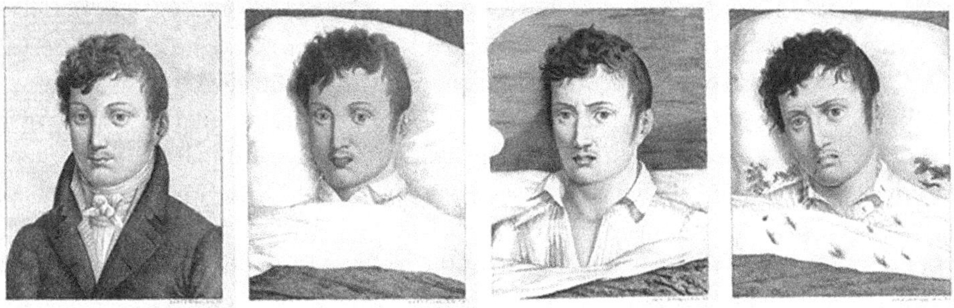

Abb. 22 Historische Darstellung des Voranschreitens der Gelbfieberkrankheit. Um 1820. (National Library of Medicine / Public Domain).

lebenslange Immunität. Von dort gelangte sie mit den Sklaventransporten in neue Gegenden. Wo das Virus heimisch wurde, erlangten auch bald die Einwohner dank durchgemachter Infektionen eine Immunität. Betroffen waren vor allem frisch zugereiste Einwanderer, vor allem aus kälteren Gegenden. Zum Beispiel die Arbeiter und Ingenieure, die zum Bau des Panamakanals angeheuerte wurden. Der erste Versuch startete 1881 unter der Leitung des 76jährigen Ferdinand de Lesseps (1805–1894), dem Erbauer des Suezkanals. Acht Jahre später musste die Panamagesellschaft Bankrott anmelden. Die Kosten waren explodiert und zehntausende Arbeiter an Malaria oder Gelbfieber gestorben.

Die seuchenprophylaktischen Ratschläge des kubanischen Augenarztes Carlos Juan Finlay (1833–1915) tat die Gesellschaft mit einem höhnischen Lächeln ab. Behauptete doch der junge, stotternde Arzt, dass die Krankheit durch Mücken übertragen wird. Und nicht durch schlechte Gerüche, Ausscheidungen der Erkrankten oder Dreck und Unrat. Finlay lässt sich nicht unterkriegen. Doch erst bei der Gelbfieberepidemie in Havanna im Jahr 1900 wird er bei der Erläuterung seiner Mückentheorie von der Gelbfieberkommission, unter Leitung des amerikanischen Militärarztes Major Walter Reed (1851–1902), ernst genommen.

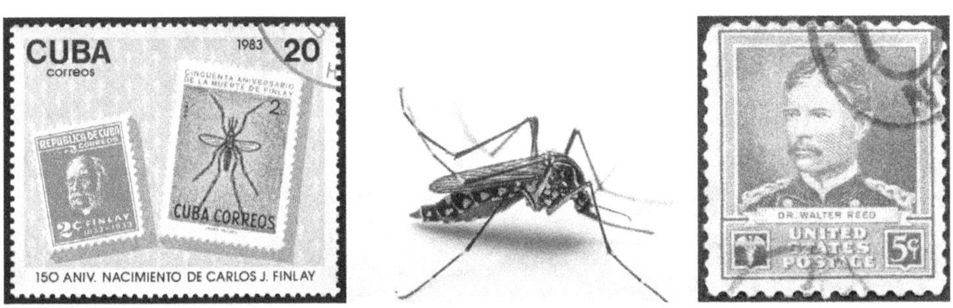

Abb. 23 Links: Briefmarke zu Ehren des kubanischen Arztes Dr. Carlos J. Finlay (1833–1915). Er war einer der Ersten, der nachwies, dass das Gelbfieber durch Mücken übertragen wird. (laufer/ Adobe Stock Photos) Mitte: *Aedes aegypti*, die Gelbfiebermücke. (backiris/Adobe Stock Photos) Rechts: Briefmarke zu Ehren von Dr. Walter Reed, dem Leiter der Gelbfieberkommission während der Gelbfieberepidemie von 1900 in Havanna. (Popova Olga/Adobe Stock Photos).

Wurden in der Zwischenzeit doch bei verschiedenen Erregern bewiesen, dass die Übertragung durch Insekten (Mücken) oder Spinnentiere (Zecken) erfolgt. Zuerst überprüfte die Gelbfieberkommission den Übertragungsmodus. Da geeignete Versuchstiere unbekannt waren, müssen die Versuche an Freiwilligen durchgeführt werden. Zwei Mitglieder der Kommission ließen sich im Selbstversuch mit Gelbfieber infizieren, um weiteren Freiwilligen als Vorbild zu dienen. Tagelang wurden sie von Fieber, Kopfschmerzen und Schüttelfrost geplagt. Schließlich kam es beim Bakteriologen James Carroll (1854–1907) zur Besserung. Jesse William Lazear (1866–1900), der Entomologe der Gruppe, entwickelte das gefürchtete schwarze Erbrechen, das im spanischen Sprachbereich der Seuche den Namen „Vomito negro" eingebracht hat. Lazear stirbt am 25.09.1900 mit nur 34 Jahren. Eine Gedenktafel für den jungen Mann befindet sich im Johns-Hopkins-Krankenhaus in Baltimore. Das vierte Mitglied, der kubanische Pathologe und Bakteriologe Aristides Agramonte (1868–1931) lehnte den Selbstversuch ab, da er wahrscheinlich aufgrund einer schon durchgemachten Gelbfieberinfektion immun war. Trotz dieses traurigen Rückschlages arbeitet die Gruppe weiter.

Freiwillige, die genauestens über die Risiken aufgeklärt wurden, werden nach einer Quarantänezeit in drei Gruppen aufgeteilt. Die eine Gruppe kommt in ein schlecht belüftetes Haus und erhält gebrauchte, verunreinigte Wäsche und Bettzeug Gelbfieberkranker und -toter. Mücken kommen aber nicht mit hinein. Die anderen beiden Gruppen teilen sich einen sauberen, gut durchlüfteten Raum, der von einem Mückennetz geteilt wird. Dadurch wird verhindert, dass die Moskitos, die vorher an Gelbfieberkranken Blut saugten, über beide Gruppen herfallen. Die Ergebnisse sind eindeutig. An Gelbfieber erkranken nur die Probanden, die im sauberen Haus von den Mücken gestochen wurden. Die Kontrollgruppe, die in der anderen Zimmerhälfte wohnte, bleibt verschont. Damit ist eine Übertragung durch die Luft ausgeschlossen. Auch die Übertragung durch kontaminierte Gegenstände kann ausgeschlossen werden, da die Versuchspersonen im „dreckigen" Haus ebenfalls gesund bleiben.

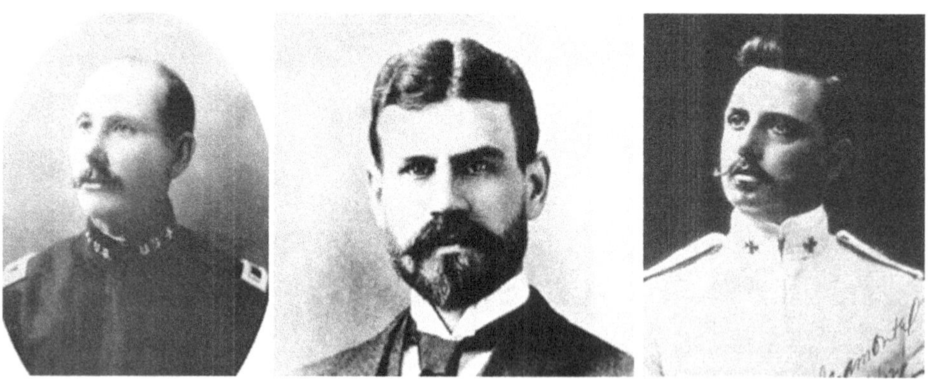

Abb. 24 Die Teilnehmer der Gelbfieberkommission während der Gelbfieberepidemie 1900 in Havanna. Von links nach rechts: der Bakteriologe Dr. James Carroll (1854–1907). Der Entomologe Dr. Jesse William Lazear (1866–1900) und der Pathologe und Bakteriologe Aristides Agramonte (1868–1931). (Links: Wikimedia commons / Public Domain, mitte: National Library of Medicine / Public Domain, rechts: National Library of Medicine / Public Domain).

Bevor Reed 1901 nach Washington zurückkehrt, beauftragt er Carroll mit weiteren Forschungen. Unter anderem muss noch die Natur des Erregers geklärt werden. Und das ist gar nicht so einfach, da das Virus nur ungefähr drei Tage nach Symptombeginn im Blut nachweisbar ist. Wird das Blut für 10 Minuten auf 55 °C erhitzt, löst es nach der Injektion in Freiwilligen keine Krankheit aus. Die gleiche Menge nur filtrierten Blutes aber schon. Bakterien und Protozoen können damit ausgeschlossen werden. Carroll kommt zu dem Schluss, dass es sich bei dem Verursacher um einen filtrierbaren Erreger von submikroskopischer Größenordnung handeln muss. Aufgrund der gefährlichen Menschenversuche wird die weitere Forschung erstmal eingestellt. Da aber der Überträger bekannt war, konnte der Krankheit mit seuchenprophylaktischen Maßnahmen gegen die Mücken und deren Brut der Schrecken genommen werden. Dank dieser Maßnahmen gelang im Jahr 1914, unter Theodor Roosevelt (1858–1919), endlich die Fertigstellung des Panamakanals.

Während einer Epidemie in Westafrika im Frühjahr 1927 gelingt dem irisch-britischen Bakteriologen Adrian Stokes (1887–1927) die Übertragung des Virus auf indische Affen. In Afrika heimische Affen sind, genau wie die dortigen menschlichen Einwohner, dank einer durchgemachten Infektion während der Kindheit immun. Da Versuche an Affen teuer und aufwendig sind, wurde an einer Methode gearbeitet das Virus auf „normale" Versuchstiere zu übertragen. Im Jahr 1930 gelang dies durch die intrazerebrale Injektion auf die weiße Maus. Auch weitere Tierpassagen waren möglich. Hierbei verlor das Virus einen Großteil seiner Virulenz.

Eine Anzucht der Viren scheiterte allerdings immer noch. Die Agar-Platten, die in der Bakteriologie gute Dienste leisten, versagten in der Virologie. Lebende Zellen werden benötigt. Diese waren aber schwer zu halten. Es gab Versuche zur Anzucht in unterschiedlichen Geweben, die meistens daran scheiterten, dass die Zellen nach kurzer Zeit zu Grunde gingen. Trotz Überführung in neue frische Nährmedien. Ein zeitlicher und finanzieller Aufwand. Aber eine unabdingbare Notwendigkeit für die Entwicklung von Impfstoffen. Um Viren für Impfungen nutzen zu können, müssen diese angezüchtet werden, damit man genug zum Arbeiten hat. Und im Anschluss sollten die Viren am besten irgendwie abgeschwächt (attenuiert) werden, damit sie nicht die Erkrankung auslösen, gegen die sie schützen sollen. Diese Abschwächung konnte zum Beispiel durch wiederholte Tier- bzw. Gewebepassagen erfolgen. Auch werden ausreichend große Mengen an Viren für diagnostische Zwecke zum Nachweis von Antikörpern benötigt.

Rhoda Erdmann (1870–1935) gelang es das Hühnerpestvirus eine Woche lang in Zellkultur zu halten. Nach einem Studium der Botanik, Physik, Mathematik und Zoologie in der Schweiz und später in Deutschland, arbeitete sie zunächst bei Robert Koch am Institut für Infektionskrankheiten. Im Jahr 1913 wechselte sie ans Rockefeller Institut in New York. Durch ihre Arbeiten mit dem Hühnerpestvirus unterstellte man ihr 1918 die Absicht die Geflügelzucht der USA vernichten zu wollen. Sie ging wieder zurück nach Deutschland, habilitierte 1920 im Fach Medizin, schrieb das erste deutschsprachige Buch über die Probleme der Gewebekultur und wurde 1929 eine der ersten deutschen Frauen, die eine Professur erhielt. Vier Jahre später wurde sie denunziert und verhaftet. Die Anklage: Juden bei der Flucht aus dem deutschen Reich zu unterstützen. Dank der Unterstützung ihres Dekans

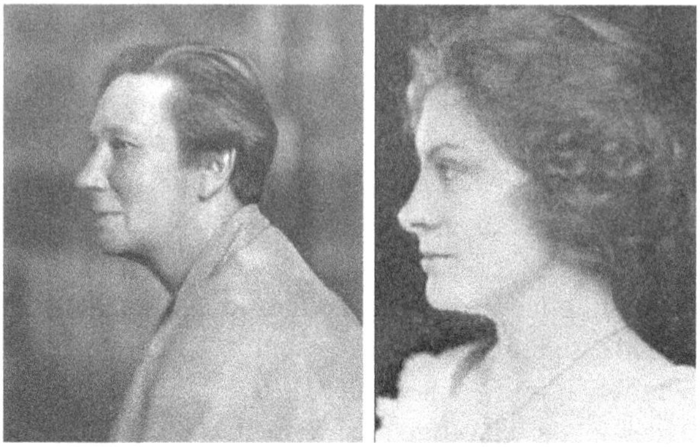

Abb. 25 Pionierinnen der Virologie. Links: die deutsche Biologin und Zellkulturforscherin Rhoda Erdmann (1870–1935) (Wanda von Debschitz-Kunowski / Wikimedia commons / Public Domain), rechts: die amerikanische Virologin Alice Woodruff (1900–1985) (Wikimedia commons / Public Domain).

wurde sie zwei Wochen später wieder freigelassen. Ein Jahr vor ihrem Tod, 1934, erhielt sie ein Vorlesungsverbot.

Ein weiterer Pionier in der Gewebekultur war der Franzose Alexis Carrel (1873–1944). Neben seiner Arbeit als Chirurg, wo er u. a. Herzklappenoperationen durchführte, arbeitete er an den Problemen der Haltbarkeit der Gewebekulturen. Sein Traum: ganze Organe außerhalb des Körpers nachwachsen zu lassen. Für seine Gewebekulturen, von embryonalem Gewebe bis zu Gewebe von Erwachsenen und Tumorgewebe, nutzte er Erlenmeyerkolben und Kulturschalen. Um die Bedingungen für die Zellen zu optimieren, überführte er das Gewebe regelmäßig in neues Nährmedium, um zum einen die Zufuhr der Nährstoffe weiter zu gewährleisten und zum anderen die Abfallprodukte zu entfernen. Dazu verpackte er Gewebestückchen in kleine Seidenbeutel und konnte diese so problemlos in frisches Plasma überführen. Er verschwieg, dass auch bei dieser Methode die Zellen nach mehreren Passagen kleiner wurden und die Vermehrung einstellten. Im Jahr 1912 erhielt er den Nobelpreis für Medizin für seine Operationsmethode, um Blutgefäße wieder zu verbinden. Umso schwerer wiegt seine Tätigkeit als Eugeniker in der Vichy-Regierung (Frankreich, 1940–1944).

Der Durchbruch in der Anzucht von Viren kam aus dem Labor von Ernest William Goodpasture (1886–1960) an der Vanderbilt-Universität in Nashville, Tennessee. Hier verwendet die Virologin Alice Miles Woodruff (1900–1985) im Jahr 1931 Hühnereier zur Anzucht von Viren. Hühnereier sind ein steriles Substrat in einem sterilen Behälter. Noch dazu günstig und reichlich vorhanden. Bei der Anzucht im Hühnerei wird die sogenannte Chorioallantois-Membran mit dem Material beimpft. Diese Membran liegt direkt unterhalb der Schale und versorgt den Embryo mit Sauerstoff und Kalzium. Mit einem feinen scharfen Scherenblatt wird ein wenige Millimeter großes Fenster in die Schale geschnitten und mit dem Material beimpft. Mit dieser Methode gelang bis zum Jahr 1928 die Anzucht von 24 verschiedenen tier- und menschenpathogenen Viren. Die Chorioallantois-Kultur wird weltweit eingesetzt. Unter anderem zur Herstellung von Impfstoffen, wie zum Beispiel 1932 gegen das Gelbfiebervirus, oder zur Herstellung von genügendem viralem Antigen für diagnostische Zwecke.

Zwanzig Jahre später, 1951/1952, wurde die erste unsterbliche humane Zelllinie etabliert. Die HeLa-Zellen haben ihren Namen von einer jungen afroamerikanischen Frau aus Baltimore, die mit 31 Jahren an einem Zervixkarzinom verstarb. Henrietta Lacks

(1920–1951). Die Zellen waren mit dem Humanen Papillomvirus 18 infiziert und waren zu Tumorzellen entartet. Von den humanen Papillomviren, kurz HPV, gibt es viele verschiedene Subtypen. Sie können Veränderungen der Haut und Schleimhäute verursachen. Einige sind eher lästig, indem sie unschöne Warzen verursachen, die aber relativ einfach behandelt werden können. Andere sind sehr aggressiv. Sie führen zu Gebärmutterhalskrebs. Henriettas Zervixzellen sind mit solch einem „High-risk"-Typen infiziert. Seit Anfang des 21. Jahrhunderts gibt es eine Impfung gegen die Subtypen, die das Potential haben, Gebärmutterhalskrebs auszulösen. Es ist die erste wirksame Impfung gegen Krebs.

Für Henrietta gibt es leider keine Hilfe. Sie verstirbt acht Monate nachdem ihr für die Diagnostik auf chirurgische Weise Karzinomzellen entfernt wurden. Sie hinterlässt fünf Kinder. Ihre Krebszellen wurden im Labor untersucht und es stellte sich heraus, dass diese sich gut kultivieren ließen und ohne Probleme vermehrten. HeLa-Zellen werden weltweit in vielen Labors eingesetzt, ohne sie wären viele Erfolge in der Impfstoffentwicklung, Chemotherapie und Genkartierung nicht möglich gewesen. Später begannen mit der HeLa-Kultur die wichtigen ethischen Diskussionen zur Nutzung menschlichen Gewebes in der Forschung.

Mit der Möglichkeit Viren in großer Zahl kostengünstig anzüchten zu können, hatten die Forscher endlich genug Material für ihre Versuche. So konnte Wendell Meredith Stanley (1904–1971) im Jahr 1932 durch Kristallisationsversuche nachweisen, dass das Tabakmosaikvirus aus Proteinen besteht. Den Nachweis, dass das Virus zu 6–10 % aus RNA besteht, erbrachten Frederic Charles Bawden (1908–1972) und Norman Wingate Pirie (1907–1997).

Im Jahr 1938 entwickelten Ernst Ruska (1906–1988) und sein Schwager Bodo von Borries (1905–1956) das erste kommerzielle Elektronenmikroskop. Ernsts Bruder Helmut (1908–1973), als Mediziner, arbeitet an der elektronenmikroskopischen Darstellung von Viren und Phagen und veröffentlicht im Jahr 1939 das erste Bild von einem Tabakmosaikvirus. Wie schon vorher das Lichtmikroskop eröffnete das Elektronenmikroskop den Blick in eine neue Welt. Dafür, dass der Untersuchungsgegenstand um so vieles kleiner war als die Bakterien, waren die benötigten Mikroskope um ein Vielfaches größer.

Bis 1945 konnten dank dieser Technik von allen damals bekannten Viren detaillierte Bilder erstellt werden. Endlich hatten die Virologen den Gegenstand ihrer Forschungen vor Augen. Doch die Diskussionen über die Natur dieser „Erreger" wogten noch bis 1957. Probleme machte die Vorstellung eines so kleinen, sich nur in lebender Zelle reproduzierenden Partikels. Nichtsdestotrotz erhielten die Steckbriefe der Viren endlich ein Fahndungsfoto. Im Fokus standen, wie bei den Bakterien auch, zunächst die pathogenen Vertreter auf der Liste. Doch nicht alle Viren haben es auf uns oder unsere (Nutz-)Tiere und Pflanzen abgesehen.

Viren nehmen eine wichtige Rolle in den Kreisläufen der Natur ein. Unter anderem halten sie die Bakterienpopulation „in Schach". Die toten Bakterien dienen dann wiederum als Nahrungsgrundlage für Einzeller. Aber das ist noch nicht alles. Viren sind für ihre Vermehrung komplett von der Wirtszelle abhängig. Daher wäre es für das Virus evolutionär gesehen nicht von Vorteil seine Wirtszelle so stark zu schädigen, dass sie keine weiteren

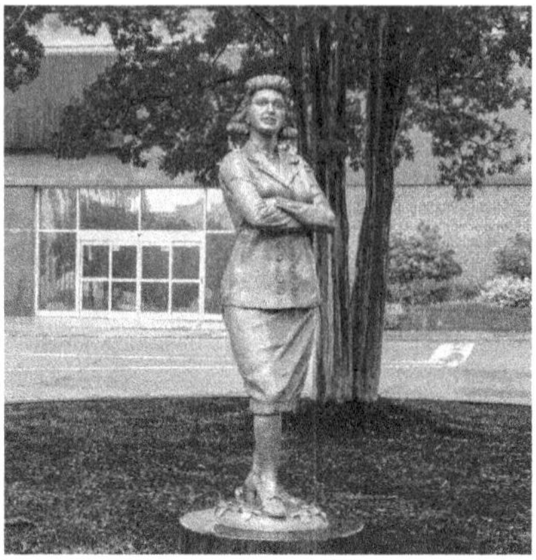

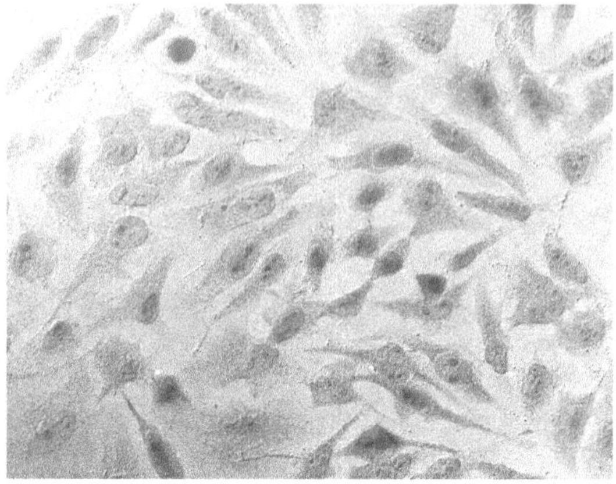

Abb. 26 Links: Statue zu Ehren von Henrietta Lacks (1920–1951). Sie verstarb an einem Zervixkarzinom. Die Zellen entarteten aufgrund einer Infektion mit einem humanen Papillomvirus. Vor ihrem Tod wurden ihr Zellen entnommen(Rosemarie Mosteller / Adobe Stock). Rechts: die HeLa-Zellen ermöglichten immense Fortschritte in der Medizin und werden auch heute noch im Labor eingesetzt. Henrietta und Ihr Familie erhielten nie eine finanzielle Wertschätzung. (heitipaves/Adobe Stock Photos).

Viren mehr produzieren kann. Und es gibt überraschend viele symbiontische Beziehungen zwischen einem Virus und einem Wirt.

Zum Beispiel die parasitischen Wespen, die ihre Eier in Raupen legen. Das Immunsystem der Raupen wird von einem symbiontischen Virus der Wespe so weit unterdrückt, dass die Wespeneier nicht als „fremd" erkannt und bekämpft werden. Jetzt haben die Wespenlarven Zeit sich zu entwickeln, zu schlüpfen und dann gleich die Raupe als lebendes Buffet zu verwenden. Weniger brutal geht es beim Curvularia-Thermal-Tolerance-Virus zu. Das Virus „lebt" in einem Pilz (*Curvularia protuberata*), der wiederum eine symbiontische Beziehung mit Gräsern eingegangen ist. Diese wachsen im Yellowstone Nationalpark (USA) bei einer Bodentemperatur von über 50 °C. Der Pilz hilft den Gräsern bei der Nährstoffaufnahme und das Virus sorgt für eine Toleranz gegenüber der hohen Bodentemperatur. Ohne Virus kein Pilz, ohne Pilz kein Gras im Yellowstone National Park, alle drei können nicht ohne die anderen.

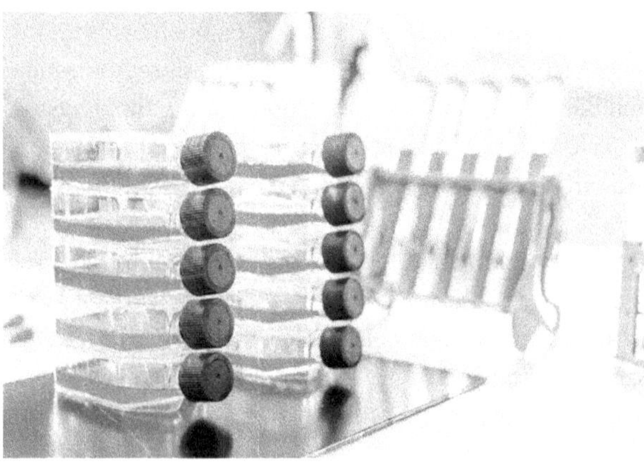

Abb. 27 Zellkulturflaschen für die Anzucht von Viren, wie sie heute verwendet werden. Sie werden mit einem Nährmedium für Zellen befüllt und mit den gewünschten Zellen beimpft. Sobald sich die Zellen ordentlich vermehrt haben, wird das Probenmaterial mit dem Virus zugegeben. (luchschenF/ Adobe Stock Photos).

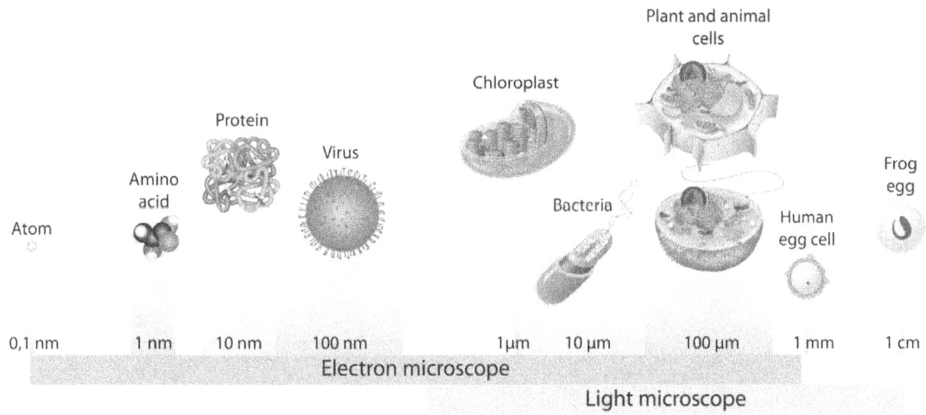

Abb. 28 Vergleich der Größenordnungen, unter anderem von Viren, Bakterien und eukaryotischen Zellen. (Aldona/Adobe Stock Photos).

Gräser und Insekten sind nicht die einzigen, die von einem symbiontischen Virus profitieren. Ohne Viren würden Menschen noch aus Eiern schlüpfen, wenn es uns überhaupt gäbe. Ungefähr 8–10 % des menschlichen Genoms besteht aus sogenannten humanen endogenen Retroviren (HERV). Das sind Überbleibsel von uralten Infektionen mit Retroviren, den Verwandten des HIV. Und sie sind keinesfalls „Schrott-DNA"! Die Integration von retroviralen Genen in das eigene Genom hat die Entwicklung der Plazentatiere, den Eutheria, zu denen

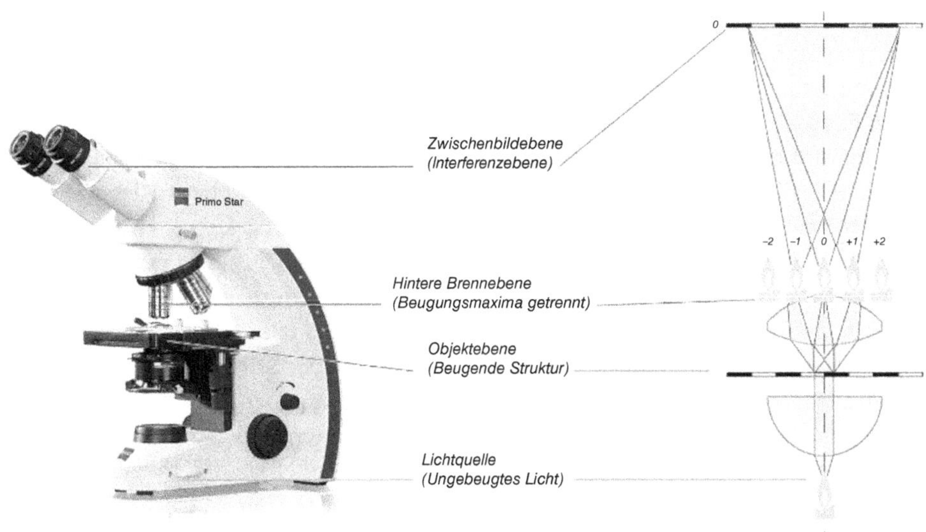

Abb. 29 Primo Star der Firma Zeiss: Bei einem Lichtmikroskop, das zum Beispiel in der Bakteriologie verwendet wird, befindet sich die Lichtquelle hinter bzw. unter dem zu untersuchenden Objekt. Das Licht wird durch mehrere Linsen gebündelt. Die Betrachtung erfolgt durch die beiden Okulare. Das Lichtmikroskop passt ohne Probleme auf einen Tisch. Die Auflösung beträgt in der Regel ca. 200–300 nm. Also zwei Punkte, die in diesem Abstand voneinander entfernt liegen, werden noch als getrennt wahrgenommen. Für Viren ist diese Auflösung zu gering. (© Mit freundlicher Genehmigung der Firma Zeiss).

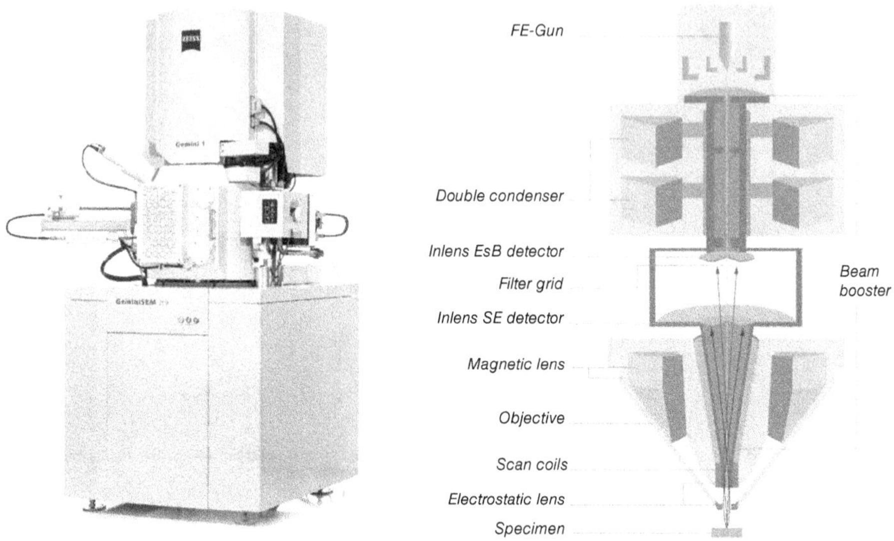

Abb. 30 Links: Das GeminiSEM der Firma Zeiss. Ein Modernes Elektronenmikroskop. Die Elektronenoptik befindet sich in der oberen Hälfte. Die Feldemissions-Kanone (FE) schießt Elektronen, die durch Magnete komprimiert und beschleunigt werden, auf das Objekt (Speciem). Die Elektronen prallen vom Objekt ab und werden durch Magnete und Filter auf die Detektoren gelenkt. Der Elektronenstrahl „tastet" das Objekt ab. Um das Bild sichtbar zu machen, wird ein Bildschirm benötigt. (© Mit freundlicher Genehmigung der Firma Zeiss).

auch Menschen gehören, vorangetrieben. Die Plazenta ist nicht nur die „Lebensader" zwischen Mutter und Kind. Sie ist eine wichtige Schnittstelle, um den kindlichen Kreislauf von dem der Mutter zu trennen. Denn rein immunologisch betrachtet ist das Kind ein Fremdkörper, da es zur Hälfte aus den fremden Genen des Vaters besteht. Die Plazentabildung wird maßgeblich von den retroviralen Genen beeinflusst. Wie die Ausbildung des sogenannten Synzytiotrophoblast. Eine dünne Lage aus einer mehrkernigen Riesenzelle, die aus verschmolzenen Einzelzellen entstanden ist, damit ja keine Lücke entsteht. „Normale" Körperzellen verschmelzen nach der Embryonalentwicklung nicht einfach so miteinander.

Diese Fähigkeit erhalten sie von einem integrierten Hüllengen eines ERVs. Ein anderes ERV, das schon vor über 100 Millionen Jahren „domestiziert" wurde, sorgt für eine Unterdrückung des Immunsystems der Mutter während der Schwangerschaft. So nützlich die ERVs auch sind, werden sie doch streng von wirtseigenen Kontrollsystemen „im Zaum gehalten". Schließlich sind es immer noch virale Gene, die wir da bereitwillig in jeder unserer einzelnen Körperzelle mitherumtragen. Außer bei den roten Blutzellen, um mehr Sauerstoff transportieren zu können wird bei ihnen der Zellkern am Ende der Entwicklung ausgestoßen. In den restlichen Körperzellen werden in der Regel die ERV-Gene nicht abgelesen. So nützlich die ERVs auch sind, in vielen Krebszellen wurden Proteine von ihnen gefunden. Unter anderem bei gynäkologischen Tumoren, Hoden- und Prostatakrebs, Leukämien und neurologischen Tumoren. Vielleicht ergeben sich irgendwann aus diesen Erkenntnissen neue therapeutische Ansätze. Wir haben gerade erst begonnen nicht nur die wenigen, aber für uns umso wichtigeren, pathogenen Viren zu verstehen.

Und während langsam Licht in die komplexe Beziehung zwischen Viren und ihren Wirten kommt, starrt Passepartout in die Dunkelheit der Nacht hinaus. Er glaubt immer noch an einen schlechten Scherz und dass sie spätestens nach Paris wieder umkehren werden. Zumindest freut er sich doch ein wenig, seine Heimat wiederzusehen.

Viren sind keine Lebewesen. Es sind subzelluläre Partikel, die sich außerhalb von Wirtszellen nicht replizieren können. Das Virus dockt an die Wirtszelle an und dringt dann in diese ein. Jetzt kommen viruseigene Enzyme zum Einsatz. Diese „schalten" die Wirtszelle auf die Produktion von neuen Viruspartikeln um. Das virale Genom, das in der Regel entweder aus Desoxyribonukleinsäure (DNA) oder Ribonukleinsäure (RNA) besteht, wird repliziert und dann ordentlich in ein Kapsid aus Eiweißen verpackt. Bei den unbehüllten Viren erfolgt die Freisetzung durch das Platzen der Wirtszelle. Die meisten behüllten Viren holen sich ihre Hülle aus Lipoproteinen beim Austritt durch die Zellmembran („Budding"). Unbehüllte (nackte) Viren sind stabiler gegenüber Umwelteinflüssen. Die Hülle ist ein guter Angriffspunkt für die verschiedensten Desinfektionsmittel. Die Hülle hat aber den Vorteil, dass die Viren besser an ihre Zielzelle binden können und ihre Wirtszelle bei Verlassen unbeschädigt lassen, damit diese weiterhin neue Viren produzieren kann.

—	**Hülle**	**unbehüllt**
Desoxyribonukleinsäure (DNA)	Herpesviren Hepatitis-B-Virus	Adenoviren
Ribonukleinsäure (RNA)	HI-Virus Hepatitis-C-Virus Influenzaviren, Coronaviren	Hepatitis-A-Virus Hepatitis-B-Virus Noroviren

Steckbrief/e:

Steckbrief Nr.	**12**
Name	Gelbfiebervirus
Einordnung	Familie: *Flaviviridae*
Morphologie/Eigenschaften	RNA-Genom, kubisches Kapsid, behüllt
Vorkommen	Tropisches Afrika, Süd- und Mittelamerika, Reservoir: Affen und Vektormücken (Übertragung vom Weibchen auf die Eier)
Übertragung	Mückenstich: im Urbanen Zyklus (in der Nähe menschlicher Behausungen) vor allem *Aedes aegypti* (Gelbfiebermücke); beim Dschungel-Gelbfieber in Afrika auch andere *Aedes spp.* In Amerika auch Haemogogus- und Sabethes-Mücken
Inkubationszeit	3–6 Tage
Erkrankung	Gelbfieber
Symptome	Verlauf in der Regel biphasisch (in zwei Phasen): 1. Phase: uncharakteristische Symptome: Fieber, Schüttelfrost, Kopf-, Muskel- und Gliederschmerzen, Übelkeit, Erbrechen, Nasenbluten, Bradykardie (verlangsamter Herzschlag). Rückgang der klinischen Symptome nach ca. 3–4 Tagen. Meist Genesung 2. Phase: Beginn nach einem 1–2 Tagen symptomfreien Intervall bei ca. 15 % der Erkrankten: Leber- und Nierenschäden → Ikterus (Gelbsucht, meist weniger intensiv als der Name vermuten lässt) und Anurie (geringe Harnausscheidung); Haut- und Organblutungen → kaffeesatzartigem Bluterbrechen und blutigen Durchfällen, Nasenbluten; z. T. zentralvenöse Störungen (z. B. Sprach- und Bewegungsstörungen)
Diagnostik	Serologie, PCR
Prophylaxe	Impfung, Mückenschutz
Therapie	Keine spezifische Therapie möglich, symptomatisch

Steckbrief/e:

Steckbrief Nr.	**13**
Name	Humane Papillomviren (HPV)
Einordnung	Familie: *Papillomaviridae*
Morphologie/Eigenschaften	DNA-Genom, kubisches Kapsid, unbehüllt
Vorkommen	Weltweit
Übertragung	Direkter Kontakt (Geschlechtsverkehr), Kleidung, indirekt z. B. Wasser, Fußboden in Schwimmbädern
Inkubationszeit	Bis zu 2 Jahre
Erkrankung	Je nach Typ (> 70 Typen bekannt) Plantar- oder Dornenwarzen Genitalwarzen bis Zervixkarzinom (Gebärmutterhalskrebs): z. B. „High-risk" Typen 16, 18 und „Low-risk" Typen 6 und 11
Symptome	• Plantar- oder Dornenwarzen: platte – erhabene, trockene, knubbelige Erhöhungen der Haut und Schleimhaut, schmerzlos • „Low-risk"-Typen: Genitalwarzen, sog. Condylomata acuminata: z. T. mit Juckreiz • „High-risk"-Typen: Zervixkarzinom: Symptomlos → daher regelmäßige Vorsorge nötig
Diagnostik	Morphologische Verfahren (Zytologie, Histologie), PCR
Prophylaxe	Impfung gegen einige „High-" und „Low-risk"-Typen
Therapie	Physikalisch (Vereisung, ätzende Lösungen), chirurgische Entfernung

7

Die Geschichte der Mykologie

Während Fogg und Passepartout mit dem Zug quer durch Frankreich und Italien fahren, wird ihr Vorhaben, die Erde in 80 Tagen zu umrunden leidenschaftlich diskutiert, kommentiert und zerpflückt. Leser aus allen Schichten der Gesellschaft verschlangen die Artikel, die in über zwanzig Zeitungen erschienen. „Die einen ergriffen Partei für Phileas Fogg, die anderen – und sie bildeten bald eine ansehnliche Majorität – sprachen sich gegen ihn aus. … Im Allgemeinen behandelte man Phileas Fogg als Wahnsinnigen, als Narren; und seine Kollegen vom Reformclub wurden getadelt, dass sie sich auf so eine Wette eingelassen, welche eine Geistesschwäche ihres Urhebers bekundete." Nichts destotrotz „Während der ersten Tage nach der Abreise des Gentleman wurden über das Wagnis seines Unternehmens bedeutende Wetten veranstaltet. … Man machte auch ein Börsenpapier daraus,

Tab. 4 Erklärung zu ein paar mykologischen Begriffen. Sporen können auf sexuellem und asexuellem Weg entstehen.

Begriff	**Erklärung**
Chlamydospore	„Mantelspore", Asexuell gebildet, Überdauerungsform
Hyphen	Sog. „Pilzfäden"
Konidien	Asexuelle Fortpflanzungsform, entstehen durch Knospung, abhängig von der Größe sog. Mikro- oder Makro-Konidien
Myzel	Geflecht von verzweigten Hyphen, Gesamtheit aller Hyphen

…" Doch nach ein paar Tagen und immer mehr Zeitungsartikeln, die die Unmöglichkeit des Projektes ausführten, sank die Zahl von Foggs Anhängern. Und sein Vorhaben gerät ins Hintertreffen.

So ähnlich ergeht es der Medizinischen Mykologie. Während Speisepilze doch recht hoch im Kurs stehen, werden die niederen Pilze, wie zum Beispiel die Schimmelpilze, im Allgemeinen eher mit Verachtung gestraft und wenn nicht als „gefährlich" angesehen, doch als lästig abgetan. Pilzerkrankungen von Pflanzen, Tieren und Menschen sind schon seit dem Altertum bekannt. Schließlich gibt es wenig Offensichtliches wie Erkrankungen von Haut, Haaren und Nägel. Der römische Medizinschriftsteller Aulus Cornelius Celsus (ca. 25 vor Chr. – 50 n. Chr.) prägte für den sogenannten Erb- oder Kopfgrind den Begriff „Favus", was übersetzt so viel wie „Wabe" bedeutet. Der Favus ist eine chronisch entzündliche Erkrankung der tiefen Kopfhaut. Es kommt zur Ausbildung gelblicher Schuppen und Krusten, die in wabenähnlichen Feldern auftreten und zum Teil einen unangenehmen Geruch nach Mäuseurin verströmen. Die Krusten fallen im Verlauf ab und geben eine glänzende, vernarbte, haarlose Kopfhaut frei. Johann Lukas Schönlein (1793–1864) erkennt 1839 die Pilznatur des Favus-Erregers. Aber ob der Pilz eine Folge oder die Ursache der Erkrankung ist, kann er nicht sagen. Nach ihm wird der Erreger

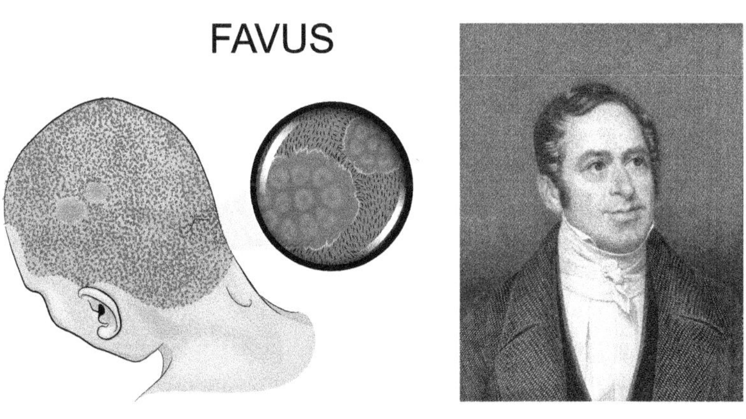

Abb. 31 Links: Darstellung der Hautkrankheit Favus ausgelöst durch den Dermatophyten *Trichophyton schoenleinii* (Artemida-psy/Shutterstock). Rechts: Johann Lukas Schönlein (1793–1864). Schönlein wies nach, dass die Krankheit infektiös ist und es sich bei dem Erreger um einen Pilz handelt. (Georgios Kollidas/Adobe Stock Photos).

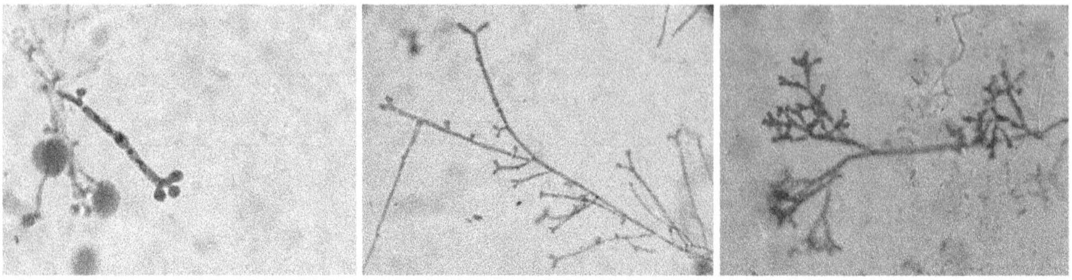

Abb. 32 Mikroskopische Präparate von unterschiedlich alten Kulturen des Hautpilzes *Trichophyton schoenleinii*. Rechts: Junge Wachstumsform mit dichotomen Verzweigungen. Mitte: ältere Wachstumsform. Rechts: ältere Wachstumsform: Geweihhyphen (Mit freundlicher Genehmigung von Dr. H. P. Seidl, München).

benannt werden: *Trichophyton schoenleinii*. Dass der Pilz kein zufälliges Produkt, sondern die Ursache der Erkrankung ist bestätigt Robert Remak (1815–1865) mit Tier- und Selbstversuchen ein Jahr später.

Während der Sturm- und Drangzeit der neuerwachten Lehre der Mikrobiologie in der zweiten Hälfte des 19. Jahrhunderts erhielten nicht nur die Bakterien, die damals verwandtschaftlich zu den Pilzen gezählt und darum auch als Spaltpilze bezeichnet wurden, die ihnen gebührende Aufmerksamkeit. Wissenschaftler trachteten danach auch den mikroskopisch kleinen Pilzen ihre Geheimnisse zu entreißen und das Wissen über die Mykologie zu erweitern. Eine als gesichert angesehene Beschreibung einer Schimmelpilzlunge ist die Doktorarbeit von Theodor Sluyter (1817–1895) von 1847, die Rudolf Virchow (1821–1902) in seiner Übersichtsarbeit über Schimmelpilzerkrankungen der Lunge im Jahr 1856 erwähnt. Sluyters Arbeit stimmt mit seinen eigenen Beobachtungen überein, daher übersetzt er das in Latein geschriebene Fallbeispiel.

Sluyter und seine Kollegen obduzieren eine an Lungenbrand (Lungengangrän = Höhlen innerhalb der Lunge durch Nekrosen des Lungengewebes) verstorbene Frau. Bei der Sektion finden sie „... in einer Höhle der Lunge die Pilze. Auf den Wänden der Höhle saß eine schwarze Masse, welche aus Fäden mit zwischenliegenden kugeligen Körperchen bestand; einzelne Fäden traten aus der Masse hervor und zeigen an dem angeschwollenen Ende ein Köpfchen, das von eiförmigen Zellen, wie von Blättern umkränzt war."

Der Pilz erhält im Jahr 1863 von Georg Fresenius (1808–1866), einem Arzt und Botaniker, den offiziellen Namen *Aspergillus fumigatus*. Einer der auch heute noch am häufigsten aus respiratorischen Proben nachgewiesenen Pilze. Er hat im Vergleich zu seinen Verwandten recht kleine Sporen, die sehr gut tief in die Lunge eingeatmet werden können. Es ist Virchow, der für die durch Pilze ausgelösten Infektionskrankheiten den noch heute verwendeten Begriff „Mykosen" vorschlägt.

Je nach Art benötigen Pilze unterschiedliche pH-Werte und Temperaturen. Auch brauchen sie länger zum Wachsen als Bakterien. Vor allem Hautpilze sind in der Beziehung richtige Schnecken. Die Probleme zur Reinkultur beschreibt unter anderem der Botaniker Ernst Hallier (1831–1904) in seinem 1866 erschienenen Buch „Die pflanzlichen Parasiten des menschlichen Körpers". Unter anderem versucht er die sogenannten „Gießkannenschimmel" (*Aspergillus*-Spezies) auf Zitronen anzuzüchten. Allerdings werden die Aspergillus-Pilze immer wieder sehr schnell von den sogenannten „Pinselschimmeln"

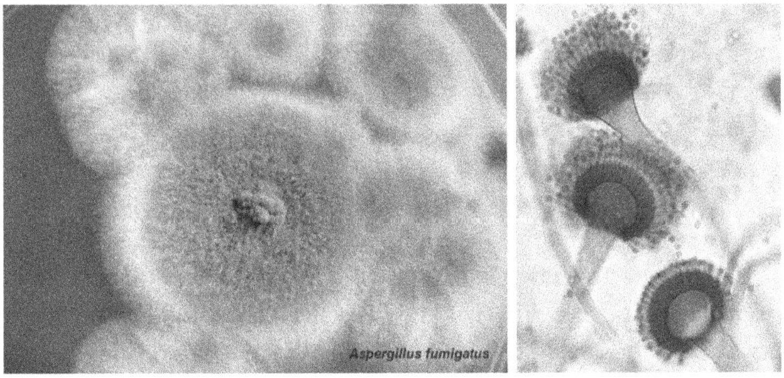

Abb. 33 Der Schimmelpilz *Aspergillus fumigatus*. Links: Koloniemorphologie. Rechts: Mikroskopisches Präparat. (Mit freundlicher Genehmigung von Dr. H. P. Seidl, München).

(*Penicillium*-Spezies) überwuchert. Seiner Ansicht nach erfolgt eine Verschmelzung beider Pilze und es entstehen Mischformen. Hallier geht bei den Schimmelpilzen von vier, sicher bestimmbaren, verschiedenen Arten aus.

Bei den Pilzen Ordnung reinzubringen ist schwer. Einige Pilze besitzen zwei Formen, eine sexuelle und eine asexuelle, die ihnen auch zwei verschiedene Namen eingebracht haben. Auf der Konferenz „One Fungus = One Name" wurde festgelegt, dass nur mehr ein Name verwendet werden darf.

Bei den Hautpilzen (Dermatophyten) bringt vor allem Passepartouts Landsmann, Raymond Sabouraud (1864–1938) mit seinem Übersichtswerk von 1910 Ordnung hinein. Die Grundlagen der Bakteriologie lernte er in Paris am Pasteur-Institut von Roux. Dieser ermunterte ihn 1891 sein eigenes bakteriologisches Labor zu gründen, in dem er umfangreiche Versuche zur Rolle von Pilzen bei Hautinfektionen durchführt. Sabouraud entwickelt verschiedene Nährmedien zur Kultivierung der Pilze. Schließlich ist er in der Lage über 50 verschiedene Dermatophyten zu präsentieren und zu systematisieren. Seine Einteilung wird heute noch verwendet. Eine andere Frage betraf die Pathogenität der Pilze. Wenn Schimmelpilze überall in der Umwelt vorkommen, warum leiden dann nicht mehr bzw. alle Menschen an Pilzkrankheiten? Diese Frage konnte dann recht schnell beantwortet

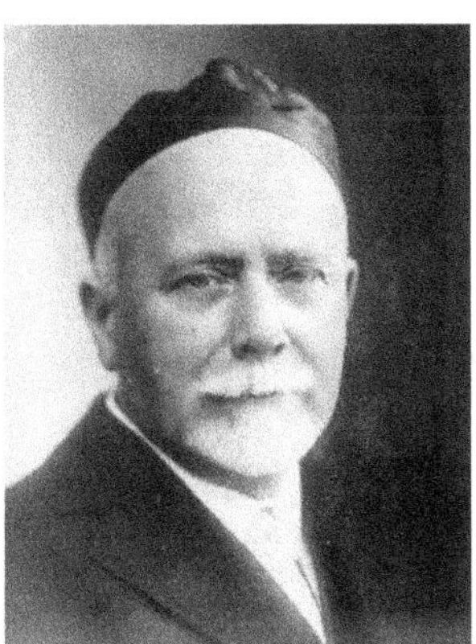

Abb. 34 Der französische Dermatologe und Mykologe Raymond Sabouraud (1864–1938) entwickelte den nach ihm benannten Sabouraud-Agar zur Anzucht von Pilzen. (G.Garitan / Wikimedia commons / CC BY-SA 4.0).

werden: die meisten Pilze sind nicht an den menschlichen Körper angepasst. Vor allem die relativ hohe Körpertemperatur von 37 °C erschwert ihnen das Wachstum. Bei Immunkompetenten, also gesunden Menschen, kommt das gut funktionierende Abwehrsystem hinzu. Die meisten Mykosen treten bei vorübergehender (z. B. hormonelle Veränderungen, z. B. während der Schwangerschaft) oder chronischer (z. B. Chemotherapie, AIDS) Immunschwäche auf.

Die meisten der früheren Beschreibungen von Pilzinfektionen betrafen vor allem die Haut und Schleimhäute. Daher wurde ihre Bedeutung bei Infektionen der inneren Organe bis vor ca. 1870 als nicht relevant eingestuft. Dies änderte sich im Laufe der Zeit.

Ab 1960 wandte man sich dann auch der Erforschung der Mykotoxine zu. Die Gifte der Großpilze und auch vom Mutterkornpilz waren schon lange bekannt. Die Nachforschungen zu den Toxinen, vor allem der Schimmelpilze, wurden zunächst allerdings nur zur Aufklärung von Massenvergiftungen bei Menschen und Tieren durchgeführt. Das bekannteste Pilzgift (jedenfalls bei den Schimmelpilzen) ist das sogenannte Aflatoxin, welches von *Aspergillus flavus* gebildet wird und 1966 das erste Mal beschrieben wurde. Einer der bekanntesten Fälle ist die „Turkey-X-Disease“. Im Jahr 1960 tötete sie in England über 100.000 junge Truthähne. Nachforschungen ergaben, dass vermutlich das beigemengte Erdnussöl im Futtermittel mit dem Pilz verunreinigt war. Massenvergiftungen beim Menschen finden in der Regel nur statt, wenn diese keinen ausreichenden Zugriff auf qualitativ gute Nahrungsmittel haben. Zum Glück löst ein verschimmeltes Lebensmittel so viel Ekel aus, dass dieses nicht konsumiert, sondern gleich entsorgt wird. Da nicht ersichtlich ist welcher Pilz es sich dort gerade gemütlich gemacht hat und ob er ein Toxin produziert, ist es auch nicht ratsam, nur die befallene Stelle zu entfernen, da das Gift ins Lebensmittel hinein diffundiert. Ein weiteres, eher lästiges und vor allem auch langanhaltendes Problem sind die Schimmelpilzallergien. Daher sollte jeglicher Schimmelbefall in Räumlichkeiten vermieden bzw. beseitigt werden.

Doch wie bei den Bakterien und Viren sind auch nicht alle Pilze per se pathogen. Der deutsche Pathologe Paul Clemens von Baumgarten (1848–1928) bringt es in seinem Lehrbuch

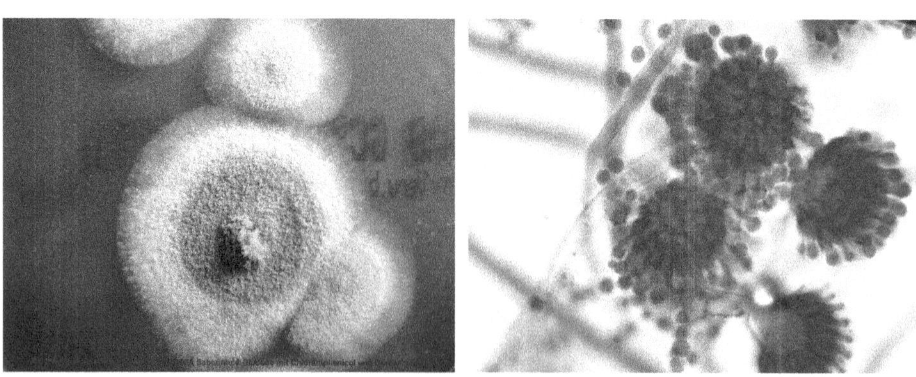

Abb. 35 Der Schimmelpilz *Aspergillus flavus* produziert krebserregende Aflatoxine. Seinen Speziesnamen hat er wergen seinem gelblichen Wachstum erhalten. „Flavus“ kommt aus dem Lateinischen und bedeutet der Blonde. Links: Koloniemorphologie. Rechts: Mikroskopisches Präparat (Mit freundlicher Genehmigung von Dr. H. P. Seidl, München).

treffend auf den Punkt: „Es scheint billig, angesichts all' des Schadens, welchen, wie Sie erfahren werden, die Pilze und Bakterien in der Welt anrichten, sich auch des eminenten Nutzens, welchen sie stiften, bewusst zu bleiben." Zu Baumgartes Zeiten ging es vor allem um Verwesung und Gärung. Pilze und Bakterien sorgen dafür, dass, grob gesagt, sich keine Leichen auf Wald und Wiese stapeln. Sie zerlegen die organischen Substanzen in molekulare Grundbausteine (z. B. Wasser, Ammoniak, Kohlenstoffdioxid) und machen diese so als Nährstoffe für die Pflanzen wieder nutzbar. Pilze sind aber auch als Lebensmittelveredler für uns wichtig. Ohne sie wären Brot und Bier nicht möglich. Wahrscheinlich war die Herstellung von Bier und anderen alkoholischen Getränken förderlich für die Sesshaftwerdung des Menschen.

Überall wo sich Menschen dieser formidablen Biotechnologie gewidmet haben, entstanden Hochkulturen. Bier war einer der Erfolgsfaktoren des alten Ägyptens, nebst so wichtigen Errungenschaften wie Schrift und eine ausgeklügelte Landwirtschaft. Mit literweise Bier wurden die Arbeitskräfte der großen Baustellen versorgt und es wurde allgemein als Zahlungsmittel verwendet. Ausschweifender Alkoholkonsum ist historisch bedingt trotzdem nicht entschuldbar. Schon die alten Ägypter warnen davor: „Das Bier lässt deine Seele Schaden nehmen"! Selbst die moderne Wissenschaft der Biotechnologie hat die Schimmelpilze als „Arbeitstierchen" eingespannt. Mit ihrer Hilfe werden zum Beispiel Zitronensäure und Vitamin B_2 als Lebensmittelzusätze oder auch Lipasen als Waschmittelzusatz hergestellt. Sogar als natürliche Schädlingsbekämpfungsmittel können Pilze eingesetzt werden. Die sogenannten nematophagen Pilze warten nicht bis in ihrer Nähe ein Tierchen das zeitliche segnet. Ähnlich den fleischfressenden Pflanzen „jagen" sie ihre Beute selbst. Im Erdboden lauern sie mit klebrigen, engmaschigen Fangnetzten oder Lasso-artigen Schlingen auf kleine Würmchen (Nematoden). Kommt das Opfer diesen Zellen zu nahe, wird es gefangen und verdaut.

Eine der wichtigsten Errungenschaften der modernen Medizin verdanken wir den Schimmelpilzen, dem schottischen Bakteriologien Alexander Fleming (1881–1955) und einer Reihe von Zufällen. Fleming studierte im St. Mary's Hospital in London. Er will nach erfolgreichem Abschluss das Krankenhaus verlassen und Chirurg werden. Da er aber dringend für einen landesweiten Wettbewerb des Schießclubs benötigt wird, besorgen seine Sportkameraden ihm eine Stelle – zufällig in der Bakteriologie. Fleming wird „vom Thema infiziert". Im ersten Weltkrieg (1914–1918) wird er in ein Lazarett in Frankreich geschickt. Hier müssen die Verwundeten aufgrund des „Andrangs" so lange auf ärztliche Betreuung warten, dass schon kleinste Verletzungen Zeit haben zu lebensbedrohlichen Infektionen heranzuwachsen und an diesen zu sterben. Wieder zurück in London gilt Flemings ganze Leidenschaft der Suche von bakterien-abtötende Substanzen. Im Jahr 1928 kommt ihm der Zufall zur Hilfe. Anfang August beimpft er Agarplatten mit Bakterien der Art *Staphylococcus aureus*, einem relativ harmlosen Besiedler der Nase, aber auch Erreger von Furunkel und Wundinfektionen bis zu Sepsis und Meningitis.

Zu Flemings Zeiten bestanden diese Agarplatten aus Glas, die vor Benutzung sterilisiert und dann ebenfalls mit steril hergestellten Nährmedien befüllt werden mussten. Die Platten mussten dann unter ebenfalls möglichst sterilen Bedingungen beimpft werden. Vor allem die sterile Herstellung der Platten klingt in der Theorie einfacher, als es sich in

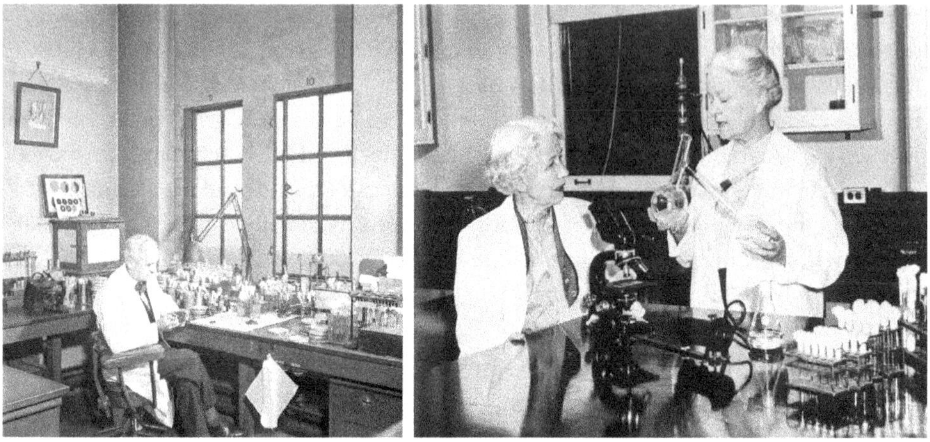

Abb. 36 Links: Alexander Fleming (1881–1955) in seinem Labor. Hier entdeckt er zufällig die Wirkung von Schimmelpilzen auf Bakterien. (caifas/Adobe Stock Photos). Rechts: Links die Mikrobiologin Dr. Elizabeth Hazen (1885–1975) und rechts die Chemikerin Dr. Rachel Brown (1898–1980). Im Jahr 1948 isolierten sie das Antimykotikum Nystatin aus *Streptomyces noursae*. Foto von 1955 (Smithsonian Institution Archives, Accession 90–105, Science Service Records, Image No. SIA2008-3566).

der Praxis erweist. Verunreinigungen mit Schimmelpilzen und anderen Bakterien waren nichts Ungewöhnliches. Nach dem Beimpfen der Platten geht er in Urlaub, bis September. Die Bakterien sollten bis Ende seines Urlaubs genug Zeit haben zu wachsen. Allerdings fällt die Temperatur für mehrere Tage auf 20 °C. Fleming ärgert sich, da die ideale Wachstumstemperatur für die Bakterien bei ca. 37 °C liegt. Aber die Schimmelpilze freuen sich. Als Fleming nach seinem Urlaub wieder zurück ins Labor kommt sortiert er erstmal alle verunreinigten Platten aus und legt sie in eine Wanne mit Desinfektionslösung, um sie später zu reinigen.

Da es aber so viele sind, erreicht die Flüssigkeit die obersten Platten nicht mehr. Der nächste Zufall: Fleming möchte einem Kollegen seine Arbeit erklären und greift dafür nach der obersten Patte in der Wanne. Hier bemerkt er einen schmalen, klaren Rand um die Schimmelpilzkolonie, einen Hemmhof, in den die Bakterien nicht reingewachsen sind. Normalerweise wird jedes Mikrometer an Platz und jedes Mikrogramm Nahrung hart umkämpft. Dass die Bakterien freiwillig Abstand halten, gibt es nicht. Also muss etwas von dem Pilz ausgehen, was die Bakterien auf Abstand hält bzw. abtötet. Da es sich bei dem Pilz um ein Penicillium (*P. chrysogenum / notatum*) handelte, wird der Stoff Penicillin genannt.

Der Einsatz am Menschen erfolgte erst im Jahr 1941. Dies lag nicht etwa daran, dass die therapeutische Wirkung nicht erkannt wurde, ganz im Gegenteil! Zur damaligen Zeit ist es schwer eine ausreichende Menge dieser Wunderwaffe aus den Pilzen zu isolieren. Wobei auch nicht alle Stämme des Pilzes das Penicillin produzieren. Die Gewinnung und Aufreinigung gelingt schließlich in den Jahren 1940/1941 der Arbeitsgruppe um Howard Walter Florey (1898–1968), Normann Georg Heatley (1911–2004) und Ernst Boris Chain

(1906–1979). Sie bestätigen die Wirkung des Penicillins im Tierversuch an Mäusen. Im Jahr 1941 tritt Charles Montague Fletcher (1911–1995) dem Team bei. Seine erste Aufgabe bestand unter anderem darin an mehreren freiwilligen Patienten verschiedene Verabreichungsformen des Antibiotikums zu testen.

Anfang 1941 verletzt sich der 43-jährige Oxforder Polizist Albert Alexander im Gesicht an einem Rosenbusch. Die kleine Wunde infiziert sich und breitet sich über das ganze Gesicht aus, erreicht die rechte Schulter und sogar die Lunge. Trotz chirurgischer Eingriffe (Entfernung des linken Auges, Öffnungen der Abszesse) schreitet die Erkrankung voran. Und auch die Sulfonamide, synthetische Antibiotika, die keine Vorbilder in der Natur haben, und von Gerhard Domagk (1895–1964) im Jahr 1932 entdeckt wurden, wirken nicht.

Am 12. Februar 1941 trifft Fletcher auf den Wachtmeister und injiziert dem Patienten in regelmäßigen Abständen Penicillin. Die Wirkung übertrifft alle Erwartungen. Innerhalb kürzester Zeit tritt beim Patienten eine Verbesserung ein. Das Fieber geht zurück und die Wunden beginnen zu heilen. Leider gelingt es den Forschern nicht, genügend Dosen Penicillin herzustellen. Die Therapie musste abgebrochen werden. Alexander verstirbt am 15.03.1941 an den Folgen der Infektion. Versuche an weiteren Patienten verliefen erfolgreicher. Das Problem der industriellen Herstellung bestand weiterhin. Ein Forschungsprogramm zwischen Amerikanern und Engländern sollte Abhilfe schaffen. Von 1942 bis 1945 wurden sechs weitere natürliche Penicilline isoliert. Allerdings ergaben sich auch bei diesen ein paar Probleme. Abgesehen davon, dass sie nur ein sehr enges Wirkspektrum hatten, also nur wenige Bakterienarten werden von ihnen abgetötet, werden sie vom menschlichen Organismus schnell ausgeschieden und sind instabil gegen Säuren. Kurz vor dem zweiten Weltkrieg (1939–1945) gelang die synthetische Herstellung des Antibiotikums. Rechtzeitig, um in diesem hunderten von Soldaten das Leben zu retten. Nicht nur bei Wundinfektionen, auch die Erreger der

Tab. 5 Übersicht über die Einteilung humanpathogener Pilze.

Pilze sind Eukaryoten. Ihr Erbgut befindet sich in einem echten Zellkern, abgetrennt vom Rest der Zelle. Diese besitzt verschiedenste Zellorganellen (z. B. Mitochondrien, Golgiapparat usw.). Die Größe reicht bei den einzelligen Hefen von ca. 5–10 µm bis zu mehreren Zentimetern bei Schimmel- und Hautpilzen.			
Dermatophyten (Hautpilze): verursachen Pilzinfektionen der Haut- und Hautanhangsgebilde	Sproßpilze (Hefen): meist harmlose Besiedler von Haut- und Schleimhäuten, verursachen bei Abwehrschwäche Erkrankungen der Haut- und Schleimhäute (Soor), und im schwersten Fall Infektionen der inneren Organe (Meningitis, Sepsis)	Schimmelpilze: Allergie und Vergiftungen. Je nach Gesundheitszustand und Abwehrlage des Patienten von Schimmelerkrankungen des Mittelohres bis mehr oder weniger schwere Infektionen, vor allem der Atemwege.	Dimorphe Pilze: immer pathogen, Infektionen der inneren Organe (systemische Mykosen), wachsen bei 35–37 °C als Sprosszelle (wie Hefe), bei 25–30 °C als Myzel (wie Schimmelpilze)

Lungenentzündung (*Streptococcus pneumoniae*), der Meningitis (*Neisseria meningitidis*) und der Syphilis (*Treponema pallidum*) konnten jetzt bekämpft werden. Das Penicillin wurde die Ursubstanz der großen Antibiotikafamilie der Penicilline. Weitere Antibiotika aus Schimmelpilzen und Bakterien folgten. Umgekehrt lassen sich auch Antimykotika (Wirkstoffe gegen Pilze) aus Bakterien gewinnen. Während ihrer Arbeit am New York State Department of Health, Albany, isolieren die Mikrobiologin Dr. Elizabeth Lee Hazen (1885–1975) und die Chemikerin Dr. Rachel Fuller Brown (1898–1980) im Jahr 1948 die fungizide Substanz Nystatin aus *Streptomyces noursei*. Diese Substanz wird auch heute noch zur Therapie von Infektionen durch Hefepilze eingesetzt.

Mit den Antiinfektiva haben wir, neben der Hygiene und der Impfung, eine weitere Waffe im Kampf gegen die Krankheiten zur Verfügung. Wobei uns diese Waffe droht, stumpf zu werden. Bei vielen nosokomialen Krankheitserregern, sogenannten Krankenhauskeimen, schmilzt unser Antibiotikavorrat dahin. Ähnlich wie die Anzahl von Foggs Verfechtern und der Wert der „Phileas Fogg“ Aktie. Diese bricht endgültig ein, als ein Telegramm aus Suez an den Londoner Polizeichef eintrifft. Detektiv Fix bittet um Haftbefehl für Phileas Fogg. „Diese Depesche wirkte unverzüglich. Der ehrenwerte Gentleman trat von der Bühne, und an seine Stelle der Bankdieb.“ Nach Prüfung seines Fotos mit der Beschreibung des Diebes, die haargenau passte, sein einsiedlerisches Leben und seine übereilte Abreise machten ihn für die Polizei verdächtig. „… es schien offenbar, dass dieser Mann unter dem Vorwand einer Reise um die Erde und gestützt auf eine unsinnige Wette keinen anderen Zweck verfolgte, als den Agenten der englischen Polizei zu entwischen. Fogg wurde jetzt steckbrieflich gesucht. So dringend wie die Verursacher der schlimmsten Seuchen.

Steckbrief/e:

Steckbrief Nr.	**14**
Name	*Trichophyton schoenleinii*
Einordnung	Fadenpilze Dermatophyt (Hautpilz)
Morphologie/Eigenschaften	Wachstum auf Agarplatten: Auf Sabouraud-Glukose-Agar weiße, gefaltete und gefurchte Kolonien mit gelblichem Rand, zentral erhaben Mikroskopie: segmentierte Hyphen, Kronenleuchter-Artig mit Chlamydosporen, ein- bis dreizellige Mikrokonidien, selten Makrokonidien
Vorkommen	Weltweit, vor allem in ärmeren Ländern, nur beim Menschen
Inkubationszeit	1–2 Wochen
Übertragung	Direkter Kontakt
Erkrankung	Favus
Symptome	Gelbliche Schuppen und Krusten auf der Kopfhaut, chronisch vernarbend, Haarausfall
Diagnostik	Hautmaterial (Hautgeschabsel) → Anzucht und Mikroskopie
Prophylaxe	Kontakt zu Erregerquellen vermeiden
Therapie	Lokale und systemische Antimykotika, Dauer: mehrere Monate

Steckbrief/e:

Steckbrief Nr.	**15**	**16**
Name	*Aspergillus fumigatus*	*Aspergillus flavus*
Einordnung	Reich: Pilze Hyphomyceten (Faden- bzw. Schlauchpilze)	
Morphologie/ Eigenschaften	Wachstum auf Agarplatten (Sabouraud-Agar): durch Luftmyzel fluffige, rauchgraue Kolonien mit weißen Rand Mikroskopie: segmentierte Hyphen, runde Konidien, auf der oberen Seite einreihige Phialiden	Wachstum auf Agarplatten (Sabouraud-Agar): durch Luftmyzel fluffige, gelbgrüne Kolonien mit weißen Rand Mikroskopie: segmentierte Hyphen, runde Konidien, auf der gesamten Oberfläche der Konidien zweireihige Phialiden
Vorkommen	Weltweit in der Natur (Abbauprozesse, z. B. Biomüll)	
Übertragung	Inhalation der Sporen	Orale Intoxikation (Aufnahme des schon gebildeten Toxins über verschimmelte Nahrung, vor allem Nüsse und Getreide)
Inkubationszeit	Tage bis Wochen	In der Regel mehrere Jahre
Erkrankung	Aspergillose	Intoxikation durch Aflatoxine vor allem in ärmeren Ländern
Symptome	Nur bei Immunsupprimierten: Aspergillus-Pneumonie (Aspergillom) und Invasive Aspergillose = Sepsis	Toxine kommen in der Natur vor, keine Festlegung eines unbedenklichen Schwellenwertes möglich. I. d. R. keine gesundheitliche Beeinträchtigung. Vor allem chronische Wirkungen stehen im Vordergrund Krebserregendes Gift → Anreicherung in der Leber →Leberzellkarzinom: Übelkeit, Erbrechen, Appetitlosigkeit, Oberbauchschmerzen, Gewichtsverlust
Diagnostik	Röntgen, Anzucht, Mikroskopie, Identifikation	Bildgebende Verfahren, Labor (Histologie, Leberwerte)
Prophylaxe	Kontakt, z. B. mit Erde, vermeiden	Lebensmittelhygiene → Entsorgung von verschimmelten Lebensmitteln
Therapie	Aspergillom → Chirurgische Entfernung + Antimykotika	Therapie des Leberzellkarzinoms (z. B. Operativ und Chemotherapie)

8

Zwischenspiel: Die katastrophalen Zustände in London

Wenn man Vernes Roman liest oder sich die Verfilmungen anschaut, hat man das Gefühl Fogg lebt in einer hübschen, gepflegten Stadt, auf deren Straßen elegant gekleidete Menschen unter blauem Himmel flanieren. Der einzige Hinweis auf Armut und Not findet sich

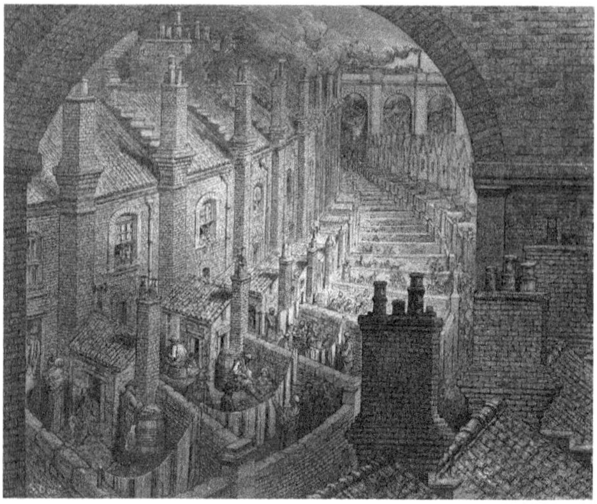

Abb. 37 Die beengten und dreckigen Hinterhöfe der Slums von London von der Eisenbahnbrücke aus gesehen im Jahr 1870 (Archivist/Adobe Stock Photos).

vor dem Bahnhof Charing Cross. Fogg und Passepartout springen vor dem Bahnhofseingang von der Droschke. In diesem Augenblick tritt eine arme Bettlerin, mit einem Kind an der Hand, zu Herrn Fogg heran und bittet um Almosen. Sie ist barfuß im Kot. Trägt ein Lumpenkleid, einen zerfetzten Schaal und einen zerrissenen Hut mit einer jämmerlich herabhängenden Feder. So erging es den meisten Stadtbewohnern. Schon vor der industriellen Revolution strömte die verarmte Landbevölkerung mit der Hoffnung auf Arbeit und ein besseres Leben in die Städte.

Mit der Vollendung der Dampfmaschine durch James Watt (1736–1819) im Jahr 1782 und deren großflächiger Einsatz schossen im 19. Jahrhundert die Fabriken wie Pilze aus dem Boden. Schornsteine stießen rund um die Uhr giftigen Rauch aus. Die Flüsse dienten als Abfallbecken für allerart Unrat, Fäkalien und giftiger Fabrikabfälle. Menschen und Kutschen verstopfen die Straßen auf denen überall Müll und Pferdeäpfel liegen. Im Jahr 1863 geht in London die weltweit erste U-Bahn, gezogen von einer qualmenden Dampfmaschine, in Betrieb. Und immer mehr Menschen strömen nach London. Sie leben in dunklen, engen, feuchten, kalten und stickigen Wohnungen. Meist teilte sich eine ganze Familie ein Bett. In diesen Slums sind die Menschen unter katastrophalen sanitären Verhältnissen zusammengepfercht. Und auf der Arbeit ist es auch nicht besser. Am schlimmsten trifft es die Kinder. Als billige Arbeitskräfte werden sie bevorzugt eingestellt. Im Jahr 1833 wird ein neues Fabrikgesetz erlassen, das die Arbeitszeit für Kinder unter 12 Jahren auf 8 Stunden pro Tag beschränkt. Auch wird die Nachtarbeit für Jugendliche verboten. Trotz allem ist die Arbeit hart und der Lohn gering. Mangelernährung und fehlendes Sonnenlicht sorgen für Stoffwechselerkrankungen, die das Immunsystem schwächen. Dieses elende Bild bietet sich in allen großen europäischen Städten, die im Takt der Maschinen leben. Die Verhältnisse in den Slums sind idealer Nährboden für Krankheiten.

9

Mycobacterium tuberculosis

Eine der häufigsten und gefürchtetsten Plagen ist die Tuberkulose, die sich in unterschiedlichen Varianten zeigt. Die verbreitetste Form ist die durch Tröpfcheninfektion übertragene Lungentuberkulose, auch Lungenschwindsucht genannt. Das Übel verbirgt sich auch hinter der fressenden Flechte (Hauttuberkulose) und dem Knochenfraß (Knochen- und Gelenktuberkulose). Vor allem Säuglinge und kleine Kinder leiden nach einer Streuung der Bakterien häufig an einer tuberkulösen Meningitis. Da die Tuberkulose ganze Familien holte, glaubte man an eine erblich bedingte Krankheit. Auch wenn das Gegenteil durch Übertragungsversuche, u. a. auf Kaninchen, in den Jahren 1843 und 1865 bewiesen wird, gelingt es nicht von der Infektiosität der Tuberkulose zu überzeugen.

In Deutschland beginnt die Industrialisierung ab der zweiten Hälfte des 19. Jahrhunderts. Zusammen mit der vollen Wucht der gesellschaftlichen Probleme. Robert Koch beginnt im Jahr 1880 in Berlin seine Forschungen zur Tuberkulose. Dabei ist es gar nicht so einfach dem Erreger auf die Spur zu kommen. Im Gegensatz zu den damals bekannten Erregern ist er schwer anfärbbar. Es ist fast so, als besitze er eine Tarnkappe. Erst mit einer wasserverdünnten alkoholischen Methylenblaulösung gelingt es Koch ihn nach einer 24-stündigen Färbezeit unter dem Mikroskop sichtbar zu machen. Die Bazillen stellen sich ihm als schlanke, dünne zartblaue Stäbchen dar, die in Paketen gelagert oder einzeln in der Zelle vorliegen. Auch die Kultivierungsversuche, gestalten sich als schwierig. Schließlich gelingt es ihm nach einer zweiwöchigen Bebrütungsdauer Reinkulturen des Erregers auf

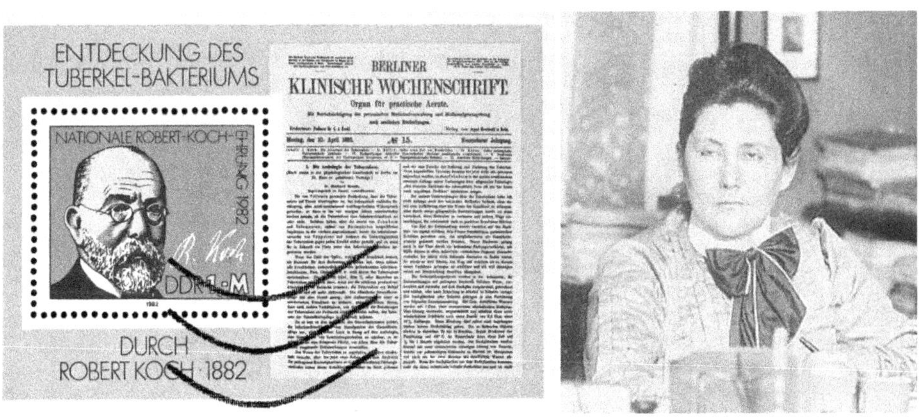

Abb. 38 Links: Briefmarke zu Ehren von Robert Koch (1843–1910). Koch entdeckte u. a. die Erreger der Tuberkulose, des Milzbrandes und der Cholera. (FMUA/Adobe Stock Photos). Rechts: Lydia Rabinowitsch-Kempner (1871–1935). Die deutsch-russische Mikrobiologin arbeitete im Jahr 1894 im Labor von Robert Koch. Sie bewies, dass der Tuberkuloseerreger auch durch Milch übertragen werden kann. Im Jahr 1912 erhielt sie als den Professorentitel. (The Library of Congress / George Grantham Bain Collection / Wikimedia commons / Public Domain).

einem künstlichen, festen Nährmedium zu züchten. Am 24.03.1882 stellt Koch seine Forschungsergebnisse in einem Vortrag einem kleinen Fachkreis vor. Er beweist, dass die verschiedenen Formen von ein und demselben Erreger ausgelöst werden. Als wichtigste Infektionsquelle identifizierte er den Speichel.

Als Reaktion darauf werden an öffentlichen Plätzen Spucknäpfe und Verbotsschilder aufgestellt. Damit soll eine Weiterverbreitung in der Bevölkerung durch die allgemeine Unsitte des Spuckens verhindert werden. Als weitere Infektionsquelle identifizierte Koch Milch und Milchprodukte, wie Butter. In diesem Fall werden die Erreger vom perlsüchtigen Rind, der Rindertuberkulose, auf den Menschen übertragen. Beim Patienten kommt es zu einer Darmtuberkulose. In Folge werden die Rinderherden kontrolliert und die Milch pasteurisiert. Später wird Koch seine Meinung diesbezüglich ändern und den Erreger in einen Humanen Typ und einem, für den Menschen nicht so gefährlichen, Bovinen Typ vom Rind trennen. Sein Assistent Behring glaubt trotz allem an die Übertragung durch Milch und Milchprodukte und im Jahr 1894 bestätigt dies Kochs Forschungsassistentin Lydia Rabinowitsch-Kempner (1871–1935) mit eigenen Untersuchungen.

Sie erhielt im Jahr 1912 als erste Frau in Berlin und zweite Frau in Preußen, einen Professorentitel. Dank der Untersuchungen zur Verbreitung der Tuberkulose konnten gezielt Maßnahmen zur Eindämmung eingeführt werden. Zum Beispiel die konsequente Vernichtung des Sputums Erkrankter, die Isolation der Patienten und der Pasteurisierung der Milch. Bakteriologen, Ärzte und andere Forscher verbessern Färbe- und Anzuchtmethoden. Aufgrund des hohen Anteils an Lipiden (Mykolsäuren) in der Zellwand der Tuberkelbazillen, können diese eine wässrige Färbelösung nicht so gut aufnehmen. Hat man es aber einmal geschafft den Farbstoff in die Zellwand einzubringen, halten die Bakterien diesen zäh fest. Selbst mit Salzsäure oder Alkohol kann man sie nicht mehr

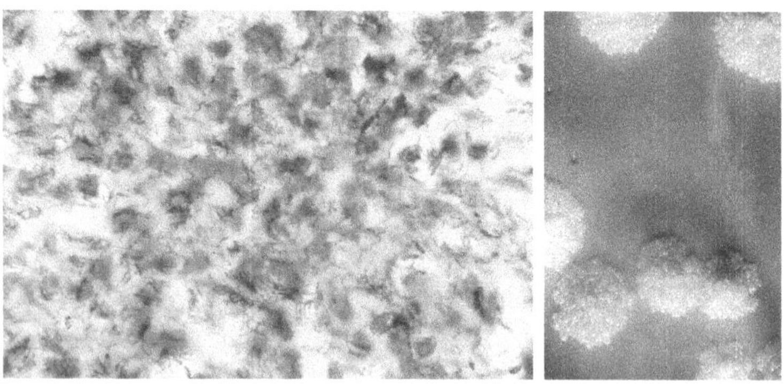

Abb. 39 Links: *Mycobacterium tuberculosis* complex (rosa Stäbchen) in der Ziehl-Neelsen-Färbung unter dem Mikroskop. Die Aneinander-Lagerung der Bakterien kommt durch den sogenannten Cord-Faktor zustande. Das Glykopeptid (Trehalose Dimykolat) verhindert, dass in den Alveolarmakrophagen das Phagosom mit dem Lysosom, in dem sich die bakteriziden Stoffe befinden, verschmilzt. Das Bakterium kommt somit nicht mit den Abwehrstoffen in Kontakt und kann sich in Ruhe vermehren. (Chatsikan/Adobe Stock Photos). Rechts: *M. tuberculosis* complex auf Löwenstein-Jensen Agar. Relativ typisch ist das blumenkohlartige Wachstum. (Centers for Disease Control and Prevention / Wikimedia commons / Public Domai).

entfärben. Diese Fähigkeit wird als säurefest bezeichnet. Für den Aufbau der Mykolsäuren benötigen die Bakterien Glycerin.

Emil Roux und Edmond Nocard (1850–1903) in Paris finden heraus, dass die Tuberkelbazillen dieses unbedingt zum Wachstum benötigen. Auch heute enthalten die Kulturmedien zur Anzucht von Mykobakterien Glycerin, Eigelb und Kartoffelmehl als Lipid-, Protein- und Kohlehydratquelle. Sogar die lange Anzuchtdauer lässt sich mit den Mykolsäuren erklären. Es ist, als ob man eine Kerze ins Wasser tauchen würde, kein Tropfen kommt durch die Wachsschicht. So ähnlich ergeht es den Mykobakterien, alle wasserlöslichen Stoffe müssen mühsam in die Zelle transportiert werden und das braucht Zeit. Mykobakterien teilen sich nur ca. alle 18 Stunden. Die langsame Teilungsrate muss auch in der Dauer der Anzucht und der Therapie berücksichtigt werden. Der Erreger ist entlarvt. Die Suche nach einer Heilung dauert an.

Im Sommer 1890 findet in Berlin der 10. Internationale medizinische Kongress statt. Koch wird bedrängt seine, seit 1888 hinter verschlossenen Türen durchgeführten Forschungsergebnisse, zu einem Heilmittel vorzustellen. Das Tuberkulin. Seine Hinweise und Bedenken, dass dies erst vorläufige Ergebnisse und die Untersuchungen noch lange nicht abgeschlossen sind, gehen im allgemeinen Jubel unter. Endlich hat man eine wirkungsvolle Waffe gegen dieses Grauen. Doch der Schuss geht nach hinten los. Anstatt die Tuberkelbazillen zu vernichten, werden von dem Tuberkulin ausgerechnet die Zellen angegriffen, die diese in Schach halten. Und so brechen nach der Verabreichung bei Patienten, deren Immunsystem die Krankheit „im Griff" hatte, schwere bis tödlich verlaufende Tuberkulosefälle aus.

Als Heilmittel hat das Tuberkulin versagt, aber es kann als Diagnostikum verwendet werden. Zum Beispiel um die Durchseuchung der Bevölkerung festzustellen. Man bringt eine geringe Menge Tuberkulin unter die Haut des Patienten (meist am Unterarm). Ist der Patient mit Mykobakterien infiziert, wandern spezifische Immunzellen an diese Stelle und sorgen so für eine Anschwellung des umliegenden Gewebes. Mit dem Tuberkulin-Test können auch Patienten identifiziert werden, die noch nicht an einer offenen Tuberkulose leiden. Eine weitere Möglichkeit zur Vorsorgeuntersuchung sind die von Wilhelm Röntgen (1845–1923) im Jahr 1895 nach ihm benannten Röntgenstrahlen.

Nach dem ersten Weltkrieg nehmen der französische Mikrobiologe Léon Charles Albert Calmette (1863–1933) und sein Assistent Jean-Marie Camille Guérin (1872–1961) ihre Forschungen zur Impfstoffherstellung am Institut Pasteur in Paris wieder auf. Sie verwenden einen bovinen Stamm der Bazillen. Nach 13 Jahren und tausenden Kulturpassagen auf gallehaltigem Kartoffelnährboden, erhalten sie endlich einen Verlust der Virulenz. Dass dieser Virulenzverlust auch wirklich stabil ist, überprüfen sie in mehrjährigen Experimenten. Im Jahr 1921 wird endlich der BCG-Impfstoff (Bacille Calmette-Guérin) eingesetzt. Der großflächige Einsatz sorgt für einen Rückgang der Tuberkulosesterblichkeit bei Kindern. Er verhindert zwar nicht die Infektion mit dem Erreger, aber eine Impfung schwächt die gefährlichen extrapulmonalen Verläufe wie Meningitis oder die Miliartuberkulose, ab.

Mit dem 1944 eingeführten Streptomycin ist dann auch endlich ein Antibiotikum gegen die Tuberkelbazillen erhältlich. Durch die in den 50er Jahre des 20. Jahrhunderts eingeführte Dreifachtherapie gingen zumindest in den westlichen Industrienationen die Tuberkulosezahlen zurück. Doch das blieb leider nicht lange so.

Seit den 1980er Jahren wird auch hier wieder ein Anstieg der Tuberkuloseerkrankungen verzeichnet. Einmal durch die verstärkte Migration. Zum anderen hat das Bakterium im Humanen Immundefizit Virus (HIV) einen starken Verbündeten gefunden. Das Virus befällt ausgerechnet die Zellen, die wir für die Abwehr der Mykobakterien benötigen.

Dazu kommt, selbst für eine erfolgreiche Therapie sensibler Mykobakterien müssen mehrere Antibiotika in Kombination für die Dauer von mindestens sechs Monaten eingenommen werden. Was eine große finanzielle Belastung für einige Patienten darstellt. Und wird die Therapie nicht konsequent durchgeführt entstehen resistente Stämme, die große Probleme bereiten. Und die in der Therapie noch teuer sind. Wie zu Foggs Zeiten können sich in vielen Weltregionen nur betuchte Leute eine Therapie leisten. Damals suchte man zur Erholung und Schonung angenehme Gegenden mit Sonnenschein und sauberer Luft auf. Zum Beispiel das im Jahr 1855 im schlesischen Gröbersdorf gegründete Tuberkulose-Sanatorium. Möglichkeiten, die für die meisten Betroffenen unerreichbar und in der Regel nur den Mitgliedern der finanziell besser gestellten Schichten vorbehalten blieben.

Steckbrief/e:

Steckbrief Nr.	**17**
Name	*Mycobacterium tuberculosis (-Komplex)*
Einordnung	Familie: *Mycobacteriaceae* Gattung: *Mycobacterium* *Art: M. tuberculosis* Die Spezies, die beim Menschen Tuberkulose verursachen können, werden zum *Mycobacterium-tuberculosis*-Komplex gezählt. Dazu gehören u. a. *M. tuberculosis* und *M. bovis,* wobei ersterer der häufigere ist.
Morphologie/ Eigenschaften	Stäbchenförmige Bakterien, aufgrund des hohen Wachsanteils in Zellwand nicht nach Gram anfärbbar → Spezialfärbungen: sog. säurefeste Stäbchen aerob, langsam wachsend, unbeweglich
Vorkommen	Weltweit, häufiger in ärmeren Ländern
Übertragung	am häufigsten aerogen (Aerosole = Tröpfchenkerne)
Inkubationszeit	ca. 6–8 Wochen
Erkrankung	Tuberkulose
Symptome	Komplexes Krankheitsbild; am häufigsten Lungentuberkulose mit Husten mit oder ohne Auswurf, Brustschmerzen, Atemnot, Allgemeinsymptome (Müdigkeit, leichtes Fieber, unbeabsichtigter Gewichtsverlust, allgemeine Schwäche) durch Streuung der Bakterien über die Blut- und Lymphwege kann prinzipiell jedes andere Organ befallen werden
Diagnostik	Kulturelle Anzucht auf Spezialnährmedien, PCR
Prophylaxe	Eigenschutz bei Kontakt mit Offentuberkulösen Patienten, BCG-Impfung nur noch in Ländern mit hoher Prävalenz
Therapie	Kombinationstherapie unter anderem mit Isoniazid und Rifampicin über mindestens 6 Monate

10

Vibrio cholerae

Phileas Fogg gehört zur oberen Gesellschaftsschicht. Zusammen mit einem Diener lebt er in einem eleganten Haus in der Savile Row im gehobenen Stadtteil Mayfair. „Es machte auf ihn [Passepartout] den Eindruck eines schönen Schneckenhauses, das jedoch mit Gas erleuchtet und geheizt war, ...“ und das Dienerzimmer im zweiten Stock war mit einer elektrischen Klingel und einer Sprechanlage mit den herrschaftlichen Räumen im ersten Stock verbunden. Fogg ist ein Mann des Fortschrittes und weiß dessen Annehmlichkeiten zu schätzen.

Im benachbarten und verrufenen Stadtteil Soho muss eine mehrköpfige Familie mit einem kleinen, dunklen und feuchten Zimmer vorliebnehmen. Die sanitären Anlagen bestehen oft nur aus ein paar offenen Toiletten. Diese müssen sich mehrere Baracken mit hunderten von Bewohnern teilen. Alle Abwässer gelangten ohne Umwege und ungefiltert in die Themse. Nur die wenigsten Menschen haben Zugang zu frischem, sauberem Trinkwasser. Ideale Bedingungen für Erreger, die über den Wasserweg zu ihren Opfern gelangen.

Eine dieser Seuchen ist die Cholera. Im Jahr 1854 tötet sie innerhalb von 10 Tagen 500 Menschen im Elendsviertel Soho. Diese merkwürdige Verteilung fällt dem Arzt John Snow (1813–1858) auf. Er trägt alle Fälle in eine Stadtkarte des Viertels ein und untersucht diese. Dabei fällt ihm auf, dass fast alle Betroffenen einen Pumpbrunnen in der Broad Street nutzten. Sein Verdacht: die Krankheit wird durch verunreinigtes Wasser übertragen. Er lässt den Pumpschwengel des Brunnens entfernen, woraufhin die Seuche schließlich erlischt. Da keine angesehene Zeitschrift seine Arbeit zu diesem Thema veröffentlichen wollte, tat er es auf eigene Kosten. Im selben Jahr beschreibt der italienische Mediziner Filippo Pacini

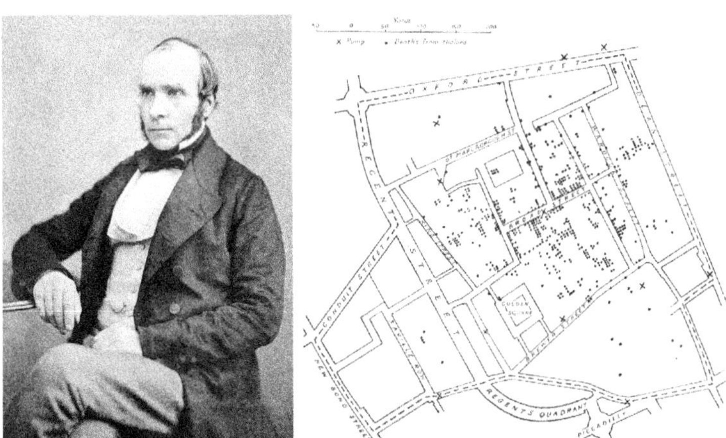

Abb. 40 Links: Dr. John Snow (1813–1858) im Jahr 1856. Er wies nach, dass die Cholera durch Wasser übertragen wird. (Wellcome Collection / Wikimedia commons / Public Domain) Rechts: Die Karte, die Snow während der Cholera-Epidemie im Jahr 1854 anfertigte. Auffällig ist eine Häufung der Todesfälle in der Nähe einer Pumpe in der Broad Street. Er entfernte den Pump-Schlegel und die Cholerafälle gingen zurück. John Snow / Wikipedia Commons / Public Domain.

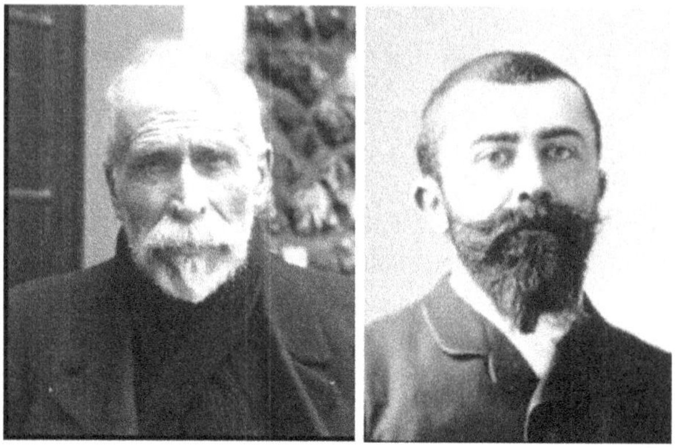

Abb. 41 Links: Der französische Bakteriologe Émile Roux (1853–1933) im Jahr 1927. Er leitet im Jahr 1883 die französische Delegation bei einem Cholera-Ausbruch in Ägypten. (Bibliothèque nationale de France /Wikimedia commons / Public Domain) Rechts: Der junge Biologe und Mediziner Louis Thuillier (1856–1883), Foto um 1880, verstirbt während der Expedition an Cholera. (The Pasteur Institute /Wikimedia commons / Public Domain).

(1812–1883) erstmals die Vibrionen. Doch auch seine Arbeit wird weder in der Öffentlichkeit noch in den medizinischen Kreisen anerkannt. In beidem herrscht immer noch der Gedanke an die Miasmen Theorie vor.

Dies war nicht der erste Ausbruch der Cholera in Großbritannien. Nach einem siebenjährigen Krieg in Indien (1756–1763) gegen die Franzosen gelingt es der Britisch-Ostindischen-Kompanie mit Hilfe der englischen Flotte, Bengalen unter ihre Herrschaft zu

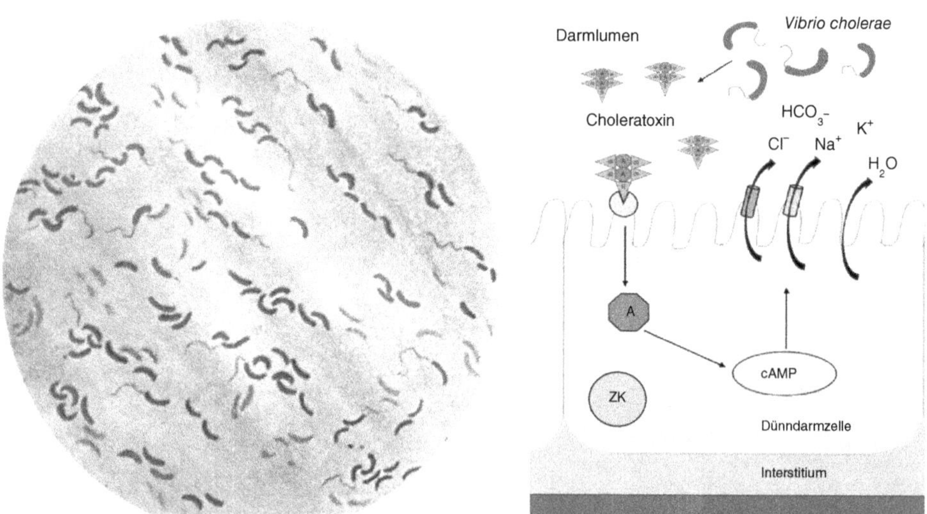

Abb. 42 Links: Das kommaförmige Bakterium *Vibrio cholerae* in der Gramfärbung (Centers for Disease Control and Prevention / Wikimedia commons / Public Domain). Rechts: Schematische Darstellung des Wirkungsmechanismus des Choleratoxins. Über die Untereinheiten B bindet das Toxin an den Zellen des Dünndarms. Die Untereinheit A wird abgespalten und in die Zelle aufgenommen. Hier aktiviert sie die enterale Adenylatzyklase. Ein Enzym, das die Biosynthese von zyklischem Adenosinmonophosphat (cAMP), katalysiert. Durch die vermehrte Produktion von cAMP werden Ionenpumpen stärker aktiviert. Chlorid-, Hydrogencarbonat-, Kalium- und Natrium-Ionen gelangen ins Darmlumen. Wasser aus den Zellen, dem Blutstrom und dem Interstitium folgt. Dieser massive Einstrom führt zu starken wässrigen Durchfällen. Aufgrund des hohen pH-Wertes, ausgelöst durch die Ionen, können sich die Bakterien sogar besser vermehren.

bringen. Sie binden den Hafen von Kalkutta am Gangesdelta, in ein schnelles, dichtes und weltweites Handelsnetz ein. Die Heimat der Cholera bekam Zugang zur ganzen Welt. Von hier aus nehmen in den darauffolgenden Jahrhunderten mehrere Pandemien ihren Lauf.

Im Jahr 1883 bricht die Cholera in Ägypten aus. Die Nationen des europäischen Kontinentes beschäftigen sich mit Maßnahmen zur Eindämmung der Seuche. Zwei Teams werden nach Alexandria zur Erforschung der Krankheit geschickt. Die Franzosen entsenden Émile Roux und Louis Thuillier (1856–1883) aus Pasteurs Labor, den Krankenhausarzt Dr. Isidore Strauß (1845–1869) und den Tierarzt Prof. Edmond Nocard. Am 15.08.1883 erreicht die französische Delegation Alexandria. Die deutsche Delegation, unter der Leitung von Robert Koch, verlässt am 16.08.1883 Berlin. Am 24.08. erreichen Koch und seine Assistenten Georg Gaffky (1850–1918), Bernhard Fischer (1852–1915) und der Chemiker Hermann Treskow endlich Alexandria. Beide Arbeitsgruppen beginnen schon am Tag ihrer Ankunft mit den Untersuchungen. Leider erfolglos.

Doch gegen Ende teilt sie nochmal aus – sie holt sich Thuillier. In einem Telegramm an Pasteur schreibt Roux über die traurigen Ereignisse. Thuillier fühlte sich am 17.09.1883 noch kerngesund. Er unternahm eine Spazierfahrt, badete im Meer und aß mit gutem Appetit zu Abend. Am Morgen des 18.09. gegen 3 Uhr wachte er auf und betrat mit den Worten, dass er sich nicht wohl fühle, Roux Schlafzimmer wo er zusammenbrach. Strauß und Roux trugen ihn wieder ins Bett. Thuillier hatte ein bleiches, mit Schweiß bedecktes Gesicht und kalte Hände. Zunächst dachten sie noch an eine Magenverstimmung. Nach der Gabe von Opiumtropfen schlief Thuillier wieder ein. Doch gegen 5 Uhr begannen die Durchfälle und das Erbrechen. Die stärksten Medikamente und alle damals bekannten Therapien werden eingesetzt. Doch nichts hilft. Thuillier zeigt alle Symptome der Krankheit. Der Todeskampf dauert bis zum 19.09. um 7 Uhr. Mit gerade einmal 27 Jahren verstirbt er an der Cholera. Obwohl zwischen Pasteur und Koch eine gereizte Stimmung herrscht, bringt Letzterer zusammen mit seinen Kollegen Kränze aus Lorbeer, als Zeichen ihrer Wertschätzung, zur Beerdigung.

Da die Epidemie in Ägypten bereits am Erlöschen ist, holt Koch die Erlaubnis ein nach Indien zu reisen und dort die Forschungsarbeiten fortzuführen. Am 11.12.1883 erreichen Koch und seine Kollegen Kalkutta (heute Kolkata). Im Januar 1884 geling ihnen der Nachweis des stäbchenförmigen Erregers im Darminhalt einwandfreier Cholerafälle. Es ist derselbe Erreger, den sie auch schon in Ägypten in der Darmwand Verstorbener gesehen hatten, aufgrund der großen Hitze gelang die Kultivierung in den Nährmedien aber nicht. Die verwendete Gelatine verflüssigte sich bei den hohen Außentemperaturen.

Auch gelang es nicht, das zweite Henle-Koch-Postulat mittels Tierversuche zu beweisen. Koch mutmaßt, dass es wahrscheinlich kein empfängliches Tier für die Cholera gibt. Womit er Recht behalten sollte. Aufgrund der niedrigeren Temperaturen in Kalkutta gelingt schließlich die Anzucht des Erregers in Reinkultur. Und dank epidemiologischer Beobachtungen kleiner Ausbrüche vor Ort, konnte der Erreger zweifelsfrei der Erkrankung zugerechnet werden. Endlich, 35 Jahre nach Snows Beweisführung zur Verbreitung der Cholera in Soho, wird verunreinigtes Wasser als Überträger der Cholera anerkannt. Nach den ersten Choleraepidemien in London erkannte das Parlament, dass es nötig ist den

Gesundheitszustand und die Wohnverhältnisse der Bevölkerung zu verbessern. Doch außer Reden nichts gewesen.

Erst als eine andere Seuche ein königliches Opfer forderte wurden städtehygienische Maßnahmen zur Sanierung der Kanalisation und einer besseren Trinkwasserversorgung ergriffen. Dank dieser Maßnahmen erlebte London im Jahr 1866 seine letzte und nur leichte Choleraepidemie.

Steckbrief/e:

Steckbrief Nr.	**18**
Name	*Vibrio cholerae*
Einordnung	Familie: *Vibrionaceae* Gattung: *Vibrio* Art: *V. cholerae*
Morphologie/ Eigenschaften	gramnegatives, kommaförmiges, kleines Stäbchen, beweglich durch eine monopolare Geißel
Vorkommen	Süß-, Meer-(Küste) und Brackwasser mit höheren Wassertemperaturen, Risikogebiete: Indien, Afrika, Südamerika
Übertragung	verunreinigtes Wasser, Verschleppung durch Fliegen
Inkubationszeit	wenige Stunden bis 5 Tage
Erkrankung	Cholera Toxinvermittelt: Choleratoxin → besteht aus einer A- und fünf B-Untereinheiten. B-Untereinheit bindet an den Enterozyten (Darmzellen) → Toxin gelang durch Endozytose in die Zelle. Hier wirkt die Untereinheit A. Es kommt zu einem starken Verlust von Chlorid- und Natriumionen in das Darmlumen bei gleichzeitig eingeschränkter Rückresorption. Wasser folgt den Ionen → starker Flüssigkeits- und Elektrolytverlust.
Symptome	zahlreiche dünnflüssige, trübe Durchfülle („reiswasserartig"), Erbrechen (wässriger Mageninhalt, Galle, Blutbeimengungen) → starker Elektrolyt- und Wasserverlust → eingefallenes Gesicht, eingesunkene Augäpfel, sehr trockene Schleim- und Haut, eingezogener Bauch („Kahnbauch"), schwacher Puls, niedriger Blutdruck, erhöhte Herzfrequenz, Verminderung der Harnausscheidung (Oligo- bis Anurie) als Folge des Flüssigkeitsverlustes, Tod durch Kreislaufinsuffizienz oder Koma
Diagnostik	Kulturelle Anzucht auf Spezialnährmedien
Prophylaxe	Trinkwasserhygiene, Impfung
Therapie	Symptomatisch (Flüssigkeit- und Elektrolytgabe), Antibiotika

11

Salmonella Typhi

Das royale Opfer, dem die Sanierungsmaßnahmen zu verdanken waren, war Prinz Albert (1819–1861). Der Gemahl Königin Victorias (1819–1901) verstarb mit 42 Jahre an Typhus. Daraufhin wurden die bisher nur halbherzig durchgeführten städtehygienischen Maßnahmen vorangetrieben.

Unter der Leitung des Chefingenieurs des Metropolitan Board of Works, Sir Joseph Bazalgette (1819–1891), werden Abwasserkanäle von 2.000 km Länge angelegt. An beiden Seiten der Themse werden Sammelkanäle errichtet, die erst weit unterhalb von London in den Fluss münden. Diese Maßnahmen führten zu einem rapiden Rückgang von Infektionskrankheiten, die durch Wasser übertragen werden.

Doch immer wieder kam es zu kleineren und größeren Typhus-Ausbrüchen in einzelnen Stadtteilen und Häusern. Nicht nur die Ausscheidungen, wie Stuhl und Urin, des akut Erkrankten sind Infektionsquellen. Ein Problem beim Typhus sind die sogenannten Dauerausscheider. Menschen, die den Erreger in sich tragen, selbst aber nicht erkranken, können das Bakterium weitergeben. Zum Beispiel beim Waschen der Wäsche oder der Zubereitung von Lebensmitteln.

Im Jahr 1880 wird der Erreger des Typhus erstmals durch den Anatomen und Pathologen Karl Joseph Eberth (1835–1926) beschrieben. Die Anzucht gelingt Kochs Schüler, Georg Theodor August Gaffky im Jahr 1884. Zu Ehren von Eberth, benennt Gaffky den Bazillus in *Eberthella typhi*. Allgemein wurde er als „Eberth-Gaffky-Bazillus" bezeichnet. Im Jahr 1933 wurde erkannt, dass *Eberthella typhi* eigentlich zur Familie der Salmonellen, benannt nach dem amerikanischen Veterinärmediziner Daniel Elmer Salmon (1850–1914), gehört und erhielt den Namen Salmonella Typhi.

Da nur Menschen am Typhus erkranken, konnte keine Bestätigung durch einen Tierversuch erfolgen, was anhand der epidemiologischen Zusammenhänge auch nicht mehr nötig war. Die vermutete Verschleppung der Bakterien durch Fliegen wurde im Laborversuch bestätigt. Dafür fing man Fliegen aus den Zimmern der Erkrankten und ließ sie über eine Agarplatte kriechen. In den Fliegenspuren wuchsen dann die Bakterien. Ein großer Durchbruch in der Diagnostik gelang im Jahr 1886 dem französischen Bakteriologen Georges-Fernand-Isidore Widal (1862–1929). Die nach ihm benannte Widal-Reaktion weist Antikörper gegen Typhus-Erreger im Serum Erkrankter nach und ist ein einfaches und schnelles Hilfsmittel zur Identifikation Typhuskranker. Natürlich können die Bakterien auch aus dem Blut der Erkrankten isoliert werden. Für die Blutkulturdiagnostik gibt es heute spezielle Flaschen. Sie enthalten verschiedene Zusätze und werden mit einer definierten Menge Blut befüllt. Die Flasche wird in einen Automaten eingelesen. Hier erfolgen die Bebrütung und die Überprüfung des Keimwachstums.

Anfang des 20. Jahrhunderts sah die Blutdiagnostik noch ganz anders aus. Einige Kubikzentimeter Patientenblut wurden mit Agar vermischt und zu Plattenkulturen gegossen. Das

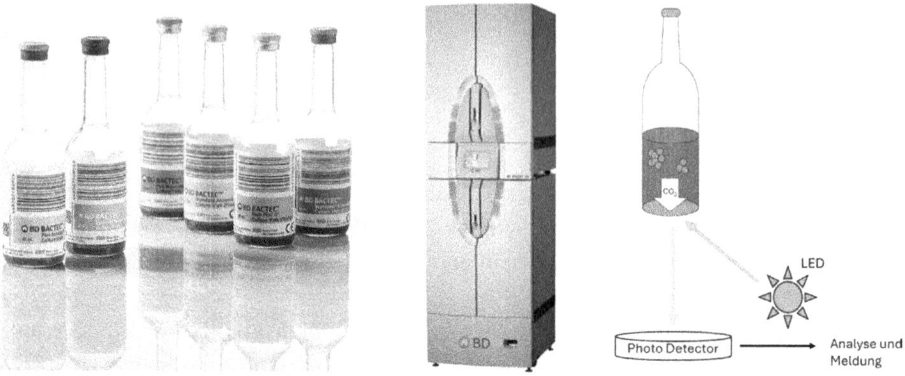

Abb. 43 Das BACTEC™ FX Blutkultursystem der Firma BD. Links: Je nach Fragestellung gibt es verschiedene Blutkulturflaschen. Eine genau definierte Menge an Blut wird eingefüllt. Mitte: Die Flasche wird dann in den Automaten eingelesen. (© Mit freundlicher Genehmigung der Firma BD). Rechts: Schematische Darstellung des Prinzips des Blutkulturautomaten. Dieser misst in regelmäßigen Abständen, ob in der Flasche Bakterien- oder Pilzwachstum stattgefunden hat. Im Boden der Flasche befindet sich ein Sensor. Dieser reagiert auf Veränderungen im Milieu der Flasche, z. B. Bakterienwachstum. Mit Hilfe eines Laserstrahls und eines Detektors wird der Farbumschlag gemessen. Ist ein festgelegter Grenzwert überschritten, wird die Falsche als positiv gemeldet und weiterbearbeitet. Je nach Erregerlast und -spezies erfolgt die Meldung innerhalb weniger Stunden.

Ganze wurde dann bei der bevorzugten Temperatur der Typhusbazillen, 36 °C, bebrütet. Innerhalb von 24 Stunden entwickelten sich die Kolonien. Die Anzucht aus Stuhl ist nicht so einfach. Im Gegensatz zum Blut finden sich hier von Haus aus schon eine große Menge unterschiedlicher Keime. Durch chemische und serologische Reaktionen konnten die Typhuserreger zwar von anderen harmlosen Bakterien, wie den allgegenwärtigen *Escherichia coli*, abgegrenzt werden. Zum Screening der Bevölkerung eignet sich diese Methode allerdings nicht.

Die Durchseuchung der Bevölkerung zu kennen ist wichtig, um die Krankheit zurückdrängen zu können. Dafür benötigt man ein spezielles Nährmedium (Selektiv- und Differenzierungsmedium), das es nur den Typhusbazillen erlaubt in einer bestimmten Art und Weise zu wachsen. Dieses Medium, der Lackmus-Milchzucker Agar, wurde von Karl Rudolf Arnold Artur Wilhelm von Drigalski (1871–1950), ebenfalls ein Schüler Kochs, entwickelt. Mit diesem Agar gelang es Drigalski im Jahr 1891 Typhus- und Paratyphusbazillen im Stuhl von Gesunden nachzuweisen. Heute gibt es verschiedene Nährmedien, um um die, meist vorab in einer PCR nachgewiesenen Erreger, selektiv anzuzüchten. Die Anzucht ist notwendig, um die PCR zu bestätigen und eine Resistenztestung durchzuführen.

Das Phänomen der Dauerausscheider erfüllte schon Koch mit Besorgnis. Können diese Personen den Erreger doch unbemerkt verbreiten und so die Eindämmung der Seuche erschweren. Zum Glück werden nur 1–2 % der Erkrankten zu Dauerausscheidern.

Eine traurige Geschichte handelt von der ersten bekannten Dauerausscheiderin. Mary Mallon wurde 1869 in Irland geboren und wanderte zusammen mit hunderten

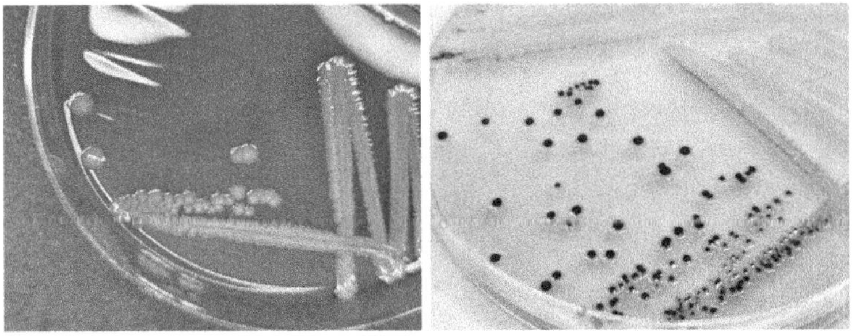

Abb. 44 Links: Salmonella Typhi auf Blutagar. Hier wächst das Bakterium, wie die meisten anderen Enterobacteriaceae in einem Grauton. Rechts: Salmonella Typhi auf Leifson-Agar. Ein Selektiv- und Differenzierungs-Agar auf dem nur anspruchslose gramnegative Stäbchen wachsen. Zusätzlich können die Laktoseverwertung und die Schwefelwasserstoff-Bildung beurteilt werden. Ist das Bakterium in der Lage die im Agar vorhandene Laktose zu verstoffwechseln, erfolgt ein Indikatorumschlag zu pink, wie z. B. bei Escherichia coli. Salmonellen und Shigellen sind nicht in der Lage Laktose zu verstoffwechseln, daher erscheinen die Kolonien farblos. Im Gegensatz zu Shigellen können einige Salmonellen Schwefelwasserstoff (H_2S) bilden. Die Kolonie erscheint in dem Falle schwarz. Verdächtige Kolonien werden weiter identifiziert. Laktosepositive Kolonie (Abb. 49 rechts: auf MacConkey-Agar) werden bei der Stuhluntersuchung auf Durchfall in der Regel nicht weiter untersucht, da diese Bakterien zur Normalflora des Darms gehören.

Landsleuten in die Vereinigten Staaten aus. Im Jahr 1883 erreichte sie New York. Hier arbeitete sie vor allem als Köchin. Für Frauen einer der lukrativeren Berufe. Wann sie sich selbst mit Typhus infizierte, ist nicht bekannt, nur dass sie ab ca. 1900 über 50 Menschen ansteckte. Drei von ihnen starben. Sieben Jahre später wird die New Yorker Gesundheitsbehörde auf Mary aufmerksam. Nach einigen erzwungenen Testen das erschütternde Ergebnis: Mary trägt den Typhuserreger in sich. Die damalige Methode Dauerausscheider zu sanieren, bestand in einer gefährlichen operativen Entfernung der Gallenblase, die sie ablehnte. Auch weigerte sie sich ihre Arbeit als Köchin aufzugeben. Es erfolgte ihre erste Verbannung ins Riverside Krankenhauses auf die Quarantäneinsel North Brother Island vor New York. Dort lebte sie in einem Bungalow, als einzige Gesellschaft hatte sie einen Hund. Mary kämpfte für ihre Freiheit. Mit dem Verspechen, nie wieder als Köchin zu arbeiten darf sie die Insel verlassen. Doch aufgrund der guten Bezahlung nahm sie den Beruf wieder auf. Diesmal in einer Geburtsklinik. Ihre endgültige Verbannung auf die Insel erfolgte im Jahr 1915. Sie lebte wieder in ihrem Einzelbungalow, durfte aber als Assistentin im Labor des dortigen Krankenhauses arbeiten. Mit 63 Jahren erleidet Mary einen Schlaganfall. Sie stirbt mit 69 Jahren. Nach über 20 Jahren auf der Quarantäne-Insel, wo sie nur Kontakt zu den dortigen Bewohnern, den Pflegern und anderen Patienten hatte. Das Haus, in dem sie lebte, wurde nach ihrem Tod abgerissen und verbrannt. Die Geschichte von der „Typhoid Mary" wie sie von den Zeitungen genannt wurde, beschreibt ein sehr extremes Vorgehen, aufgrund des rücksichtslosen Verhaltens seitens der Behörde und Marys Sturheit und Uneinsichtigkeit, die wahrscheinlich durch schlechte Erfahrungen mit der Gesellschaft hervorgerufen wurde.

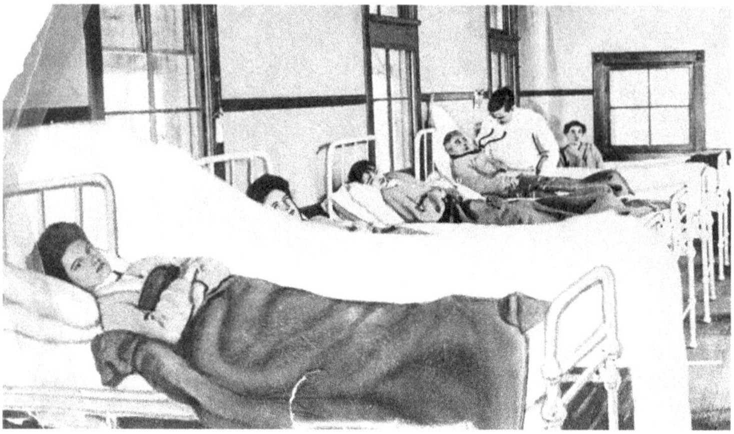

Abb. 45 Mary Mallon im Krankenhausbett während ihrer ersten Isolierung im Riverside Hospital (1906). (NOVA / Wikimedia commons / Public Domain).

Steckbrief/e:

Steckbrief Nr.	**19**
Name	Salmonella Typhi und Paratyphi A, B, C
Einordnung	Familie: *Enterobacteriaceae* Gattung: *Salmonella* Spezies: *S. enterica* und *S. bongori* Es gibt nur zwei Salmonellenspezies, *S. enterica* und *S. bongori*, wobei erstere die häufigere ist. *S. enterica* werden in 6 Subspezies aufgeteilt. Gruppe I ist die Subspezies enterica. Diese wird anhand ihrer Oberflächen- und Geißel- (dienen der Fortbewegung) Antigene in Serovare nach dem Kauffmann-White-Schema aufgeteilt. Es gibt über 2500 Serovare. Die korrekte Schreibweise lautet: *Salmonella enterica Serovar Typhi.* Es gibt typhöse und enteritische Salmonellen. Enterische Salmonellen sind Zoonosen. Sie kommen weltweit vor. Der Mensch infiziert sich über kontaminierte Lebensmittel. In der Regel verursachen Sie Durchfälle.
Morphologie/ Eigenschaften	gramnegative Stäbchen, beweglich
Vorkommen	Typhöse Salmonellen nur beim Menschen
Übertragung	oral durch kontaminierte Lebensmittel und Trinkwasser
Inkubationszeit	ca. 2 Wochen
Erkrankung	Typhus abdominalis (Paratyphus hat einen milderen Verlauf)
Symptome	Kopf- und Gliederschmerzen, Fieber, Bewusstseinsstörungen (daher der Name, griechisch „*typhos*“ = Nebel), Abdominalbeschwerden, zunächst Verstopfung im Verlauf erbsenbreiartige Durchfälle, ggf. Roseolen (hellrote, stecknadelkopfgroße, nichtjuckende Pünktchen auf der Haut) Komplikationen: Darmblutungen, Darmperforation mit Peritonitis, Osteomyelitis, Endokarditis, Meningitis, nekrotisierende Cholezystitis
Diagnostik	Kulturelle Anzucht
Prophylaxe	Lebensmittel- und Trinkwasserhygiene, Impfung
Therapie	Antibiotika (zum Beispiel Breitspektrum-Cephalosporin)

Wenn der „Patient“ sich entsprechend verhielt, seine Ausscheidungen und die Wäsche gewissenhaft desinfizierte und keine Speisen zubereitete, ging von ihm keine Gefahr aus. Für eine endgültige Sanierung können wir heute zum Glück auf eine operative Entfernung der Gallenblase verzichten.

Heute gibt es Antibiotika, mit denen man Dauerausscheider „heilen“ kann. Das erste gegen Typhus wirksame Antibiotikum wurde nach dem zweiten Weltkrieg im Jahr 1947 von zwei unabhängigen Arbeitsgruppen in *Streptomyces venezuelae* entdeckt. Es wurde im Jahr 1948 in die Klinik eingeführt. Die Entwicklung einer wirksamen Impfung ging sogar schneller voran. Dies gelang Ende des 19. Jahrhunderts unabhängig voneinander zwei Arbeitsgruppen. Einer in Deutschland und einer zweiten in England. Der britische Bakteriologe und Immunologe, Sir Almroth Wright (1861–1947), empfahl im Jahr 1898 dem War Office die Soldaten im Einsatz in Übersee zu impfen. Beim Ausbruch des zweiten Burenkrieges (Südafrikanischer Krieg von 1899–1902) wollte Wright die Impfpflicht einführen. Doch seine Vorgesetzten blieben skeptisch und so konnte er nur ca. 100.000 Freiwillige impfen. Als sich in den Feldlazaretten, wie erwartet, die Typhusfälle häuften, wurden die Soldaten nach ihrem Impfstatus gefragt. Aus Angst wegen einer Unterlassung Ärger zu bekommen, antworteten sie auf die Frage, ob sie gegen Typhus geimpft seien mit „ja“. Angeblich sagte ein Sanitätsfeldwebel: „Daß sie den Typhus haben beweist doch, daß sie geimpft worden sind.“ Wright wurde daraufhin wütend und quittierte seinen Dienst bei der Army Medical School.

Während dank der Sanierungsmaßnahmen in den Städten der Industrienationen die Cholera- und Typhusfälle zurückgingen, tobten die Seuchen auf den Schlachtfeldern in aller Welt weiter. Häufig zusammen mit dem Erreger der bakteriellen Ruhr, den Shigellen, forderten die drei Seuchen mehr Opfer ein, als Soldaten in der Schlacht starben.

12

Shigella spp.

Während die Cholera durch die Globalisierung im 19. Jahrhundert nach Europa „importiert“ wurde, machten sich im Gegenzug im 20. Jahrhundert die Erreger der bakteriellen Ruhr, die Shigellen, auf ihre Heimat, das alte Europa, zu verlassen. Vor allem mit den Wirtschaftsmigranten besiedelten sie die ganze Welt. Wie Typhus und Cholera wird auch die Ruhr durch mit Fäkalien verunreinigtes Trinkwasser übertragen. Auch eine Verschleppung durch Fliegen ist möglich. Die bakterielle Ruhr dominiert mit blutig-schleimigen Durchfällen. Genau wie Typhus fühlte sie sich in den Städten heimisch, dezimierte aber auch als „Geißel des

Schlachtfeldes“ auf allen Seiten der Schützengräben die Reihen der Soldaten. So auch im Krimkrieg (1853–1856) bei der Belagerung der Stadt Sewastopol im Jahr 1854.

Die Belagerer: französische und britische Truppen. Die Verteidiger: die russischen Streitkräfte. Auf beiden Seiten kam es zu Ausbrüchen von Cholera, Ruhr und Typhus. Am Anfang rechneten die Alliierten mit einem schnellen Sieg. Aber der Krieg zog sich über Wochen dahin. Niemand hatte so viele Verwundete und Kranke erwartet. Daher fehlte es an Medikamenten, Verbandsstoffen und Pflegepersonal. In aller Eile wurden Seuchenkranke und Verwundete auf Schiffe verladen und nach Konstantinopel (heutiges Istanbul) verschifft. Hier wurden Kasernen zu Hospitälern improvisiert. Im Oktober 1854 erschien in der Times ein Bericht über die Zustände in den Notlazaretten, den üblen und durchdringen Gestank, den Schmutz und die Schreie der Verwundeten und Sterbenden. Die Pfleger sind eigentlich nur dazu da, die Toten aus den überfüllten Räumen herauszuschaffen. Fast die Hälfte der Patienten stirbt an Cholera, Ruhr oder Wundinfektionen, auch Hospitalbrand, genannt. Der Bericht über diese katastrophalen Zustände sorgte in England für Entsetzen.

Florence Nightingale (1820–1910) wird entsandt, um diesem Horror ein Ende zu setzen. Sie wurde als Mitglied der britischen Oberschicht geboren. Gegen den Widerstand ihrer Eltern absolviert sie eine Ausbildung zur Krankenschwester und arbeitet in den Armenspitälern. Der Kriegsminister Sidney Herbert, ein Bekannter ihrer Eltern, betraut sie mit der Aufsicht über das gesamte Sanitätswesen. Zusammen mit 38 Krankenschwestern erreicht sie das Militärlazarett Scutari (heutiges Üsküdar) bei Konstantinopel. Hier findet sie einen „... Hexensabbat von Seuchen, Schmutz, Ungeziefer, Trunksucht und administrativer Hilflosigkeit vor.“ Die junge Frau krempelt die Ärmel hoch. Zusammen mit ihren Krankenschwestern sorgte sie innerhalb weniger Wochen für Ordnung. Als erste Maßnahme trennt sie die Verwundeten von den Seuchenkranken. Auch nutzt sie, gegen alle Vorurteile und Widerstände von behördlichen Seiten, die Chance und sorgt für eine überfällige Reform in der Krankenpflege. Dank ihr wird die Krankenpflege als akzeptabler Beruf für ausgebildete Frauen anerkannt. Aufgrund ihres Einsatzes wurde sie eine der bekanntesten Personen Englands und eine verdiente Beraterin des britischen Gesundheitswesens. Der 12. Mai, Florence Geburtstag, wurde schon im Jahr 1867 zum „Tag der Krankenpflege“ erklärt. Durch ihren Einsatz in Scutari sank die Sterblichkeit innerhalb eines halben Jahres rasant und Seuchen hatten es unter ihrer Aufsicht schwer neue Opfer zu finden.

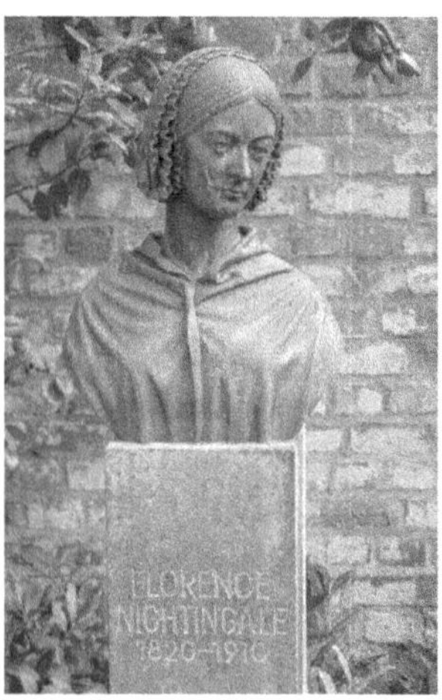

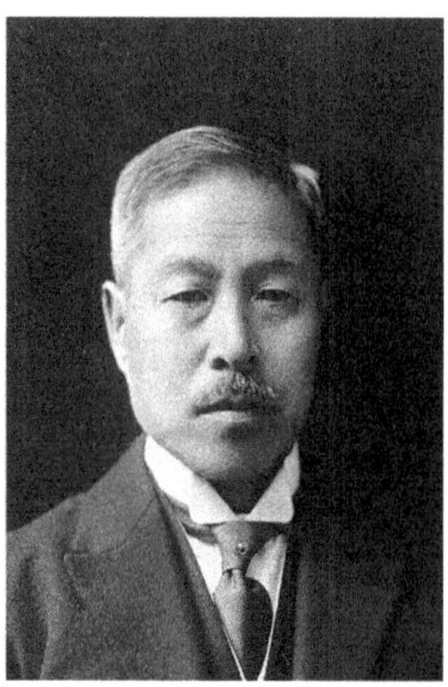

Abb. 46 Links: Büste von Florence Nightingale (1820–1910). Gegen alle Widerstände revolutionierte sie die Krankenpflege. (pixs:sell/Adobe Stock Photos). Rechts: Kiyoshi Shiga (1871–1957) entdeckt während eines Ausbruchs in Tokyo 1897 den Erreger der bakteriellen Ruhr. (Wellcome Collection / Wikimedia commons / Public Domain).

Trotz aller Erfolge in der Pflege und der Sanierung der Städte nutzen Ruhr, Typhus und Cholera jede noch so kleine Chance, um neue Seuchenherde aufflackern zu lassen. So auch im Jahr 1897 in Japan. Die Dysenterie (griechisch: „schlechter Darm") befiel über 90.000 Menschen, 25 % starben an der Erkrankung. In Tokyo gelang es Kiyoshi Shiga (1871–1957) den Erreger aus Stuhl und der Darmwand Erkrankter nachzuweisen. Ihm zu Ehren wird das Bakterium *Shigella dysenteriae* genannt. Die städtehygienischen Maßnahmen, die gegen Cholera und Typhus helfen, wirken auch gegen die Ruhr. Es brauchte nur eine ganze Zeit bis sich die Erkenntnis durchsetzte, dass es notwendig ist, diese Errungenschaften auch für den ärmeren Teil der Bevölkerung zugänglich zu machen.

Anders Phileas Fogg. Er hat nicht nur die finanziellen Mittel, die unter anderem den Zugang zu gesundem Essen und ein warmes Bett garantieren, sondern anscheinend auch einen fortschrittlichen Geist bezüglich der Notwendigkeit der allgemeinen Hygiene.

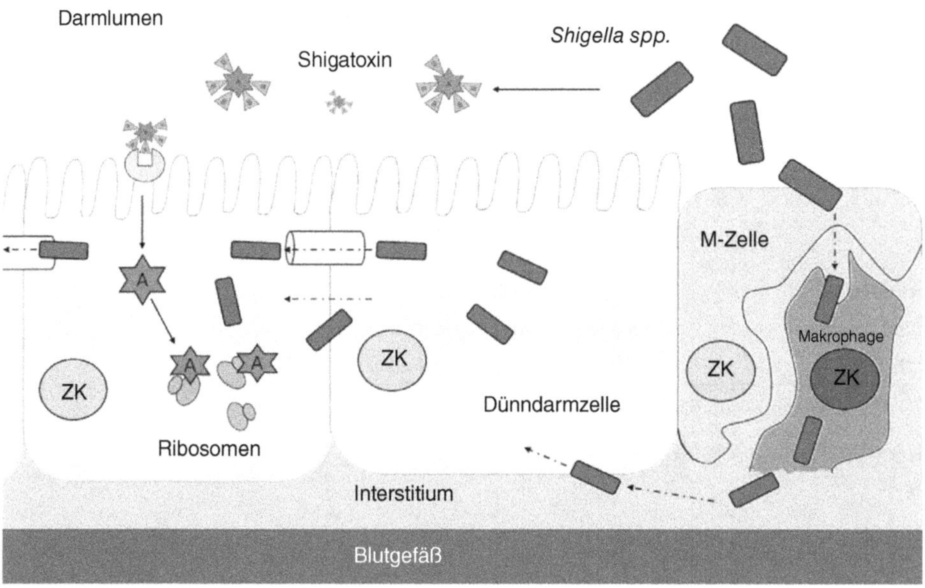

Abb. 47 Schematische Darstellung der Auswirkungen einer Shigellen-Infektion. Im Gegensatz zu den Vibrionen sind Shigellen invasiv. Allerdings können sie die Enterozyten nicht von der Lumenseite aus angreifen. Stattdessen dringen sie über die M-Zellen der Peyer-Plaques, Ansammlungen von Immunzellen im Dünndarm und oberen Dickdarm, in den Körper ein. Nachdem sie die Immunzellen passiert haben, gelangen sie ins Interstitium, dem Zellzwischenraum, und befallen von dort die Enterozyten. In den Zellen vermehren sie sich und breiten sich von Zelle zu Zelle aus. Vom Lumen aus werden die Zellen vom Shigatoxin angegriffen. Es bindet über die Untereinheiten B an die Zelle. Woraufhin die Untereinheit A abgespalten und in die Zelle aufgenommen wird. Dort zerstört das Toxin die Ribosomen. Der Angriff von beiden Seiten führt zum Zelltod. Schmerzhafte, schleimig-blutige Durchfälle sind die Folge. Der Rezeptor für das Shigatoxin wird nicht nur in den Darmzellen exprimiert. Er findet sich auch in den Podozyten und den Endothelzellen der Glomeruli in den Nierenkörperchen. Sie sind für die Ultrafiltration des Primärharns verantwortlich. Die Zellschädigung führt zu akutem Nierenversagen. Zudem wird die Gerinnungskaskade aktiviert. Der übermäßige Verbrauch von Gerinnungsfaktoren und Thrombozyten (Blutplättchen) führt zu Petechien (punktförmige Einblutungen in die Haut) und Thrombenbildung in den Kapillaren. An diesen Hindernissen werden die Erythrozyten zerstört (Hämolyse). Es folgt eine hämolytische Anämie. Durch die Störung der Blut-Harn-Schranke kommt es zu einer Urämie („Vergiftung" des Blutes mit harnpflichtigen Substanzen). Das Krankheitsbild aus akutem Nierenversagen mit Urämie, hämolytische Anämie und Thrombozytopenie wird als hämolytisch-urämisches Syndrom (HUS) bezeichnet.

Steckbrief/e:

Steckbrief Nr.	**20**
Name	Shigellen
Einordnung	Familie: *Enterobacteriaceae* Gattung: *Shigella* Art: *Shigella dysenteriae, S. flexneri, S. boydii, S. sonnei*
Morphologie/Eigenschaften	gramnegatives, unbewegliches Stäbchen
Vorkommen	*S. dysenteriae* und *S. boydii* eher in den Tropen, *S. flexneri* und *S. sonnei* auch in Mitteleuropa
Übertragung	kontaminierte Lebensmittel und Trinkwasser, Verschleppung durch Fliegen
Inkubationszeit	ca. 2–3 Tage
Erkrankung	Shigellose, Shigellenruhr, Bakterienruhr Toxinvermittelt: Shiga-Toxin (Stx) → nur bei *S. dysenteriae,* die anderen Shigellen bilden auch Toxine, diese sind aber weniger potent. Shiga-Toxin heftet sich an die Zielzellen und dringt in diese ein. Das sind die Darmzellen, Nierenzellen und Nervenzellen (nephrotoxisch und neurotoxisch). Hemmt die Proteinsynthese → Zelltod
Symptome	Fieber, Kopf- und Bauchschmerzen, schmerzhafte schleimige Durchfälle (weiße Ruhr) oder blutig-schleimige Durchfälle (rote Ruhr) Komplikationen: Entzündungen von Auge, Harnröhre und Gelenke, Hämolytische-urämisches Syndrom (HUS) → Anämie, Thrombozytopenie, Nierenversagen mit Urämie
Diagnostik	Kulturelle Anzucht
Prophylaxe	Trinkwasser- und Lebensmittelhygiene
Therapie	Symptomatisch, ggf. Antibiotika

13
Escherichia coli

Schön wäre es ja, wenn die Erreger von Cholera und Ruhr ihre Toxine für sich behalten würden. Dem ist leider nicht so. Ein dankbarer Abnehmer der genetischen Informationen zur Toxinproduktion ist eines der berühmtesten Bakterien überhaupt: *Escherichia coli.* Zuerst wurde *E. coli,* wie es auch liebevoll genannt wird, im Jahr 1885 vom deutschen Kinderarzt und Bakteriologen Theodor Escherich (1857–1911) beschrieben.

Er arbeitete zu dieser Zeit an der Kinderklinik in München und erforschte nebenbei die Besiedlung des Darms bei Neugeborenen. Das Bakterium, das er aus den Exkrementen von Kindern isolierte, nannte er „*Bacterium coli commune*". Er hielt es zunächst für einen harmlosen Schmarotzer ohne pathogene Wirkung. Später (1894) konnte er den Erreger im Urin von Mädchen mit einer Blasenentzündung nachweisen. Da die Symptome nur vorhanden

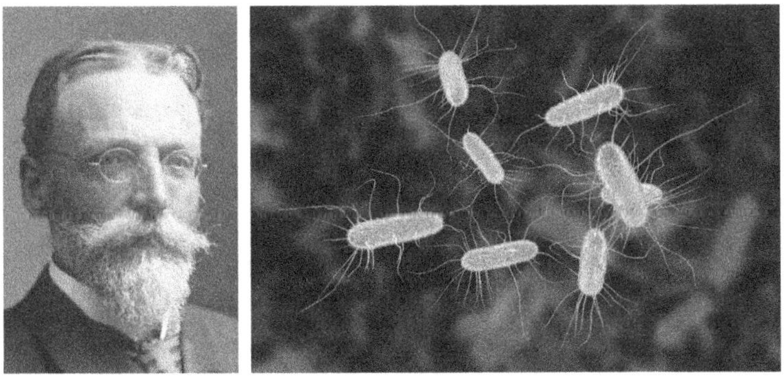

Abb. 48 Links: Theodor Escherich (1857–1911). In seiner Habilitationsschrift „Die Darmbakterien des Säuglings und ihre Beziehung zur Physiologie der Verdauung" von 1886 beschreibt er als erster das nach ihm benannte Bakterium *Escherichia coli.* (Lipothymia / Wikimedia commons / Public Domain). Rechts: 3D-Illustration von *E. coli.* Das Bakterium besitzt Geißeln zur Fortbewegung. (Dr_Microbe/Adobe Stock Photos).

waren, solange das Bakterium nachweisbar war, schloss er daraus, dass dieses die Ursache der Erkrankung war. Heute wissen wir, dass *E. coli* weder der zahlenmäßig häufigste Darmbewohner noch das kleine Unschuldslamm ist, für den Escherich ihn gehalten hat. Die schwarzen Schafe aus der Familie werden Ihnen im Steckbrief vorgestellt. *E. coli* kommt weltweit im Darm von Warmblütern vor. Hier ist er Bestandteil der gesunden Darmflora und sorgt mit seinen ganzen Kollegen für eine geregelte Verdauung. Nebenbei produziert die Normalflora für uns wichtige Vitamine, z.B. das Vitamin K. Die Umbenennung der Spezies in *Escherichia* wurde im Jahr 1958 anerkannt.

Das Bakterium selbst ist viel älter. Vor ca. 100 Millionen Jahren spaltete sich ein Vorfahre in die Gattungen Salmonella und Escherichia auf. Beide lebten dann 35 Millionen Jahre mit den Dinosauriern zusammen. Ob sie auch schon den Verdauungstrakt der Giganten besiedelten, kann man leider nicht mehr herausfinden. Vor ungefähr 200.000 Jahren machte *E. coli* dann auch mit dem menschlichen Verdauungsapparat Bekanntschaft, und er fühlt sich seitdem recht wohl in uns.

Außerhalb des Darms lässt sich *E. coli* problemlos anzüchten. Daher wird er gerne als Forschungsmodell genommen. Viele bedeutende Erkenntnisse in der Mikrobiologie, Molekularbiologie und Genetik konnten mit seiner Hilfe gewonnen werden. Daher möchte ich Ihnen dieses Bakterium etwas genauer vorstellen. Da auch die Bakterienzellen mehr oder weniger einzigartig sind, handelt es sich bei allen folgenden Angaben nur um ungefähre Werte, die je nach Quelle leicht variieren können.

Eine *E. coli*-Zelle ist ungefähr 1–2 µm lang. Das heißt, Sie müssen mindestens 1.000 Bakterienzellen hintereinanderlegen, um auch nur eine Länge von einem Millimeter zu erreichen. Das Volumen in dieser Zelle beträgt ungefähr 10^{-9} Liter, das ist weniger als ein Mikroliter. Darin schwimmen so ungefähr 2 Millionen Proteine herum, die zu über 1.000 verschiedenen Arten gehören. Ein ziemliches Gedränge. Dazu kommt noch das genetische Material in Form eines einzigen, ringförmigen Chromosoms. Dieses ist um ein Vielfaches länger als die Bakterienzelle, so um die 1,4 mm. Wenn man eine *E. coli* Zelle um das 10.000 fache vergrößert, wäre diese ca. 2 cm lang. Der DNA-Faden hätte dann eine Länge von ca. 14 m! Die Bakterienzelle ist so vollgepackt, dass in ihrem Inneren ein Druck (Zellturgor) von ungefähr

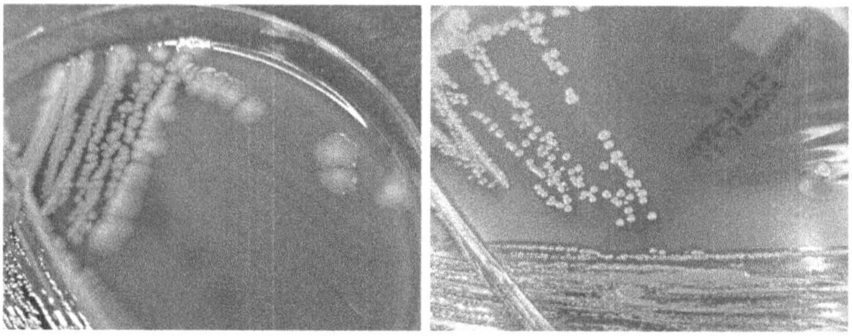

Abb. 49 *Escherichia coli* auf Agarplatten. Links: auf Blutagar. Rechts: auf MacConkey-Agar. Ein Selektiv- und Indikator-Agar. Gallensalze und Kristallviolett verhindern das Wachstum von grampositiven Bakterien. Zusätzlich zeigt der Indikator Neutralrot an, wenn das Bakterium in der Lage ist die vorhandene Laktose zu verstoffwechseln. Die Kolonien färben sich dann pink. Typisch für *E. coli* ist der sogenannte Salzsaum, der sich wie ein Tütü bei einer Ballerina um die Kolonie bildet. Hierbei handelt es sich um ausgefällte Gallensalze. Während der *E. coli* auf Blut stinkt, riecht er auf MacConkey nicht unübel. Für mich riecht er leicht chemisch, ein bisschen wie ein Kurzschluss.

200–500 kPA (Kilopascal) herrscht. Im Vergleich dazu beträgt der Zellturgor im menschlichen Auge „nur" 2,5 kPA und im Autoreifen liegt der Druck zwischen 180 kPa und 240 kPa. Dieses Gedränge in der Zelle verlangt nach einer ungeheuer strukturierten und funktionellen Steuerung. Schließlich muss bei der Zellteilung nicht nur die Zellwand ausgebaut, sondern auch über 4 Millionen Basenpaare korrekt verdoppelt werden. Das sind mehr als beim Menschen.

Die Vermehrung geht bei *E. coli* aber schneller von statten. Bei guter Pflege und optimalen Bedingungen erfolgt ca. alle 20 Minuten eine Zellteilung. Das macht ca. 1.000 Basenpaare, die pro Sekunde verdoppelt werden müssen. Zum Glück können sich auch Bakterien aufgrund von Nährstoffmangel und Ansammlung von Abfallstoffen nicht unendlich lange teilen, sonst hätten wir ein großes Problem. Wenn sich eine Zelle alle 20 Minuten teilt (das sind drei Teilungen pro Stunde) tummeln sich nach 48 Stunden, der routinemäßigen Bebrütungsdauer im Labor, 10^{43} Zellen auf unserer Agarplatte. Nur dass diese Platte dann viel zu klein ist. Die Zellmenge wird am besten durch die hier entstandene Masse verdeutlicht. Ein Bakterium wiegt zwar nur 10^{-12} g, aber wenn 10^{43} Zellen aufeinander hocken, ergeben sich daraus 10^{25} Tonnen, das Tausendfache unserer Erde. Soweit zur Mathematik.

In eine winzige Zelle können sich zusätzlich noch mehrere extrachromosomale genetische Informationen, sogenannte Plasmide, reinquetschen. Dies sind ringförmige DNA-Stückchen, die für das allgemeine Überleben des Bakteriums nicht wichtig sind. Im Falle eines Falles aber gewisse Vorteile bieten. Hier werden verschiedenste Pathogenitätsfaktoren wie z. B. Toxine, oder zusätzliche Antibiotikaresistenzen, kodiert. Das große Problem mit den Plasmiden ist, dass sie von einer Bakterienzelle zur anderen, sogar über Speziesgrenzen hinweg, übertragbar sind. Das wird horizontaler Gentransfer genannt. Nachdem im Jahr 1937 die Sexualität bei Hefezellen entdeckt wurde, kam die Frage auf, ob es sowas ebenfalls bei den Bakterien geben könnte. Im Jahr 1946 entdeckten die amerikanischen Molekularbiologen und Genetiker Joshua Lederberg (1925–2008) und Edward Lawrie Tatum (1909–1975) in ihrem Labor in New Haven den Bakteriensex.

Auf dem Plasmid liegt die Information zur Ausbildung des sogenannten Sexpilus. Diese Zelle, quasi das „Männchen", bildet jetzt eine Art Schlauch zu einer Nachbarzelle, dem „Weibchen", aus. Der Pilus dockt an, die Informationen auf dem Plasmid werden kopiert und durch den Schlauch weitergereicht. Jetzt besitzen beide Zellen das Plasmid und aus

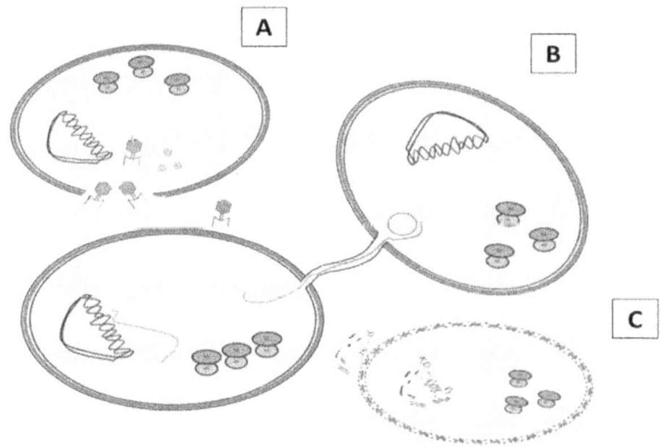

Abb. 50 Möglichkeiten der Übertragung von genetischem Material bei Bakterien. A: Transduktion. Ein Bakterium wird von einem Bakteriophagen, Viren die Bakterien infizieren, befallen. Neue Viren werden hergestellt und durch Platzen der Zelle freigesetzt. In einigen Fällen wird aus versehen statt der DNA vom Virus ein DNA-Fragment der Bakterienzelle in das Viruskapsid gepackt und auf ein anderes Bakterium übertragen und in dessen Genom eingebaut. Das Bakterium kann jetzt die Information für sich nutzen. B: Konjugation: Der Donor (Spender) bildet mit Hilfe eines Plasmides einen Sexpilus zum Rezipienten (Empfänger) aus. Über diese Brücke wird das kopierte Plasmid auf diesen übertragen. C: Transformation: Ein Bakterium geht zu Grunde. Dabei werden DNA-Schnipsel freigesetzt, die von einem anderen Bakterium aufgenommen werden können.

dem „Weibchen" ist ein „Männchen" geworden, da es das Plasmid jetzt auch weitergeben kann. „Männchen" und „Weibchen" ist nur ein Gleichnis, die Bakterien selbst haben keine Geschlechter. Dieser Vorgang der Übertragung von genetischem Material wird Konjugation genannt. Lederberg und Tatum hatten auch etwas Glück mit ihrem *E. coli*-Stamm. In der freien Natur ist ungefähr nur einer von zwanzig *E. coli*-Stämmen zu Konjugation fähig. Zufällig auch ihr Stamm: K12 – der „Stammvater" der Molekularbiologie. Dieser wurde im Jahr 1922 aus dem Stuhl eines Diphtheriepatienten isoliert und er wird immer noch verwendet. 1958 erhielten Lederberg und Tatum für ihre Leistungen den Nobelpreis für Medizin. Lederberg entdeckte im Jahr 1952 zusammen mit seiner Frau Esther (1922–2006) und seinem Schüler Norton Zinder (1928–2012) eine weitere Möglichkeit der Gen-Übertragung bei Salmonella Typhimurium, später auch bei *E. coli*, die Transduktion.

Hier spielen Bakteriophagen, Viren die Bakterien befallen, die Hauptrolle. Eigentlich ist so ein Virusbefall für Bakterien, genau wie für Menschen nicht gesund. Die Bakterien haben sogar eine Art Immunsystem gegen ihre Viren entwickelt. Wenn die Abwehrmaßnahmen versagen, werden ca. 30 Minuten nach der Infektion ungefähr 200 neue Bakteriophagen freigesetzt. Dabei platzt das Bakterium. In einigen Fällen kann die Virus-DNA aber als sogenannter Prophage ins Bakterienchromosom eingebaut werden. Finden sich auf der Phagen-DNA zufällig für das Bakterium nützliche Gene, kann es jetzt frei über diese verfügen. Einige *E. coli*-Stämme sind dank der Prophagen in der Lage verbesserte Fimbrien oder Toxine, wie das Shiga- oder Choleratoxin, zu bilden. Der Ausbruchsstamm, der von Mai bis Juli 2011 in Deutschland umging, war ein Enteroaggregativer *E. coli* (EAEC), der schon die Fähigkeit besaß, spezielle Fimbrien auszubilden mit denen er sich besonders gut im Darm und untereinander festhalten konnte. Mit diesen Fimbrien ist der EAEC in der Lage im Darm einen Biofilm zu bilden. Der Ausbruchsstamm erhielt von einem Prophagen zusätzlich die Fähigkeit das Shigatoxin Stx2 zu bilden. Dies gehört eigentlich ins Repertoire von *Shigella dysenteriae* und dem

Enerohämorrhagischen *E. coli* (EHEC). Letzterer hat die Info ebenfalls von einem Prophagen zugesteckt bekommen. Hier zeigt sich, dass ein Bakterium nicht nur einen Prophagen sein Eigen nennen kann. Ein EHEC-Stamm, der im Jahr 1996 in Japan für 6.000 erkrankte Kinder sorgte, von denen drei starben, hatte 24 Prophagen in seinem Genom eingebaut.

Steckbrief/e:

Steckbrief Nr.	**21**
Name	*Escherichia coli*
Einordnung	Familie: *Enterobacteriaceae* Gattung: *Escherichia* Art: *E. coli*
Morphologie/Eigenschaften	gramnegatives Stäbchen, beweglich
Vorkommen	weltweit im Darm von Warmblütern
Übertragung	meist endogen (aus der eigenen Normalflora)
Erkrankungen	Harnwegsinfektionen, Wundinfektionen, Bauchrauminfektionen, Meningitis, Sepsis Nur darmpathogene Stämme: Durchfälle
Symptome	Je nach Erkrankung
Diagnostik	Kulturelle Anzucht, PCR zum Nachweis obligat darmpathogener Stämme
Prophylaxe	Entfällt, da das Bakterium eh schon bei Ihnen wohnt. Für die darmpathogenen *E. coli* gilt: Lebensmittel- und Trinkwasserhygiene
Therapie	je nach Resistenztestung, bei darmpathogenen E. coli: eher symptomatische Therapie (Flüssigkeit- und Elektrolytgabe). Bei EHEC ist die Antibiotika-Gabe kontraindiziert, da diese die Bakterien zu einer vermehrten Toxinproduktion anregt.

Obligat darmpathogene *E. coli*

Name	**Entero-pathogene *E. coli***	**Entero-toxinbildende *E. coli***	**Entero-invasive *E. coli***	**Entero-aggregative *E. coli***	**Entero-hämorrhagische *E. coli***
Akronym	EPEC	ETEC	EIEC	EAEC	EHEC
Vorkommen	Weltweit, betroffen vor allem Entwicklungsländer (vor allem betroffen: Säuglinge und Kleinkinder)	Tropen und Subtropen („Montezumas Rache“)	Tropen und Subtropen	Weltweit, (Kinder und Erwachsene betroffen)	Weltweit
Pathogenitäts-faktoren	Spez. Fimbrien Bindung an Darmepithel und untereinander → Zerstörung der Mikrovilli	Fimbrien Bindung an Darmepithel, Enterotoxine (Choleraähnlich)	Fähigkeit zur Invasion der Darmepi-thelien	Spez. Fimbrien (Adhärenz-Fimbrien)	Fimbrien zur Bindung an Darm-epithelzellen, Shiga-Toxine, Hämolysin
Erkrankung	Breiige bis wässrige Diarrhö	Wässrige, choleraähnliche Diarrhoe	Blutig-schlei-mige Diarrhoe	Akute und chronische wässrig-schleimige Diarrhoe	Blutig-schleimige Diarrhoe (ähnlich Shigellenruhr), Komplika-tion: hämolytisch-urämisches Syndrom (HUS)

14

Streptococcus pneumoniae

Die dritte Möglichkeit zur Übertragung von genetischem Material ist die Transformation. Unter natürlichen Bedingungen sind alle Oberflächen dicht mit verschiedensten Arten von Mikroorganismen, unter anderem Bakterien, besiedelt. Sie ernähren sich, wachsen und teilen sich. Arbeiten mit- oder gegeneinander. Dabei gehen auch Zellen zu Grunde und deren DNA wird freigesetzt. Die Überlebenden sind von einer unglaublichen Menge an genetischen Informationen umgeben, die für vorteilhafte Eigenschaften kodieren können. Einige Bakterien sind in der Lage diese aufzunehmen und in ihr eigenes Chromosom einzubauen. Dabei können die Bakterien aktiv entscheiden, ob die DNA für sich nützlich ist oder nicht. Schließlich hat es für sie keinen Vorteil unnötigen Ballast mit sich herumzuschleppen. Diese Fähigkeit zur Aufnahme von fremder DNA wird als Kompetenz bezeichnet. *E. coli* ist dazu ausnahmsweise mal nicht fähig. Man kann ihn nur unter Laborbedingungen dazu bekommen zellfremdes genetisches Material aufzunehmen. Bei den kompetenten Bakterien gibt es welche, die in der Lage sind auch von artfremden Bakterien DNA (heterologe DNA) aufzunehmen. Aber auch solche, die nur arteigene DNA (homologe DNA) akzeptieren.

Dazu gehört *Streptococcus pneumoniae*, der Erreger der Lungenentzündung. Er wurde im Jahr 1881 unabhängig voneinander von dem amerikanischen Mediziner und Bakteriologen Georg Miller Sternberg (1838–1915) und dem französischen Chemiker Louis Pasteur isoliert. Zunächst erhielt er den Namen *Micrococcus pneumoniae*. Seine Rolle als Erreger der Lungenentzündung wurde im Jahr 1886 anerkannt. Da er unter dem Mikroskop häufig zu zweit vorliegt bekam er 1920 den Namen *Diplococcus pneumoniae*. Die Fähigkeit der Pneumokokken freie DNA aufzunehmen konnte der britische Mediziner und Bakteriologie Frederick Griffith (1877–1941) im Jahr 1928 nachweisen.

Dazu machte er sich die Fähigkeit der Kapselbildung einiger Stämme zu nutze. Manche Stämme einiger Spezies können eine Kapsel ausbilden. Die Kapsel ist ein wichtiger Virulenzfaktor und dient unter anderem als Schutz vor der Phagozytose, also dem gefressen werden durch weiße Blutzellen. Da sie nicht so leicht vom Immunsystem eliminiert werden können, sind bekapselte Bakterien gefährlicher als ihre unbekapselten Verwandten. Die bekapselte Form wächst schleimig und glatt. Bei Pneumokokken werden diese Stämme als „S-Stämme“, von englisch für „smooth“, bezeichnet. Die unbekapselten Stämme als „R-Stämme“, englisch für „rough“, da diese eine rauhe Koloniemorphologie aufweisen.

Griffiths Experiment ging wie folgt: Mäuse, die er nur mit einem lebenden R-Stamm infizierte, überlebten. Während die Tiere, die den S-Stamm injiziert bekamen, starben. Züchtete er die Bakterien an, konnte er in den verstorbenen Mäusen die S-Stämme wieder nachweisen. Tötete er aber den S-Stamm mit Hitze ab und injizierte diesen dann

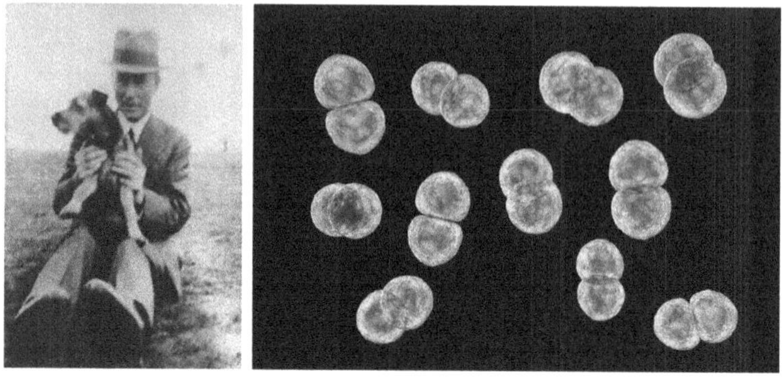

Abb. 51 Links: Frederick Griffith (1877–1941) und „Bobby" im Jahr 1936. Griffith entdeckte die Transformation bei Pneumokokken. (National Library of Medicine / Wikimedia commons / Public Domain). Rechts: 3D-Illustration von Pneumokokken Auch im Grampräparat sind die leicht zugespitzten (elongierten) Diplokokken mit etwas Übung gut erkennbar. (Dr_Microbe/Adobe Stock Photos).

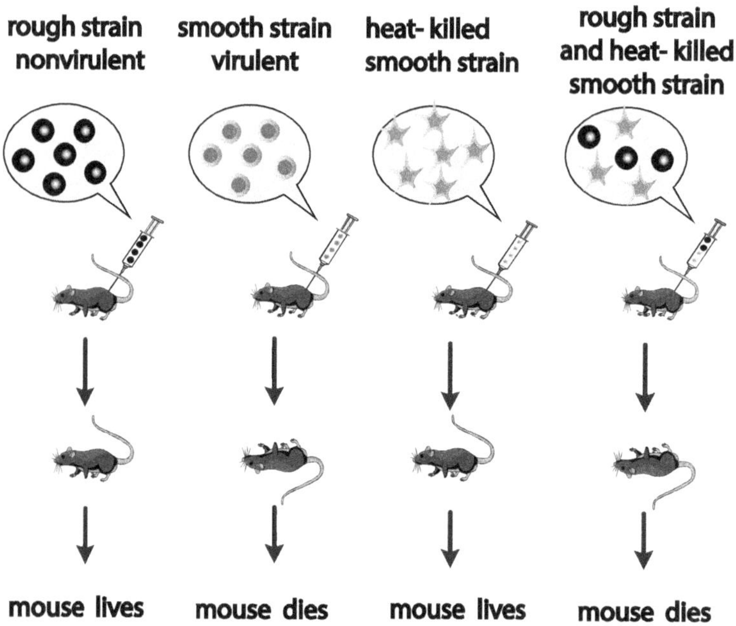

Abb. 52 Griffiths Transformations-Experiment aus dem Jahr 1928. Zunächst injizierte er Mäusen jeweils eine Reinkultur der unbekapselten (rough strain) und der bekapselten (smooth strain) Form. Mäuse, die mit der bekapselten Form infiziert wurden, verstarben. Bei den Mäusen konnte er die jeweilige Form von *S. pneumoniae* wieder in Reinkultur anzüchten. Im nächsten Versuch injizierte er Mäusen die bekapselte Variante, die er vorher mit Hitze abgetötet (heat-killed smooth strain) hatte. Diese überlebten. Im letzten Versuchsaufbau mischte er die abgetötete bekapselte Form mit der lebenden rauhen Form (rough strain and heat-killed smooth strain). Die Mäuse starben. Aus diesen konnte Griffith lebende, bekapselte Pneumokokken nachweisen. Da die injizierten bekapselten Pneumokokken allerdings vorher abgetötet wurden, konnten diese nicht für den Tod verantwortlich sein. Also musste die Information für die Kapselbildung irgendwie in die lebende, unbekapselte Form gelangt sein. (aboabdelah/Adobe Stock Photos).

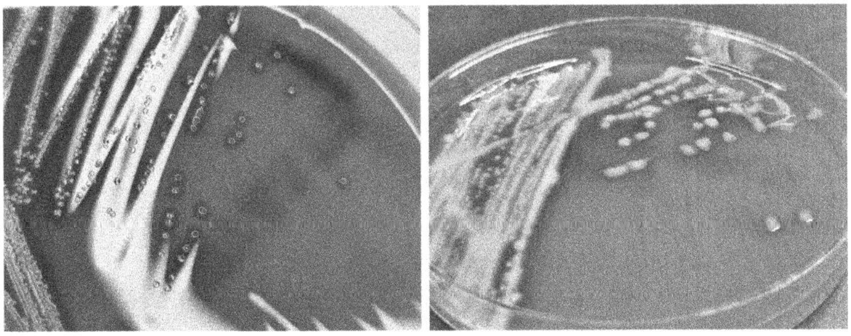

Abb. 53 *Streptococcus pneumoniae* wächst in kleinen graugrünen Kolonien mit einer α-Hämolyse (grüne Zone um die Kolonie). Links: die unbekapselte Form. Manchmal bildet sich schon nach 24 h Bebrütung das typische Merkmal, die zentrale Delle in der Mitte der Kolonie, aus. Die Kolonien sehen dann aus wie kleine Erythrozyten oder Rettungsringe. Die Delle kommt von dem Enzym Muraminidase. Das Enzym löst die Zellwand, bestehend aus Mureinbausteinen, auf. Das ist wichtig, damit bei der Teilung neue Mureinbausteine eingebaut werden können. Sonst würde sich die Zellwand wie ein starres Korsett um das Bakterium legen. Das Enzym gelangt nach außen und reichert sich In der Mitte der Kolonie an. Folglich sterben hier die Bakterien ab und die Spitze der Kolonie fällt in sich zusammen. Rechts: die bekapselte Form. Die Polysaccharidkapsel schützt die Bakterien besser vor der Phagozytose. Dadurch werden sie virulenter. Während die unbekapselte Form im Rachenraum als Normalflora vorkommen kann, ist die bekapselte Form immer als pathogen zu betrachten und sollte therapiert werden.

den Mäusen, überlebten auch sie. Mischte Griffith jetzt den abgetöteten S-Stamm mit lebenden Bakterien vom R-Stamm, wartete eine Weile und injizierte dieses Gemisch, dann verstarben die Mäuse und in der Kultur konnte Griffith wieder nur die S-Stämme nachweisen. Obwohl diese vor der Injektion abgetötet waren und nur die R-Stämme lebten.

Mit diesem Versuchsaufbau konnte Griffith nachweisen, dass „Irgendetwas" von dem gefährlichen, virulenten, S-Stamm auf den harmlosen R-Stamm übertragen wurde. Zu der Zeit wurden noch die Proteine als Träger der Erbinformation gehandelt. Erst im Jahr 1944 konnte nachgewiesen werden, dass bei der Transformation die Gene, die für die Kapselbildung kodieren, übertragen werden. Im Jahr 1974 erhielt der Erreger dann aufgrund zu seiner Ähnlichkeit zu den Streptokokken seinen bisher letzten Namen: *Streptococcus pneumoniae.* Die Übertragung von genetischem Material, das aus einem harmlosen Vertreter seiner Art einen effizienten Killer macht, spielt auch in der nächsten Geschichte eine Rolle.

Steckbrief/e:

Steckbrief Nr.	**22**
Name	*Streptococcus pneumoniae* (Pneumokokken)
Einordnung	Familie: *Streptococcaceae* Gattung: *Streptococcus* Art: *S. pneumoniae*
Morphologie/ Eigenschaften	grampositive (lanzettförmig ausgezogene) Kokken, meist als Diplokokken bis kurze Ketten gelagert
Vorkommen	weltweit beim Menschen, unbekapselte Form auch als Normalflora im Rachenraum
Übertragung	Tröpfcheninfektion
Erkrankung und Symptome	Infektionen der oberen und unteren Atemwege, Innenohrentzündung, Sepsis, Meningitis, Konjunktivitis u. a. Mit entsprechender Symptomatik
Diagnostik	Kulturelle Anzucht
Prophylaxe	Impfung für Risikogruppen (Kleinkinder, Ältere über 60 Jahre, chron. Kranke, Immunsupprimierte)
Therapie	Antibiotika, in Deutschland sind die meisten Stämme noch auf Penicillin sensibel

15

Corynebacterium diphtheriae

Das Kind, das die Bettlerin am Bahnhof Charing Cross an der Hand hält, ist wahrscheinlich nur eines von vielen. Fogg ist kinderlos und Verne hat wahrscheinlich regelmäßig um das Leben seines Sohnes gebangt. Schließlich war die Kindersterblichkeit aufgrund der sogenannten „Kinderkrankheiten" sehr hoch. Auch wenn der Name etwas anderes vermuten lässt, Kinderkrankheiten sind kein Kinderspiel! Sie heißen so, weil in der Zeit vor den Impfungen vor allem Kinder daran erkrankten. Manche genasen, andere behielten für den Rest ihres Lebens Schädigungen zurück, viele starben. Einer dieser Schrecken ist der sogenannte „Würgeengel der Kinder". Andere Namen für die Erkrankung gehen auf die Wörter „erwürgen" oder „erdrosseln" zurück. Oder beschreiben Symptome, wie „Halsbräune" und „Rachenbräune" aufgrund der gebildeten süßlich-faulig riechenden Membranen. Der Name „Krupp" kommt vom schottischen „Croup" für Heiserkeit.

Ihren aktuellen Namen erhielt die Krankheit von Armand Trosseau (1801–1867). Schon sein Lehrer Paul Bretonneau (1771–1862), Kliniker und Pathologe nannte die Erkrankung Diphtheritis, da er in der Bildung der Häutchen (griechisch „*diphthera*" = Häutchen) die Ursache der Symptome sah. Trosseau erkannte, dass die Erkrankung nicht lokal an Ort und Stelle bleibt, sondern sich auf den gesamten Körper ausbreiten konnte, daher die Anpassung in Diphtherie.

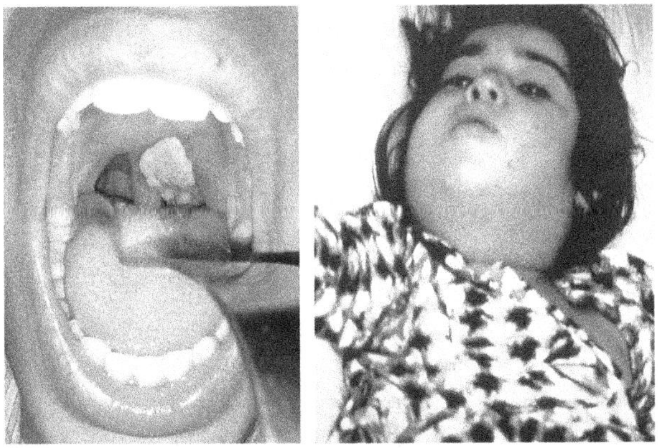

Abb. 54 Links: braun-graue pseudomembranöse Beläge im Rachen. Sie verursachen einen süßlich-fauligen Mundgeruch. Wenn sich die Membran über den Kehlkopf ausbreitet und auf die Stimmritze legt, kommt es zur Atemnot. (Dileepunnikri / Wikimedia Commons / CC BY SA 3.0). Rechts: sogenannter Cäsarenhals, eine Schwellung aufgrund der Entzündung. (Centers for Disease Control and Prevention / Wikimedia Commons / Public Domain).

Auslöser ist das Bakterium *Corynebacterium diphtheriae*. Doch nur die Stämme, die in der Lage sind, ein Toxin zu bilden, lösen die Erkrankung aus. Der Rest ist ungefährlich und lebt friedlich in und auf Ihnen auf Haut und Schleimhäuten. Mit den Toxinbildnern aber ist nicht zu spaßen! Im Verlauf der Krankheit bilden sich bräunlich-schmutzige Pseudomembranen auf den Epithelien der Atemwege. Bis hinab in die Luftröhre. Legen sich diese Membranen über den Kehlkopf und die Stimmritze kommt es zur Atemnot. Verzweifelt versuchen die Erkrankten Luft zu holen. Bis der Körper erschlafft, die Bewusstlosigkeit eintritt und der Tod durch Herzstillstand erfolgt. Mütter und Väter standen machtlos daneben, während sie dabei zusehen mussten, wie Ihnen die Diphtherie ein Kind nach dem anderen nahm. Wenn die Therapie nicht nutzlos war, so war sie meist gefährlich oder beides, z. B. der häufig angewandte Aderlass.

Die Tracheotomie, die Öffnung der Luftröhre, wird seit 4.000 Jahren in vielen Kulturen zu verschiedenen Zeiten beschrieben. Sie war allerdings wegen nicht vorhandener blutstillender Mittel und Unkenntnis der Asepsis fast genauso tödlich wie die Erkrankung selbst. Vor allem im Mittelalter wollte kein seriöser Arzt als „Halsabschneider" gelten. Bretonneau empfahl die Tracheotomie bei der Diphtherie auch nur als Ultima Ratio. Trotz des bereits umfangreichen Wissens der Mediziner über die Diphtherie, standen sie der Seuche macht- und ratlos gegenüber. Der Kinderarzt Johann Otto Leonhard Heubner (1843–1926) erinnert sich in seiner Schrift von 1914 über das rasante Fortschreiten der schwersten Fälle der Erkrankung: „... früh kamen die Kinder, mittags wurden sie tracheotomiert und abends erfolgte der Exitus ...".

Diese Hilflosigkeit änderte sich dank dem goldenen Zeitalter der Bakteriologie. Im Jahr 1873 wies der deutsch-schweizerische Pathologe und Mikrobiologe Theodor Albrecht Edwin Klebs (1834–1913) in Gewebeschnitt der Diphtheriemembranen konstant Mikroorganismen nach, die er bei gesunden Menschen nicht vorfand. Den Nachweis, dass diese Mikroorganismen Auslöser der Krankheit sind, konnte er nicht erbringen. Die Anzucht des Diphtherieerregers gestaltete sich als schwieriger, da er auf der verwendeten Nährgelatine so gut wie gar nicht wachsen kann.

Angeregt durch seinen Lehrer Robert Koch erstarrtes Blutserum zu verwenden, gelang Friedrich Loeffler im Jahr 1884 die Anzucht der Erreger aus den Diphtherie-Membranen verstorbener Kinder. Unter dem Mikroskop sah er schlanke, unterschiedlich lange Stäbchen, die an einem oder beiden Enden eine keulenförmige Anschwellung aufweisen. Auch die

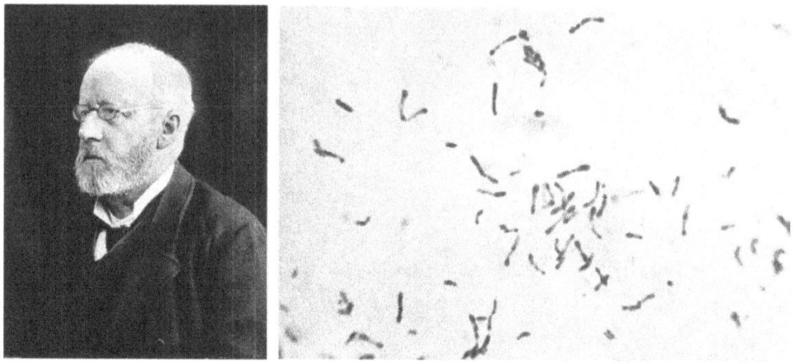

Abb. 55 Rechts: Edwin Klebs (1834–1913) entdeckte im Jahr 1873 den Diphtherie-Erreger in Gewebeschnitten der Pseudomembran. Friedrich Loeffler gelang im Jahr 1884 die Anzucht (National Library of Medicine / Wikimedia Commons / Public Domain). Rechts: Das Bakterium *Corynebacterium diphtheriae* im Grampräparat. Die grampositiven Stäbchen besitzen eine recht typische keulenförmige Gestalt. Sie lagern sich X- und Y-förmig zusammen. (Centers for Disease Control and Prevention / Wikimedia commons / Public Domain).

Lagerung der Bakterien zueinander ist typisch. Sie wird auch heute noch als Hinweis für die Identifizierung von Corynebakterien (nicht nur des Diphtherieerregers) verwendet. Im Präparat sehen die Stäbchen aus wie „chinesische Schriftzeichen“, da sie X- und Y-förmig oder in Palisaden nebeneinander liegen. Zum Beweis der Henle-Koch-Postulate infizierte er Meerschweinchen, die innerhalb von ein paar Tagen an den typischen Symptomen zugrunde gingen. Was ihn verwunderte: Er konnte den Erreger nur aus dem Ödem der Impfstelle wiederholt nachweisen, nicht aber aus dem Blut oder sonstigen inneren Organen. Daraus schloss er, dass der Mikroorganismus ein Gift produzieren müsse, das in den Blutstrom gelangt.

Angeregt durch Loefflers Vermutung machten sich die Pasteur-Schüler Emil Roux und Alexandre Yersin (1863–1943) an die Arbeit das Gift nachzuweisen. Dies gelingt ihnen im Jahr 1888. Für den Nachweis züchten sie die Bakterien zuerst für mehrere Tage in einer flüssigen Nährlösung. Diese filtrieren sie dann durch einen Bakterienfilter. Das keimfreie Filtrat impfen sie verschiedenen Versuchstieren, die innerhalb kürzester Zeit unter den Diphtheriesymptomen zu Grunde gehen. Das Toxin von *Corynebacterium diphtheriae* ist das erste nachgewiesene Bakterientoxin der Geschichte. Der Übeltäter und seine Waffe waren identifiziert.

In Berlin widmen sich Emil Behring (1854–1917), Shibasaburo Kitasato (1856–1931) und Paul Ehrlich (1854–1915) der Suche nach einem Heilmittel. Es ist schon lange bekannt, dass wenn man die Erkrankung einmal durchgemacht hat, nicht wieder daran leidet. Folglich muss sich im Körper irgendeinen Schutzmechanismus gegen diese Krankheit gebildet haben. Sie injizieren Versuchstieren aufsteigende Dosen eines zunächst inaktivierten und später aktiven Toxins. Wenn sie danach die Tiere mit dem Erreger infizierten, überlebten diese, im Gegensatz zur nicht immunisierten Kontrollgruppe. Auch konnten sie nachweisen, dass man infizierte, nicht immunisierte Tiere mit dem Blutserum, dem zelllosen Bestandteil, immuner Tiere heilen konnte. Zwei Jahre nach der Entdeckung des Diphtherietoxins veröffentlichen Behring und Kitasato ihre Forschungsergebnisse zur Immunität bei Tieren gegen Toxine. In ihrem Artikel verwendeten sie erstmals das Wort „Antitoxin“ (Gegengift). Da sie nur mit kleinen Versuchstieren arbeiteten, hatten sie erst im Jahr 1891 genügend Serum für die erfolgreiche Behandlung eines Kindes zusammen.

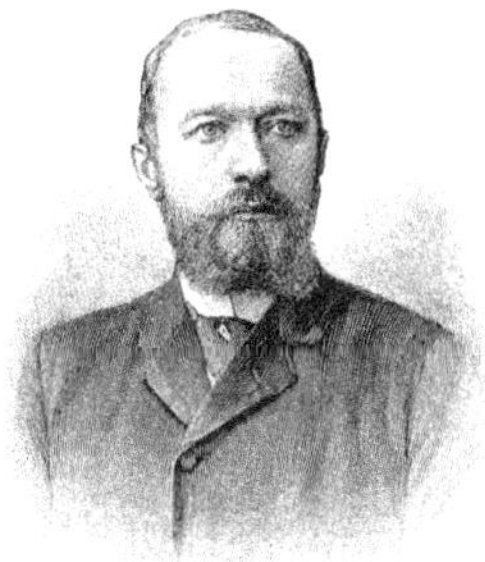

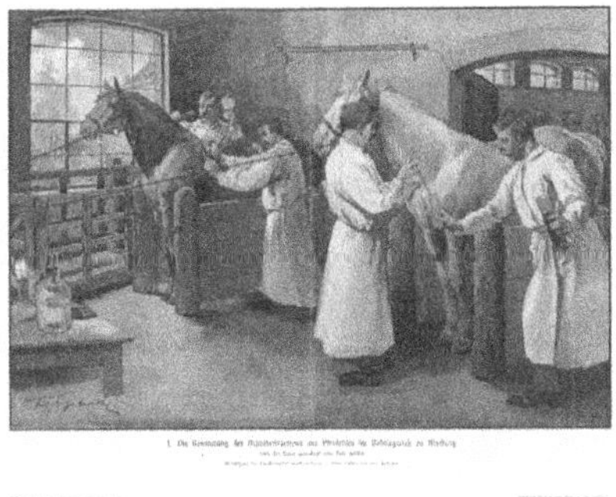

Abb. 56 Links: Emil von Behring (1854–1917). Zusammen mit Shibasaburo Kitasato und Paul Ehrlich arbeitet Behring an der Serumtherapie gegen Diphtherie (Juergen/Adobe Stock Photos). Rechts: Gewinnung des Diphtherieserums aus Pferdeblut im Behringwerk zu Marburg. Den Pferden wurden steigende Konzentrationen Diphtherie-Toxin injiziert. Im Anschluss wurde den Tieren Blut abgenommen und das Serum abgetrennt und aufgereinigt. (National Library of Medicine / Public Domain).

Das im Blutserum, das viele einfach für Wasser hielten, ein Stoff vorhanden sein sollte, der in der Lage ist den Erreger bzw. seine Gifte zu bekämpfen war für viele Ärzte genauso unglaublich, wie zuvor die Keimtheorie. Im Jahr 1891 drehte sich alles um Kochs Tuberkulin-Skandal, daher hatten Behring und Kitasato nicht genügend finanzielle Mittel, um die Produktion von Heilserum auszuweiten. Zur gleichen Zeit herrschte in Frankreich eine Diphtherieepidemie. Roux begann das Behring'sche Serum im großen Stil herzustellen. Er verwendete zur Serumproduktion Pferde, die er nach Behrings Methode behandelte. Die Sterberate infizierter Kinder sank in dem Krankenhaus, in dem das Serum verabreicht wurde, dramatisch. Im Gegensatz zum Kontrollkrankenhaus. Roux lieferte so die benötigten statistisch verwertbaren Daten.

Dank der Vermittlung von Koch konnte Behring schließlich mit der Firma Hoechster Farbstoffwerke einen Vertrag aushandeln. Ende 1892 nahm die Firma die industrielle Produktion des Heilserums mit Pferden auf. Die Herausforderung bei der Serumherstellung ist nicht nur eine ausreichende Menge produzieren zu können. Das Serum muss auch eine ausreichend und gleichmäßig hohe Konzentration an Antitoxin erhalten. Dabei hilft ihnen ihr Kollege Paul Ehrlich. Da er Jude war, wurden seine Verdienste im Nationalsozialismus lange Zeit verschwiegen. Er bekam den Auftrag die Maßstäbe für die exakte Wertebestimmung der Seren und somit ihre Wirkung zu verbessern. Er entwickelte die Standardpräparate dazu. 1896 wird Ehrlich Direktor des neu gegründeten Institutes für Serumforschung und Serumprüfung in Steglitz, bei Berlin. Das Institut wird 1947 in Paul-Ehrlich-Institut (PEI) umbenannt. Es ist unter anderem für die Prüfung und Überwachung von Arzneimitteln und der Beratung und Entwicklung von Leitfäden zuständig. Das Heilserum gegen die Diphtherie, daher der Name Serumtherapie, ist das erste Heilmittel gegen eine Infektionskrankheit, die über die Grundlagenforschung hinaus in die industrielle Produktion ging. Für sein Werk wird Behring als „Retter der Kinder" gefeiert. Er erhält 1901 den ersten Nobelpreis für Medizin und den Titel „von".

Behrings Plan jedoch war von Anfang an nicht „nur" die passive Immunisierung, bei der die fertigen Antikörper zur Therapie injiziert werden. Er wollte, wie Jenner mit dem Pockenimpfstoff, den Menschen komplett vor der Erkrankung schützen. Das Heilserum konnte zwar die Mortalität (Sterblichkeit) verringern, aber nicht die Morbidität (Anzahl der

Infektionen). Im Jahr 1913 gelang ihm die Entwicklung eines Toxin-Antitoxin-Impfstoffes. Ein an ein Antitoxin gebundenes und somit inaktiviertes Toxin wird für die Impfung verwendet. Seine Hoffnung, dass man nach spätestens 20 Jahren von der Diphtherie nur noch als schwer glaubbare Legende spricht, erfüllte sich nicht. In den Jahren 2023/24 gab es einen Diphtherie-Ausbruch in 7 Ländern West- und Südafrikas, mit über 20.000 bestätigten Fällen und über 1.000 Toten, vor allem Kinder zwischen 1–14 Jahren waren betroffen. Anfang 2025 verstarb ein Kind in Deutschland an Diphtherie. Gründe sind unter anderem ein Rückgang der Impfungen, vor allem die wichtigen Auffrischimpfungen werden häufig vergessen, und die schwere Verfügbarkeit von Diphtherie-Antitoxin (DAT) für die Therapie. Einst der Vorreiter in der Antiserum-Therapie wird das DAT heute immer noch wie zu Behrings Zeiten, mit der Nutzung von Pferden (eDAT), hergestellt. Bei Inspektionen der Firmen, z.B. in Indien oder Brasilien, zeigte sich, dass die Tierschutzrichtlinien nicht eingehalten werden. Neben den ethischen Bedenken, Tiere für die Produktion von Therapeutika einzusetzen, können Tierseren zu schweren Nebenwirkungen führen. Bei der sogenannten Serumkrankheit reagiert das Immunsystem auf die artfremden Proteine. Die Symptome reichen von einer Rötung und Schwellung der Injektionsstelle, Fieber bis hin zu Meningitis und einem Schock durch Mikrozirkulationsstörungen, die zu einer mangelhaften Sauerstoffversorgung führen. Im Jahr 2020 gelang es Wissenschaftlern des Institutes für Biochemie, Biotechnologie und Bioinformatik der Technischen Universität Braunschweig in Zusammenarbeit mit dem Britischen National Institut for Biological Standards and Control (NIBSC) humane Antikörper „im Reagenzglas“ zu entwickeln. Finanziert wurde das Projekt vom PETA International Science Consortium, das die Entwicklung, Validierung und Implementierung von tierfreien Testsystemen fördert. Zum Zeitpunkt der Veröffentlichung des Buches konnten leider noch keine Partner für die klinische Entwicklung gefunden werden.

Steckbrief/e:

Steckbrief Nr.	**23**
Name	*Corynebacterium diphtheriae*
Einordnung	Familie: *Corynebacteriaceae* Gattung: *Corynebacterium* Art: *C. diphtheriae*
Morphologie/Eigenschaften	grampositives Stäbchen, unbeweglich
Vorkommen	weltweit (nur beim Menschen), nicht-toxinbildende Stämme als Normalflora
Übertragung	Tröpfcheninfektion, Schmierinfektion
Inkubationszeit	3–5 Tage
Erkrankung	Diphtherie (nur die toxinbildenden Stämme)
Symptome	Krankheitsgefühl, Schwäche, Fieber, Halsschmerzen, Schluckbeschwerden, bräunlich-schmutzige Pseudomembranen auf Mandeln, Gaumen und Rachen, Blutungen beim Versuch die Membranen zu lösen, süßlich-fauliger Mundgeruch, Cäsarenhals (ödematös geschwollene Hals- und Unterkieferpartie), Atemnot, Lähmungen des Zwerchfells, Tod durch Herzversagen oder Ersticken
Diagnostik	Kulturelle Anzucht, Toxinnachweis, PCR
Prophylaxe	Impfung
Therapie	Antibiotika (Penicillin) und Antitoxin

16

Zwischenspiel: Die Belagerung von Paris

Im Buch überspringt Verne kurzerhand die Streckenabschnitte von Dover mit der Fähre nach Calais und quer mit dem Zug durch Frankreich bis Italien. Erst in Suez (Ägypten) treffen wir unsere Helden wieder. Laut Aussage von Passepartout haben sie Paris nur von 07:20 Uhr bis 08:40 Uhr zwischen den Bahnhöfen Gare du Nord und Gare de Lyon gesehen. Bei strömendem Regen. Keine Zeit für Sightseeing. Der Kopfbahnhof Gare du Nord und die Prachtstraßen waren Teil der größten Stadterneuerung von Paris, die Kaiser Napoleon III (1808–1873), Enkel von Napoleon Bonaparte, ab dem Jahr 1853 in Auftrag gab. Mit der Zustimmung von Napoleon III wird dem mittelalterlichen, verwinkelten, dreckigen und verseuchten Stadtzentrum ein kurzer Prozess gemacht. Obwohl viele der Elendsviertel schon aufgegeben waren, verlieren über 300.000 Menschen ihre Wohnungen. Breite Avenuen mit einheitlichen Fassaden entstehen. Unter der Straße werden Trinkwasserleitungen und Abwasserkanäle verlegt. Einige der modernen Wohnblöcke bekommen sogar einen eigenen Gasanschluss. Die Straßen werden nachts von Gaslaternen beleuchtet und an den Knotenpunkten der Straßen entstehen elegante Plätze mit Trinkbrunnen, Kioske und öffentlichen Urinalen.

Napoleon III lässt zwar auch ein paar Sozialwohnungen errichten, der Großteil der armen Bevölkerung muss aber das Stadtzentrum verlassen und sich in den Vororten eine neue Bleibe suchen. Paris wird das wirtschaftliche Zentrum Frankreichs. Aufgrund einer langen Vorgeschichte, die nicht Thema des Buches sein soll, knistert es vor politischen Spannungen. Otto von Bismarck (1815–1898), seit 1862 Ministerpräsident des Königs von Preußen, gelingt es Napoleon III eine politische Falle zu stellen. Dieser tappt hinein und erklärt Preußen am 19.07.1870 den Krieg. Napoleon III bekommt es nicht nur mit einem der, im Verhältnis zum Land, größten Heere des 19. Jahrhunderts zu tun. Dank Bismarck ist dieses auch gut ausgerüstet. Im Winter 1870/1871 wird Paris belagert. Im Inneren herrscht der Hunger. Pferde, Maultiere, Esel, Hunde, Katzen und Ratten standen auf der Speisekarte. Zu Weihnachten werden dann auch noch die Zootiere geschlachtet. Sogar die Publikumsmagnete, die beiden Elefanten Castor und Pollux. Doch auch diese Vorräte werden knapp. Neben Krieg, Hunger und dem allgegenwärtigen Tod, lässt Pestilenz nicht lange auf sich warten. Eine Pockenepidemie sucht Paris heim.

17

Das humanen Pockenvirus

Verbreitet hat sich die Epidemie durch Reservisten in ganz Frankreich. Denn während die Reihen der Deutschen dank einer Pflichtimpfung gut gegen diesen unsichtbaren Feind gerüstet sind, besteht auf französischer Seite kaum Immunität. Die Pocken waren so allgegenwärtig, dass sie als „Kinderkrankheit“ galten, die jeder einmal durchmachen musste.

Und der Umstand, dass jemand keine Pockennarben aufwies, war so ungewöhnlich, dass er auf Fahndungsplakaten als wichtiger Hinweis diente. Wer die Krankheit überlebte, blieb für den Rest seines Lebens durch entstellende Pockennarben gezeichnet. Adlige waren genauso betroffen, wie die ärmsten Bauern. Wer nur Narben zurück behielt hatte noch Glück. Im schlimmsten Fall drohten Lähmungen und Blindheit.

Wer die Krankheit allerdings durchgemacht hatte, blieb bei darauffolgenden Ausbrüchen verschont. Dieser Umstand wurde früh erkannt. So wurden beispielsweise in Indien, China und im osmanischen Reich Variolationen bzw. Inokulationen durchgeführt. Unter kontrollierten Bedingungen wurde Pockeneiter von einem nur leicht erkrankten Patienten auf eine andere Person übertragen. Wenn alles gut ging, entwickelte der Empfänger eine leichte Erkrankung und war für den Rest seines Lebens vor den Pocken und deren Folgen geschützt. Wurde die Inokulation allerdings durch ungeübte Scharlatane durchgeführt, bestand eine höhere Gefahr für die Impflinge eine schwere Erkrankung zu entwickeln oder sogar an der Impfung zu versterben. Für die Umgebung des Impflings bestand ebenfalls ein nicht zu unterschätzendes Risiko. Schließlich war er an den echten Pocken erkrankt und somit für andere Menschen hoch infektiös. Daher müssen inokulierte Personen während der Dauer ihrer Erkrankung isoliert werden. Eine Maßnahme, der nicht immer Folge geleistet wurde. So konnte unter den nicht immunisierten Dorfbewohnern rasch eine kleine Epidemie entstehen.

Abhilfe kommt in Gestalt eines unbedeutenden englischen Landarztes. Edward Jenner (1749–1823) beobachtete, dass Personen, die an den Kuhpocken erkrankten, von den echten Pocken verschont blieben. Ein Umstand, der im „gemeinen" Volk schon lange bekannt war. Im Gegensatz zu einigen anderen Impfpionieren, arbeitete Jenner diese Erkenntnis unter wissenschaftlichen Bedingungen weiter aus. Nach jahrelangen Beobachtungen testet er seine Vermutung. Am 15.05.1796 infiziert er den achtjährigen Sohn seines Gärtners, James Phipps, mit Eiter. Diesen hat er von der Melkerin Sara Nelms aus einer Kuhpockenpustel entnommen. Sechs Wochen später infiziert Jenner James mit den echten Pocken. Der Junge überlebt das Experiment. Da die Kuhpocken eine seltene Erkrankung darstellen, kann Jenner seine Versuche erstmal nicht fortsetzten.

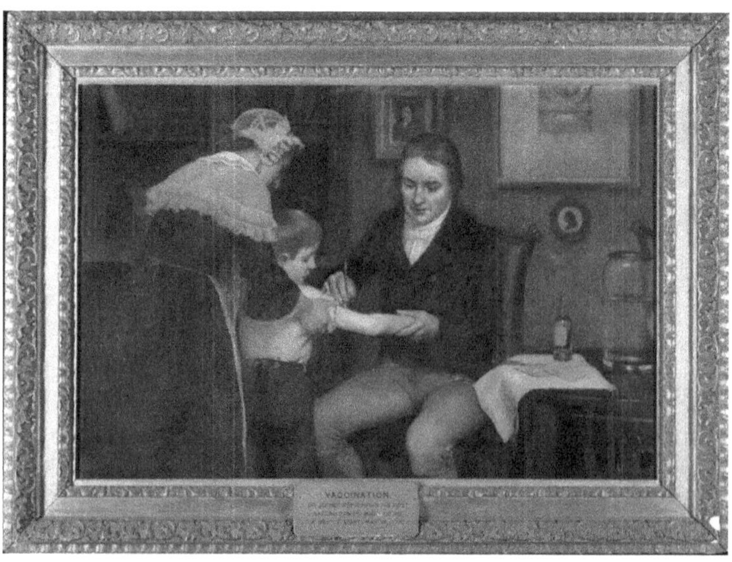

Abb. 57 Edward Jenner (1749–1823) impft im Mai 1796 den jungen James Phipps gegen Pocken. Gemälde von E. Board, 1910. (Wellcome Collection / Wikimedia commons / Public Domai).

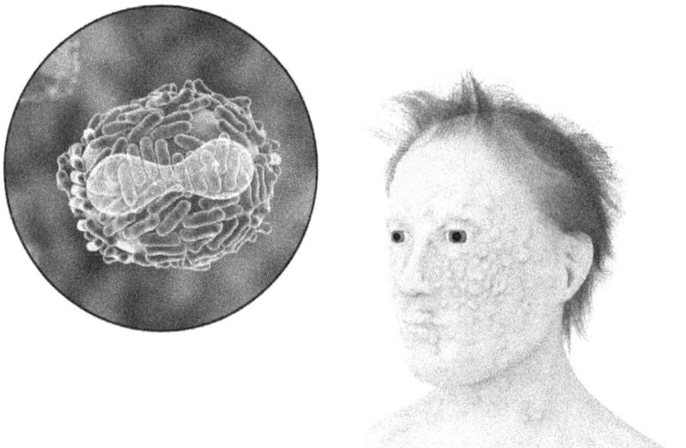

Abb. 58 3D-Illustration eines Mannes mit einer Pockeninfektion. Die Hautläsionen entwickeln sich von Flecken zu eitergefüllten Bläschen. Diese brechen unter Absonderung eines übelriechenden, breiig-klebrigen Eiters auf und verheilen unter Narbenbildung. Im Kreis: 3D-Illustration des Pockenvirus. Das große DNA-Virus wird von einem komplex aufgebauten Kapsid und einer Hülle umgeben. (Dr_Microbe/ Adobe Stock Photos).

Im Jahr 1798 impft er einen 5 ½ Jahre alten Jungen mit der Pockenlymphe. Diesmal entwickelt er sein Experiment aber weiter. Durch die erwähnte Seltenheit der Kuhpocken wäre eine konsequente und dauerhafte Möglichkeit der Impfung vieler Menschen aber nicht möglich. Jenner führt mehrere Passagen der Impfung durch, indem er die Pockenlymphe aus der Pustel des geimpften Jungen auf ein weiteres Kind überträgt. Von diesem überträgt er die Lymphe auf ein darauffolgendes Kind. Auch dieser Versuch ist erfolgreich. Seine Ergebnisse schickt er an die Royal Society, die die Veröffentlichung allerdings ablehnt. Jenner veröffentlicht sein Manuskript im Jahr 1798 kurzerhand selbst.

Napoleon Bonaparte ist der erste Staatsmann, der den seuchenprophylaktischen Nutzen der Vakzination erkennt. Im Jahr 1800 gründet er ein Medizinisches Impfkomitee und führt eine Pflichtimpfung für alle Soldaten, später auch für die Zivilbevölkerung, ein. Die Pocken bereiteten ihm bei seinen Feldzügen daraufhin kein Kopfzerbrechen mehr. Nach seiner Kapitulation und Verbannung wurde die Vakzination von seinen Nachfolgern auf sträflichste vernachlässigt.

Dazu kam, dass über Jenners Errungenschaft dunkle Wolken aufzogen. Um genügend Kuhpockenlymphe für die Impfungen vorrätig zu haben benötigte man sogenannte Stammimpflinge. Eine Übertragung der Lymphe wurde von Arm zu Arm durchgeführt, auch ohne die Impfinstrumente zu reinigen. So konnten andere Krankheiten, wie zum Beispiel die Lues, übertragen werden. Ein Kritikpunkt, der den Impfgegnern in die Hände spielte. Auch kam es häufiger vor, dass trotz einer Vakzination die Impflinge an den Pocken erkrankten. Was zu Jenners Zeiten noch nicht bekannt war, ist, dass für einen lebenslangen Schutz eine Zweitimpfung benötigt wird. Vor allem, da sich das Virus nach den ganzen humanen Passagen an den Menschen als neuen Wirt angepasst hatte. Der Impfschutz wurde schwächer. Die Notwendigkeit einer zweiten Impfung wurde Mitte des 19. Jahrhunderts von einigen deutschen Staaten erkannt, die daraufhin eine Revakzination beim Militär einführten.

So hatten Bismarcks Soldaten einen guten Impfschutz, während die Pocken bei den unzureichend geschützten französischen Truppen ungehindert wüteten. Während die deutschen Truppen noch nicht einmal 300 Pockentote zu beklagen hatten, fielen auf der französischen Seite über 20.000 Soldaten dem unsichtbaren Feind zum Opfer. Nach der Kapitulation von Sedan am 02.09.1870 kommt Napoleon III in Gefangenschaft. Der Verlauf zahlreicher Schlachten wurde erheblich von Seuchen beeinflusst. Während und nach dem Krieg werden die Pocken durch Flüchtlinge nach Belgien, Italien, Deutschland und in die Schweiz verschleppt. Hier wüteten sie unter der unzureichend geschützten Zivilbevölkerung.

Fortschritte in der „Impfstoffherstellung" ermöglichen bald die flächendeckende Impfung der Bevölkerung ganzer Länder. Durch eine Übertragung der „humanisierten" Kuhpocken auf Kälber und der weitern Passage wurde die Virulenz des Virus wieder erhöht und eine Übertragung von Lues auf Menschen unterbunden. Auch stand somit genügend Material für großangelegte Impfkampagnen zur Verfügung. Als erstes Land konnte Island sich im Jahr von Foggs Reise, 1872, als pockenfrei bezeichnen. Bis Ende des 19. Jahrhunderts folgten Schweden und Norwegen. Erfolge, die ohne Kenntnisse über die Natur des Erregers erfolgten.

Der Nachweis, dass es sich um ein Virus handelt, gelang dem italienischen Pathologen und Mikrobiologen Adelchi Negri (1876–1812) im Jahr 1905 durch Filtrationsversuche mit Pockenlymphe und Übertragungsversuche des Filtrates. Anfang des 20. Jahrhunderts gelang die Anzucht des Virus in Zellkulturen. Auch an einer Impfstoffherstellung aus Zellkulturen wurde geforscht. Diese erwies sich aber als unzureichend. Mitte des 20. Jahrhunderts waren Europa und Nordamerika weitgehend pockenfrei. Asien, Afrika und Südamerika hatten allerdings immer noch viele Pockentote zu betrauern. Nachdem der erste Versuch der Weltgesundheitsorganisation (WHO) von 1959 zur Auslöschung der Pocken scheitert, erfolgt in den 1960er Jahren ein zweiter. Wie wir alle wissen, gelingt dieser. Am 08.05.1980 gibt die WHO die Ausrottung der humanen Pockenviren bekannt. Bisher konnte dieser Erfolg nur einmal wiederholt werden. Im Jahr 2010 gab der Generaldirektor der Food and Agriculture Organisation die Ausrottung des Rinderpestvirus bekannt.

Nach der Konvention von Versailles am 28.01.1871 verliert Frankreich Elsass-Lothringen und 5 Milliarden France an Preußen. Der Konflikt auf dem Schlachtfeld ist vorbei. Er verlagert sich in die Labore der bakteriologischen Schwergewichte in Berlin und Paris.

Steckbrief/e:

Steckbrief Nr.	**24**
Name	Humanes Pockenvirus (small pox)
Einordnung	Gattung: *Orthopoxvirus* Art: Variolavirus
Morphologie/Eigenschaften	DNA-Genom, komplexes Kapsid und Hülle
Vorkommen	In freier Wildbahn ausgerottet, 2 Laborstämme in Referenzlaboren (Atlanta, Georgia und Kolzowo, Sibirien)
Übertragung	Tröpfcheninfektion, Schmierinfektion
Inkubationszeit	1–2 Wochen
Erkrankung	menschliche Pocken, Blattern
Symptome	schweres Krankheitsgefühl (Fieber, Kopf- und Gliederschmerzen), Schwellung, Entzündung und Rötung der Schleimhäute, Exanthem (Hautausschlag): Entwicklung von Flecken über eitergefüllte Bläschen, die aufbrechen (übelriechender, breiig-klebriger Eiter) und dann meist unter Narbenbildung verkrusten, im Gegensatz zu Windpocken sind alle Effloreszenzen im gleichen Stadium Durch die Pusteln angeschwollene Lippen und Augenlieder, Entwicklung der Bläschen auf Schleimhäuten → Schluck- und Atembeschwerden, Unruhe und Schlaflosigkeit Komplikationen: Erblindung (durch Pustelbildung auf der Hornhaut), Schwerhörigkeit (Pustelbildung des Gehörorgans) bei schweren Verläufen: Blutungen in die Haut (Variola haemorrhagica) → meist tödlich
Diagnostik	PCR
Prophylaxe	Impfung
Therapie	Symptomatisch

18

Bacillus anthracis

Ein heiß umkämpfter Forschungsgegenstand ist der Milzbrand. Hierbei handelt es sich in der Regel um eine Zoonose, also eine Tierkrankheit. Vor allem bei Rindern und Schafen richtete diese Krankheit von der Antike bis in Kochs Zeiten hinein einen verheerenden Schaden in den Herden an. Was für die Menschen vor allem riesige finanzielle Einbußen und, schlimmer noch, Hungersnöte brachte. Die Übertragung erfolgt durch die Ausscheidungen erkrankter Tiere. In diesen können sich dann in aller Ruhe die Sporen des Erregers bilden. Sie erlauben dem Bakterium Jahrzehnte schlechter Umweltbedingungen zu überstehen. Um dann überraschend immer wieder unter den Herden um sich zu greifen. Fast jeder Ort hatte seine verfluchten Weiden. Tiere erkranken meist am Darmmilzbrand, da sie die Sporen über die Nahrung aufnehmen. Vor allem hier kommt es zu einer, durch die Blutansammlung geschwollen und schwarzroten Färbung, verbrannt aussehenden Milz.

Beim Menschen ist die häufigste Form der Hautmilzbrand. Betroffen waren vor allem Berufsgruppen, die mit Fell, Haaren, Wolle oder Leder erkrankter Tiere in Kontakt kamen. Also Hirten, Fleischer, Abdecker, Gerber und Tierärzte. Die Reihe hört hier aber nicht auf. Wollweber und Arbeiter in den Wollmanufakturen, Schuhmacher und Buchbinder erkrankten ebenfalls. Sowie deren Kunden, die die verseuchten Produkte kauften. Es gibt viele Geschichten von vergifteten oder verfluchten Kleidungsstücken, die ihrem Träger Elend und Tod brachten. Die Form des Darmmilzbrandes kommt beim Menschen seltener vor. Nur durch den Verzehr von infizierter Milch oder Fleisch kann er sich auf diesem Weg infizieren. Was in Zeiten von Missernten und Kriegszügen nicht so abwegig war.

Nach dem Krieg 1870/1871 sollte der Milzbrand der Zankapfel zwischen Pasteur und Koch werden. Wie so oft in der Geschichte waren sie aber nicht die ersten, die sich mit der Ätiologie der Krankheit beschäftigten. Der Erste, der den Milzbranderreger unter dem Mikroskop sah, war der französische Veterinärmediziner Onésime Delafond (1805–1861) im Jahr 1838. Seine Versuche zur kulturellen Anzucht gelangen im Jahr 1856 in Glasnäpfchen, die er mit einer organischen Flüssigkeit füllte. Er zog die Bakterien allerdings nie als Ursache der Erkrankung in Betracht. Auf deutscher, wie auch auf französischer Seite folgten Berichte über den mikroskopischen Nachweis und weiterer erfolgreicher Übertragungsversuche. Die Meinungen, ob das gefundene Bakterium die Ursache oder eine Folge der Krankheit ist, gingen auseinander.

Wichtige Erkenntnisse kamen vom französischen Arzt Casimir-Joseph Davaine (1812–1882), der schon bei den ersten Übertragungsversuchen dabei war. Er war maßgeblich von Pasteurs Arbeiten zur Gärung (1855–1863) und der Erkrankungen der Seidenraupen (1865–1870) beeinflusst. Davaine wies nach, dass wirklich die Körperchen im Blut für die Erkrankung verantwortlich waren. Dafür filtrierte er das Blut und nutzte nur das Filtrat zur Injektion. Nach der Gabe des bakterienfreien Filtrates brach die Krankheit nicht aus. Er nannte diese stäbchenförmigen Bakterien „*bactéridies charbonneuses*“. Obwohl

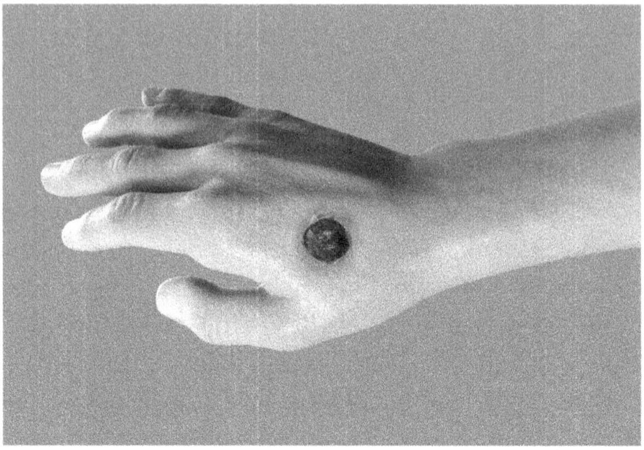

Abb. 59 Die häufigste Form beim Menschen ist der Hautmilzbrand. Eine schmerzlose Entzündung in Form einer Papel entwickelt sich über eine mit Flüssigkeit gefüllte Blase zu dem mit schwarzem Schorf bedeckten, schmerzlosen Geschwür, dem Milzbrandkarbunkel. Die Entzündung kann sich über Lymphbahnen ausbreiten und zur Sepsis führen. (Dr_Microbe/ Adobe Stock Photos).

seine Untersuchungen von anderen Forschern bestätigt werden, war die Öffentlichkeit nicht bereit anzuerkennen, dass diese mikroskopisch winzigen Tierchen für den Tod eines Schafes oder einer Kuh verantwortlich sein sollten. Außerdem erklärten die Experimente nicht das regelmäßige Auftreten des Milzbrandes auf den sogenannten verfluchten Feldern.

Das Bakterium müsste Regen, Hitze und die Winterkälte überstehen, damit es die Tiere im nächsten Jahr wieder infizieren könne. Und selbst laut Davaines Ergebnissen waren die Bakterien sehr leicht durch Austrocknung zu vernichten. Das Rätsel um die Widerstandskraft des Erregers löst Robert Koch. Ab 1873 beginnt er sich für den Milzbrand zu interessieren. Ein Jahr später beobachtet er die Sporenbildung bei diesen Bakterien. Die Sporenbildung als Vorgang selbst hatte schon Pasteur bei seinen Arbeiten zur Buttersäuregärung und den Erkrankungen der Seidenraupen beobachtet. Schließlich gelingt Koch die kulturelle Anzucht der Erreger außerhalb des Tieres. Als Nährmedium verwendet er

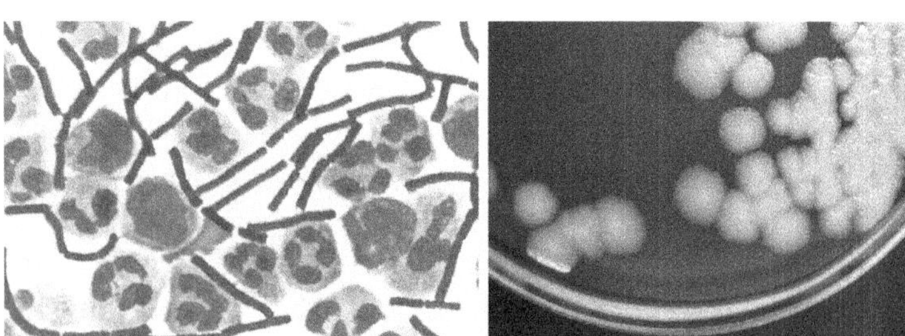

Abb. 60 Links: *Bacillus anthracis* in der Gramfärbung aus Liquor (Gehirn-Rückenmark-Flüssigkeit). Das Bakterium liegt in Ketten von grampositiven, dicken Stäbchen zwischen den Immunzellen. Den segmentkernigen neutrophilen Granulozyten (rosa Zytoplasma und segmentierte, lila Kerne) und den Monozyten (hellblaues Zytoplasma mit einem großen lila Kern) (Centers for Disease Control and Prevention / Wikimedia commons / Public Domain). Rechts: Kolonien von *B. anthracis* auf Schafbluttagar. (Centers for Disease Control and Prevention / Wikimedia commons / Public Domain).

Glaskörperflüssigkeit aus den Augen von Kaninchen. Das größere Problem stellt die Temperatur dar. Zur Anzucht werden konstante 30–35 °C benötigt. Die Lösung findet sich in Küche und Garten seiner Frau Emmy. Koch baut sich eine Apparatur, die mithilfe einer Kerosinlampe erwärmt wird. Dadurch ist er jetzt in der Lage die drei Postulate seines Lehrers Henle zu beweisen.

Auch kann er, dank der Beobachtung der Sporenbildung bei dem Bakterium, das periodische Auftreten des Milzbrandes auf den verfluchten Feldern erklären. Er beweist die Aufnahme der Milzbrandbakterien und der Sporen über die Nahrung. Koch nennt das Bakterium *Bacillus anthracis*, zweifelt aber ob er bei seinen Versuchen alles richtig gemacht hat. Schließlich ist er nur ein kleiner Landarzt in der Stadt Wollstein in der Provinz Posen. Noch dazu gerade mal 32 Jahre alt. Seine Versuche stellt er dem damals bekanntesten Botaniker seiner Zeit vor. Ferdinand Cohn (1828–1898), der im Jahr 1872 sein Werk „Über Bakterien, die kleinsten lebenden Wesen" herausbrachte. Da viele damals die Bakterien für mikroskopische Pflanzen hielten, war es nur logisch, dass auch die Botaniker mitforschten. Cohn ist von Kochs Arbeiten so begeistert, dass er die Bilder für die Bildtafeln der 1876 erschienen Publikation selbst zeichnet.

Pasteur zweifelt Kochs Ergebnisse an. Schließlich haben sie beide nicht ausgeschlossen, dass nicht ein anderer „Stoff" für den Milzbrand verantwortlich ist. 1877 nimmt Pasteur die Arbeiten zum Milzbrand auf. Zur Anzucht verwendet er Urin, der sich als besseres Nährmedium erweist. Er schließt aus, dass andere Stoffe für die Erkrankung verantwortlich sind und muss wohl oder übel zugeben, dass Koch diesbezüglich recht hatte. Aber die Quelle der Ansteckung, also wie die Sporen auf die verfluchten Felder gelangen, ist noch nicht geklärt. Dieses Rätsel will er lösen. Er und seine beiden Kollegen Chamberland und Roux begeben sich 1878 in den Feldversuch. Pasteur fällt auf, dass auf den betroffenen Weiden und Feldern an Milzbrand verendete Tiere vergraben wurden. Durch die fleißige Arbeit der Regenwürmer werden die Sporen wieder an die Oberfläche transportiert. Er gibt daher folgende Hygieneregel aus: niemals Tiere auf Feldern begraben, die für die Ernte oder als Weide genutzt werden. Auch fällt ihm auf, dass einige Schafe, die auf den verfluchten Feldern geweidet hatten, nicht an Milzbrand erkranken, wenn man sie mit dem Blut infizierter Tiere impft. Dies führte ihn im Jahr 1881 zur Milzbrandimpfung.

Der Milzbrand war die erste Erkrankung, bei der mithilfe der Henle-Koch-Postulate eindeutig bewiesen wurde, dass ein Bakterium der Erreger ist. Dies ebnete den Weg für die weitere Erforschung von Mikroorganismen als Auslöser für Infektionskrankheiten. Heute ist der Milzbrand in den Industrienationen dank der Arbeiten von Koch, Pasteur und ihren Kollegen selten. Ihnen ist es gelungen in unruhigen Zeiten großartige Arbeit zu leisten. Denn mit der Ausrufung der Dritten Französischen Republik (1870–1940) herrscht lange noch kein Frieden in der Stadt der Liebe.

Steckbrief/e:

Steckbrief Nr.	**25**
Name	*Bacillus anthracis*
Einordnung	Familie: *Bacillaceae* Gattung: *Bacillus* Art: *B. anthracis*
Morphologie/Eigenschaften	grampositives Stäbchen, unbeweglich, sporenbildend
Vorkommen	weltweit, Zoonose, in Industrienationen selten
Übertragung	Unterschiedlich → eigene Tabelle
Inkubationszeit	
Erkrankung	
Diagnostik	Anzucht, Identifikation, Resistenztestung im S4-Labor
Prophylaxe	Impfung gefährdeter Personengruppen, Expositionsprophylaxe
Therapie	rechtzeitige Antibiotikagabe

–	**Hautmilzbrand**	**Lungenmilzbrand**	**Darmmilzbrand**	**Injektionsmilzbrand**
Übertragung	Direkter Hautkontakt mit sporenhaltigem Fell, Leder, Haare, Wolle	Inhalation der Sporen	Verzehr von sporenhaltiger Milch od. Fleisch	Injektion mit z. B. sporenhaltigen Drogen (intravenös)
Inkubations-zeit	Stunden bis 6 Tage	4–6 Tage (längere Zeiten bis über 50 Tage wurden beobachtet)	1–3 Tage	1–3 Tage
Symptome	Schmerzlose Entzündung in Form einer Papel, entwickelt sich über mit flüssigkeitsgefüllte Blasen, zu dem mit schwarzen Schorf bedeckten, schmerzlosen Geschwür (=Milzbrandkarbunkel), Entzündung kann sich über Lymphbahnen ausbreiten und zur Sepsis führen	Unspezifische Allgemeinsymptome (Fieber, Unwohlsein etc.) gefolgt vom schweren Krankheitsbild, hohes Fieber, Sepsis, Lungen- und Herzkreislaufversagen	Unspezifische Symptome (Übelkeit, Erbrechen, abdominelle Schmerzen etc.), blutige Durchfälle	Ausgedehnte Haut- und Weichteilinfektion an Injektionsstelle, ausgedehntes Erythem, Ödembildung, nekrotisierende Fasziitis, ZNS-Beteiligung
Komplikation	Milzbrandmeningitis: u. a. Kopf- und Muskelschmerzen, hohes Fieber, Verwirrtheit			

19

Das Tollwutvirus

Im März 1871 verbünden sich in Paris die Arbeiterschaft und die Nationalgarde. Die Linksradikale Pariser Kommune (La Commune de Paris) wird gegründet, um die Stadtverwaltung nach sozialistischer Vorstellung zu gestalten. Die kurzzeitige Machtübernahme endet am 21.05.1871 als die Truppen der „rechtmäßigen" französischen Regierung in Paris einmarschieren und den Aufstand niederschlagen. Tausende Tote sind zu betrauern und zahlreiche abgebrannte Gebäude sind die Folge. In den meisten dramaturgisch aufgearbeiteten Filmversionen haben Fogg und Passepartout einen etwas längeren Aufenthalt in Jeans Heimatstadt. Zum Beispiel in der Verfilmung von 1989. Hier geraten Fogg und Passepartout schon auf der Zugfahrt von Calais nach Paris in einen Hinterhalt der Kommunarden. Diese beschlagnahmen den Zug und setzten die Fahrgäste mitten in der Pampa aus. Stoisch macht Fogg sich, gefolgt von Passepartout, zu Fuß auf den Weg nach Paris. Nur um festzustellen, dass alle Bahnhöfe geschlossen sind. Bei einer Schießerei wird Passepartout verletzt und mit der Leichenkutsche ins Hospital gebracht. Hier treffen sie auf Louis Pasteur. Nichtsahnend, dass diesem seine größten Erfolge noch bevorstehen.

Als Neunjähriger erlebt Pasteur die Panik, die ein tollwütiger Wolf auslösen kann. In der Umgebung seiner damaligen Heimatstadt Arbois im Départment Jura, verletzte ein tollwütiger Wolf neun Einwohner. Einem Opfer wird in der Schmiede, die sich in der Nähe der Gerberei seines Vaters befindet, die Wunde mit einem glühenden Eisen ausgebrannt. Im Gegensatz zu den anderen Verletzten überlebt dieser. Auch wenn die Tollwut nicht so viele Opfer forderte wie andere Infektionskrankheiten, verbreitet sie seit der Antike aufgrund der Symptome Angst und Schrecken in Europa. Sie befeuerte die Legendenbildung um den großen bösen (Wer-)Wolf.

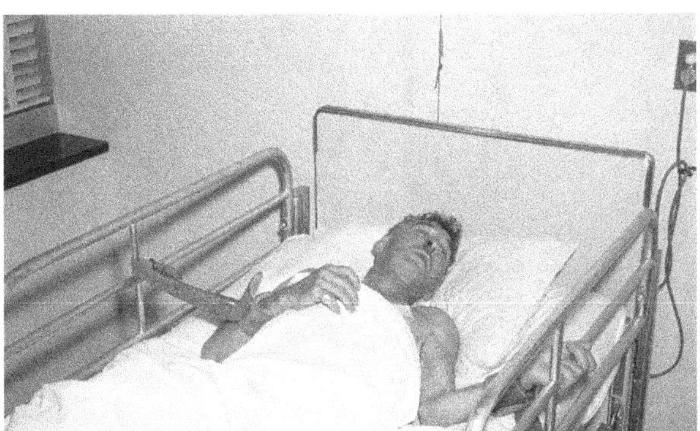

Abb. 61 Tollwutpatient: Das Virus befällt das zentrale Nervensystem. Es können unter anderem Lähmungen, Angstzustände, Verwirrtheit, Schlaflosigkeit und Halluzinationen auftreten. Infolge der Lähmung der hinteren Hirnnerven kommt es zu einer Rachenlähmung. Krämpfe und Schluckbeschwerden sind die Folge. Dadurch kann der Speichel nicht mehr abgeschluckt werden und sammelt sich als Schaum vor dem Mund. Dieser ist voller infektiöser Viren. (Centers for Disease Control and Prevention / Wikimedia commons / Public Domain).

Das Virus befindet sich im Speichel seiner Wirtstiere und wird durch Bissverletzungen übertragen. Es wandert über die Nerven in Rückenmark und Gehirn. Hunde werden zunächst unruhig, reagieren auf akustische und visuelle Reize, werden aggressiv und verbeißen sich auch in Gegenstände. Bei Sektionen von Hundekadavern wurde festgestellt, dass die Tiere alles, was ihnen in den Weg kommt, verschlingen. Es wurden sogar Nägel, Steine und Lumpen in den Mägen gefunden (Allotriophagie). Der Tod tritt nach schrecklichen Krampfanfällen durch eine Lähmung der Lungenfunktion ein. Wie beim Menschen tritt starker Speichelfluss (Salivation) und eine Lähmung der Unterkiefer auf. Dies führt zu Schluckschwierigkeiten und der Speichel, der voll mit Viren ist, sammelt sich als Schaum vor dem Maul. Anders als beim Menschen tritt keine Hydrophobie (Angst vor Wasser) auf. Infizierte Tiere können große Strecken zurücklegen und Flüsse ohne Probleme durchschwimmen, was Vorteilhaft für die Verbreitung des Virus ist. Beim Menschen kann allein schon der Anblick von Wasser zu heftigen Krampfanfällen führen. Die fehlende Hydrophobie bei Hund und Wolf und eine monatelange andauernde Inkubationszeit beim Menschen, war der Grund, warum lange Zeit verborgen blieb, dass die „Hundswut" und die „Wasserangst" ein und dieselbe Krankheit sind.

Seit Anfang des 19. Jahrhunderts wurden erfolgreich Übertragungsversuche unternommen. An diesen knüpft gegen Ende desselben Jahrhunderts Pasteur mit seinem Team an. Es besteht aus Roux, Chamberland und Thuillier. Pasteur vermutet, dass der Tollwuterreger ein winziger und anspruchsvoller Keim sein muss, da er diesen weder mikroskopisch noch kulturell durch Anzucht nachweisen kann. Er nutzt die, schon bei Celsus für Gift, verwendete Bezeichnung „Virus" für den Erreger. Die subkutane Injektion von Speichel tollwütiger Hunde auf gesunde Tiere gelingt nur unregelmäßig. Auch die Inkubationszeiten variieren stark. Pasteurs Team geht dazu über Kaninchen intrazerebral mit einer Suspension aus Gehirnsubstanz tollwütiger Hunde zu infizieren. Die Inkubationszeiten sind bei dieser Variante stabil. Es kann mit dem Virus weiter an einem Impfstoff geforscht werden. Pasteur stellt fest, dass sein Virus über mehrere Tierpassagen im Kaninchen eine gesteigerte Virulenz gegen diese aufweist.

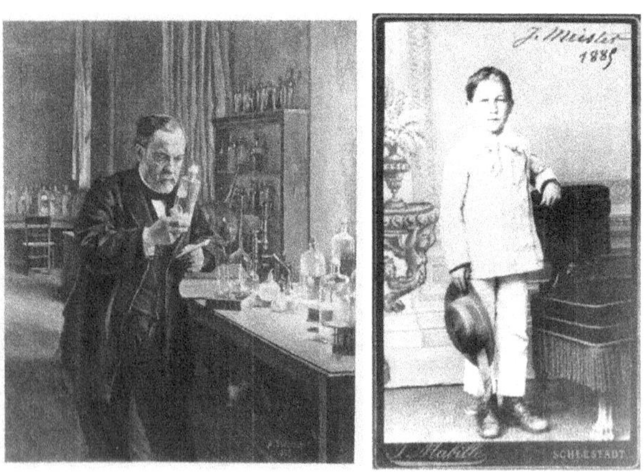

Abb. 62 Links: Louis Pasteur (1822–1895) in seinem Labor 1885. Er entwickelte mit seinem Team unter anderem eine Impfung gegen Tollwut. (Archivist/Adobe Stock Photos). Rechts: Im Juli 1885 wurde Joseph Meister mehrmals von einem tollwütigen Hund gebissen. Da die Ärzte sicher sind, dass der Junge ebenfalls an Tollwut erkranken und sterben wird, stimmen sie der Tollwutbehandlung von Pasteur zu. Er impft den Jungen mit einem abgeschwächten Laborstamm. Die daraufhin gebildeten Antikörper sind in der Lage die virulenten Viren aus dem Hund zu neutralisieren. Joseph überlebt. (Princeton University Press / Wikimedia Commons / Public domain)..

Gegenüber anderen Tierarten, wie Hunden, hat die Virulenz aber abgenommen. Bei einer Infektion der Tiere erkranken diese leicht oder überhaupt nicht. Er führt Impfversuche mit dem getrockneten Kaninchenrückenmark an Hunden durch. Wegen Beschwerden seitens der Nachbarn wegen Tierquälerei und Sadismus, muss der Hundefreund Pasteur mit seinem Labor in das Château de l'Étang (im Wald von St. Cloud) umziehen. Hier widmet Pasteur sich aktiven Immunisierungsversuchen nach Bissverletzungen bei Hunden. Sein Ziel ist die Anwendung am Menschen. Da die Inkubationszeit der Tollwut beim Menschen im Durchschnitt zwei Monate dauert, möchte er mit dem abgeschwächten, schnellen, „Kaninchenvirus" den Körper zur Produktion von Antikörpern anregen, bevor das langsamere „Hundevirus" das Gehirn erreicht.

Seine Versuche an Hunden zeigen Erfolg, doch für eine Therapie beim Menschen findet er das „Kaninchenvirus" noch zu gefährlich. Um es weiter abzuschwächen, probieren Pasteur und seine Kollegen verschiedenste Trocknungsverfahren und unterschiedlich lange Trocknungszeiten.

Seit fünf Jahren arbeiten sie an der Impfstoffherstellung und Pasteur ist schon bereit bei sich Selbstversuche durchzuführen, so sicher ist er sich, als der Zufall ihnen einen Patienten in die Hände spielt. Am 06.07.1885 stellt sich eine besorgte Mutter aus dem Elsass mit ihrem neunjährigen Sohn, Joseph Meister, vor. Der Bäckerssohn wurde vor 48 Stunden an 14 Stellen von einem tollwütigen Hund gebissen. Da Pasteur kein Mediziner ist berät er sich mit zwei befreundeten Ärzten. Diese empfehlen die Tollwutbehandlung, da es für den Jungen keine anderweitige Hoffnung gibt. Joseph überlebt. Da diese erste Behandlung heimlich durchgeführt wurde, wurden keine großen Veröffentlichungen gemacht.

Der zweite Patient ist im Oktober 1885 der 15-jährige Hirte Jean-Baptiste Jupille. Er wehrt einen tollwütigen Wolf ab, um die Flucht von fünf weiteren Hirtenkindern zu ermöglichen. Jupille überlebte die Behandlung ebenfalls. Er erhielt ein Preisgeld und eine Skulptur für seinen Mut. Joseph und Jean-Baptiste arbeiteten später im eigens zur Tollwutbehandlung gegründeten und 1888 eröffneten Institut Pasteur als Hausmeister bzw. Wächter. Aus aller Welt strömen, von tollwütigen Hunden und Wölfen gebissene, Patienten nach Paris. Die Tollwutimpfung ist Pasteurs größter und letzter Erfolg. Die Isolierung des Virus im Jahr 1903 durch Paul Remlinger (1871–1964) und Kollegen durch Filtrationsversuche erlebte er nicht mehr. Bis zur bildlichen Darstellung mit dem Elektronenmikroskop dauerte es dann nochmal 60 Jahre. Hier zeigt sich das Virus als geschossförmiges Gebilde.

Dank der bahnbrechenden Entdeckungen, nicht nur im Bereich der Medizin, vertrauten viele Menschen immer mehr auf die Erfolge von Wissenschaft und Industrialisierung. Die „Belle Époque" brach an.

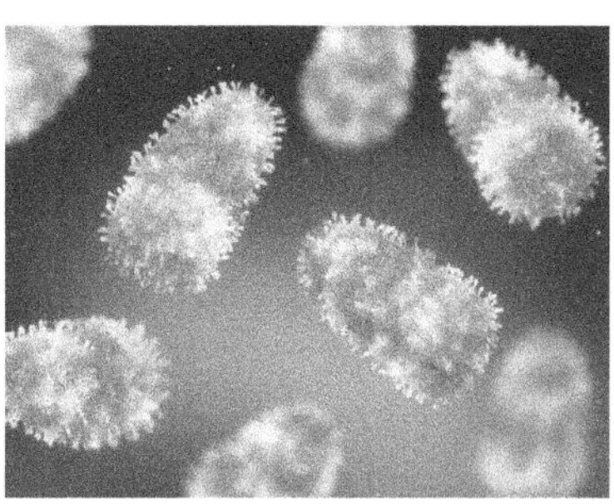

Abb. 63 3D-Illustration vom Tollwutvirus. Typisch ist die geschossförmige Gestalt (nobeastsofierce/Adobe Stock Photos).

Steckbrief/e:

Steckbrief Nr.	**26**
Name	Tollwutvirus
Einordnung	Familie: *Rhabdoviridae* Gattung: *Lyssavirus* Art: *Rabies lyssavirus*
Morphologie/ Eigenschaften	RNA-Genom, helikales Kapsid, patronenkugelförmige Hülle mit Spikes
Vorkommen	Ost-Europa, Afrika, Nord- und Südamerika, Großteile von Asien (u. a. Russland, China, Indien); West- und Nordeuropa, Japan und Australien nur Fledermaustollwut, Neuseeland ist Tollwutfrei allgemein sind alle Säugetiere für das Virus empfänglich
Übertragung	Bissverletzungen (infektiöser Speichel muss in die Wunde gelangen)
Inkubationszeit	sehr variabel (5 Tage bis mehrere Jahre, in der Regel 2–3 Monate)
Erkrankung	Tollwut
Symptome	1. Prodromalstadium: Brennen und Jucken im Bereich der Bisswunde, Allgemeinsymptome (Kopf- und Muskelschmerzen, Appetitlosigkeit, ggf. Fieber) 2. Akute neurologische Phase: a) Enzephalitische Form (zerebrale Funktionsausfälle): ausgeprägte Hydrophobie (auch Angst vorm Trinken), Unruhe, Muskelkrämpfe (u. a. der Schlundmuskeln → Schluckstörungen → Ausfließen von Speichel), vermehrte Speichelbildung, Spasmen, Angst vor Zugluft, erhöhte Reiz- und Erregbarkeit, Angstzustände b) Paralytische Form (Nervenveränderungen am Rückenmark und der peripheren Nerven): Parästhesie (Sensibilitätsstörungen, z. B. Kribbeln), Muskelschwächen, Lähmungen (Schluckschwierigkeiten, Lähmung der Atemmuskulatur) Koma und Tod: meist durch Lähmung der Atem- oder Herzmuskulatur
Diagnostik	PCR
Prophylaxe	Impfung (auch von Hunden und Katzen), Kontakt mit verdächtigen Tieren vermeiden
Therapie	Wundversorgung, postexpositionelle Immunprophylaxe

20

Zwischenspiel: Kultureller Aufschwung von Paris

Nach der Belagerung und dem überwundenen Aufstand der Kommunarden blickt Paris nach vorne. In der Stadt werden nach diesen schweren Zeiten gleich drei Weltausstellungen abgehalten (1878, 1889, 1900). Schon in der Weltausstellung von 1867, ebenfalls in Paris, werden ein Modell des Suez-Kanals und des Eingangs zum Mont-Cenis-Tunnel auf der italienischen Seite gezeigt. Der über 13 km lange Tunnel durch die Alpen wird nach 14 Jahren Bauzeit im Jahr 1871 fertiggestellt. Beides Meilensteine im Transportwesen, ohne die Fogg seinen Zeitplan nicht hätte einhalten können. Der Eiffelturm, ein Denkmal, das Passepartout sicher sehr gefallen hätte, wird extra für die Weltausstellung 1889 errichtet. Um mit den Besuchermassen fertigzuwerden, bekommt Paris im Jahr 1900 seine erste U-Bahn. Auch für einen Besuch der prächtigen Pariser Oper, 1860 noch von Napoleon III in Auftrag gegeben, ist Passepartout drei Jahre zu früh. Ob Fogg diese besucht hätte, ist allerdings fraglich. Es ist aus dem Buch nicht erkennbar, dass er etwas für die schönen Künste übrighätte. Das Sightseeing übernimmt jedenfalls Passepartout bei jeder sich bietenden Möglichkeit.

Im Paris des ausgehenden 19. Jahrhunderts leben mehr Künstler als in jeder anderen Stadt. Es ist die Zeit der Impressionisten, die mit neuen Techniken flüchtige Momentaufnahmen schaffen. In Paris treffen sich unter anderem Claude Monet (1840–1926), Edgar Degas (1834–1917) und Édouard Manet (1832–1883). Letzterer als Maler skandalöser Bilder bekannt. Anstößig nicht aufgrund der dargestellten Szenen, sondern wegen der porträtierten Personen. Hinter der schönen äußeren Fassade werden nämlich alle Arten der „Sünden" ausgelebt. Im Jahr 1860 wird Montmartre von Paris einverleibt. Hier buhlen Theater, Zirkusse und Konzertkaffees um die Aufmerksamkeit der Besucher. In den Kaffees treffen Großbürger, Künstler und Intellektuelle, Arbeiter und Soldaten auf Prostituierte und deren Zuhälter. Sexuelle Vorlieben werden offen zur Schau gestellt und fast jeder Wirt vermietet Hinterzimmer, in denen auch die von Manet porträtierten Kellnerinnen einem Nebenerwerb nachgehen. Selbst Degas anmutige Balletttänzerinnen genießen im Allgemeinen keinen guten Ruf. Die meisten stammen aus den ärmlichsten Verhältnissen und gehen gerne auf die Avancen der Abonnenten von Opernkarten ein, in der Hoffnung auf eine bessere Karrierechance oder wenigstens einen reichen Gönner zu finden. Der Architekt des Gebäudes, Charles Garnier (1852–1898), plante für diesen Zweck extra Räumlichkeiten für kleine Stelldicheins. Diese neue Freizügigkeit gefiel auch vielen Krankheitserregern, die auf eine sexuelle Übertragung spezialisiert sind.

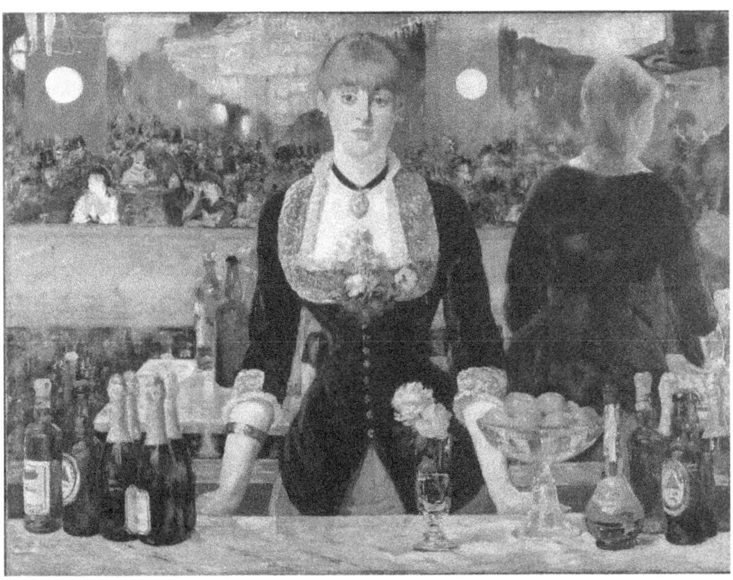

Abb. 64 Die Bar in den Folies Bergére. In den Jahren 1881/1882 von Édouard Manet (1832–1883) geschaffen. Öl auf Leinwand. Viele der Frauen mussten ihren Lebensunterhalt zusätzlich mit Prostitution verdienen (Courtauld Institute of Art / Wikimedia commons / Public Domain).

21

Haemophilus ducrey

Dazu gehört *Haemophilus ducrey*, der Erreger des sogenannten weichen Schankers, auch Ulcus molle genannt. Dieses schmerzhafte Geschwür war schon bei den alten Römern bekannt und spätestens seit den Kreuzzügen Lehrgegenstand der abendländischen Medizinschulen. Der mikroskopische Nachweis im Sekret und aus Schnitten vom weichen Schanker gelingt, wenn man weiß wie, relativ einfach. Dies gelang fast zeitgleich dem italienischen Dermatologen Agosto Ducrey (1860–1940) und dem deutschen Dermatologen Paul Gerson Unna (1850–1929) um 1888/1889.

Am besten gelang die Darstellung mit einem blauen Farbstoff und einer Färbezeit von mindestens 15 Minuten. Ducrey überimpfte Eiter aus dem Geschwür auf seinen Arm. Worauf sich ein lokal begrenztes, typisches Schanker-Geschwür entwickelte. Als besonders schwierig gestaltete sich die Anzucht. Diese gelang wahrscheinlich erst um 1898 rum auf pulverisierter Menschenhaut, die mehrere Stunden im Wasser aufgeweicht wurde. Die Anzucht von Bakterien die Geschlechtskrankheiten auslösen, ist auch heute noch gar nicht so einfach. Sie sind sehr gut an den Menschen angepasst und können außerhalb des menschlichen Körpers nicht lange überleben. Dazu kommt, dass sie sehr anspruchsvolle Anforderungen in Bezug auf ihr Nährmedium stellen.

Es war gar nicht so einfach für die Mediziner, die zahlreichen Geschlechtskrankheiten als eigenständige Entitäten zu identifizieren. Denn: „Eine Geschlechtskrankheit kommt selten allein“. Häufig mit *Haemophilus ducrey* anzutreffen war der Erreger der Gonorrhoe.

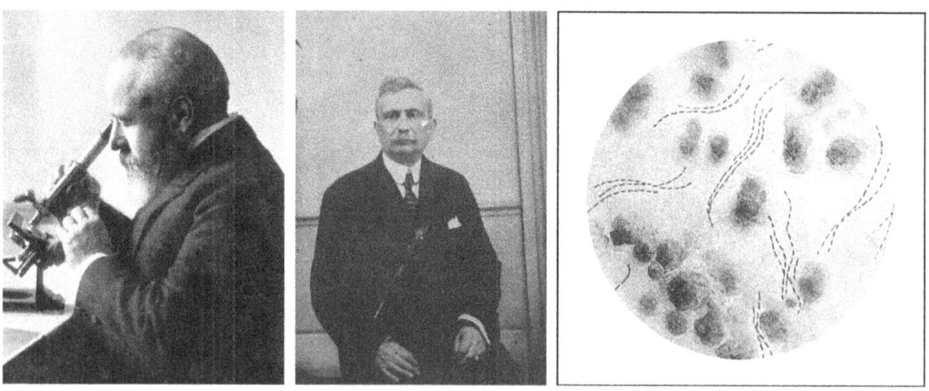

Abb. 65 Die Dermatologen die fast zeitgleich um 1888/1889 den Erreger des Weichen Schankers entdeckten (National Library of Medicine / Wikimedia commons / Public Domain). Links: Paul Gerson Unna (1850–1929) und in der Mitte: Agosto Ducrey (1860–1940), nach welchen das Bakterium, *Haemophilus ducrey*, benannt wurde (U.S. National Archives and Records Administration / Wikimedia commons / Public Domain. Rechts: Schwarz/Weiß-Aufnahme von *Haemophilus ducrey* in der Gentiana-Violet-Färbung. Hier würde es zartblau bis violett erscheinen. Das zarte, kurze, stäbchenförmige Bakterium liegt in Ketten zwischen den Immunzellen. Im Grampräparat stellt es sich gramnegativ dar (Centers for Disease Control and Prevention / Wikimedia commons / Public Domain).

22

Neisseria gonorrhoeae

Die wahrscheinlich am längsten bekannte, dennoch lange Zeit verkannte und vor allem unterschätzte, sexuell übertragbare Krankheit ist die Gonorrhoe. Griechisch für „Samenfluss", da die damaligen Gelehrten noch nicht zwischen dem normalen Samenfluss und dem eitrigen Ausfluss, dem Hauptsymptom bei der männlichen Gonorrhoe, unterscheiden konnten. Bei Frauen verläuft die Erkrankung meist unbemerkt, kann im schlimmsten Fall, wie bei Männern aber auch, zu einer Sterilität führen. Diese wurde dann als göttliche oder dämonische Strafe gedeutet. Vor allem eine chronische Infektion des Mannes, der das Mitbringsel an seine Ehefrau weitergab, war Grund vieler kinderloser Ehen. So galt im Mittelalter der Bordellbesuch eines verheirateten Mannes während der Menstruation oder Schwangerschaft der Ehefrau, nicht als Ehebruch. Gemäß der Säftelehre war es sogar gesundheitsschädlich die Potenz zu unterdrücken. Mit der Begründung, den heiligen Bund der Ehe und die Ehre der anständigen, bürgerlichen Jungfrauen zu schützen, wurde in vielen Städten die Prostitution als notwendiges Übel geduldet. Freudenhäuser standen sogar unter dem Protektorat der Kirche, die die zusätzlichen Einnahmen nicht verschmähte.

Ohne die geringste Ahnung von der Übertragung des Unheils konnten die Geschlechtskrankheiten klammheimlich um sich greifen und unbemerkt Einfluss auf die Geschichte nehmen. Unfruchtbarkeit oder Totgeburten führten oft dazu, dass Thronfolger ausblieben. Ein Umstand, der nicht selten blutige Erbfolgekriege auslöste.

Auch gesunde Neugeborene blieben von der Krankheit nicht verschont, wenn die Mutter eine Gonokokken-Infektion hatte. Durch eine Übertragung der Erreger während der Geburt gelangten diese ins Auge und führten zu einer schweren eitrigen Bindehautinfektion (Gonoblennorrhoe, Gonokokken-Konjunktivitis, Ophthalmia neonatorum), die nicht selten Blindheit zur Folge hatte. Während beim Mann die Symptome einfach zu erkennen sind, ist die Diagnose der weiblichen Gonorrhoe nicht so einfach. Kann doch ein Scheidenausfluss viele, auch physiologische, Gründe haben. Unterstützung kam im Jahr 1879 in

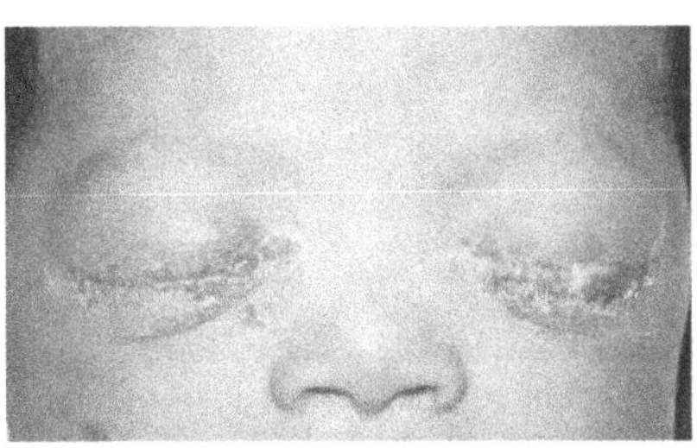
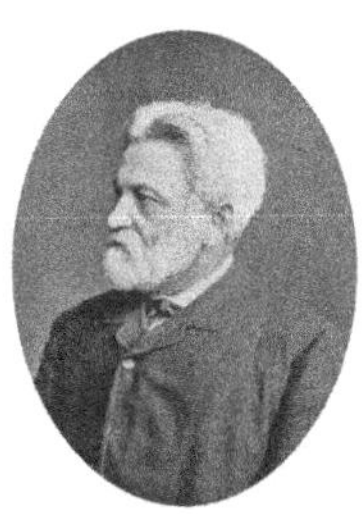

Abb. 66 Links: Ophthalmia neonatorum. Eine eitrig-verklebende Konjunktivitis durch *Neisseria gonorrhoeae*. (Centers for Disease Control and Prevention / Wikimedia commons / Public Domain) Rechts: Der deutsche Gynäkologie Carl Siegmund Franz Credé (1829–1892) führt Anfang der 1880er die nach ihm benannte Prophylaxe mit Silbernitratlösung ein, die in den Konjunktivalsack des Neugeborenen eingeträufelt wird. (Unknown Source / Wikimedia Commons / Public domai).

der Gestalt von Albert Ludwig Sigesmund Neisser (1855–1916), der den mikroskopischen Nachweis der kleinen Diplokokken erbrachte.

Das mikroskopische Präparat konnte jetzt als Hilfestellung der gynäkologischen Diagnostik auf *Micrococcus gonorrhoeae* verwendet werden. Die Anzucht gelang dem Gynäkologen Ernst Bumm (1858–1925) aus zervikalem Sekret. Auch betrieb er Studien zur eitrigen Konjunktivitis der Neugeborenen. Die Gefahr einer Gonokokken-Konjunktivitis des Neugeborenen konnte ab 1884 mit der, nach dem Gynäkologen Carl Siegmund Franz Credé (1819–1892) benannten Credé-Prophylaxe, getilgt werden. Hierbei wird eine Silbernitrat-Lösung in den Konjunktivalsack des Neugeborenen eingebracht.

Ab 1944 gehörte Penicillin zur Standardtherapie bei den amerikanischen und britischen Streitkräften. Heute sind die meisten Stämme gegen Penicillin resistent, so dass es nicht mehr in der Therapie verwendet wird. Leider werden vermehrt Resistenzen gegen die anderen eingesetzten Antibiotika nachgewiesen.

Nebst den erworbenen Resistenzen verfügen die Gonokokken von Natur aus über ein Arsenal cleverer Pathogenitätsfaktoren. Mit speziellen Proteinen lagern sich die Erreger auf die Epithelzellen des Urogenitaltraktes an. Sie werden von den Zellen aufgenommen und durchwandern diese (Endozytose). Unterhalb der Epithelzellen, im subepithelialem Gewebe, treffen die Gonokokken auf die Zellen der Abwehr, die Leukozyten. Diese können einige Gonokokken phagozytieren. Ein Schutzmechanismus des Bakteriums tritt jetzt in Aktion, spezielle Haftpili. Im Normalfall werden die Erreger von den Leukozyten phagozytiert und in einer speziellen Vakuole in der Zelle eingeschlossen. Sind die Erreger eingesperrt, schütten die Abwehrzellen toxische Substanzen in diese Vakuole, um die Eindringlinge zu vernichten (zu verdauen). Bei Kontakt mit den Haftpili entleeren die Leukozyten ihr Arsenal aber schon, bevor der Erreger phagozytiert wurde. Die Leukozyten können jetzt zwar immer noch die Bakterien fressen, diese aber nicht mehr verdauen. Die Gonokokken können sich ab jetzt geschützt in den Leukozyten vermehren. Ganz nebenbei nutzen sie die Zellen als Taxi um sich weiter im Körper auszubreiten.

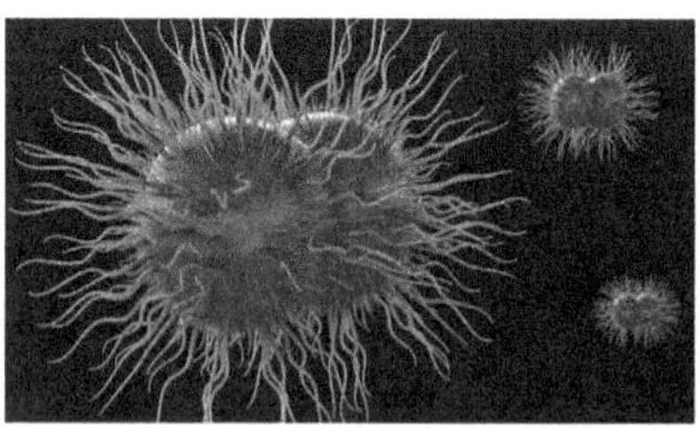
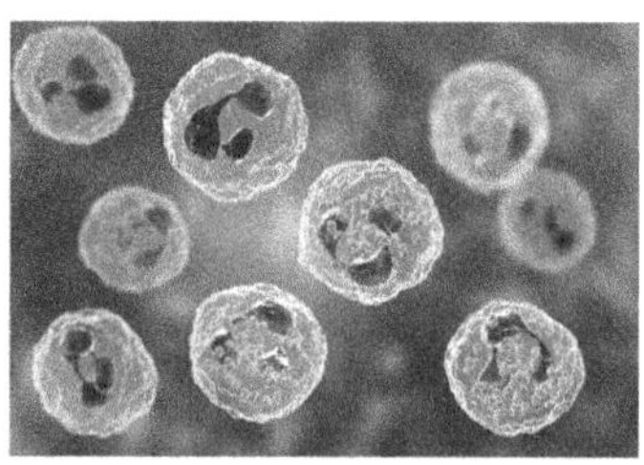

Abb. 67 Links: 3D-Illustration von *Neisseria gonorrhoeae.* Was wie Haare wild nach allen Seiten absteht sind die Pili, mit denen sich das Bakterium an die Zellen heften kann. Zusätzlich sorgen spezielle Haftpili dafür, dass die Leukozyten ihre Verdauungsenzyme schon vor der Phagozytose ausschütten (Love Employee/Adobe Stock Photos). Rechts: Die Bakterien können sich daraufhin gefahrlos im Inneren der Leukozyten vermehren und nutzen diese als Transportmöglichkeit durch den Körper. 3D-Illustration. (Dr_Microbe/Adobe Stock Photos).

Das ist aber noch nicht alles. *Neisseria gonorrhoeae* hat noch einen weiteren Trick auf Lager, um der Immunreaktion des Wirtes zu entkommen. Auf den Schleimhautzellen des Wirtes sitzen spezielle Antikörper, IgA-Antikörper, die an den Oberflächenstrukturen der Bakterien binden. Antikörper bestehen, grob betrachtet, aus zwei Teilen. Einem variablen Teil, dem Fab-Fragment, der in der Lage ist verschiedene Oberflächenstrukturen von Krankheitserregern zu erkennen. Und einem konstanten Teil, dem Fc-Fragment. Das Fc-Fragment wird von den Phagozyten erkannt. Antikörper markieren Fremdstoffe und zeigen den Fresszellen den Weg zu ihrem Abendessen. Die Gonokokken lassen die IgA-Antikörper auch bereitwillig an sich binden. Es bleibt ihnen auch gar nichts anderes

Steckbrief/e:

Steckbrief Nr.	**27**	**28**
Name	*Haemophilus ducrey*	*Neisseria gonorrhoeae* (Gonokokken)
Einordnung	Familie: *Pasteurellaceae* Gattung: *Haemophilus* Name: *H. ducrey*	Familie: *Neisseriaceae* Gattung: *Neisseria* Art: *N. gonorrhoeae*
Morphologie/ Eigenschaften	gramnegative kokkoide (kleine) Stäbchen, liegt häufig in Kettenform	gramnegative Diplokokken
Vorkommen	tropische Gebiete Afrikas, Südamerikas und Asiens (nur beim Menschen)	weltweit (nur beim Menschen)
Übertragung	Sexualkontakt	Sexualkontakt, während der Geburt
Inkubationszeit	3–5 Tage	3–10 Tage
Erkrankung	Ulcus molle, Weicher Schanker	Gonorrhö, Tripper (altdeutsch, „dripper“ = „Tropfer“)
Symptome	Beim Mann: Papel am Eintrittsort → werden zu Pusteln → ovales, weiches, schmerzhaftes, eitriges Ulcus mit ausgefranstem, unregelmäßigem Rand, leicht blutend; Ulcera heilen nach einigen Wochen auch unbehandelt von selbst ab; Lymphknotenschwellung Bei der Frau: schmerzhafte intravaginale und zervikale Läsionen, schmerzen beim Wasserlassen (Dysurie), Schmerzen im Genitalbereich während/nach Geschlechtsverkehr (Dyspareunie) Ausfluss Nach Analverkehr: schmerzhafter Stuhlgang, rektale Blutungen	Beim Mann: Brennen beim Wasserlassen, Eitertropfen aus Harnröhre („Bonjour-Tröpfchen“), durch Vernarbung der Harnröhre → Einengungen, Entzündung des Nebenhodens → Unfruchtbarkeit Bei der Frau: meist symptomlos, ggf. Schmerzen beim Wasserlassen, vaginaler Ausfluss, aufsteigende Infektion → Verwachsungen und Verklebungen der Eileiter → Tubensterilität Beide Geschlechter: Gelenkrheumatismus, Herzklappenerkrankungen Neugeborene: Gonokokken-Konjunktivitis: eitrig-verklebende Konjunktivitis
Diagnostik	Kulturelle Anzucht, PCR	
Prophylaxe	Kondom	
Therapie	Antibiotika (Cephalosporine, z. B. Ceftriaxon), wichtig: Partnertherapie	

übrig. Antikörper passen zu ihren Gegenstücken, den Antigenen, wie ein Schlüssel ins Schloss. Die Gonokokken produzieren ein Enzym, eine IgA-Protease, die die Antikörper in beide Fragmente teilt. Der variable Teil bindet zwar an den Bakterien, der konstante Teil wird aber abgetrennt. Mit diesem Trick können die Phagozyten die Neisserien nicht mehr erkennen und gleichzeitig werden die Oberflächenstrukturen der Erreger, die eine Abwehrreaktion von Seiten der Leukozyten weiter auslösen würden, durch die gebundenen Antikörperfragmente getarnt. Die Folge ist eine chronische Infektion mit *Neisseria gonorrhoeae.*

Lange Zeit glaubten die Menschen, dass Gonorrhoe und Ulcus molle nur die Vorstufen für eine weitaus gefürchtetere Krankheit sind, der Lues. Dieser Glaube wurde im Jahr 1767 fälschlicherweise vom britischen Arzt John Hunter (1728–1793) in einem Selbstversuch bestärkt. Er impfte sich Eiter von einem an Gonorrhoe erkrankten Patienten und bekam daraufhin ebenfalls Symptome der Lues. Erst 1838 konnte der Irrglaube durch den französischen Chirurgen und Venerologen Philippe Ricord (1800–1889) in Experimenten widerlegt werden. Er bewies, dass Gonorrhoe und Lues zwei verschiedene Krankheiten sind und die eine auch nicht aus der anderen hervorgeht. *Haemophilus ducrey* und *Neisseria gonorrhoeae* trieben schon lange vor dem Erreger der Lues ihr Unwesen unter den Bewohnern der „Alten Welt".

23

Treponema pallidum pallidum

Palos, an der Südküste Spaniens, im März des Jahres 1493: Christoph Kolumbus kehrt aus Amerika zurück. Ein neuer Kontinent mit seinen Reichtümern eröffnete sich den Europäern. Nebst dem begehrten Gold bereicherten über hundert neue Obst- und Gemüsesorten die Küchen der alten Welt. Darunter Kartoffeln, Tomaten, Paprika, Mais, Bohnen und Schokolade. Unbemerkt schlich sich noch ein blinder Passagier mit auf die Schiffe. Dieser verbreitete sich mit Hilfe der Seefahrer entlang der spanischen Küste. Nachdem die Lues einen Fuß auf europäischen Boden gesetzt hatte, breitete sie sich in einer rasanten Geschwindigkeit über den ganzen Kontinent aus. Als der französische König Karl VIII im Jahr 1495 seinen Thronanspruch auf das Königreich Neapel geltend macht, werden spanische Truppen zur Verteidigung der Stadt geschickt. Während der Belagerung werden die Lebensmittelvorräte der Verteidiger knapp. Um die Mäuler, die gefüttert werden müssen zu reduzieren, jagen die Verteidiger die Dirnen aus der Festung.

Diese unglücklichen Frauen tragen die Seuche, die sie von den spanischen Verbündeten erhielten, schon in sich und verbreiten diese unbemerkt unter den französischen Truppen.

Das Hinterhältige an der Krankheit ist, dass im Anfangsstadium noch keine Symptome auftreten. Die Erreger können aber schon weitergegeben werden. Da ein Heer aus Spanien zur Unterstützung der Stadt anrückt, muss sich Karl VIII mit dem seinigen zurückziehen. Die vor allem aus der Schweiz und Deutschland stammenden Söldner kehren in ihre Heimatländer zurück. Als Souvenir haben sie eine neue Krankheit im Gepäck, die nicht nur beim Geschlechtsverkehr, sondern auch bei der Pflege der Erkrankten übertragen werden konnte. Da die Lues in Europa bis dato nicht heimisch war, trifft sie auf eine völlig naive Bevölkerung.

Nach einer ersten Phase, in der kaum Beschwerden auftreten, schlägt die Krankheit plötzlich mit voller Wucht zu. Hohes Fieber und Pusteln auf der Haut. Diese werden zu Geschwüren, die sich öffnen und einen schleimig-übelriechenden Inhalt absondern. Die Hautausschläge können den ganzen Körper betreffen. Es kommt zu Verstümmelungen, vor allem im Gesicht und an den Schamteilen, Knochenfraß und Stimmbandentzündung. Die Betroffenen leiden unter unerträglichen Gelenk- und Muskelschmerzen, körperlichem Verfall und langjährigem Siechtum. Oft endet die Erkrankung tödlich. Wobei die Betroffenen auch schon vorher als „lebende Leichen" bezeichnet werden. Niemand wollte an dem Übel Schuld haben. Und so bekam die Krankheit den Namen von dem Volk, welches die Krankheit angeblich ins Land brachte. Zum Beispiel nannten die Franzosen sie „Neapolitanische Krankheit", die Italiener und Deutschen „Französische Krankheit". Im Jahr 1546 bekommt die Krankheit vom italienischen Arzt Girolamo Fracastoro (1477–1553) in einem Gedicht den Namen „Syphilis".

Egal wie die Geißel genannt wurde, die Ärzte waren hilflos. Bot die antike Säftelehre doch keine Unterstützung. Therapieversuche mit Quecksilberbehandlungen und Schwitzkuren brachten mehr Leid statt Linderung oder gar Heilung. Der Erreger wird schon im Mutterleib auf das Ungeborene übertragen und kann zu Fehl- und Totgeburten führen. Ist das Kind doch lebensfähig, so hat es gleich mit den Folgen der Krankheit zu kämpfen. Und während Geschlechtskrankheiten bei der „normalen" Bevölkerung als verdiente Strafe für deren Sünden angesehen, verachtet und hart bestraft wurden, galten sie beim Adel im 18. Jahrhundert als Kavaliersdelikt. Zu Beginn des 19. Jahrhunderts

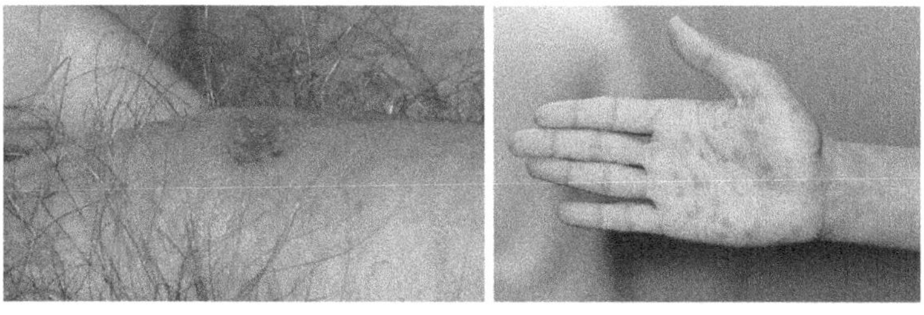

Abb. 68 Links: Primärstadium der Lues. Harter Schanker an der Unterseite des Penis mit dem charakteristischen wulstigen Rand. (Eigenes Archiv / Wikimedia Commons / CC BY SA 3.0). Rechts: Sekundärstadium der Lues. Im Gegensatz zu den meisten anderen „Hautkrankheiten" bei Erwachsenen sind auch die Fußsohlen und Handteller betroffen. Die Hautveränderungen entstehen während der Wanderung der Bakterien durch den Körper und sind hochinfektiös! (nuengneng/ Adobe Stock Photos).

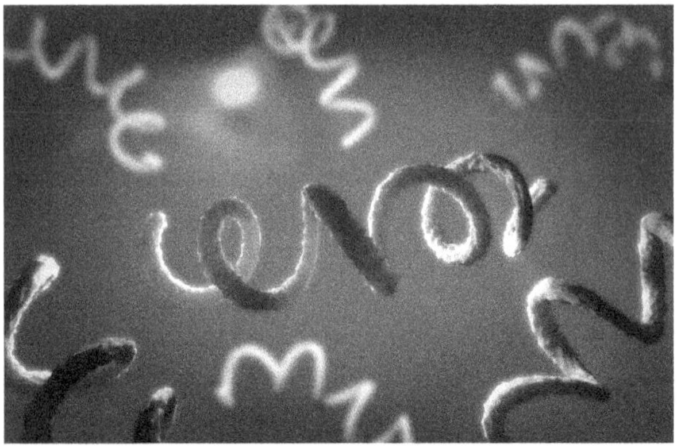

Abb. 69 3D-Illustration von *Treponema pallidum*. Es handelt sich um ein spiralig gewundenes Stäbchenbakterium, das im Jahr 1905 von dem Zoologen Fritz Schaudinn (1871–1906) zusammen mit dem Dermatologen Erich Hoffmann (1871–1906) an der Berliner Charité entdeckt wird. Eigentlich ist es vom Zellwandaufbau gramnegativ. Es ist allerdings so dünn und zart, dass es in der Gramfärbung nicht sichtbar ist (Christoph Burgstedt/Adobe Stock Photos).

änderte sich der Charakter der Krankheit. Die im Vordergrund stehenden Hautveränderungen traten zurück. Dafür wurde ein vermehrtes Übergreifen der Infektion auf das zentrale Nervensystem mit entsprechenden neurologischen Symptomen beobachtet.

Forschungen zur Ursache der Seuche blieben lange Zeit erfolglos. Erst Anfang des 20. Jahrhunderts, 1905, gelingen Übertragungsversuche auf Makaken und Schimpansen. An der Hautklinik der Berliner Charité gelingt es dem Dermatologen Erich Hoffmann (1868–1959) und dem Zoologen Fritz Schaudinn (1871–1906) endlich den Erreger nachzuweisen. In einem Ausstrichpräparat von Gewebesaft, das sie ganze zwölf Stunden mit einer Giemsa-Lösung färbten, finden sie ein langes, dünnes, gewundenes

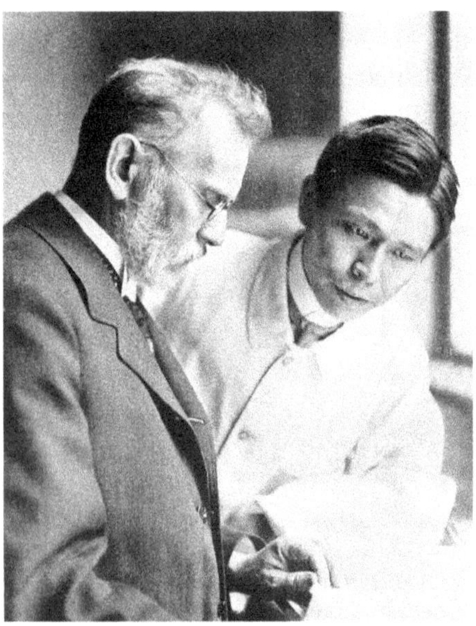

Abb. 70 Paul Ehrlich (1854–1915) (links) und Hata Sahachirō (1873–1938) (rechts) finden im Jahr 1907 die „magische Kugel". Eine Quecksilberverbindung, die gegen *Treponema pallidum* wirkt. Verbindung Nr. 606, bekannt unter dem Handelsnamen Salvarsan (Unknown Source / Wikimedia Commons / Public domai).

Schraubenbakterium. Es erhält den Namen *Spirochaeta pallida*. Was so viel wie „blasse Spirochäte“ bedeutet. Endlich, nachdem „in 25 Jahren 25 Erreger der Syphilis vorgestellt wurden“, war der Verursacher dingfest gemacht. Noch Schaudinn benennt den Erreger später in *Treponema pallidum* um. Die Diagnostik gestaltet sich als schwierig. In Nährmedien anzüchten kann man den Erreger nicht, dies gelingt nur im Kaninchenhoden. Und eine Färbung, die den ganzen Tag dauert, ist für eine Routineuntersuchung ungeeignet. Vor allem, da symptomlose Patienten nicht unbedingt den ganzen Tag in der Klinik verbringen wollten. Die Herausforderung bestand darin eine Möglichkeit zu finden, auch diese sicher zu erkennen. Dies gelingt August von Wassermann (1866–1925) und seinen Kollegen. Sie können mit ihrem Test Antikörper gegen *Treponema pallidum* aus dem Blut der Patienten nachweisen. Ab 1906 wird die Wassermann-Reaktion eingeführt. Jetzt fehlt nur noch eine erfolgreiche Therapie.

Diese „Magische Kugel“ suchen Paul Ehrlich und Hata Sahachirō (1873–1938). Ehrlichs Leidenschaft gelten der Histologie und Chemie. Mit seinen Färbeversuchen hat er herausgefunden, dass Organe und Zellen verschiedene Farbstoffe unterschiedlich gut aufnehmen. Dass also einige Farbstoffe für spezielle Zellen spezifisch sind, während andere nicht angefärbt werden. Diesen Gedankengang überträgt er auf Bakterien. Es muss Stoffe geben, die nur auf die Krankheitserreger wirken, den menschlichen Organismus aber in Ruhe lassen. Vermutlich inspiriert durch Kochs Therapieversuche mit Arsen, sucht er zusammen mit Sahachirō nach einer ungefährlichen Verbindung. Nach 605 Versuchen, im Jahr 1907, finden sie diese ungefährliche Variante. Die Verbindung 606 (Arsenobenzol), erhält den Namen Salvarsan, dass „heilende Arsen“.

Die erste Anwendung am Menschen erfolgt drei Jahre später. Nur im Stadium der Neurolues versagt Salvarsan. Der österreichische Neurologe Julius von Wagner-Jauregg (1857–1940) beobachtet, dass sich die neurologischen Symptome besserten, wenn ein Patient hohes Fieber bekam. Zum Beispiel während einer Malariainfektion. Im Jahr 1917 führte er in Wien die erste Fiebertherapie eines Neurolues-Patienten durch. Er infizierte diesen mit einem Erreger der Malaria tertiana, der in der Regel nicht so gefährlich ist, wie der Erreger der Malaria tropica. Es funktionierte. Sobald die Behandlung abgeschlossen war, wurde der Malariaerreger mit Chinin, das damals noch ohne Einschränkungen wirkte, abgetötet.

Für die Behandlung der Neurolues erhielt Wagner-Jauregg 1927 den Nobelpreis für Medizin. Seit der industriellen Herstellung von Penicillin wird dieses zur Therapie verwendet. Penicillin nahm der Lues ihren Schrecken. Und ab den 1960er Jahren wurden die Kondome, deren Tragen im 17. Jahrhundert zur Verhütung der Lues empfohlen wurde, durch die Pille abgelöst. Auch die Lebenseinstellung „Make love, not war“, war für die sexuell übertragbaren Erreger gewinnbringend. Schließlich trug sie zu einer weiten Verbreitung bei. Andere, auch sehr erfolgreiche Krankheitserreger, nutzen den Luftweg, um neue Wirte zu finden.

Steckbrief/e:

Steckbrief Nr.	**29**
Name	*Treponema pallidum pallidum*
Einordnung	Familie: *Spirochaetaceae* Gattung: *Treponema* Art: *T. pallidum* Unterart: *T. p. pallidum*
Morphologie/ Eigenschaften	langes, dünnes, gewundenes Schraubenbakterium (Spirochäte), beweglich, Zellwandaufbau: gramnegativ Namensgebung: Treponema = gedrehter Faden und pallidum = blass
Vorkommen	weltweit, nur beim Menschen
Übertragung	Geschlechtsverkehr, während der Schwangerschaft, unter der Geburt
Inkubationszeit	ca. 3 Wochen
Erkrankung	Lues, Syphilis
Symptome	1. Stadium (Lues I, Primärstadium): Primäraffekt = Ulcus durum / Harter Schanker = bis zu 3 cm großes, meist schmerzloses Geschwür mit derber Randzone an Eintrittspforte; regionale Lymphknotenschwellung, Ulcus durum verschwindet nach ein paar Wochen wieder 2. Stadium (Lues II, Sekundärstadium): unspezifische Allgemeinsymptome, nicht juckender Hautausschlag (Exanthem) incl. Handteller und Fußsohlen, Ausschlag der Schleimhäute (Enanthem); „mottenfraßartiger“ Haarausfall; Ausschlag klingt ohne Therapie meist nach 2–3 Wochen ab 3. Stadium (Lues III, Tertiärstadium): gummiartige Knoten (Gummen) an der Haut, Schleimhaut, Knochen und inneren Organen Komplikationen: Aortenaneurysma, bei übertritt der Erreger ins Gehirn: Neurolues mit Kopfschmerzen, Hirnnervenlähmungen, Krampfanfällen u. a. neurologische Symptome Konnatale Infektion (während der Schwangerschaft): Tot- oder Fehlgeburt, überlebende Kinder weisen die Symptome von Lues II/ III auf = Angeborene Lues (Lues connata): Knochendeformationen, Sattelnase + Interstitielle Keratitis + tonnenförmige Deformation der Scheidezähne „Tonnenzähne“ und Fehlbildungen der Mahlzähne = Hutchinson-Trias
Diagnostik	Serologie (Nachweis von Antikörpern)
Prophylaxe	Kondome
Therapie	Antibiotika (Penicillin)

24

Das Varizella-Zoster-Virus (VZV)

Und genauso kommen Fogg und Pasteur in einigen Verfilmungen aus Paris heraus. In dem Film aus dem Jahr 1989 schickt Pasteur unsere Reisegefährten zum Luftfahrtpionier Léonard Bézier (1840–1897). Da die Bahnhöfe gesperrt sind, bleibt ihnen nur der gleiche Ausweg, der auch während der Belagerung von Paris 1870/1871 als letztes Schlupfloch blieb. Der Himmel war die einzige Möglichkeit um Nachrichten aus der Stadt an den Preußen vorbeizuschleusen. Ein gefährliches Unterfangen, da die Piloten keinerlei Einfluss auf die Richtung hatten und nur die Flughöhe selbst bestimmen konnten.

Einige Ballons trieben ab, gerieten in Stürme oder blieben in Bäumen hängen. Fogg und Passepartout geschieht es nicht besser. Sie stranden während ihres Fluges über die Alpen in den höchsten Bergen. Im letzten Moment kommt Fogg die rettende Idee, den mitgebrachten Cognac als Treibstoff zu benutzen. Sie landen unversehrt in der schönen Stadt Florenz. In der Filmversion aus dem Jahr 1956 landen die beiden sogar in Spanien. Hier legt Passepartout einen gekonnten Flamenco hin und brilliert beim Stierkampf. Beides hätten verheerende Abweichungen von Foggs Zeitplan sein können. Doch wie dieser immer wieder betont, ist alles mit eingeplant. Selbst die absurdesten Abstecher und Umwege.

Wo die jetzt vorgestellten Viren landen, ist ihnen ziemlich egal, solange sie dort ein schönes neues Zuhause finden. Beim ersten dieser Luftikusse ist der Name allein schon Programm: die Windpocken. Im englischen tragen sie den Namen „*chickenpox*“. Warum Ende des 15. Jahrhunderts die Engländer diesen Namen wählten ist unklar. Die Übertragung erfolgt nicht nur über Tröpfchen, zum Beispiel beim Sprechen, sondern auch durch den Kontakt mit der Pustelflüssigkeit. Die Viren sind so infektiös, dass schnell ganze Familien und Schulklassen betroffen sind. Es treten am ganzen Körper stark juckende Pusteln auf, die in der Regel von allein wieder verschwinden. Probleme gibt es meist nur, wenn man nicht hört, und an den Pusteln kratzt. Das kann unschöne Windpockennarben hinterlassen.

Infizieren kann man sich nur, wenn man die Erkrankung selbst noch nicht durchgemacht hat. Und nach einer überstandenen Infektion ist man gegen eine erneute Infektion immun.

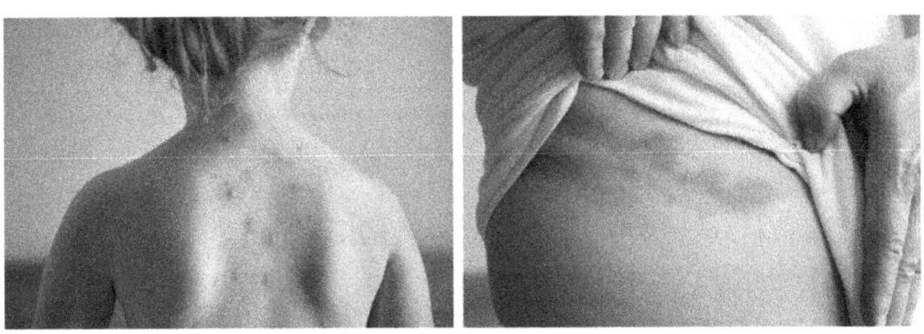

Abb. 71 Links: Mädchen mit Windpockenpusteln auf dem Rücken. Die Pusteln befinden sich alle in unterschiedlichen Entwicklungsstadien. Von kleinen Papeln bis mit Flüssigkeit gefüllte Bläschen („Sternenhimmel“). Die Hautveränderungen jucken schrecklich (Alex Tihonov/Adobe Stock Photos). Rechts: Die Hautveränderungen beim Herpes zoster, der Gürtelrose, sehen wie Windpocken aus. Betreffen im Gegensatz dazu aber nicht den gesamten Körper, sondern nur einzelne Hautpartien, in der Nähe des befallenen Nervens, und sind schmerzhaft (photohasan/Adobe Stock Photos).

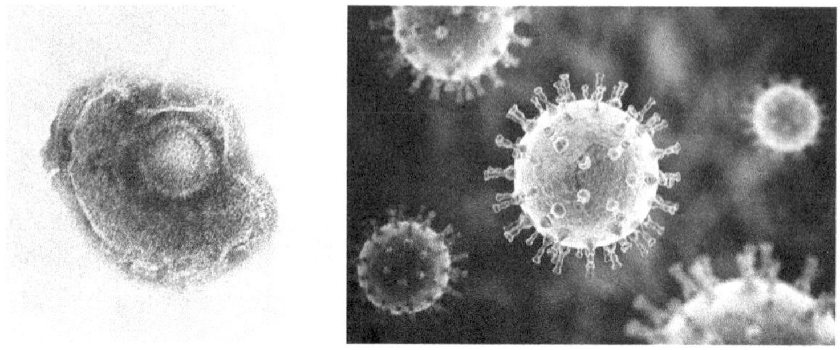

Abb. 72 Links: Das Varizella-Zoster-Virus (VZV) sieht in einer Aufnahme mit dem TEM (Transmissionselektronenmikroskop) wie ein Spiegelei aus. Dabei bildet das Kapsid, das die DNA umschließt, das „Eigelb". Das ausgezogene „Eiweiß" ist die Hülle (Centers for Disease Control and Prevention / Wikimedia commons / Public Domai). Rechts: 3D-Illustration des VZV (Dr_Microbe/Adobe Stock Photos).

Man kann sich also nicht mehr an anderen Windpockenpatienten anstecken. Was für uns zum Vorteil ist, ist für das Virus ein großes Problem. In den Anfängen unserer Geschichte lebten die Menschen in kleinen Gruppen. Für einige Krankheitserreger, die auf den Menschen spezialisiert waren und noch sind, stellt dies eine große Herausforderung dar. Denn wenn ein Wirt nach einer durchgemachten Infektion immun ist, gibt es für das Virus bald keine empfänglichen Wirte mehr. Es „stirbt aus".

Doch das Varizella-Zoster-Virus hat wie alle Herpesviren einen Trick im Ärmel. Die sogenannte Latenz. Bei der ersten Infektion nisten sich einige Viren in den Nervenzellen rund um die Wirbelsäule ein. Dort bleibt ihr Erbgut, gut versteckt vor dem Immunsystem, im Zellkern der Wirtszelle bis zu Jahrzehnten inaktiv. Verliert die Abwehr durch Stress oder altersbedingt an Schlagkraft, können die Viren wieder reaktivieren und die Zelle zur Produktion neuer Viren anregen. Die Krankheit bricht erneut aus. Diesmal aber in Form des sogenannten Herpes zoster.

Die Hautveränderungen gleichen jenen, die bei den Windpocken auftreten. Da allerdings die Nervenzellen mit betroffen sind, ist eine Reaktivierung schmerzhaft. Im Gegensatz zu den Windpocken kann das Virus beim Herpes Zoster nicht durch Tröpfcheninfektion übertragen werden. Nur der Bläscheninhalt ist infektiös. Da es bis zu einer Reaktivierung mehrere Jahrzehnte dauern kann, sind in der Zwischenzeit wieder genug empfängliche Wirte geboren worden, die wenn möglich auch gleich von den Viren in Besitz genommen werden.

Der Zusammenhang zwischen Windpocken und Herpes zoster ist erst seit Ende des 19./Anfang 20. Jahrhunderts bekannt. Er fiel dem ungarischen Kinderarzt János Bókay (1858–1937) auf. Er bemerkte, dass Kinder die noch nie Windpocken hatten, nach Kontakt mit einem Herpes zoster Patienten, diese entwickelten.

Isoliert wurde das Virus in den 1950ern von Thomas Huckle Weller (1915–2008). Maurice Hilleman (1919–2005), der unter anderem an der Impfstoffentwicklung gegen Masern und Mumps beteiligt war, regte schon in den 1960er Jahren an, einen Impfstoff gegen VZV zu entwickeln. Aber erst im Jahr 1995 erhielt die erste Windpocken-Impfung ihre Zulassung. Im Jahr 2005 wurde der Mumps-Masern-Röteln-Impfstoff mit den Windpocken (Varizellen) zum MMRV-Vierfachimpfstoff erweitert. Eine Impfung gegen Gürtelrose ist seit 2006 möglich. Was doch recht lange gedauert hat. Doch da andere Viren viel gefährlicher sind als die relativ harmlosen Windpocken, sind diese bei der Entwicklung einfach „hinten runtergefallen".

Steckbrief/e:

Steckbrief Nr.	**30**
Name	Varizella-Zoster-Virus (VZV) = Humanes Herpesvirus 3 (HHV-3)
Einordnung	Familie: *Orthoherpesviridae* Art: Varicella-Zoster-Virus
Morphologie/ Eigenschaften	DNA-Genom, kubisches Kapsid, Hülle
Vorkommen	weltweit, nur beim Menschen
Übertragung	Tröpfcheninfektion (Sprechen, Atmen, Husten) → sehr infektiös, Schmierinfektion, bei Herpes zoster geringere Ansteckungsgefahr, da nur Bläscheninhalt infektiös ist
Inkubationszeit	Im Mittel 14–16 Tage (8–21 Tage), Patient infektiös 1–2 Tage vor und 5–7 Tage nach Beginn des Exanthems (bis zur vollständigen Verkrustung der Bläschen)
Erkrankung	Erstinfektion: Windpocken Reaktivierung: Herpes zoster
Symptome	Erstinfektion = Windpocken: Allgemeinsymptome (Unwohlsein, Kopf- und Gliederschmerzen, Fieber, juckendes Exanthem) → Hautläsionen in verschiedenen Entwicklungsstadien (Papeln, Bläschen, Schorf) = „Sternenhimmel", Exanthem zunächst am Körperstamm und Gesicht, später andere Körperteile, auch Schleimhaut → heilt nach ca. 3–5 Tagen ab Komplikation: bakterielle Superinfektion, bei Immungeschwächten: Varizellen-pneumonie, ZNS-Manifestationen Reaktivierung = Herpes zoster: vorwiegend bei Immungeschwächten und älteren Personen; auch nach Impfung mit Lebendimpfstoff mgl. (aber seltener und milder); schmerzhaftes Exanthem innerhalb eines Dermatoms (Hautgebiet, in dem ein Rückenmarksnerv entlangläuft), weitere Manifestationen je nach befallenen Nerven (z. B. Zoster ophtalmicus), nach Abheilung: Neuralgie (Schmerzen) über längere Zeit mgl.
Diagnostik	Klinisch, Serologie (AG- oder AK-Nachweise), PCR
Prophylaxe	Impfung
Therapie	Windpocken: symptomatisch (Hautpflege, Verbände, Juckreiz lindern), Antivirale Medikamente nur bei Immunsupprimierten, Herpes zoster: Hautpflege + Antivirale Medikamente (z. B. Aciclovir)

25

Das Mumpsvirus

Höhere Priorität als die Windpocken, hatte das virale Triumvirat Mumps, Masern und Röteln. Schon Hippokrates beschrieb im 5. Jahrhundert vor Chr. bei jungen Leuten eine Parotitis (Entzündung der Ohrspeicheldrüse) und bei jungen Männern eine schmerzhafte Orchitis (Entzündung der Hoden). Beides bildete sich wieder zurück. Vor der Einführung

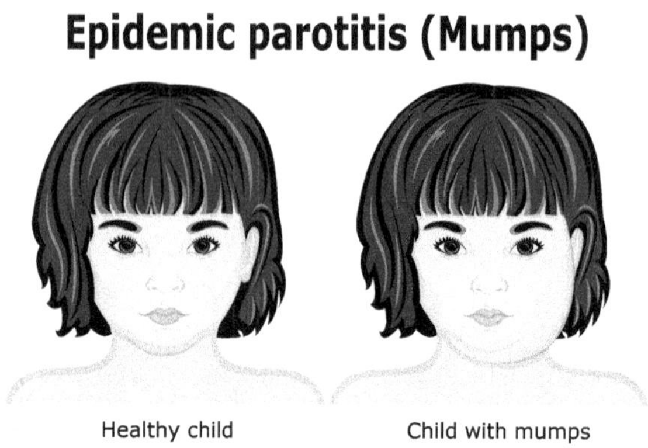

Abb. 73 Gegenüberstellung eines gesunden Kindes und eines mit Mumps. Der meist einseitige Befall einer Ohrspeicheldrüse geht mit einer schmerzhaften, nicht scharf abgrenzbaren, teigen Schwellung einher. Die Schwellung vor und unter dem Ohr lässt das Ohrläppchen abstehen (scio21/Adobe Stock Photos).

der Impfung waren vor allem Kinder bis zum zehnten Lebensjahr betroffen. Auch wenn die Krankheit, im Gegensatz zu anderen Kinderkrankheiten, „harmlos" erscheint, kann es im Verlauf zu unschönen Komplikationen kommen. Und die Wahrscheinlichkeit steigt mit dem Alter der Patienten bei der Erstinfektion.

Von einer Komplikation können verschiedene Organe betroffen sein. Zum Beispiel die Geschlechtsorgane, Hoden (Orchitis) bzw. Eierstock (Oophoritis). Wobei eine daraus folgende Sterilität zum Glück sehr selten ist. Auch das zentrale Nervensystem (Meningitis mit anschließender partieller Taubheit), die Bauchspeicheldrüse, die Nieren oder das Herz können betroffen sein. Die Impfung wird vor allem empfohlen, um die Häufigkeit und Schwere der Komplikationen im Alter zu minimieren. Auch wenn die Impfung, wie jede andere Impfung auch, eine Infektion und Erkrankung nicht zu 100 % ausschließt. Am besten verhindert man die Krankheit, indem man dem Virus die empfänglichen Wirte nimmt. Da das Mumpsvirus nur auf den Menschen spezialisiert ist, kann man sich auch nur an erkrankten Personen anstecken. Für die Impfstoffentwicklung musste wie immer zuerst das Virus dingfest gemacht machen.

Anfang der 1900er Jahre führte die amerikanische Pathologin Martha Wollstein (1868–1939) systematische Untersuchungen durch. Sie untersuchte die pathologischen Veränderungen im Gewebe und nahm Übertragungsversuche auf Katzen vor. Mit der Einführung der Filtrationsversuche und weiteren Untersuchungen verdichtete sich um 1913 der Verdacht, dass es sich bei dem Erreger um ein Virus handeln müsse. Die Isolation gelang Ernest William Goodpasture und seinem Kollegen Claude D. Johnson im Jahr 1934. Die Anzucht gelingt schließlich dem amerikanischen Mikrobiologen John Franklin Enders (1897–1985) und Karl Habel im Jahr 1945 in Hühnerembryonen und Zellkulturen. Die Möglichkeit das Virus in Zellkulturen anzuzüchten, führte 1967 zur Zulassung eines attenuierten (abgeschwächten) Lebendimpfstoffes. Dieser wurde von der Arbeitsgruppe um Maurice Hilleman entwickelt. Als Impfvirus nahm er das Mumpsvirus, an dem seine damals fünfjährige Tochter Jeryl Lynn erkrankt war. Das Mumpsvirus war nicht der erste Vertreter des 1971 eingeführten Mumps-Masern- Röteln-Impfstoffes, gegen den eine effektive Impfung eingeführt wurde. Um ein paar Jahre nur wurde es vom viel gefährlicheren Masernvirus geschlagen.

26

Das Masernvirus

Die Sterblichkeit bei der Maserninfektion ist abhängig vom Alter, vom allgemeinen Gesundheitszustand und vom gesellschaftlichen Status der Familie des erkrankten Kindes. Vor allem in ärmeren Bevölkerungsgruppen war die Masernsterblichkeit höher als in den reicheren Oberschichten. Zusammen mit den Entdeckungsreisenden gelangten die Masern an die entlegensten Orte der Welt und trafen auf vollkommen naive Populationen. Diese hatten bisher noch nie Kontakt mit dem Virus und wiesen daher auch keinerlei Immunität dagegen auf. Zusammen mit Pocken und Malaria forderten die Masern unter den indigenen Völkern zahlreiche Menschenleben. Die eingeschleppten Seuchen erleichterten es den Eroberern den riesigen amerikanischen Kontinent mit seinen hochentwickelten Völkern, für ihre jeweiligen Monarchen in Anspruch zu nehmen. Auch unterstützen sie die Bekehrung zum Christentum. Wenn die Eindringlinge vor diesen schrecklichen Plagen verschont wurden, musste ihr Gott folglich mächtiger sein als die Götter ihrer eigenen Vorfahren. Die Wunder des Immunsystems waren damals ja noch unbekannt.

Lange Zeit wurden die Masern als „harmlosere" Variante der Pocken betrachtet. Waren aber genauso gefürchtet, da sie die Schwerste der „Kinderkrankheiten" ist. Das gemeine und heimtückische an dem Masernvirus ist, dass es die Zellen unseres Immunsystems, vor allem die B-Gedächtniszellen die für die Archivierung vorangegangener Infektionen zuständig sind, befällt und abtötet. Daraus folgt nach einer durchgemachten Masernvirusinfektion eine Immunschwäche, die auch bereits durchgemachte Infektionen betrifft. Diese kann Monate bis sogar Jahre dauern, in denen man sich häufiger und intensiver mit lästigen Krankheiten auseinandersetzen muss. Die Abgrenzung zu den Pocken gelang im 17. Jahrhundert durch epidemiologische Analysen von Thomas Sydenham.

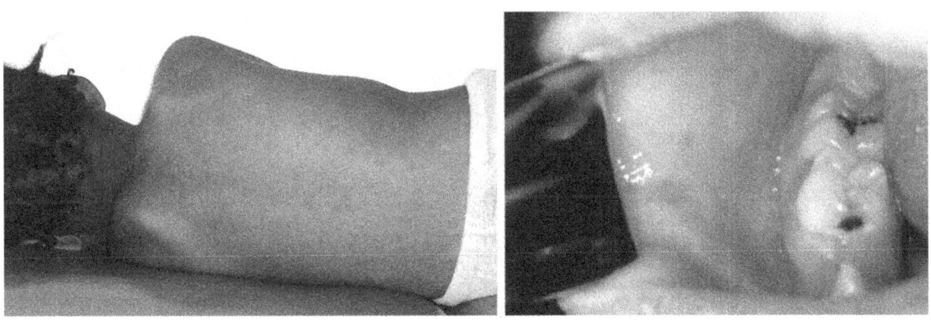

Abb. 74 Links: Masern-Ausschlag bei einem nigerianischen Mädchen (Mike Blyth / Wikimedia commons / Public Domain). Das makulopapulöse Exanthem stellt sich als bräunlich-rosafarbene konfluierende und erhabene Flecken dar. Es entsteht am 2.–4. Tag nach Auftreten der initialen Symptome. Beginnt im Gesicht und hinter den Ohren. Es bleibt für 4–7 Tage bestehen. Beim Abklingen ist häufig eine kleieartige Schuppung zu beobachten. Rechts: Sogenannte Koplik-Flecken auf der Wangenschleimhaut. Sie stellen sich als kalkspritzerartige, weiße, festhaftende Stippchen mit leicht gerötetem Hof dar (Center for Disease Control and Prevention (CDC) / Wikimedia commons / Public Domain).

Im Jahr 1747 unternahm der englische Arzt Francis Home (1719–1813) erste Inokulationsversuche, ähnlich denen der Pocken. Allerdings mit sehr unterschiedlichen Resultaten. Die Isolation und die Anzucht des Virus gelingt im Jahr 1954 John F. Enders und seinem Mitarbeiter Thomas Peebles. Im Jahr 1963 wurden ein Lebend- sowie ein inaktivierter Impfstoff in den USA zugelassen. Da es sich in der Regel um eine Lebendimpfung handelt sind nur zwei Impfungen notwendig. Um das Trio zu vervollständigen fehlen noch die Röteln.

27

Das Rötelnvirus

Im Jahr 1814 erfolgte die erste ausführliche Beschreibung der Röteln. Die Krankheit ist, wie die Windpocken, eher lästig als gefährlich. Komplikationen sind selten, aber bei Erstinfektion mit zunehmendem Lebensalter häufiger. Betroffen sind überwiegend Kinder. In der Regel besteht nur eine milde Symptomatik, wenn die Krankheit nicht sogar komplett asymptomatisch verläuft. Die Viren werden aber trotzdem ausgeschieden und weiterverbreitet. Hier besteht die Gefahr, dass sich eine Schwangere zum ersten Mal in ihrem Leben infiziert.

Im Jahr 1941 beschreibt der australische Ophthalmologe Norman Gregg (1892–1966) den kongenitalen Katarakt (Trübung der Augenlinse) bei Neugeborenen, deren Mütter sich in der Schwangerschaft mit Röteln infizierten. Die Virusisolation durch Filtrationsversuche gelingt im Jahr 1930 Hiro und Tasaka. Die Kultivierung gelingt schließlich im Jahr 1962 durch zwei unabhängige Arbeitsgruppen. Paul D. Parkmann (1932–2024) und seinen Kollegen und Thomas H. Weller und Franklin Allen Neva (1922–2011). Seit dem Jahr 1969 gibt es eine attenuierte Lebendimpfung gegen Röteln. Sinnvoll ist sie vor allem,

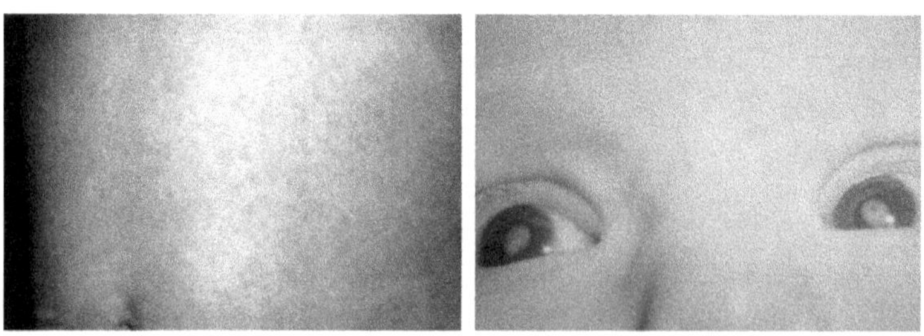

Abb. 75 Links: Hautausschlag bei Röteln. Die Röteln stellen sich als runde bis ovale rosa bis rote Flecken dar. Die Flecken sind etwas erhaben und liegen weit auseinander (Center for Disease Control and Prevention (CDC) / Wikimedia commons / Public Domai). Rechts: Kongenitaler Katarakt, eine angeborene Trübung der Augenlinsen bei Neugeborenen, deren Mütter sich in der Schwangerschaft mit Röteln infizierte haben (Wikimedia commons / Public Domain).

um eine Infektion während der Schwangerschaft und den daraus resultierenden Folgen zu vermeiden. Im Jahr 1971 wurden die drei „Kinderkrankheiten" zu dem, auch heute noch verwendeten, Dreifachimpfstoff Mumps-Masern-Röteln (MMR) kombiniert. Da für diese Viren der Mensch das einzige Reservoir ist, sind auch sie ein Kandidat für die Eradikation, also dem Schicksal, das schon die echten Pocken ereilte.

Diese Hoffnung erlitt im Jahr 1998 mit einer Veröffentlichung in der medizinischen Fachzeitschrift *Lancet*, einen großen Rückschlag. Der britische Medizinforscher Andrew Wakefield (195Z) veröffentlicht in einer Studie einen angeblichen Zusammenhang zwischen der MMR-Impfung und Autismus bei zwölf untersuchten Kindern. Die Medien berichteten umfassend über diesen Skandal. Die Folge: ein immenser Rückgang der Impfraten und somit ein Anstieg der Todesfälle durch Masern und Mumps. Die Studie war eine der schädlichsten Schriftstücke in der Geschichte der Medizin. Dieser propagierte Zusammenhang zwischen der Impfung und Autismus wurde widerlegt und die Behauptung im Jahr 1998 von der Zeitschrift *Lancet* zurückgezogen. Im selben Jahr wurde Wakefield aus dem Ärzteregister gestrichen. Im Jahr 2010 wurde er wegen Missbrauch von Kindern mit Entwicklungsstörung und Unehrlichkeit vom British General Medical Council in 30 Anklagen für schuldig befunden. Ungeachtet dessen hallen die Auswirkungen dieser „Studie" weiterhin in den besorgten Fragen der Eltern nach. Das besterprobte Mittel, um sich vor diesen Viren zu schützen, ist immer noch die Impfung. Die Möglichkeit eine offensichtlich kranke Person zu meiden, ist bei diesen drei Erregern nicht so einfach. Denn das Hinterhältige an ihnen ist, dass der Patient schon Tage vor dem Beginn der Symptome infektiös ist. Und sie bleiben es auch noch ein paar Tage nachdem die letzten Symptome abgeklungen sind. Also Tage bevor man dem Kind ansieht, dass es krank wird und Tage nachdem man das Kind gesund gepflegt hat, ist eine Übertragung dieser Viren möglich.

Und während die Viren sich schon seit Jahrtausenden von der Luft tragen lassen und elegant an ihren Zielzellen andocken, legen unsere Helden eine mehr schlecht als rechte Bruchlandung in Italien hin. Schließlich mussten die Menschen, trotz ihrer Faszination vom Fliegen, das Kunststück erst einmal lernen. Auch Jules Verne kommt in den Genuss eines Rundfluges. Am 28.09.1873 lädt ihn der Aeronaut Eugène Godard (1827–1890) zu einer 24minütigen Ballonreise ein. Vernes Begeisterung für den Ballonflug brachte ihm die Unterstellung ein, sich zu wiederholen. Daher ließ er Kapitän Servadac in seinem 1877 erschienen Roman „Reise durch die Sonnenwelt" ironisch ausrufen: „Ein Ballon! … Der ist aber ganz schön abgenutzt, Ihr Ballon! Nicht mal im Roman wagt man mehr, sich seiner zu bedienen." Nach diesem luftigen Abstecher kommen unsere Helden wieder auf die Erde zurück. Details zur zwei Tage dauernde Zugfahrt von Paris quer durch Frankreich, den Mont Cenis Eisenbahntunnel nach Turin in Italien und weiter nach Brindisi, werden dem Zuschauer wie auch dem Leser erspart.

Steckbrief/e:

Steckbrief Nr.	31	32	33
Name	Mumpsvirus	Masernvirus	Rötelnvirus
Einordnung	Familie: *Paramyxoviridae*		Familie: *Matonaviridae* Gattung: *Rubivirus*
Morphologie/ Eigenschaften	RNA-Genom, kubisches Kapsid, Hülle		RNA-Genom, kubisches Kapsid, Hülle
Vorkommen	Weltweit, Mensch ist das einzige Reservoir		
Übertragung	Tröpfchen- und Schmierinfektion Patient infektiös 7 Tage vor bis 9 Tage nach Symptombeginn	Tröpfchen- und Schmierinfektion Patient infektiös 4 Tage vor bis 4 Tage nach Beginn des Exanthems (Hautausschlags)	Tröpfchen- und Schmierinfektion Patient infektiös 7 Tage vor bis 7 Tage nach Beginn des Exanthems
Inkubationszeit	Im Mittel 16–18 Tage (12–25 Tage)	Im Mittel 10–14 Tage (7–21 Tage) bis katarrhalisches Stadium, 14–17 Tage bis Exanthem	14–21 Tage
Erkrankung	Mumps → systemische Erkrankung; Reinfektionen möglich	Masern → systemische Erkrankung	Röteln
Symptome	Meist subklinisch; Allgemeinsymptome (Fieber, Kopf- und Muskelschmerzen, Unwohlsein, Appetitlosigkeit), respiratorische Erkrankung, schmerzhafte ein- bzw. beidseitige Schwellung der Ohrspeicheldrüse (Parotis) Dauer ca. 3–8 Tage Komplikation: häufiger mit steigendem Alter:z.B.;ZNS-Beteiligung (Enzephalitis, Meningitis), Taubheit, Orchitis (schmerzhafte Hodenschwellung) Mastitis (schmerzhafte Schwellung der Brustdrüsen), Pankreatitis u. a. Drüsen	1. Phase: katarrhalisches Stadium: Fieber, Schnupfen, Niesen, Husten, Konjunktivitis, Enanthem der Mundschleimhaut (Koplik-Flecken = kalkspritzerartige, weiße Flecken) 2. Phase: makulopapulöses Exanthem der Haut (bräunlich-rosa konfluierende Flecken, Beginn im Gesicht und hinter den Ohren, kleieartige Schuppung beim Abklingen) Komplikation: Infektion bedingt eine Immunschwäche → kann Monate bis Jahre andauern → Empfänglichkeit für andere Infektionen; postinfektiöse Enzephalitis (nach Exanthem: Fieber, Kopfschmerzen, Bewusstseinsstörungen, Koma, Schäden des ZNS) Subakute Sklerosierende Panenzephalitis (SSPE): 4–11 Jahre nach Erkrankung → neurologische Störungen und Ausfälle bis Verlust aller zerebralen Funktionen (psychische und intellektuelle Veränderungen)	Postnatale Röteln: milde Symptomatik (Lymphknotenschwellung, Kopfschmerzen, leichtes Fieber, Konjunktivitis, Katarrh d. oberen Luftwege, kleinfleckiges makulöses bis makulopapulöses Exanthem, beginnt im Gesicht → Körper und Extremitäten, (verschwindet nach 1–3 Tagen), bei Erwachsenen häufig Arthralgien und Arthritiden Komplikation: häufiger in steigendem Lebensalter: Bronchitis, Otitis, Myo- und Perikarditis, Enzephalitis, Thrombozytopenie Infektion während Schwangerschaft → Infektion des Ungeborenen → schwere Schäden, abhängig vom Infektionszeitpunkt während der Schwangerschaft: Gregg-Trias = Herzdefekte + Augendefekte (Katarakt) + Innenohrtaubheit; Entzündungen anderer Organe
Diagnostik	Klinisch, Serologie (AG- oder AK-Nachweise), PCR		
Prophylaxe	Impfung: Kombination MMR(V) = Mumps + Masern + Röteln (+ Varizellen)		
Therapie	Symptomatisch		

28

Zwischenspiel: Die Einigung Italiens und der Bau des Suezkanals

Anfang des 19. Jahrhunderts bestand Italien aus einem Flickenteppich kleinerer Staaten, die sich zum Großteil unter fremder Herrschaft befanden. Turin, die Endstation der Zugverbindung von Paris, gehörte zum Königreich Sardinien (-Piemont) unter der Herrschaft der einzigen italienischen Dynastie, dem Haus Savoyen. In Norditalien herrschten die Habsburger (Österreich) über die Lombardei und Venetien. In der Mitte Italiens lag der Kirchenstaat, der unter dem Schutz Frankreichs, in Person von Napoleon III, stand. Brindisi, an der Ostküste vom Absatz des stiefelförmigen Landes gelegen, gehörte zum Königreich beider Sizilien, unter der Herrschaft der Bourbonen (Frankreich). Ohne die Anstrengungen dreier Vorreiter der italienischen Einigung, wäre Italien ein rein geographischer Begriff für die Apenninenhalbinsel geblieben. Dazu gehören der Feldherr und Diktator Giuseppe Garibaldi (1807–1882), der Politiker Camillo Graf Benso di Cavour (1810–1861), der die endgültige Einigung Italiens leider nicht mehr erlebte, und der spätere König von Italien (R: 1861–1878), Viktor Emanuel II (1820–1878), aus dem Haus Savoyen. Erste Einigungsbestrebungen begannen schon in den 1830er. Nach mehreren kriegerischen und diplomatischen Versuchen gelingt es ihnen sich nach und nach die Staaten einzuverleiben. Bis 1870 Napoleon III seine Truppen, die er zum Schutz des Kirchenstaates in Rom stationiert hatte, wegen dem Deutsch-Französischen Krieg abziehen musste. Der Kirchenstaat wurde von den italienischen Truppen besetzt und Rom als neue Hauptstadt erobert. Und so können zwei Jahre später Fogg und Passepartout gemütlich mit dem Zug durch ein junges, geeintes Italien reisen.

In Brindisi schiffen sie sich auf dem Paketschiff „Mongolia“ ein. „... ein eiserner Schraubendampfer mit Verdeck, von zweitausendachthundert Tonnen Gehalt und fünfhundert Pferdekraft. Er machte regelmäßig die Fahrten von Brindisi nach Bombay durch den Suezkanal, und war einer der schnellsten Segler der Compagnie, der die vorschriftsmäßige

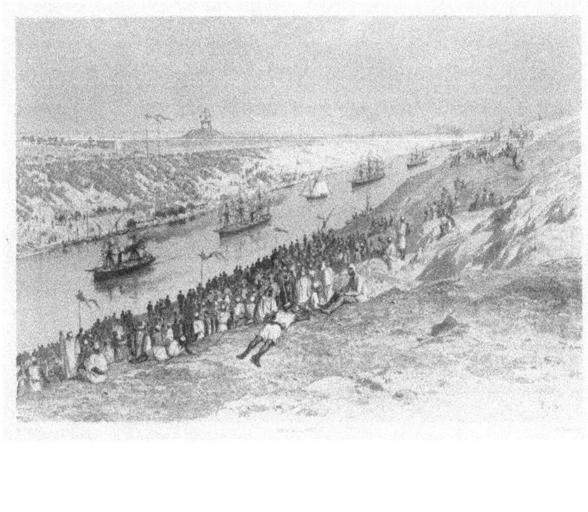

Abb. 76 Eröffnung des Suezkanals am 17.11.1869 (Archivist/Adobe Stock Photos).

Schnelligkeit von zehn Meilen in der Stunde zwischen Brindisi und Suez, und von neun Meilen und dreiundfünfzig hundertteilen zwischen Suez und Bombay fast immer übertraf." Mussten Schiffe vorher die gefährliche und lange Route um die Südspitze Afrikas, dem Kap der Guten Hoffnung, auf sich nehmen, konnten sie dank des Durchstiches durch die Landenge von Suez den Seeweg von London nach Indien um knapp die Hälfte reduzieren. Gegen Ende des 18. und Anfang des 19. Jahrhunderts hatten viele, unter anderem Napoleon Bonaparte, Pläne und Ideen zu diesem gewaltigen Vorhaben. Doch erst im Jahr 1859 startete der Bau. Tausende Arbeiter gruben sich mit Schaufeln durch den Dreck. Der Abtransport der Erde erfolgte in Körben. Erst gegen Ende der Arbeiten wurden Maschinen eingesetzt. Am 17.11.1869 wird der Kanal in Gegenwart hochkarätiger königlicher Gäste mit einem verschwenderischen Fest eingeweiht. Mit der Eröffnung des 160 km langen Kanals, der von Port Said am Mittelmeer bis nach Suez am Roten Meer führt, wurde das Mittelmeer zur wichtigsten Transitstrecke der Welt. Reisende konnten den Weg allerdings schon früher abkürzen. Mit einer strapaziösen 18-stündigen Fahrt mit der Postkutsche. Anstatt die Landschaft durch kleine Fenster vorbeiruckeln zu sehen, kann Passepartout diese genießen, wie sie ruhig an ihm vorbeizieht.

Währenddessen läuft Foggs Gegenspieler ungeduldig auf dem Quai von Suez hin und her. Inspektor Fix „... ein kleiner, magerer Mann, mit ziemlich gescheitem Gesicht und reizbar, der in auffallender Weise beständig mit den Augenbrauen-Muskeln zuckte. Unter seinen langen Wimpern glänzte ein sehr lebhaftes Auge, dessen Feuer er jedoch nach Belieben zu löschen verstand. ... [er] war einer jener ‚Detektive' oder geheimen Agenten, welche die englische Polizei nach dem Diebstahl auf der Bank in die verschiedenen Häfen abgeschickt hatte." Fix sollte alle Passagiere beobachten und, falls einer verdächtig wäre, diesem unauffällig nachreisen. Momentan befindet Fix sich in der Gesellschaft des britischen Konsularagenten, der sich nicht vorstellen kann, wie dieser unter den vielen Passagieren den Bankräuber erkennen will. „‚Herr Konsul', erwiderte Fix, ‚solche Leute wittert man vielmehr, als dass man sie erkennt. Man muss Spürkraft besitzen, die ist gleichsam ein besonderer Sinn, bei welchem Gehör, Gesicht und Geruch zusammenwirken. ...'. Der Konsul ist skeptisch. Wirkt der Gesuchte doch aufgrund des erhaltenen Steckbriefes wie ein ehrlicher Mann. „‚Herr Konsul,' ... ‚die großen Diebe sehen immer ehrenhaften Leuten gleich. ... Ehrliche Gesichter muss man vor allen Dingen ins Auge fassen ...' " Fix vermutet, dass der Dieb versuchen würde in holländische oder französische Besitzungen in Asien zu gelangen. Bombay ist schließlich englisches Gebiet. „‚Sofern es nicht ein sehr starker Mann ist', erwiderte der Konsul. ‚Sie wissen, ein englischer Verbrecher ist stets in London leichter geborgen, als auswärts.' " Mit diesen Worten verabschiedet sich der Konsul und lässt einen ungeduldigen Polizeiagenten zurück, der über die dem Dieb offenstehenden Fluchtmöglichkeiten grübelt. Doch ist Fix sehr von sich eingenommen, den Bankräuber zu erkennen und dingfest zu machen, egal welcher Tricks dieser sich bedient. Geniale Tricks sind nicht nur den menschlichen Gesetzesbrechern eigen. Krankheitserreger bedienen sich ebenso ausgeklügelter Strategien, um die Polizei des Wirtes in die Irre zu führen. Zum Beispiel die Hepatitisviren.

29

Das Hepatitis-B-Virus (HBV)

Das Hepatitis-B-Virus (HBV) und das nicht mit ihm verwandte Hepatitis-C-Virus (HCV) sind weltweit für einen Großteil infektiöser Leberentzündungen (Hepatitis) verantwortlich. Entwickelt der Patient einen chronischen Verlauf kommt es häufig zu einer Leberzirrhose, einer chronischen Erkrankung der Leber, bei der das Lebergewebe zerstört wird und die Leber ihre Funktion verliert, gefolgt von einem Leberzellkarzinom. Immer wieder flackerten kleinere Epidemien auf. Da auch viele Soldaten betroffen waren, wurde die Erforschung der infektiösen Hepatitis im Jahr 1942 als kriegswichtig erklärt. Vor allem durch Impfungen, die ja eigentlich gedacht sind Leben zu retten, verbreitete sich die Infektion heimlich unter den Impflingen. Der Grund war, dass die verwendeten Spritzen wiederholt und ohne Reinigung bei mehreren Personen verwendet wurden. Auch durch Bluttransfusionen wurde das Virus weiterverbreitet. Gab es doch noch keine Möglichkeiten das Spenderblut auf diese Viren zu untersuchen.

In den ersten Jahren der 1960er entdeckte der amerikanische Mediziner und Biochemiker Baruch Samuel Blumberg (1925–2011) eher zufällig das HBs-Antigen, den für die Diagnostik einer HBV-Infektion wichtigsten Untersuchungsmarker. Sein Forschungsgebiet war eigentlich die Untersuchung von unterschiedlichen Typen von Lipoproteinen in verschiedenen Ethnien. Lipoproteine bestehen aus einem Fett- und einem Eiweißanteil und sind vor allem für den Transport von Fetten und fettlöslicher Substanzen im Körper verantwortlich. Blumberg und seine Kollegen fanden bei indigenen Völkern Australiens, den Aborigines, ein bestimmtes Eiweiß. Dieses wurde zunächst „Australia-Antigen" genannt. Weltweite Folgeuntersuchungen brachten das Antigen in den verschiedensten Bevölkerungsgruppen zutage. Da Blumberg primär Grundlagenforschung betrieb und das Antigen in verschiedenen ethnischen Gruppen nachgewiesen wurde, vergingen noch einige Jahre, bis er den Zusammenhang zwischen dem Nachweis des Australia-Antigens und einer Hepatitis herstellen konnte. Im Jahr 1967 veröffentliche die Arbeitsgruppe um Blumberg ihre

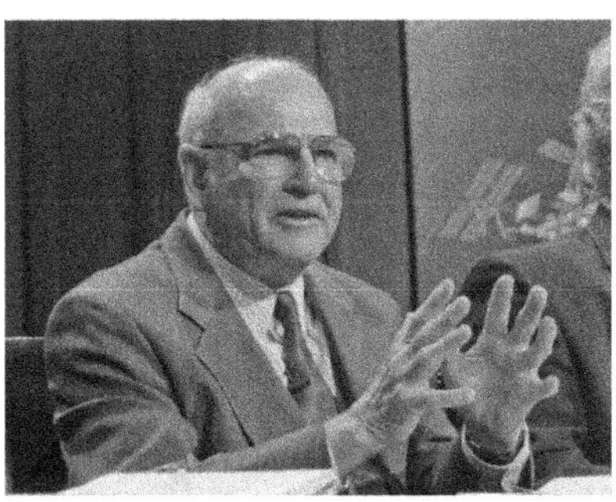

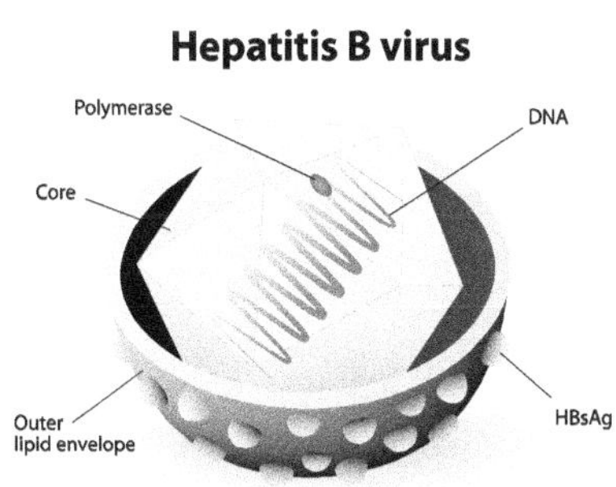

Abb. 77 Links: Der amerikanische Mediziner und Biochemiker Baruch Samuel Blumberg (1925–2011) im Mai 1999. Anfang 1960 entdeckt er mit seinem Forscherteam bei den Ureinwohnern Australiens das HBs-Antigen (HBsAG) des HBV (Dominic Hart / Wikimedia commons / Public Domain). Rechts: Struktur des HBV. Das HBsAG ist Bestandteil der Virushülle. Es wird zum Screening einer HBV-Infektion beim Patienten, aber auch zur Untersuchung von Blutkonserven auf HBV verwendet (designua/Adobe Stock Photos).

Ergebnisse. Erstmals gab es eine Möglichkeit, Blutprodukte auf das HBV zu untersuchen. Im Jahr 1976 erhält er für seine Arbeiten den Nobelpreis für Medizin.

Das Australia-Antigen selbst ist nicht infektiös. Es ist nur der äußerste Bestandteil des infektiösen Virusteilchens. Dieses wurde 1970 von David Maurice Surrey Dane (1923–1998) nachgewiesen. Das HBV besteht aus DNA, die von einem Kapsid, dem HBc-Antigen, umgeben ist. Wobei „c" für das englische Wort „capsid" steht. Das Australia-Antigen bildet die Hülle des Virus und wurde in HBs-Antigen umbenannt. „s" für „surface", also Oberfläche. Der Vollständigkeit halber, es gibt noch das sogenannte HBe-Antigen. „e" steht wahrscheinlich für „excreted", was so viel wie ausscheiden oder abgeben bedeutet. Es ist kein struktureller Bestandteil, wird also nicht ins Virus eingebaut, sondern bei der Virusproduktion ins Blut abgegeben. Wahrscheinlich hat es immunregulatorische Aufgaben, um die Verbreitung des HBV zu unterstützen. Bei einer Infektion verwendet HBV die Taktik „... das der Engländer unter Engländern am sichersten ist ...", die der Konsul erwähnt. Nur dass HBV im „fremden Land" seine „Engländer" selbst herstellt.

Das Immunsystem des Wirts produziert während der Infektion neutralisierende Antikörper. Diese binden an dem Virus und verhindern dessen Eindringen in eine neue Zielzelle. Beim HBV sind diese Antikörper gegen das HBs-Antigen gerichtet. Sie heißen deshalb Anti-HBs oder HBs-Antikörper. Das Virus kann jetzt diese schädlichen Antikörper „ablenken". Beim Zusammenbau des HBV in der Leberzelle entstehen nicht nur vollständige und somit infektiöse Viruspartikel, sondern auch subvirale Partikel, die nur aus dem Oberflächen-Antigen bestehen. Diese Partikel haben die Form kleiner Kugeln oder Zylinder und werden in großen Mengen ins Blut abgegeben. Und während die Antikörper sich auf diese Köder stürzen, schleichen sich die vollständigen Viren „hinter deren Rücken" vorbei und infizieren die nächste Zelle. Sobald der Wirt Anti-HBs gebildet hat, geht es mit der HBV-Infektion langsam, aber sicher dem Ende entgegen. Den trotz aller Mühen des Virus, irgendwann sind die Antikörper in der Überzahl. Ist der Patient nicht in der Lage Anti-HBs zu bilden, entwickelt dieser eine chronische Infektion. Denn die anderen gebildeten Antikörper (Anti-HBc und Anti-HBe) sind machtlos gegen das Virus. Diesen genialen Ködermechanismus machen wir uns bei der Impfung zu nutzte. Das HBs-Antigen allein löst wie gesagt keine Hepatitis aus. Es ist aber in der Lage, den Körper dazu zu animieren schützende Antikörper zu bilden.

In den 1970er Jahren werden erste Untersuchungen zur HBV-Impfung durchgeführt. Federführend war der amerikanische Impfstoffexperte Maurice Hilleman für die Firma Merck. Er verwendete Viren aus Patientenmaterial und bereitete diese mit Zentrifugations- und Reinigungsschritten auf. Trotz ausführlicher Studien wird der erste Zulassungsversuch

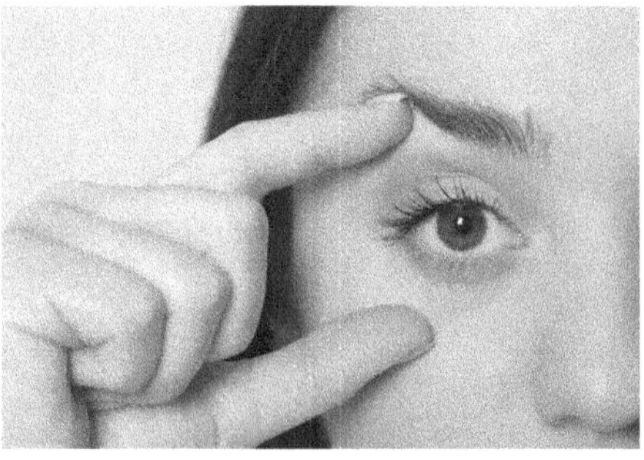

Abb. 78 Der Ikterus, auch Gelbsucht genannt, ist die gelbliche Verfärbung von Haut und Schleimhaut. Sie ist am besten an der weißen Bindehaut der Augen zu erkennen. Der Ikterus ist die Folge eines gestörten Abbaus des Bilirubins in der Leber, z. B. aufgrund einer Entzündung. Bilirubin ist ein Abbauprodukt des roten Blutfarbstoffes Hämoglobin. Erst bei höheren Konzentrationen von Bilirubin verfärbt sich auch die Haut gelblich (New Africa/Adobe Stock Photos).

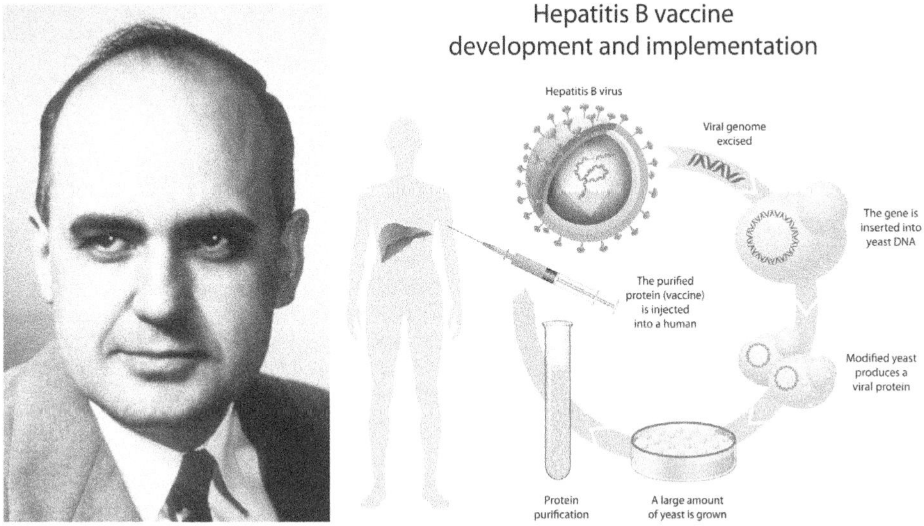

Abb. 79 Links: Maurice R. Hilleman (1919–2005) um 1958. Er entwickelt mit seinem Team den im Jahr 1986 zugelassenen Impfstoff gegen das Hepatitis-B-Virus mit Patientenviren und Zellkulturen (Wikimedia commons / Public Domain). Rechts: Heute wird der HBV-Impfstoff in Hefezellen hergestellt. Dafür wird das Gen, das für das HBsAG codiert, in die Hefezellen eingeschleust. Diese produzieren das Protein, das im Anschluss in mehreren Schritten aufgereinigt wird (Aldona/Adobe Stock Photos).

abgelehnt. Der Skandal um die Verunreinigung mehrerer Chargen des Polio-Impfstoffes zwischen 1960er und 1980er durch das SV40-Virus, einem Affenvirus, ist noch gar nicht so lange her. Zu groß ist die Angst vor Verunreinigungen. Die Firma Merck investiert allein für die Entwicklung des HBV-Impfstoffes 70 Millionen Dollar. Nach einigen Patentproblemen wird dieser zugelassen und bis ca. 1986 verwendet. In der Zwischenzeit ist die Wissenschaft der Genetik aufgekommen. Mit den Grundlagen des Genetic Engineering geling es der Arbeitsgruppe um Hilleman die genetische Information für das HBs-Antigen in den Hefepilz *Saccharomyces cerevisiae* zu schleußen. Es ist der erste Impfstoff, der durch rekombinante Gentechnologie hergestellt wird. Diese Technik macht den Impfstoff sehr sicher. Die HBV-Impfung hat noch einen weiteren Vorteil. Sie schützt auch vor dem Hepatitis-D-Virus.

30

Das Hepatitis-D-Virus (HDV)

Das Hepatitis-D-Virus ist einzigartig unter den humanpathogenen Viren. Die Erstbeschreibung erfolgte im Jahr 1977 von Rizetto et al. nachgewiesen wurde es im Lebergewebe und Serum von Patienten mit einer akuten oder chronischen Hepatitis B. Das Besondere am

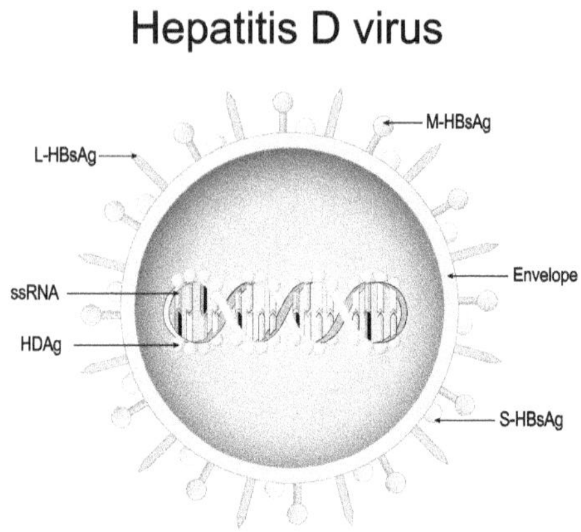

Abb. 80 Struktur des Hepatitis-D-Virus. Das HBsAG in der Hülle hat es sich von seinem Helfervirus, dem HBV, geklaut. In seiner eigenen RNA fehlt die genetische Information für dieses Hüllenprotein (designua/Adobe Stock Photos).

HDV ist, dass es ein unvollständiges Satellitenvirus ist. HDV besteht aus einer zirkulären RNA und einem Kapsid. Um aber Wirtzellen infizieren und sich weiter verbreiten zu können benötigt es eine Hülle. Da seine RNA jedoch nicht für Hüllenproteine codiert, kann es diese auch nicht von der Wirtszelle herstellen lassen. Dafür benötigt es ein Helfervirus, das HBV. Die Leberzelle muss gleichzeitig von HBV und HDV infiziert sein, damit letzteres vollständig zusammengebaut werden kann. Es schnappt sich vom HBV die leeren subviralen Partikel, die aus HBs-Antigen bestehen. Bevor etwas leer steht, kann man ja selbst einziehen.

Es ist noch nicht klar, woher dieses seltsame Gebilde, das auf die Hilfe eines anderen, völlig „artfremden" Virus angewiesen ist, kommt. Ein paar Ähnlichkeiten bestehen mit subviralen Pflanzenpathogenen. Es gibt aber auch mehr als genug Unterschiede, daher sind diese Elemente wahrscheinlich keine direkten Vorfahren. HDV-ähnliche subvirale Elemente wurden in vielen verschiedenen Spezies, Wirbeltieren wie auch in Wirbellosen, nachgewiesen. Eine weitere Theorie geht davon aus, dass sie in der Zelle selbst entstanden sind. Beim Schneiden und wieder zusammenkleben, dem Spleißen, der zelleigenen RNA können Fehler auftreten. Einige der entstandenen RNA-Varianten sind gegenüber den zelleigenen RNA-Abbaumechanismen stabil. Und wenn dann mehrere Zufälle gleichzeitig passieren, wer weiß?

Den HBs-Antikörpern ist es egal ob es sich bei ihrem Ziel um ein HBV oder ein HDV handelt. Sie patrouillieren durch das Blut, ständig auf der Suche nach ihrem Gegenstück. Und wenn sie es gefunden haben, sind sie entschlossen nicht wieder loszulassen, bis der Übeltäter aus dem Verkehr gezogen wurde. Mit der gleichen verbissenen Ausdauer wartet auch Inspektor Fix auf seine Gelegenheit, als endlich die „Mongolia" anlegt.

31

Das Hepatitis-C-Virus (HCV)

„Fix beobachtete aufs Genaueste alle, welche an Land setzten.“ Darunter auch ein junger Mann, der auf ihn zutritt und nach dem Büro des englischen Konsularagenten fragt. „Fix nahm den Pass instinktmäßig und überlief mit raschem Blick das Signalement.“ Er gibt Passepartout, denn um diesen handelt es sich bei dem jungen Mann, den Pass zurück und beschreibt diesem den Weg. Leider muss der Inhaber des Ausweises sich im Konsulat persönlich vorstellen, um seine Identität nachzuweisen. Während Passepartout also auf die „Mongolia“ zurückkehrt, um Fogg Bescheid zu geben, eilt Fix ins Konsulat. Sofort wird er zum Konsul durchgelassen. Er berichtet dem Konsul, den Verdächtigen auf der „Mongolia“ zu vermuten und dass er es geschafft habe, diesen zum Konsulat kommen zu lassen. Zu Fix Leidwesen kann und will der Konsul seiner Bitte, Fogg aufzuhalten bis der Haftbefehl eintrifft, nicht folgen. Wenn der Pass in Ordnung ist, hat er keinerlei Grund dem Eigentümer das Visum zu verweigern. Fix ist sich jedoch sicher, dass sich hinter der Maske des phlegmatischen Gentlemans, der gesuchte Bankräuber verbirgt. Dieser ist sogar so selbstsicher, dass er seinen echten Pass verwendet. Im Gegensatz zum nächsten Virus, das sich eine falsche Identität zulegt.

Das Hepatitis-C-Virus wurde im Jahr 1989 als Erreger der Non-A/Non-B-Hepatitis nachgewiesen. Träger der Erbinformation ist die RNA, die für die verschiedenen Struktur- und Nicht-Struktur-Proteine kodiert. Soweit nichts Neues. Das Interessante an dem Virus ist, dass es während seines Vermehrungszyklus mit dem Fettstoffwechsel seines Wirtes interagiert. Es umgibt sich mit einer Hülle aus zelleigenen Fettsäuren, die den regulären Lipoproteinen, die durch das Blut zirkulieren, stark verwandt sind. Darunter zum Beispiel dem Low Density Lipoprotein (LDL), dem Very Low Density Lipoprotein (VLDL) und dem High Density Lipoprotein (HDL). Sie sind unter anderem für den Transport von Cholesterin aus der Leberzelle in den restlichen Körper zuständig, wo es für verschiedene Stoffwechselvorgänge benötigt wird. Unter anderem ist Cholesterin Bestandteil aller tierischen Membranen, wie zum Beispiel der Zellmembran. Die Lipoproteine sind die wichtigsten Cholesterin-Transporter.

Während des Zusammenbaus schnappt sich das Virus Bestandteile des Transporters, um sich selbst damit zu umhüllen. Diese Hülle verbessert die Fähigkeit des Virus in seine Zielzelle, den Leberzellen, einzutreten. Um im Bild zu bleiben, es hat sich einen falschen Pass zugelegt, um unerkannt über die Grenze in die Zellen hineinzukommen. Die Hülle erhöht zusätzlich seine Stabilität gegenüber neutralisierenden Antikörpern. Die meisten Antigene, gegen die der Körper Antikörper bilden könnte, werden von der Lipidhülle getarnt. Und Antikörper gegen die Bestandteile der Lipidhülle zu produzieren wäre keine gute Idee.

Antikörper werden trotzdem gebildet, nur wirken sie auf das Virus nicht neutralisierend. Sie bieten keinen dauerhaften Schutz. Nach einer durchgemachten oder austherapierten Infektion kann man sich immer wieder neu mit HCV reinfizieren. Eine Infektion mit HCV verläuft häufiger chronisch als eine HBV-Infektion. Während der Replikation mutiert das Virus immer wieder. Es entstehen sogenannte Quasi-Spezies, die den Körper immer wieder

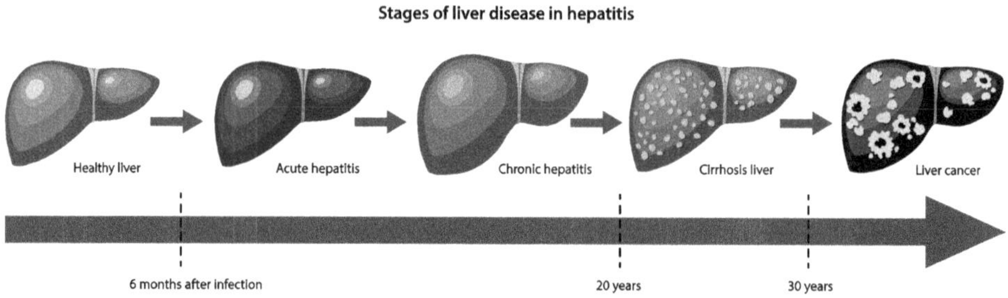

Abb. 81 Stadien der Hepatitis. Eine chronische Hepatitis kann über mehrere Jahre zu einer Leberzirrhose führen, die zu einem Leberzellkarzinom werden kann (Olga/Adobe Stock Photos).

mit neuen Antigen-Varianten überraschen. HBV mutiert nicht so schnell, da es als DNA-Virus ein stabileres Erbgut besitzt. Hat das Immunsystem gegenüber einer HCV-Variante die Oberhand gewonnen, stehen schon die nächsten Versionen bereit, um das Zepter zu übernehmen. So schlüpft das Virus dem Immunsystem immer wieder durch die Lappen. Ein Umstand, den Inspektor Fix nicht gewillt ist zustande kommen zu lassen. Daher nimmt er auch gleich die Verfolgung des Verdächtigen auf.

Steckbrief/e:

Steckbrief Nr.	34	35	36
Name	Hepatitis-B-Virus (HBV)	Hepatitis-C-Virus (HCV)	Hepatitis-D-Virus (HDV)
Einordnung	Familie: *Hepadnaviridae*	Familie: *Flaviviridae*	Gattung: *Deltavirus*
Morphologie/ Eigenschaften	DNA-Genom, kubisches Kapsid, Hülle	RNA-Genom, kubisches Kapsid, Hülle	RNA-Genom, kubisches Kapsid, Hülle aus dem Hüllen-Antigen des HBV
Vorkommen	Weltweit, nur beim Menschen		
Übertragung	Körperflüssigkeiten, Blut- und Blutprodukte, Sexualkontakt, perinatal	Blut- und Blutprodukte, seltener durch Sexualkontakt, perinatal	Körperflüssigkeiten, Blut- und Blutprodukte, Sexualkontakt, perinatal
Inkubationszeit	Wochen bis Monate		
Erkrankung	Akute oder chronische Hepatitis, HCV häufiger chronifizierend, HDV nur in Verbindung mit aktiver HBV-Infektion		
Symptome	• Symptomlose Verläufe möglich • Allgemeine Symptome: Fieber, Kopf-, Glieder-, Gelenkschmerzen, Übelkeit, Erbrechen, Durchfall, Appetitlosigkeit, Müdigkeit, Lymphknotenschwellung • Spezifischere Symptome: Oberbauchschmerzen, Vergrößerung von Leber und Milz (Hepatosplenomegalie), gelbliche Verfärbung von Haut und Schleimhäute (Ikterus) • Komplikation bei chronischer Hepatitis: Leberzirrhose → Leberzellkarzinom		
Diagnostik	Serologie (AG- und/oder AK-Nachweise), PCR		
Prophylaxe	Impfung	Kondome, kein Needle Sharing (Benutzen von Kanülen und/oder Spritzen durch mehrere Konsumenten)	Impfung gegen HBV schützt auch vor HDV
Therapie	Virostatika		

32

Toxoplasma gondii

Fix brauchte Passepartout nicht lange zu suchen. Der junge Mann spazierte auf dem Kai auf und ab und beobachtete alles neugierig. Liebenswürdig erkundigt er sich, ob es mit dem Pass funktioniert hatte und Passepartout und sein Herr jetzt weiter ins Landesinnere reisen würden. Fix führt ihn zum Basar und „Passepartout schwatzte beständig." Betrübt berichte Passepartout, dass sie so in Eile sind, dass keine Zeit für den Besuch des Landes bleibt. „... Wir sind ohne Koffer abgereist, nur mit einem Reisesack." Er merkt gar nicht, wie geschickt der Inspektor das Gespräch in eine bestimmte Richtung lenkt. Nicht nur Fix versteht es geschickt zu manipulieren. Auch ein unauffälliges Tierchen, beherrscht die Kunst des Strippenziehens meisterhaft.

Es davon wurde im Jahr 1908 von Charles Nicolle (1866–1936) und seinem Kollegen Louis Manceaux (1865–1934) in Tunesien bei Gundis, kleinen afrikanischen Nagetieren, entdeckt. Der Parasit erhielt den Namen *Toxoplasma gondii*. Der Name kommt aus dem Griechischen. Die Silbe *„toxon"* bedeutet „Bogen" und *„plásma"* „Gebilde oder Körperchen". *Toxoplasma* weist auf die gebogene Gestalt des Einzellers hin. In den folgenden Jahren wird der Parasit bei zahlreichen Säugetieren und Vögeln entdeckt, unter anderem auch beim Menschen. Damit erregte er die Aufmerksamkeit der Mediziner. Mit Antikörper-Testen konnte nachgewiesen werden, dass der Erreger weltweit verbreitet ist. Das eigentliche Ziel des Parasiten ist die Hauskatze und einige

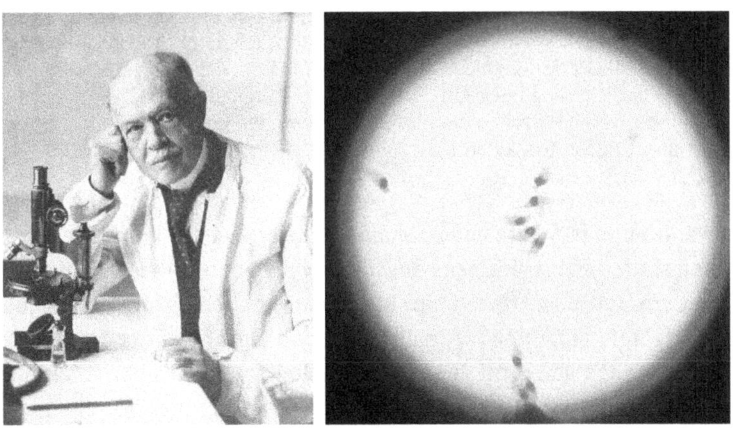

Abb. 82 Links: Der französische Arzt und Mikrobiologie Charles Nicolle (1866–1936) entdeckt zusammen mit seinem Kollegen in Tunis den Parasiten *Toxoplasma gondii* (Roland Huet / Wikimedia commons / Public Domai Roland Huet / Wikimedia commons / Public Domain). Rechts: Trophozoiten (Tachyzoiten) von *T. gondii* in der Giemsa-Färbung. Dieses Stadium findet sich im Zwischenwirt bzw. im Fehlwirt Mensch. Die leicht gebogene Form gab dem Erreger seinen griechischen Namen: *„toxon"* = Bogen und *„plásma"* = Körper, Gebilde.

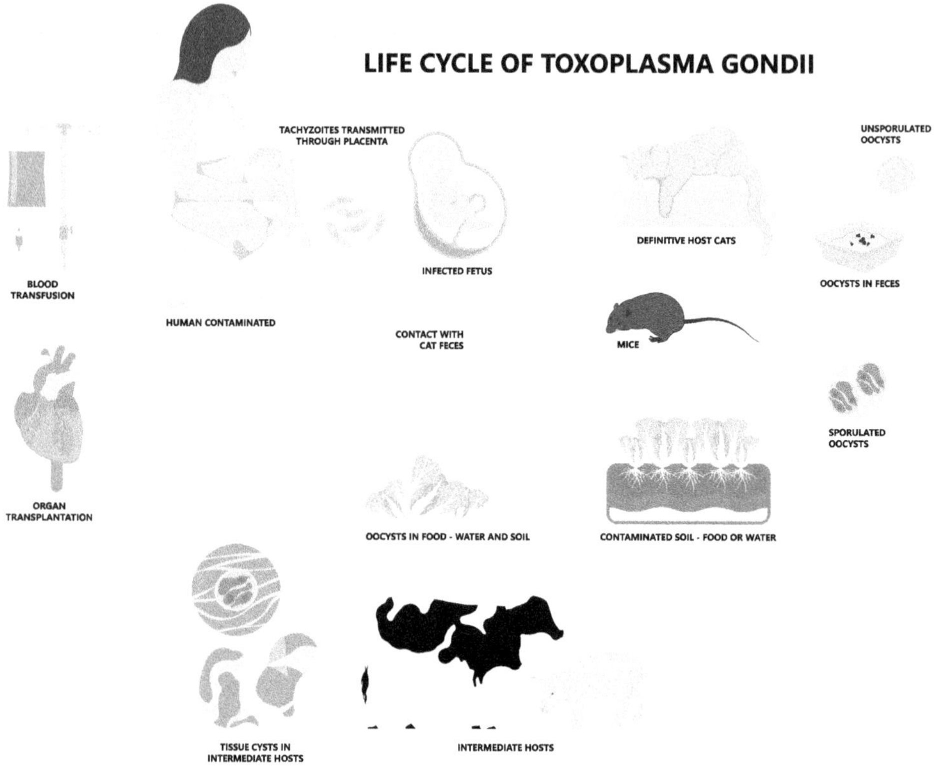

Abb. 83 Entwicklungszyklus von *Toxoplasma gondii.* Die infizierte Katze scheidet die Oozysten mit dem Kot aus. Diese werden von kleinen Nagetieren oder Vögeln mit dem Futter aufgenommen. Werden diese von einer Katze gefressen, geht der Zyklus von vorne los. In den Menschen gelangen die Oozysten mit kontaminierten Lebensmitteln. Zum Beispiel über Salat oder rohes Rind- bzw. Schweinefleisch, wenn die Tiere infiziert sind. Auch durch Transfusionen und Transplantationen können die Parasiten in den Menschen gelangen. Dies passiert allerdings selten. Bei Immunsupprimierten löst eine Infektion oft schwere Verläufe aus. Auch für Schwangere ist die Erstinfektion gefährlich, da die Parasiten die Plazenta überwinden und das Ungeborene infizieren können (Pepermpron/Adobe Stock Photos).

ihrer größeren Verwandten, wie Wildkatze oder Luchs. Hier findet die sexuelle Vermehrung des Parasiten statt. Katzen, übrigens nur die Freigänger, infizieren sich durch ihre Beute, also Nagetiere und Vögel. Wie beim Menschen können asymptomatische, leichte und schwere Verläufe auftreten. Je nach Alter und Immunstatus des Tieres. Ausgeschieden wird der Parasit dann mit dem Kot. Hat die Katze die Infektion einmal durchgemacht, ist sie für den Rest ihres Lebens immun! Der Parasit muss sich ein neues zuhause suchen.

Über mit Katzenkot verunreinigtes Wasser oder Nahrung gelangt dieser in seine Zwischenwirte. Hier durchdringt er die Darmwand, schwärmt in die verschiedenen Organe aus und vermehrt sich durch Zweiteilung. Meist leidet der Wirt unter Allgemeinsymptomen wie Unwohlsein und Fieber. Selbst wenn das Immunsystem Antikörper gebildet

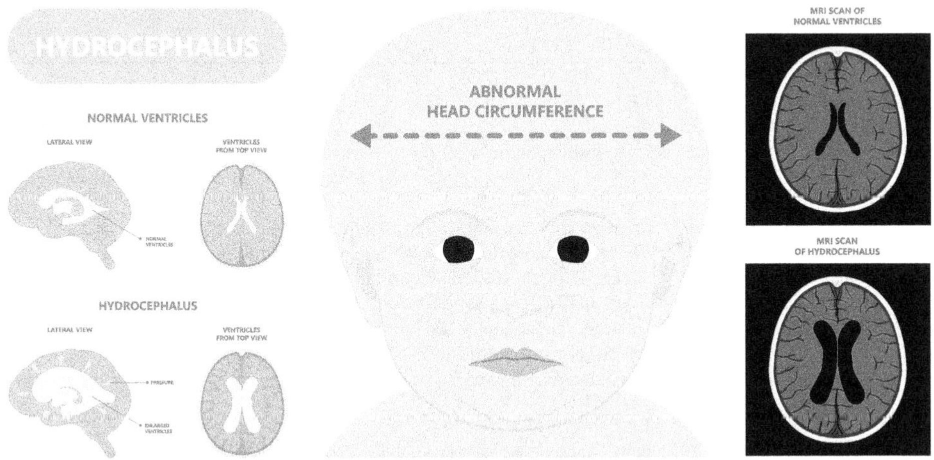

Abb. 84 Links: Als Folge einer pränatalen Toxoplasmose-Infektion kann sich beim Neugeborenen u. a. ein Hydrocephalus (Wasserkopf), eine krankhafte Vergrößerung der mit Liquor (Hirn-Rückenmark-Flüssigkeit) gefüllten Hirnventrikel des Gehirns manifestieren. (Pepermpron/ Adobe Stock Photos).

hat, die ja bei den meisten Bakterien und Viren gute Dienste leisten, verschwindet der Parasit nicht aus dem Körper. Er wartet auf den Moment, in dem sein Zwischenwirt von einer Katze gefressen wird. Um die Wahrscheinlichkeit zu erhöhen, zieht er im Hintergrund selbst ein bisschen die Fäden. Bei Mäusen und Ratten beeinflusst *Toxoplasma* gezielt den Geruchssinn. Er nimmt ihnen die angeborene Angst vor dem Geruch von Katzenurin. Infizierte Tiere empfinden diesen nun als angenehm. Der Urin anderer Mäuse- bzw. Rattenfänger wirkt allerdings weiterhin abschreckend. Infizierte Tiere laufen der Katze praktisch vor die Pfoten. Dieses selbstmörderische Verhalten wird als „Fatal attraction" bezeichnet. Aber nicht nur Mäuse und Ratten lässt der Parasit nach seiner Pfeife tanzen. Mit *Toxoplasma gondii* infizierte Schimpansen, unsere nächsten lebenden Verwandten, finden mit einem Mal den Geruch von Leopardenurin sehr attraktiv.

Und auch auf uns Menschen hat eine latente Infektion Auswirkungen. Studien haben herausgefunden, dass Infizierte eine minimal verkürzte Reaktionszeit aufweisen. Was sich vor allem im Verkehr mit einer höheren Unfallrate bemerkbar macht. Auch sind Infizierte extrovertierter und weisen eine höhere Impulsivität auf. In mehreren Studien wurden statistische Zusammenhänge zwischen psychiatrischen Erkrankungen wie Schizophrenie oder Persönlichkeitsstörungen nachgewiesen. Auch die Selbstmordrate ist bei infizierten Patienten höher. Trotz aller Studien ist noch nicht eindeutig klar, welche Effekte direkt vom Parasiten hervorgerufen werden oder nur Begleiterscheinungen der chronischen Infektion sind! Der Parasit hat von uns Menschen jedoch keinen Vorteil mehr. Wir sind für ihn ein Fehlwirt, da die Zeit, in der wir von Großkatzen gejagt und verspeist wurden, seit mehreren hunderten Jahren vorbei ist.

Steckbrief/e:

Steckbrief Nr.	**37**
Name	*Toxoplasma gondii*
Einordnung	Protozoen, Klasse: Sporozoen
Morphologie/Eigenschaften	Im Menschen: sichelförmige Trophozoiten Größe ca. 6 × 2 µm Die Vermehrung durch Zweiteilung (Schizogonie) kann in jeder kernhaltigen Körperzelle erfolgen. Zunächst erfolgt eine schnelle Vermehrung der Trophozoiten. Diese werden Tachyzoiten (griech. „*tachýs*" = schnell). Nach einigen Tagen verlangsamt sich die Vermehrung unter Einfluss des Immunsystems. Die sich nur langsam teilende Form wird Bradyzoiten (griech. „*bradýs*" = langsam) genannt.
Vorkommen	Weltweit, Ausnahme: Antarktis
Übertragung	Rohes Schweine-, Schaf- oder Rindfleisch, mit Katzenkot kontaminierte Lebensmittel, Bluttransfusion, diaplazentar, direkter Kontakt (z. B. beim Reinigen der Katzentoilette) Vor allem junge Katzen sind betroffen. Hat die Katze einmal Toxoplasmose durchgemacht, ist sie für den Rest ihres Lebens immun.
Inkubationszeit	2–3 Wochen
Erkrankung	Toxoplasmose
Symptome	Drei Formen, je nach Immunstatus und Infektionszeitpunkt des Patienten. 1. Immunkompetenter Patient: meist asymptomatisch bis grippeähnlich (Fieber, Lymphknotenschwellung, Abgeschlagenheit, Gliederschmerzen). Selten schwere Fälle: Hepatitis, Myokarditis, Pneumonie, Enzephalitis, okuläre Toxoplasmose. 2. Immunsupprimierter Patient: Reaktivierung einer latenten Infektion, Neuinfektion oder durch Organtransplantation → schwere bis lebensbedrohliche Erkrankungen. Symptome je nach befallenem Organ, am häufigsten: Enzephalitis, Pneumonie, Myokarditis, okuläre Toxoplasmose 3. Konnatale Toxoplasmose: Erstinfektion während der Schwangerschaft → Toxoplasmose ist in der Lage die Plazenta zu überwinden und das Ungeborene zu infizieren. Je nach Schwangerschaftsmonat: Abort, Frühgeburt mit schweren Erkrankungen des Fötus (Fetopathien). Am häufigsten betroffen: Zentrales Nervensystem (Hydrozephalus, intrazerebrale Verkalkungen) und Augen (Chorioretinits). Seltener z. B. Pneumonie, Myokarditis, Nephritis (Nierenentzündungen), Hepatitis (Leberentzündung)
Diagnostik	Serologie (AK-Nachweise), PCR
Prophylaxe	Schwangere und Immunsupprimierte: Verzicht auf rohes oder unzureichend bearbeitetes Fleisch (Braten, Kochen und Einfrieren bei -20 °C für 3 Tage tötet den Erreger ab). Katzentoilette täglich reinigen (ggf. mit Handschuhen). Hände waschen. Es ist aus ärztlicher und psychologischer Sicht NICHT notwendig die Katze abzugeben! Katze nicht mit rohem Fleisch füttern.
Therapie	Antiparasitika und/oder Antibiotika (Cotrimoxazol)

33

Zwischenspiel: Die Zeitzonen

Vorsichtig pirscht sich Fix im Gespräch mit Passepartout an benötigte Informationen heran. Dieser ist recht vertrauensselig und plaudert munter vor sich hin. Es gibt von seiner Seite aus schließlich auch nichts zu verbergen. Beinahe hätte er seinen Auftrag, Strümpfe und Hemden zu kaufen, vergessen. Um Passepartout nicht aus den Augen zu verlieren, bietet Fix an, diesen zum Basar zu begleiten. Vor allem muss Ersterer aufpassen, rechtzeitig wieder auf dem Schiff zu sein. „‚Sie haben Zeit', versetzte Fix, ‚es ist erst zwölf Uhr!' Passepartout zog seine große Uhr heraus. ‚Zwölf Uhr', sagte er. ‚Nicht doch! es ist neun Uhr zweiundfünfzig Minuten!' ‚Ihre Uhr geht nach', erwiderte Fix." Eine Tatsache, die Passepartout sich weigert zu akzeptieren. Schließlich handelt es sich bei seiner Uhr um ein Familienerbstück. Fix gibt ihm den Rat „... Ihre Uhr nach der Mittagszeit jedes Landes zu stellen.' " Etwas, was man auf längeren Reisen zwischen verschiedenen Zeitzonen unbedingt beherzigen sollte, wenn man seinen Anschluss pünktlich erreichen will. Doch so einfach war es während Foggs Reise nicht.

Vor dem Zeitalter der Dampflokomotive, um 1830, hatte jedes Dorf und jede Stadt eine eigene Uhrzeit, die sich am Stand der Sonne orientierte. Das war kein Problem, da die Reise selbst Tage, wenn nicht sogar Wochen dauerte. Mit der Dampflokomotive schrumpfte diese Zeit auf ein paar Stunden. Nebst den Unfällen durch Zusammenstöße war es auch für die Fahrgäste eine Zumutung. Jede Bahngesellschaft hatte zu den Ortszeiten zusätzlich ihre eigene Zeit. Allein an der Bahnstation am Bodensee in Deutschland gab es fünf verschiedene Zeiten! Für die Fahrgäste war es eine komplizierte Berechnung, um den Zug nicht zu verpassen. Im Jahr 1847 einigten sich als erstes die englischen Bahngesellschaften auf die Greenwich-Zeit. An den Bahnhöfen selbst gab es bis zum Jahr 1880 in England immer noch zwei gültige Uhrzeiten. In Frankreich fuhren alle Eisenbahnen nach Pariser Zeit. Und Deutschland brauchte sogar bis zum Jahr 1893, um eine einheitliche Nationalzeit einzuführen. Im Jahr 1884 kam in Washington die Internationale Meridiankonferenz zusammen. Delegierte aus 25 Ländern einigten sich auf eine einheitliche Weltzeit. Dabei orientierten sie sich am Nullmeridian, der durch die königliche Sternwarte in Greenwich geht. Sie teilten den Globus in 24 Zeitzonen von jeweils 15 Längengraden. Die meisten Länder führen aber erst Anfang des 20. Jahrhunderts den universellen Zeitstandard von 1884 ein.

Fix läuft die Zeit davon. Er muss schnell eine Entscheidung treffen. Und so beschließt er seinem Verdächtigen unauffällig zu folgen. Der Haftbefehl sollte an der nächsten Station hoffentlich rechtzeitig eintreffen und die Verfolgungsjagd beenden. Dass er selbst die Reise um die Erde in 80 Tagen mitmachen wird, ahnt er noch nicht. Und „Eine Viertelstunde darauf befand sich Fix, sein leichtes Gepäck in der Hand, übrigens wohl mit Geld versehen, an Bord der Mongolia, und bald fuhr der rasche Dampfer mit vollem Dampf auf den Wellen des Roten Meeres."

Auf der „Mongolia" ließ es sich gut leben. Die Verpflegung war ausgezeichnet, die Gesellschaft angenehm und wenn das rote Meer ruhig war, wurde auf dem Deck getanzt und gesungen. „Aber das Rote Meer ist sehr launenhaft und häufig schlimm, wie alle schmalen und langen Golfe. Wehte der Wind von der asiatischen oder afrikanischen Küste her, so geriet die Mongolia, eine lange Schraubenspindel, von einer Seite gefasst, in fürchterliches Schwanken." Das Rote Meer, ein Nebenmeer des Indischen Ozeans, liegt zwischen der asiatischen und der afrikanischen Kontinentalplatte. An dieser Stelle driften beide Kontinente auseinander und der Riss setzt sich an Land im Großen afrikanischen Graben, dem Great Rift Valley fort.

34

Das Rifttal-Fieber-Virus

Eine der tiefsten Stellen des Great Rift Valley liegt in Kenia. Im Jahr 1930 trat hier eine Epidemie unter Schafen auf. Kurz vor dem Ablammen, in diesem Jahr im Juli und August, kam es bei den Mutterschafen zu Fehlgeburten und Todesfällen. Auch die Lämmer waren betroffen. Die Symptome waren unbestimmt. Einige Tiere erbrachen, manche hatten einen dicken, schleimig-eitrigen Nasenausfluss. In einigen Fällen war der Kot stark blutig. Der Tod folgte nach Symptombeginn schnell. Bei Obduktionen wurden Läsionen an der Leber gefunden. Schrittweise wurden die Tiere in höheres Gelände gebracht. In den weiter unten gebliebenen Herden dauerte die Epidemie bis Dezember. Knapp 5.000 Schafe verendeten. Auch die Menschen waren betroffen. Sie entwickelten eine Dengue-Fieber-ähnliche Erkrankung, überlebten aber.

Der Erreger, ein Virus, wurde im selben Jahr mit Hilfe von Filtrationsmethoden identifiziert und in einem Artikel von 1931 der Welt vorgestellt. Das Virus erhielt den Namen Rift-Valley-Fieber-Virus, nach seinem Erstbeschreibungsort. Im Jahr 2000 schaffte es den Sprung auf die Arabische Halbinsel.

Die Überträger sind verschiedene Stechmückenarten. Infizierte Weibchen „vererben" das Virus sogar auf ihre Nachkommen (transovarielle Übertragung). Nach starken Regenfällen sammelt sich das Wasser in Bodensenken und die Mückenlarven schlüpfen aus den dort

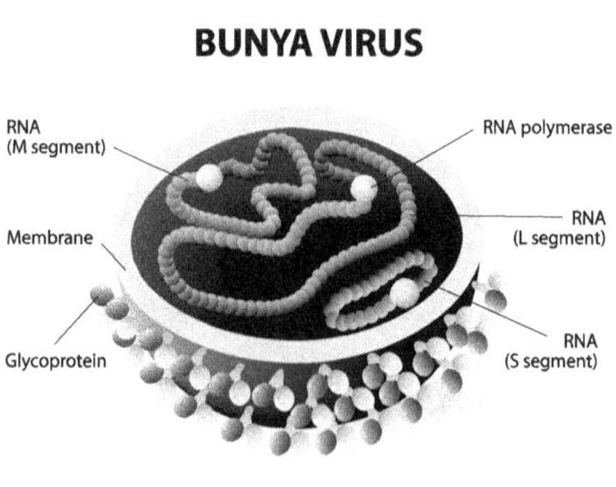

Abb. 85 Schematische Darstellung des Rift-Valley-Fieber-Virus. Das RNA-Genom liegt in drei einzelnen Segmenten vor. In der Hülle befinden sich Glykoproteine, die, wie bei anderen Viren auch, für die Adsorption und Fusion der Virushülle mit zellulären Membranen notwendig sind (designua/Adobe Stock Photos).

abgelegten Eiern. Das Virus überdauert in den verschiedenen Entwicklungsstadien der Mücke und kann sofort bei deren erster Blutmahlzeit auf empfängliche Wirte übertragen werden. Die transovarielle Übertragung ist nicht allein dem Rifftal-Fieber-Virus vorbehalten. Vielen Viren, die durch Insekten übertragen werden, steht diese effiziente Möglichkeit offen.

Steckbrief/e:

Steckbrief Nr.	**38**
Name	Rifttal-Fieber-Virus (*Rift Valley fever phlebovirus*, RVF)
Einordnung	Klasse: *Bunyaviricetes* Familie: *Phenuviridae*
Morphologie	RNA-Genom, helikales Kapsid, Hülle
Vorkommen	Afrika, Saudi-Arabien, Jemen
Übertragung	Mückenstiche (*Aedes-*, *Culex-* und *Phlebotomus*-Arten)
Inkubationszeit	3–10 Tage
Erkrankung	Rifttalfieber
Symptome	Fieber, Kopf- und Muskelschmerzen bei schweren Verläufen: Netzhautentzündung (Retinitis) mit Erblindung als Spätfolge möglich, Hepatitis, Enzephalitis
Diagnostik	Serologie (AK- und AG-Nachweise), PCR
Prophylaxe	Schutz vor Insektenstichen
Therapie	symptomatisch

35

Yersinia pestis

Am 20. Oktober, zwei Tage vor der erwarteten Ankunft, erreicht die „Mongolia" Bombay, dem heutigen Mumbai. „Sonst machte man dort mit allen uralten Transportmitteln seine Reise, zu Fuß und zu Ross, im Karren … in der Kutsche. Jetzt fahren Dampfboote mit größter Schnelligkeit auf dem Indus und Ganges, und eine Eisenbahn, welche Indien der ganzen Breite nach durchzieht und seitwärts verzweigt, setzt Bombay binnen drei Tagen nun in Verbindung mit Kalkutta." Nachdem Bombay im Jahr 1666 von den Portugiesen an die englische Ostindienkompanie verkauft wurde, schlossen die Engländer die Stadt in ihr Handelsnetz ein. Als Zugabe erhielten sie die Pest, die meist ausgehend von den Hochplateaus Asiens, ihre Reise antrat. Ihre Vorrangige Ziele waren die großen Hafenstädte der

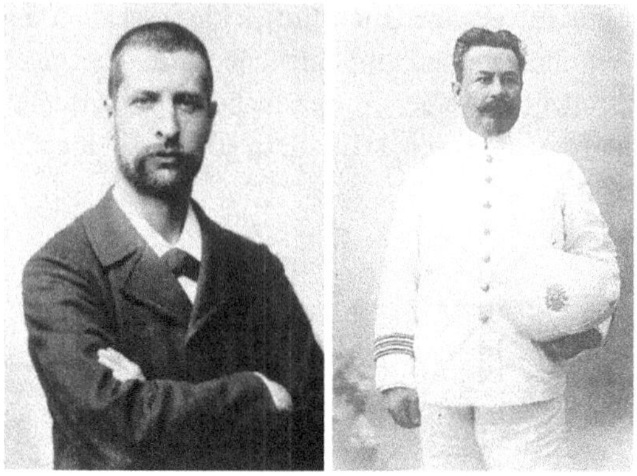

Abb. 86 Alexandre Yersin (1863–1943) um 1900. Der französische Bakteriologe entdeckt im Jahr 1894 in Hong Kong den Erreger der Pest, der 1944 ihm zu Ehren *Yersinia pestis* genannt wird (Wikimedia commons / Public Domain). Rechts: Im Jahr 1898 veröffentlicht Paul-Louis Simond (1858–1947), ein Freund von Yersin, seine Ergebnisse der Übertragungsversuche des Bakteriums. Er beweist, dass der Floh der Vektor ist (Wikimedia commons / Public Domain).

Welt, so auch Bombay. 24 Jahre nach Foggs Besuch, im Jahr 1896, wird die Stadt erneut von der Seuche heimgesucht.

Hier arbeitet Paul-Louis Simond (1858–1947), ein guter Freund von Alexandre Yersin, der zwei Jahre vorher den Erreger bei einem Ausbruch in Hongkong identifizierte.

Der Ausruf „Die Pest ist in Hongkong" beunruhigt auch die Franzosen, bedroht die Seuche doch ihre eigene Kolonie Indochina. In Hong Kong fordern die Britten, den angesehenen Kochschüler Shibasaburō Kitasato an. Dieser erreicht die Stadt mit seiner Delegation am 12.06.1894. Am 15.06. erreicht Yersin sein Ziel. Doch schon am gleichen Tag verkünden die Zeitungen die Entdeckung des Pesterregers durch Kitasato. Yersin arbeitet im gleichen Krankenhaus wie Kitasatos Team. Doch während die Japaner volle Unterstützung erhalten, muss Yersin sich mit einer Ecke im Treppenhaus begnügen. Auch sind alle Pestleichen für Autopsien für diese reserviert. Yersin untersucht das Blut von Pestkranken, kann darin aber nichts finden. Durch Bestechung gelingt es ihm seine erste Autopsie durchzuführen. Am 20.06. entnimmt er einer Pestleiche die Beule aus der Leistengegend und untersucht den Eiter. Im Eiter findet er eine Menge kleiner gedrungener Bazillen. Das Ergebnis kann er bei einer zweiten Untersuchung bestätigen.

Yersin zieht mit seinem „Labor" am 22.06. in eine Hütte aus Bambus und Stroh, am Alice Memorial Hospital, um. Hier gelingt ihm die Anzucht des Erregers. Die „schlechten Forschungsbedingungen" führten schließlich zum Erfolg. Während die Japaner ihre Kulturen

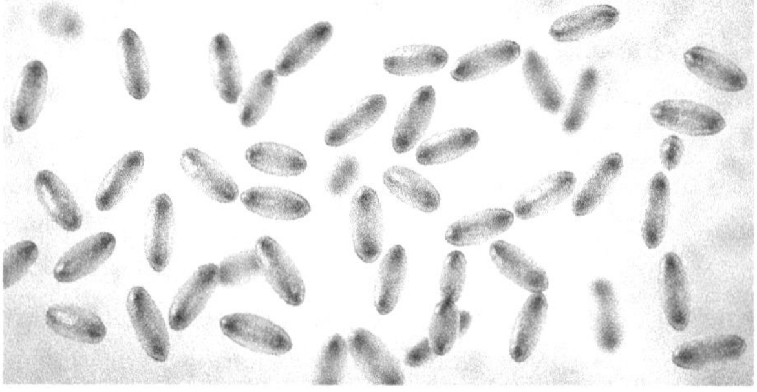

Abb. 87 3D-Illustration des gramnegativen Stäbchens *Yersinia pestis* (Dr_Microbe/ Adobe Stock Photos).

in Brutschränken bei 37 °C bebrüteten, die Standarttemperatur in der Mikrobiologie, waren Yersins Kulturen der normalen Umgebungstemperatur von 26 °C bis 28 °C ausgesetzt – der idealen Wachstumstemperatur von *Y. pestis*. Mit der Durchführung von Tierversuchen beweist er, dass das gefundene Bakterium der Pestauslöser ist. Sieben Tage nach seiner ersten Autopsie verfasst er seine Ergebnisse und schickt diese mit einigen Kulturen des Erregers nach Paris. In der Hoffnung, dass die Kollegen dort unter Roux in der Lage sind einen Impfstoff und ein Heilserum herzustellen.

Steckbrief/e:

Steckbrief Nr.	**39**
Name	*Yersinia pestis*
Einordnung	Ordnung: *Enterobacterales* Familie: *Yersiniaceae* Gattung: *Yersinia* Art: *Y. pestis* Erst bei der dritten Namensgebung im Jahr 1944 des Bakteriums (*Bacillus pestis*, *Pasteurella pestis*) wird sein Entdecker entsprechend gewürdigt. Es erhält den Namen *Yersinia pestis*.
Morphologie/Eigenschaften	gramnegatives Stäbchen, unbeweglich
Vorkommen	Herde in Zentral-Asien (z. B. China, Mongolei, Russland, Indien), Afrika (z. B. Madagaskar, Tansania) und Amerika (z. B. USA, Brasilien, Ecuador), Zoonose
Übertragung	Flohstich Bei Lungenpest: inhalativ, Übertragung direkt von zu Mensch mögl. Selten durch Hautläsionen (Kratzer und Bisse infizierter Tiere) oder oral (direkter Kontakt mit Nagetieren, Genuss von infiziertem ungenügend gekochtem Fleisch).
Inkubationszeit	je nach Infektionsweg wenige Stunden (inhalativ, Lungenpest) bis 10 Tage (2–8 Tage)
Erkrankung	Pest
Symptome	Übertragung durch Flohstich (Beulen- oder Bubonenpest): • Bläschen an Einstichstelle, Allgemeinsymptome: Fieber, Unwohlsein, Schüttelfrost, Kopfschmerzen • Typisch: geschwollene und gerötete, druckempfindliche Lymphknoten (Beulen = Bubonen) → Aufbrechen der Beule führt zur Pestsepsis → Einblutungen in die Haut und dadurch Schwarzfärbung derselbigen, schwere Komplikationen: Meningitis, sekundäre Lungenpest, Lungenentzündung mit blutigem Husten = direkte Übertragung Mensch – Mensch Inhalative Übertragung: primäre Lungenpest (Letalität nahezu 100 % binnen weniger Tage)
Diagnostik	Klinisch, Kulturelle Anzucht, PCR
Prophylaxe	Impfung (Impfschutz begrenzt, < 6 Monate), Quarantäne, Hygiene (Bekämpfung des Wirtes und des Überträgers)
Therapie	rechtzeitige Antibiotikagabe!

Noch war aber nicht bewiesen, wie der Erreger in den Menschen gelangte. Dies gelingt Simond 1896, während dem Ausbruch in Bombay. Ihm fällt auf, dass Pestkranke in den ersten Stunden der Erkrankung eine winzige Pustel, ähnlich einem Flohstich aufweisen. In Biopsaten daraus gelingt ihm die Anzucht der Bakterien. Mit der allergrößten Vorsicht und noch mehr Mut sammelt er von frisch verendeten Ratten die Flöhe ab. Im Darminhalt der Flöhe wird er ebenfalls fündig. Mit zwei einfachen, aber genialen Experimenten beweist Simond, dass der winzige Rattenfloh der Überträger einer der gefährlichsten Plagen der Menschheitsgeschichte ist. Er setzt eine entflohte, pestkranke Ratte zu einem gesunden Tier. Nach dem Tod des kranken Tieres bleibt die gesunde Ratte gesund. In einem zweiten Experiment setzt er eine gesunde Ratte zu einem kranken Tier, das immer noch seine Flöhe beherbergt. Die Tiere haben keinen Kontakt zueinander, nur die Flöhe können nach dem Tod der kranken Ratte zur Gesunden gelangen. Auch diese Ratte stirbt an der Pest. Im Jahr 1898 veröffentlicht er seine Ergebnisse. Aber erst 1906 ist die Pestkommission gewillt den Floh als Überträger der Pest zu akzeptieren.

36

Pulex irritans (Menschenfloh)

Die kleinen, je nach Art 1–6 mm großen Tierchen wurden lange Zeit als lästige, aber harmlose Nervensägen durchgewunken. Seine Sprungkünste von bis zu einem halben Meter Weite, bei knapp 5 mm Körpergröße, sind schon beeindruckend. Und dank seines zähen Panzers ist er sogar mit den Fingernägeln schwer zu zerquetschen. Wird er bei seiner Blutmahlzeit gestört bricht er diese ab. Nur um ein paar Flohschritte weiter erneut zuzustechen. Dadurch entstehen die typischen Flohstraßen. Seine bevorzugten Wirte sind Säugetiere und Vögel.

Im 19. Jahrhundert gab es dank dem Mikroskop erste genaue Beschreibungen des Flohs. Es war aber noch unklar, ob beide Geschlechter Blut saugen oder nur die Weibchen wie bei den Mücken. Die Frage wurde unter anderem vom dänischen Arzt und Zoologen Daniel Frederik Eschricht (1798–1863) geklärt. In seinem Lehrbuch von 1855 schreibt er zwei schmerzhafte Bisse gespürt zu haben. Umgangssprachlich werden Biss und Stich häufig als Synonyme verwendet. Flöhe sind, genau wie, Läuse, Mücken und Zecken, nicht in der Lage ihre Mundwerkzeuge aufeinander zu zubewegen. Daher können sie nicht zubeißen. Um ans Blut zu gelangen, besitzen sie einen Stechapparat, um die Haut des Opfers zu durchdringen.

Eschricht wird einmal am Oberarm und einmal am Oberschenkel gestochen. Da er sich gerne Präparate der Fresswerkzeuge anfertigen wollte, fängt er die Übeltäter. Am Oberschenkel findet er ein Weibchen, am Oberarm fängt er ein Männchen. Auch beschreibt er

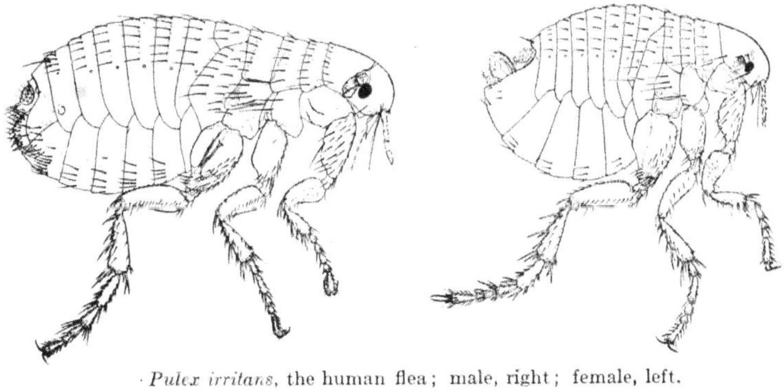

Abb. 88 Der Menschenfloh, links das Weibchen und rechts ein Männchen. (Herms, William Brodbeck / Wikipedia Commons / Public Domain).

die direkte Schadwirkung des Flohs, z. B. den Juckreiz. Dank dem Staubsauger und den trockenen, warmen Wohnungen ist der Menschenfloh (*Pulex irritans*), der für seine Entwicklung eine feuchtere Umgebung benötigt, aus den meisten menschlichen Behausungen in den Industrienationen verschwunden.

Sollten Sie mal Kontakt mit diesen kleinen Monstern haben, handelt es sich wahrscheinlich um den trocken- und wärmeliebenden Katzenfloh (*Ctenocephalides felis*), der jetzt den freigewordenen Platz einnimmt und zusammen mit seinem Wirt unsere Wohnungen in Beschlag nimmt. Es gibt über 30 verschiedene Flohspezies und alle können als Überträger der Pest fungieren. Der effektivste ist aber der Rattenfloh (*Xenopsylla cheopis*).

Das Bakterium *Yersinia pestis* musste allerdings erst „lernen", den Floh als Überträger einzuspannen. Es musste Mechanismen entwickeln, damit es nicht vom Floh verdaut oder anderweitig beseitigt wird. Und dann der Temperaturunterschied. Während im Säugetierwirt durchschnittlich 37 °C herrschen, ist es im Flohtaxi gerade mal 26 °C warm. Eine für

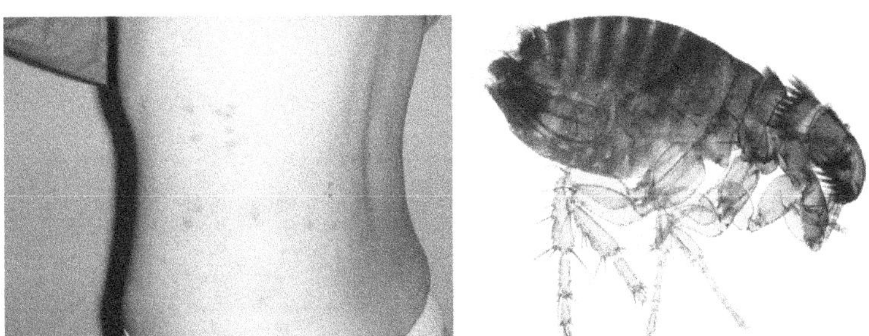

Abb. 89 Links: Wie in einer Spur hintereinander gelegte Flohstiche. In der Mitte ist die rötliche Verfärbung stärker. Die Stiche verursachen einen starken Juckreiz. Ein Aufkratzen der Pusteln kann zu Entzündungen führen (Wikimedia commons / Public Domain). Rechts: Pulex unter dem Mikroskop. Der Menschenfloh ist in unseren trockenen und klimatisierten Wohnungen heute nur noch selten anzutreffen (Stanisaw/Adobe Stock Photos).

die Verbreitung von *Yersinia pestis* sehr vorteilhafte Eigenschaft ist die Bildung des Enzyms Koagulase. Dieses lässt das Blut im Vormagen des Flohs gerinnen. Zusätzlich verstopft das entstehende Fibrin den Kropf des Flohs. Beides verhindert das korrekte Abschlucken der Blutmahlzeit. Auch Saugakt ist gestört. Der Floh erbricht kleine Blutmengen in die Stichwunde und überträgt so den Erreger. Wenn ein Floh mit *Y. pesits* infiziert ist, wird dieser im Zuge der Infektion immer hungriger und aggressiver. Um satt zu werden wechselt er häufiger den Wirt und sticht häufiger zu.

Diese Verhaltensänderung des Flohs ermöglicht es dem Bakterium sich effizienter zu verbreiten. Schließlich kann es bis zu zwei Monate in infizierten Flöhen überleben. Für den Floh geht die Geschichte nicht so gut aus, er verhungert trotz gut gefülltem Teller.

Steckbrief/e:

Steckbrief Nr.	**40**
Name	Flöhe (verschiedene Spezies)
Einordnung	Arthropoda (Gliederfüßer) Insekten
Morphologie	adulte Tiere ca. 1–5 mm groß, segmentierter Körper, 6 Beine, kräftige Klauen zum Festhalten im Haar- und Federkleid, hinteres Beinpaar sind kräftige Sprungbeine
Vorkommen	Weltweit bei Säugetieren und Vögeln
Übertragung	Kontakt mit flohverseuchten Stoffen
Symptome	Juckreiz, Rötung, bei starkem Befall Eisenmangelanämie, Nervosität, Abmagerung
Vektor für	u. a. Pest, Murines Fleckfieber, Zwischenwirt für Bandwürmer
Diagnostik	Tiere mit bloßen Auge sichtbar, Flohkot
Prophylaxe	Haustiere regelmäßig mit Flohmittel behandeln
Therapie	Insektizide

Die einzige Hoffnung der Pestopfer vor der Antibiotika-Ära bestand in Yersins Heilserum, das in einem frühen Stadium verabreicht werden musste. Andere Methoden beruhten auf Maßnahmen zur Desinfektion der Umgebung und der Isolierung der Kranken.

37

Zwischenspiel: Die Pest in Bombay

In diese Richtung gingen auch viele Verordnungen, die die Pestkommission beim Ausbruch 1896 in Bombay beschloss. In der Bevölkerung waren diese allerdings äußerst unpopulär. Zum einem wurde in den Krankenhäusern bei der Isolation der Patienten keine Rücksicht auf das System der Kastentrennung genommen. Das hatte zur Folge, dass viele

Erkrankungen verheimlicht und Pestpatienten versteckt wurden. Und obwohl ihre Überträgerrolle noch nicht bekannt war, Simond arbeitete gerade daran, wurde eine Vernichtung der Nagetiere angestrebt. Diese Aufgabe wurde den Hindus übertragen, Angehörigen einer Religion, in der das Töten von Tieren strikt verboten ist. Beide Anordnungen verstießen gegen religiöse Vorschriften. Verne schreibt dazu, „… dass die englische Regierung aus Gründen richtiger Politik die Religionsübungen des Landes nicht nur selbst in den geringsten Details respektiert, sondern auch ihnen Respekt verschafft, daher jede Verletzung ihrer Gebräuche mit strengen Strafen ahndet."

Zumindest in ruhigen Zeiten wie bei Passepartouts Besuch der Stadt, „… als er im Vorübergehen vor der bewundernswerten Pagode Malabar Hill auf den unglückseligen Gedanken kam, ihr Inneres zu besehen." Plötzlich stürzten sich drei Priester auf ihn, werfen ihn zu Boden und reißen ihm Schuhe und Socken von den Füßen. Passepartout gelingt es zu fliehen. Kurz vor Abfahrt des Zuges erreicht er den Bahnhof, ohne Schuhe und die aufgetragenen Einkäufe. Am nächsten Tag „… hielt der Zug auf der Station Burhanpur an, und

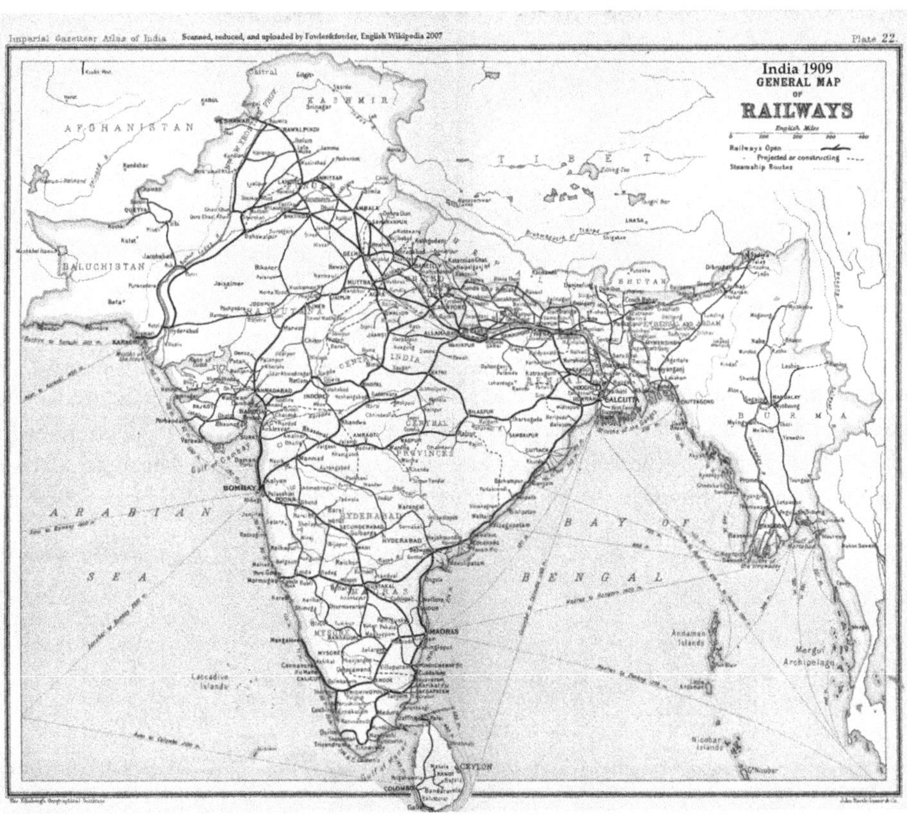

Abb. 90 Ca. 40.000 km langes Schienennetz der Eisenbahn von Britisch-Indien aus dem Jahr 1909. Mit dem, für Fogg dringend benötigten, fertiggestellten Streckenabschnitt Bombay – Allahabad. Da Fogg und Passepartout für eine Dschungeldurchquerung das falsche Schuhwerk tragen, sollten sie sich, zum Wohle ihrer Gesundheit, etwas anderes einfallen lassen. Kleine Wunden sind willkommene Eintrittspforten für verschiedenen Erreger Edinburgh Geographical Institute / Wikipedia Commons / Public Domain.

Passepartout konnte sich um hohen Preis ein Paar mit falschen Perlen verzierten Pantoffeln kaufen, die er mit unverkennbarer Eitelkeit anzog."

Am 22. Oktober hält der Zug fünfzehn Meilen vor der Station Rothal mitten auf einer Lichtung mit einigen Wohnhäusern und Arbeiterhütten. „Der Kondukteur ging an der Wagenreihe vorüber und sprach: ‚Die Reisenden haben hier auszusteigen.'" Verblüfft steigen unsere Helden aus, um mit dem Zugführer zu reden. Die Gleise enden mitten im Dschungel, 50 Meilen vor Allahabad. Obwohl die Zeitungen in England schon von der Fertigstellung der Bahnlinie berichtet hatten. „Den meisten der Passagiere war diese Unterbrechung der Bahn bekannt, und sie hatten beim Aussteigen aus dem Zuge alle Arten von Fuhrwerken, welche sich im Bereich des Fleckens fanden … in Besitz genommen. … ‚Ich gehe zu Fuß', sagte Phileas Fogg. Passepartout kam dazu und machte ein saueres Gesicht, als er seine prächtigen Pantoffeln ansah, welche für eine Fußpartie nicht genügten." Und damit hat er vollkommen Recht. Gutes Schuhwerk verhindert nicht nur Blasen, Schrammen und andere kleine Verletzungen, die man sich holen kann. Auch das Eindringen von Krankheitserregern in diese kleinen Wunden wird verhindert.

38

Schwärzepilze

Wortwörtliche schwarze Schafe sind die sogenannten „Schwärzepilze". Aufgrund von Melanineinlagerungen in den Zellwänden sind sie dunkelbraun bis schwarz pigmentiert. Unter diese Bezeichnung fallen verschiedene Gattungen. Die meisten Vertreter gehören sie zu den „Guten". Sie kommen weltweit vor und sind an den verschiedensten Abbauprozessen in der Natur beteiligt. Einige finden sich allerdings auch als Schädlinge in der Landwirtschaft

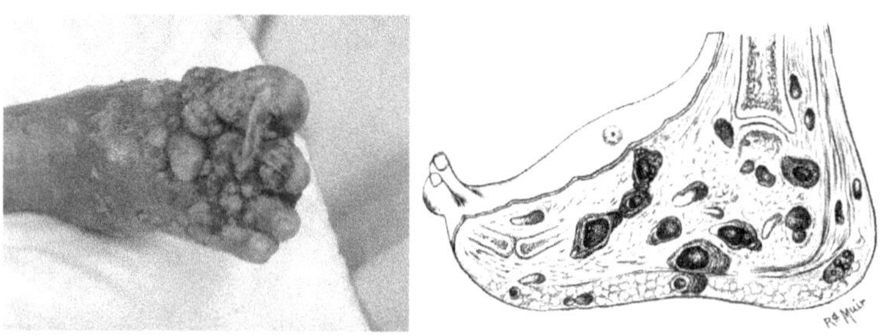

Abb. 91 Links: Patient mit Madurafuß (haitham alfalah / Wikimedia commons / CC BY-SA 3.0). Rechts: Skizze einer Sektion eines Madurafußes. Die knotigen Geschwüre reichen bis ins subkutane Gewebe. Auch die Knochen und das Nervensystem kann betroffen sein (Patrick Manson / Wikipedia Commons / Public Domain).

oder in Wohnungen. Die meisten gehen allerdings friedlich ihrer Arbeit nach. Gelangen sie jedoch durch eine Verletzung, häufig mit einem Fremdkörper pflanzlichen Ursprungs wie Dornen oder Holzsplitter, in den Körper können sie Infektionen hervorrufen. Es kommt zu einer Mykose, wie die Erkrankungen durch Pilze genannt werden.

Diese kann tief ins subkutane Gewebe vordringen und sogar die Knochen betreffen. Symptome sind Knotenbildung und Geschwüre bis hin zu einer klumpenförmigen Deformierung. Weil der Splitter oder Dorn dann doch meistens im Fuß steckt, ist vor allem dieser betroffen. Im schlimmsten Fall sind durch eine Streuung des Pilzes durch den Körper auch Infektionen des zentralen Nervensystems möglich. Die Erstbeschreibung dieser Mykose erfolgte in der indischen Provinz Madura, daher wird die Infektion auch Maduramykose oder Madurafuß genannt. Nicht nur die Erreger der Maduramykose gelangen unbeabsichtigt in den Menschen.

Steckbrief/e:

Steckbrief Nr.	**41**
Name	Schwärzepilze (*Dematiaceae*)
Einordnung	Reich: Pilze → Faden- bzw. Schlauchpilze Gattungen: z. B. *Alternaria spp.*, *Madurella spp.*
Morphologie/ Eigenschaften	Fähigkeit zur Melaninsynthese verleiht ihnen eine dunkelbraune bis schwarze Eigenfarbe. Diese Fähigkeit macht sie widerstandsfähiger gegenüber Umwelteinflüssen. Mehr oder weniger ausgeprägte morphologische Unterschiede im kulturellen Wachstum und in der Mikroskopie.
Vorkommen	Weltweit, sind an verschiedenen Stoffwechsel- und Abbauprozessen in der Natur beteiligt
Übertragung	Durch Verletzungen der Haut mit biologischen Material (z. B. Dorn, Splitter)
Inkubationszeit	Monate bis Jahre
Erkrankung	i. d. R. nicht pathogen, abhängig von der Spezies, der Menge der eingedrungenen Erreger und dem Immunstatus des Patienten. Myzetom: langandauernde, gewebezerstörende Entzündung der Haut und Unterhaut, bei der kleine, knötchenartige Zellansammlungen (Granulome) auftreten. Hervorgerufen durch Bakterien (Aktinomyzetoma) und Pilze (Eumyzetoma). Bei Befall der Füße spricht man von „Madura-Fuß" (oder Madura-Mykose)
Symptome	Schmerzlose Knötchen, die den Erreger in körnigem Material enthalten. Über Fistelgänge gelangen die Erreger in eiterigen Körnchen nach außen. Turmorartige, z. T. monströse, eitrigen Anschwellung des betroffenen Körperteiles Keine spontane Heilung
Diagnostik	Kulturelle Anzucht, Histologie (Gewebeuntersuchungen), PCR
Prophylaxe	Festes Schuhwerk, Fremdkörper entfernen, Wundreinigung
Therapie	Antimykotika + chirurgische Entfernung des betroffenen Gewebes

39

Clostridium tetani

Clostridium tetani kommt weltweit im Erdreich vor. Seine Sporen sind sehr widerstandsfähig und können bei einer Verletzung, z.B. mit verrosteten Nägeln, Dornen und Holzsplittern, in die tieferen Gewebeschichten gelangen. Der hier vorherrschende niedrige Sauerstoffgehalt sorgt dafür, dass die Sporen auskeimen. Sogleich beginnen die Bakterien ein Toxin zu produzieren. Dieses dringt in die Nerven ein und verteilt sich über das gesamte Nervensystem. Es blockiert das Signal, das die Nerven an die Muskeln übertragen, damit diese sich entspannen. Fehlt dieses Signal, bleiben die Muskeln angespannt und krampfen. Diese Prozedur ist sehr schmerzhaft. Es gibt Beschreibungen, dass die Krämpfe in schweren Fällen zu Knochenbrüchen führen.

Das richtig fiese an der ganzen Krankheit ist, dass die Patienten bei vollem Bewusstsein sind. Der Tod tritt meist durch Atem- und Herzprobleme ein. Anfang der 1880er Jahre wurde das Bakterium im Erdboden nachgewiesen. Durch Übertragungsversuche wurde der Zusammenhang zur Erkrankung bestätigt. Das Problem: Es konnte nicht in Reinkultur angezüchtet werden, *Clostridium tetani* ist ein strikt anaerobes Bakterium. Das heißt, dass es bei Kontakt mit dem für uns überlebenswichtigen Sauerstoff abstirbt.

Im Jahr 1888/1889 gelingt es Shibasaburō Kitasato. Er beimpft einen schräg erstarrten Agar oder erstarrtes Blutserum mit Tetanuseiter. Die Kultur bebrütet er für 48 Stunden bei 36° bis 38 °C unter Sauerstoff. Da es den Clostridien hier nicht so gut geht, bilden sie Sporen. Im Anschluss wird die Kultur für ungefähr eine Stunde in ein 80 °C heißes Wasserbad gestellt. Bis auf die widerstandsfähigen Tetanussporen sollen damit alle anderen Begleitkeime abgetötet werden. Mit der so behandelten Kultur infizierte Kitasato Mäuse die an Tetanus sterben. Einen zweiten Teil der Kultur bringt er in Nährgelatine und bebrütet diese bei 18 °C bis 20 °C unter Ausschluss von Sauerstoff. Um den Sauerstoff zu entfernen wurden unterschiedliche Methoden entwickelt. Dabei wird der vorhandene Sauerstoff durch andere Gase ersetzt.

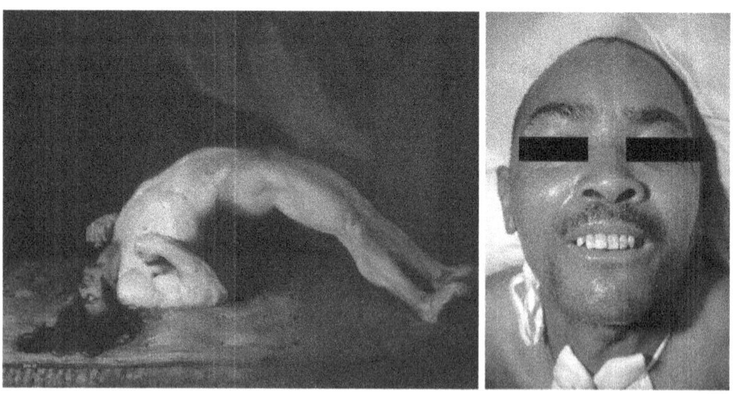

Abb. 92 Links: In seinem Gemälde von 1809 verewigt der schottische Anatom und Physiologe Charles Bell (1774–1842) den Opisthotonus eines Tetanuskranken. Der Krampf der Streckmuskulatur des Rückens führt zu einer Überstreckung von Rumpf und Extremitäten (Sir Charles Bell / Wikimedia commons / Public Domain). Rechts: Durch Krämpfe der Gesichtsmuskulatur kommt es zum Risus sardonicus, dem Teufelsgrinsen (Center for Disease Control and Prevention (CDC) / Dr. Thomas F. Sellers / Public Domai).

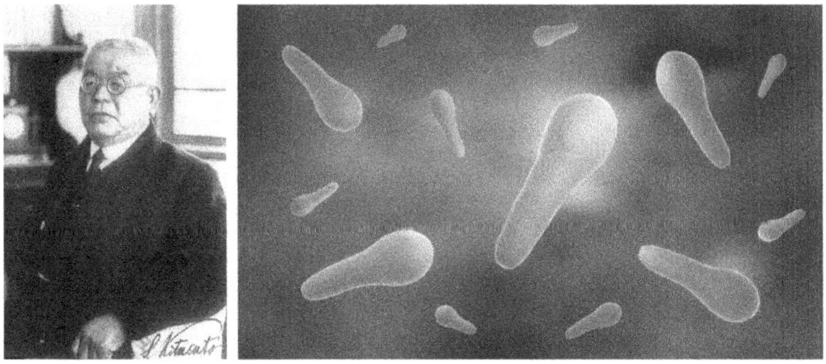

Abb. 93 Links: Während seiner Zeit in Berlin gelingt dem japanischen Bakteriologen Shibasaburō Kitasato (1853–1931) die Anzucht des obligat anaeroben Bakteriums *Clostridium tetani* (Wikimedia commons / Public Domain). Rechts: Illustration der Sporen von *C. tetani*. Sie sind sehr widerstandsfähig und gelangen durch Verletzungen in Wunden. Nur wenn anaerobe Verhältnisse vorliegen, wird die vegetative Form gebildet. C. tetani ist ein grampositives Stäbchen, das in der Lage ist, ein Toxin zu bilden. (Artur/Adobe Stock Photos).

Da das Bakterium selbst an der Eintrittsstelle der Wunde verbleibt, vermutet Kitasato ein Toxin. Ähnlich der Diphtherie, an der Behring arbeitete. Der Nachweis des Toxins gelingt dem dänischen Arzt Knud Faber (1862–1956). Zusammen mit Paul Ehrlich entwickelt Kitasato im Jahr 1890 eine Serumtherapie und -prophylaxe, ähnlich dem Diphtherie-Antiserum von Behring. Die industrielle Herstellung des Tetanus-Antitoxins im Jahr 1896 und die damit verbundene systematische Verabreichung des Serums an Verwundete führte zu einer signifikanten Senkung der Fallzahlen. Die beste Möglichkeit der Prophylaxe ist allerdings die Impfung, die Pierre Descombey und seinen Kollegen, Gaston Ramon und Christian Zoeller, in den Jahren von 1922–1927 entwickelten.

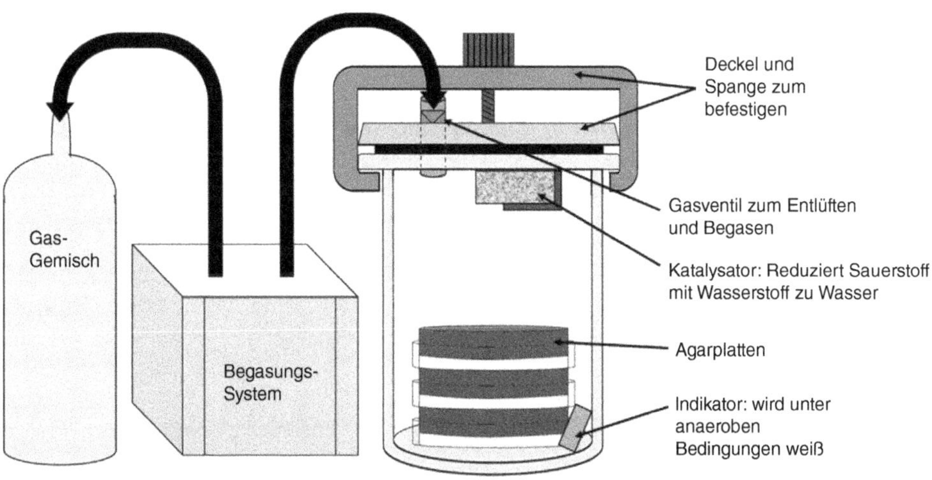

Abb. 94 Schematische Darstellung einer Möglichkeit zur Anzucht von obligat anaeroben Bakterien auf Festnährmedien. Die Agarplatten werden in einen Topf gelegt und der Deckel fest verschlossen. Über ein Ventil wird die vorhandene Luft im Topf entfernt und durch andere Gase, zum Beispiel Stickstoff, Kohlenstoffdioxid und Wasserstoff ersetzt. Katalysatoren helfen bei der Beseitigung restlichen Sauerstoffs, indem sie diesen mit dem Wasserstoff zu Wasser umwandeln. Ein Indikator reagiert in der anaeroben Umgebung mit einem Farbumschlag.

Manche Erreger müssen aber nicht darauf warten, dass sie mit Hilfe einer kleinen Hautverletzung in den Wirt eindringen können. Einige sind in der Lage selbstständig die intakte Haut zu durchdringen.

Steckbrief/e:

Steckbrief Nr.	**42**
Name	*Clostridium tetani*
Einordnung	Familie: *Clostridiaceae* Gattung: *Clostridium* Art: *C. tetani*
Morphologie/ Eigenschaften	Grampositives Stäbchen, obligat anaerob, beweglich, sporenbildend
Vorkommen	Weltweit im Erdreich, Darminhalt und Fäzes von Pferden
Übertragung	Durch Verletzungen (z. B. Dorn, Splitter, Nägel) gelangen die Sporen unter die Haut
Inkubationszeit	3 Tage–3 Wochen, z. T. mehrere Monate (abhängig von der Toxinmenge)
Erkrankung	Tetanus → toxinbedingt Tetanospasmin → neurotoxisch, gelangt in die Nervenzellen (irreversible Bindung) → blockiert die Weiterleitung inhibitorischer Botenstoffe von den Nerven an die Muskeln → Muskeln können nicht mehr entspannen → Muskelkrämpfe Tetanolysin → hämolytische und möglicherweise kardiotoxische Wirkung (für Krankheitsgeschehen, untergeordnete Bedeutung)
Symptome	Ggf. leichtes Fieber, gesteigerte Reflexe, Blutdruckschwankungen, Schweißausbrüche, schmerzhafte Muskelkrämpfe, vor allem die Kaumuskulatur → Kieferklemme (Trismus), Krämpfe der mimischen Muskulatur → Teufelsgrinsen (Risus sardonicus), Extremitäten meist unbeteiligt Komplikationen: Frakturen im Bereich der Wirbelsäure, Todesursache: kardiovaskuläre Komplikationen, Krämpfe der Atemmuskulatur → respiratorische Insuffizienz Patient bei vollem Bewusstsein
Diagnostik	Klinik, Toxinnachweis im Tierversuch
Prophylaxe	Impfung
Therapie	Tetanus-Immunglobulin (Antikörper gegen das Tetanustoxin) + chirurgische Wundversorgung + Antibiotika (Metronidazol) + Intensivtherapie (z. B. freihalten der Atemwege durch Tracheotomie und künstliche Beatmung)

40

Ancylostoma duodenale (Hakenwurm)

Mit knapp etwas über einen Zentimeter Länge wirkt der Hakenwurm wenig bedrohlich. Doch wenn man ihn sich genau anguckt, scheint der Parasit einem Science-Fiction-Film entsprungen. Das Wurmmonster aus dem Film „Dune“, in Deutsch unter dem Titel „Der Wüstenplanet“ erschienen, aus dem Jahr 1984 vom Regisseur David Lynch hat ein, zwar sehr kleines, dafür aber umso realeres Vorbild. *Ancylostoma duodenale* ist einer der humanpathogenen Hakenwürmer. Er ist recht weit verbreitet, fühlt sich aber vor allem in den warmen Klimazonen wohl.

Eine der ersten Beschreibungen des Würmchens, es besitzt in seiner Mundkapsel zwei nach innen gerichtete Zähne, stammt vom Mailänder Arzt Angelo Dubini (1813–1902). Er fand es 1843 im Darm eines im Krankenhaus verstorbenen Bauern. Über die Jahre fand er den Parasiten bei Autopsien immer wieder. Er vermutete, dass der Wurm wahrscheinlich mit den verschiedenen klinischen Symptomen assoziiert sein könnte, war aber vorsichtig damit ihm die ursächliche Rolle zuzuschreiben. Dubini gab dem Wurm den Namen *Ancylostoma duodenale*. Weitere Arbeiten folgten. Eine der wichtigsten ist die von Giovanni Battista Grassi (1854–1925). Er zeigte, dass man einen Hakenwurmbefall mit Hilfe einer mikroskopischen Stuhluntersuchung auf Wurmeier diagnostizieren kann.

Bis Ende des 19. Jahrhunderts herrschte die Annahme vor, dass die Infektion durch die orale Aufnahme der Eier erfolgt. Dies wurde auch durch mehrere Experimente bewiesen. Den vorrangigen Übertragungsmodus entdeckte im Jahr 1898 Arthur Looss (1861–1923) eher zufällig. Wegen der guten Bedingungen zur Erforschung von Parasiten ging er nach Ägypten. Bei Übertragungsversuchen mit Larven auf ein Meerschweinchen tropfte ihm versehentlich ein wenig von der Kultur auf die Hand. An der Stelle entwickelt sich eine juckende, rote Entzündung der Haut. Er fragt sich, ob dies der ursächliche Infektionsmodus ist. Kurz darauf findet er in seinen eigenen Stuhlproben Eier des Hakenwurms.

In seinem nächsten Experiment infiziert er das Bein eines Jungen, das eine Stunde später amputiert werden soll. Bei Biopsaten des Hautgewebes findet er unter dem Mikroskop Larven beim Eindringen in die Haut vor. Die Larven wandern mit dem Blutstrom in die Lunge, treten dort in die Alveolen über, werden hochgehustet und runtergeschluckt. Im Dünndarm entwickeln sich die Larven zu adulten Würmern. Diese verletzen die Darmzotten mit ihren beeindruckenden Zähnen und saugen das austretende Blut wie kleine Vampire ein.

Der andauernde Blutverlust führt zu einer starken Eisenmangel-Anämie. Und während die Würmchen sich den Bauch vollschlagen, vermehren sie sich ordentlich. Mit dem Stuhl gelangen die Eier wieder an die frische Luft, wo die Larven schlüpfen. In den ersten beiden

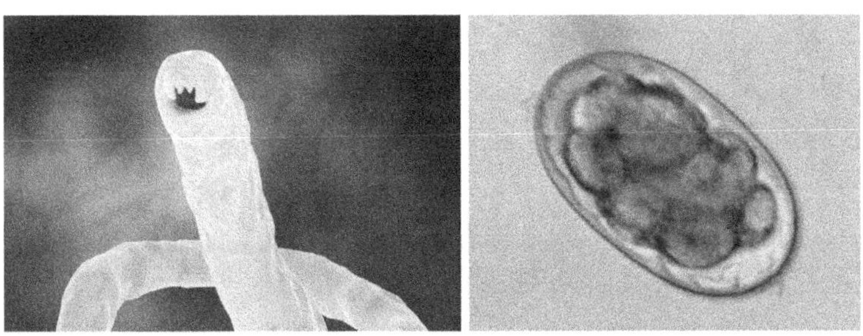

Abb. 95 Links: 3D-Illustraion von Ancylostoma. Der kleine Wurm besitzt zwei beeindruckende, nach innen gerichtete Zähne, mit denen er die Darmzotten im Dünndarm verletzt, um an das Blut zu kommen (Dr_Microbe/Adobe Stock Photos). Rechts: Die ovalen Eier (ca. 40 µm × 75 µm groß) von Ancylostoma besitzen nur eine dünne Schale. Sie werden mit dem Stuhl ausgeschieden. (Mit freundlicher Genehmigung von U. Henn und S. Fetzer, TU München).

Stadien ernähren sie sich von Bakterien, die in den Fäkalien leben. Ist die Larve alt genug wandert sie in die oberen Bodenschichten und wartet auf einen unglücklichen Barfußläufer, bei dem sie sich durch die Haut bohren kann. Die Entschlüsselung des Lebenszyklus war die wichtigste Voraussetzung zur Prävention der Hakenwurmkrankheit.

Neben einer vernünftigen Abwasserversorgung- und Aufreinigung ist eine Heilung infizierter Personen genauso wichtig. Die meisten der frühen Anthelminthika sind gegen die Hakenwürmer wenig effektiv und giftig für den Patienten. Erst um 1915 kommen effektive und für den Patienten weniger toxische Mittel auf den Markt. An diesen drei Erregern sehen Sie, dass es keine gute Idee ist mit ungeeignetem Schuhwerk durch den dichten Dschungel zu laufen. „Zu gutem Glück hatte auch er [Passepartout] sich danach umgesehen, und sprach mit einigem Stocken: ‚Mein Herr, ich glaube, ich hab ein Transportmittel gefunden.'"

Steckbrief/e: 43:

Steckbrief Nr.	**43**
Name	*Ancylostoma duodenale* (Gruben- oder Hakenwurm) Name des Wurmes „*duodenalis*" ist irreführend, da die adulten Würmer nicht im Duodenum (Zwölffingerdarm), dem oberen Abschnitt des Dünndarms sitzen. Sie finden sich im Jejunum (Leerdarm) und Ileum (Krummdarm), dem Mittleren und letzten Abschnitten des Dünndarms.
Einordnung	Metazoon Nematoden (Fadenwürmer)
Morphologie/ Eigenschaften	Adulte Tiere: Weibchen ca. 10–12 mm lang Männchen ca. 8–10 mm lang Zahnähnliche Mundwerkzeuge Lebenswartung: 4–7 Jahre Infektiöse Larve (ca. 0,6 mm lang) kann bei feuchtwarmer Umgebung ca. 1 Monat überleben Eier: Größe: 40 × 60 µm, dünnschalig Benötigt zum Reifen Temperaturen von mindestens 20 °C, Feuchtigkeit und Sauerstoff
Vorkommen	Weltweit, Endemiegebiete: Tropen und Subtropen (Afrika, Asien, Süd- und Zentralamerika, Süden der USA, Südeuropa)
Übertragung	Larve bohrt sich aktiv durch die Haut, meist in Fußsohle oder untere Extremität
Präpatenzzeit	Ca. 6 Wochen
Erkrankung	Ancylostomatidose
Symptome	Beim Eintritt der Larven in die Haut: Juckreiz, Rötung, Hauteffloreszenzen (Veränderungen der Haut) Während Lungenpassage: Husten, Heiserkeit, Brechreiz, Speichelfluss, Dyspnoe (erschwerte Atemtätigkeit) Adulte Würmer im Dünndarm: Bauchschmerzen, Appetitlosigkeit, Blähungen, Gewichtsverlust, Würmer beißen sich in die Darmwand → saugen Blut → Eisenmangelanämie
Diagnostik	Mikroskopischer Nachweis der Wurmeier im Stuhl
Prophylaxe	Funktionierendes Abwassersystem → Gewässer und Böden vor Kontamination mit Fäkalien Infizierter vermeiden, festes Schuhwerk in belasteten Gebieten, nicht auf den nackten Boden legen, Individualhygiene
Therapie	Anthelminthika

41

Zwischenspiel: Mit dem Elefanten durch den Dschungel

Passepartout führte die Gesellschaft zu Kiouni, einem Elefanten. Nach zähen Verhandlungen wechselte der Bulle für 2.000 Pfund den Besitzer. Ein Mahout, ein Elefantentreiber, wird angestellt und Proviant eingekauft. Auf dem Rücken des Elefanten geht es „… auf kürzestem Wege ins Dickicht des Latanenwaldes.“ Mr. Fogg und Brigadegeneral Sir Francis Cromarty, ein Whist-Mitspieler von Fogg, den er auf der „Mongolia“ kennengelernt hatte, machten es sich in den Tragestühlen bequem. Sir Cromarty, „… ein großer, blonder Fünfziger, der während der neulichen Empörung der Sepoys …“ ausgezeichnet wurde, war auf dem Rückweg zu seiner Truppeneinheit in der Nähe von Benares.

Als „Sepoys“ wurden die indischen Söldner in der Privatarmee der East India Company bezeichnet. Es ist eine Verballhornung des Urdu-Wortes für „Soldat“. Im Jahr 1857 erhoben sich die einheimischen Soldaten gegen die Misswirtschaft der East India Company. Der Aufstand wird im Jahr 1858 mit Hilfe des British Empire niedergeschlagen. Die East India Company verliert all ihre Privilegien und Indien wird Teil des Empire. Regiert von Queen Victoria (1819–1901), die im Jahr 1876 den Titel „Kaiserin von Indien“ annimmt. Das Land wird von einem Heer gutbezahlter britischer Beamter verwaltet. Sir Cromarty ist „Seit seinen Jugendjahren in Indien wohnhaft …“ und hätte Fogg sehr gerne Auskunft „… über die Gewohnheiten, Geschichte, Organisation des Hindulandes …“ gegeben.

Doch dieser interessierte sich nicht im Geringsten dafür. Und jetzt auf dem Elefanten war eine Unterhaltung erschwert, da beide auf der jeweils anderen Seite in Körben saßen und sich nicht sehen konnten. Auf dem Rücken des Elefanten hockt Passepartout, der dort kräftig durchgeschüttelt wird. Für die Uraufführung des Theaterstückes am 07.11.1874 wurde für diese

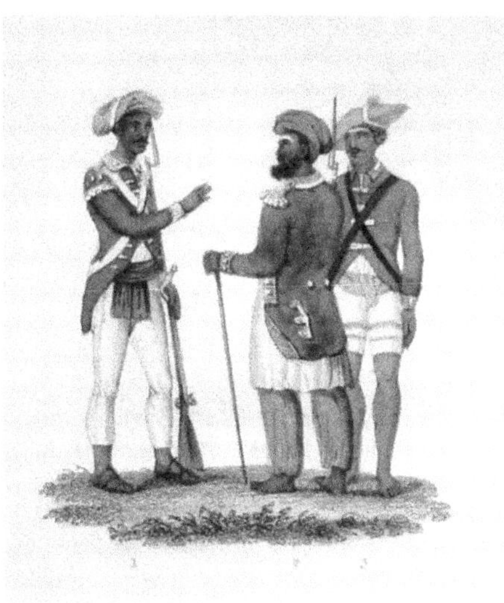

Abb. 96 Die Bezeichnung „Sepoy“ bezieht sich auf indische Infanteristen, die von der East India Company nach dem Vorbild der britischen Armee ausgebildet wurden. Im Jahr 1857 rebellieren die indischen Privatarmeen der Company gegen deren Misswirtschaft. Ein Jahr später wird die Rebellion mit Hilfe des British Empire niedergeschlagen (Wikimedia commons / Public Domain).

Szene extra ein Elefant aus London besorgt, da die beiden Elefanten, Castor und Pollux, des Pariser Zoos während der Belagerung von 1870/1871 von den Einwohnern gegessen wurden.

Mahlzeiten erwähnt Verne eher selten. Dabei stehen Magen-Darm-Erkrankungen an der Spitze der Reisekrankheiten. Egal wo man ist, Essen und Trinken muss man. Und Bakterien, Parasiten und Viren nutzten diese Tatsache schamlos aus. Dabei müssen diese Erreger nicht zwangsläufig als Endziel den Darm des Wirtes im Blick haben.

42

Das Hepatitis-A-Virus (HAV) und das Hepatitis-E-Virus (HEV)

Die Hepatitisviren A und E nutzen mit Fäkalien verunreinigte Lebensmittel oder Trinkwasser, um in den Wirt zu gelangen. Vor allem Muscheln, aus fäkal kontaminierten Gewässern, können hohe Viruskonzentrationen erreichen. Seit dem Anfang des 20. Jahrhunderts wird die infektiöse Virushepatitis durch Kontakt mit Blut (HBV) von der oralen Virushepatitis unterschieden. Die Forschungen zu HBV und HAV verliefen zeitlich parallel. Übertragungsversuche mit HAV auf den Menschen während des zweiten Weltkrieges zeigten, dass die Erkrankung infektiös ist. Eine Übertragung auf Affen gelang im Jahr 1967 Friedrich Deinhardt (1926–1992) in Chicago. Zehn Jahre später gab es ein elektronenmikroskopisches Bild vom HAV.

Untersuchungen von 1945 zeigten, dass die Gabe von Antikörpern nach der Infektion, den Patienten vor einem Ausbruch bzw. vor schweren Verläufen schützen kann. Die Möglichkeit

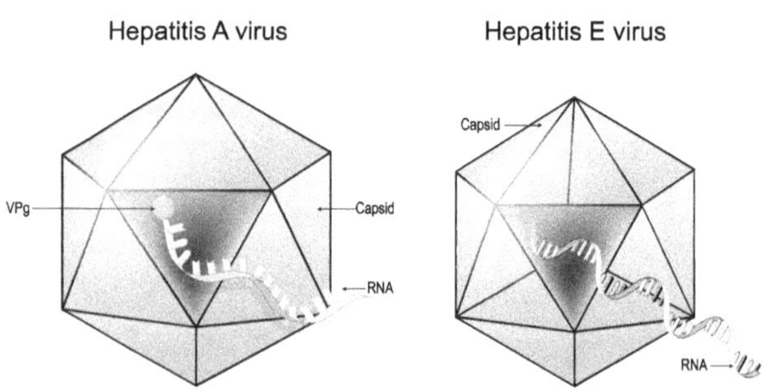

Abb. 97 Links: Das Hepatitis-A-Virus gehört zur Familie der Picornaviridae. Es sind kleine Viren, deren ikosaedrisches Kapsid einen Durchmesser von ca. 27 nm hat. Das viral protein genome-linked (VPg) dient als Primer während der Synthese des RNA-Genoms (designua/Adobe Stock Photos). Rechts: Das Hepatitis-E-Virus ist ebenfalls ein unbehülltes Virus mit ikosaedrischem Nukleokapsid und einem RNA-Genom. Es ist etwas größer als sein Vetter, 32–34 nm Durchmesser. Trotz der äußeren Ähnlichkeit gehört es in die Familie der Hepeviridae (designua/Adobe Stock Photos).

das Virus in Zellkulturen anzuzüchten ermöglichte die Suche nach einem Impfstoff. Auch hier waren Maurice R. Hilleman und seine Kollegen erfolgreich. Die Zulassung des HAV-Impfstoffes erfolgte 1995.

Gegen das 1983 erstmalig von Balayan und Kollegen aus Stuhlproben beschriebene Hepatitis-E-Virus gibt es in Deutschland noch keine zugelassene Impfung. Zunächst wurde dieses kleine Virus stark unterschätzt. Untersuchungen zeigten jedoch, dass es weltweit verbreitet ist. Einige Genotypen bevorzugen Schweine als Hauptreservoir. Wie HAV verursacht HEV vor allem eine akute Leberentzündung. Es kann im Falle einer Immunsuppression aber auch chronifizieren, was schließlich zu einer Leberzirrhose führen kann. Daher wurde für das unterschätzte Virus vom RKI eine Meldepflicht eingeführt und in Deutschland werden seit 2020 Blutprodukte zusätzlich auf HEV untersucht.

Als fiktive Charaktere müssen sich Fogg und Passepartout nicht mit den mikrobiellen Gefahren rumschlagen. Wobei Passepartout während seiner Streifzüge durch die Städte einem höherem Risiko ausgesetzt ist als Fogg, der wenn möglich nicht von seinen Essensgewohnheiten abweicht bzw. nur gut gekochtes oder gebratenes Essen zu sich nimmt. Denn das Infektionsrisiko, ob auf Reisen oder in der Heimat, hängt immer auch vom Verhalten des Einzelnen ab.

Steckbrief/e:

Steckbrief Nr.	**44**	**45**
Name	Hepatitis-A-Virus (HAV)	Hepatitis-E-Virus (HEV)
Einordnung	Familie: *Picornaviridae* Genus: *Hepatovirus* Wissenschaftlicher Name der Spezies: *Hepatovirus ahepa*	Familie: *Hepeviridae* Genus: *Paslahepevirus* Wissenschaftlicher Name der Spezies: *Paslahepevirus balayani*
Morphologie/ Eigenschaften	RNA-Genom kubisches Kapsid, unbehüllt Ausgeprägte Umwelt- und Thermostabilität und Desinfektionsmittelresistenz	RNA-Genom, kubisches Kapsid, unbehüllt
Vorkommen	Weltweit, wichtigstes Reservoir: Mensch	Weltweit, wichtigstes Reservoir: Haus- und Wildschweine
Übertragung	Fäkal-oral durch Kontakt oder Schmierinfektion, Kontaminierte Lebensmittel, Wasser	Oral durch unzureichend gegartes Schweine- bzw. Wildfleisch, filtrierende Wasserorgansimen (z. B. Muscheln), parenteral (z. B. Blutprodukte), fäkal-oral durch Schmierinfektion
Inkubationszeit	15–50 Tage, im Durchschnitt 28–30 Tage	15–64 Tage
Erkrankung	Hepatitis	

Steckbrief Nr.	44	45
Symptome	Bei Kindern: häufig asymptomatisch bis subklinisch Bei Erwachsenen: akute Hepatitis → unspezifische Gastrointestinale Symptome (z. B. Bauchschmerzen), allgemeines Krankheitsgefühl, z. T. Fieber, ikterische Phase (Gelbfärbung der Haut- und Schleimhaut, Hellfärbung des Stuhls, Dunkelfärbung des Urins), Juckreiz, Hepatosplenomegalie (Vergrößerung von Leber und Milz) Meist selbstlimitierend Gefahr für schwere und tödliche Verläufe mit zunehmendem Alter und Vorerkrankungen ansteigend	Meist asymptomatisch Symptomatische Infektionen: häufig selbstlimitierend, milde allgemeine und gastrointestinale Symptome, meist ohne Ikterus Fulminate Verläufe: bei bestehenden Leberschäden oder Immunsuppression Immunsupprimierte Patienten: chronische Verläufe möglich → Leberzirrhose
Diagnostik	Serologie (AK-Nachweise)	
Prophylaxe	Impfung, Trinkwasser- und Lebensmittelhygiene	Impfung in China zugelassen, diese steht in Europa noch nicht zur Verfügung Trinkwasser- und Lebensmittelhygiene
Therapie	symptomatisch	symptomatisch

43

Giardia duodenalis

Ein unangenehmerer Zeitgenosse als HAV und HEV ist der nächste Parasit. *Giardia duodenalis* ist weltweit verbreitet, in unseren Breiten (Europa) allerdings meist ein Reisesouvenir. Die kleinen Parasiten werden auch bei anscheinend gesunden Personen gefunden. Sie sind nicht sehr wirtspezifisch. Fühlen sich also nicht nur im Menschen, sondern auch in verschiedenen Haus- und Wildtieren wohl. Die Zysten, eine sehr umweltstabile Dauerform, gelangen mit Hilfe von verunreinigtem Oberflächenwasser und verunreinigten Lebensmitteln in den Körper. Auch eine Verschleppung durch Fliegen ist möglich. Diese landen auf einem Fäkalienhaufen, nehmen die Zysten auf und beim nächsten Zwischenstopp auf dem Essteller scheiden sie die Zysten mit dem Kot wieder aus. Das Ziel des Erregers ist der Dünndarm. Hier schlüpfen aus einer Zyste zwei sogenannte Trophozoiten. Sie kleben sich mit einer Haftscheide an dem Darmepithel fest. Der Trophozoit ist dank seiner Geißel in der Lage sich aktiv zu bewegen.

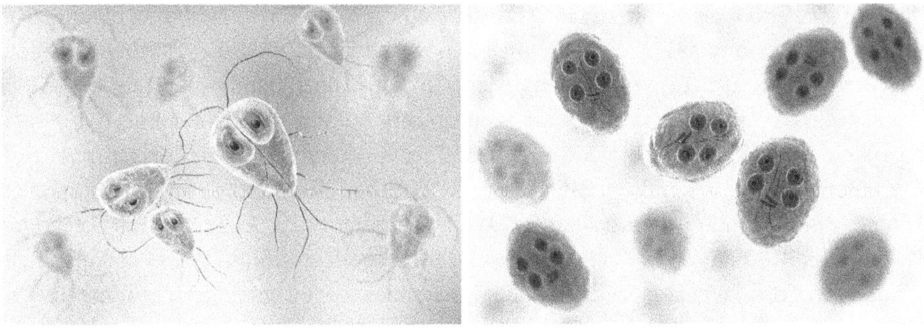

Abb. 98 Illustrationen von *Giardia duodenalis*. Links: Trophozoiten. Was wie zwei Augen aussieht, sind die Zellkerne. Die winkenden Ärmchen sind Geißeln und sorgen für Beweglichkeit. Das Protozoon klebt sich mit einer Haftscheide an das Darmepithel. Bei einem starken Befall kommt es zu einer eingeschränkten Nährstoffaufnahme und u. a. Durchfall (Dr_Microbe/Adobe Stock Photos). Rechts: Mit dem Kot werden die infektiösen Dauerformen, die vierkernigen Zysten, ausgeschieden (Dr_Microbe/Adobe Stock Photos).

Steckbrief/e:

Steckbrief Nr.	**46**
Name	*Giardia duodenalis* (Synonyme: *Giardia lamblia, Giardia intestinalis, Lamblia intestinalis*)
Einordnung	Protozoon Flagellat
Morphologie/ Eigenschaften	Trophozoit (vegetative Form) im Dünndarm: 9–20 μm breit, 5–12 μm lang, birnenförmig, 2 Zellkerne, begeißelt, Saugplatte (um sich am Darmepithel festzuhalten), keine Mitochondrien, anaerober Stoffwechsel, vermehren sich durch Zweiteilung in Anwesenheit von Gallensäure, können sich von den Gallensalzen ernähren Zysten (Dauerformen) entstehen im Dickdarm: ca. 10–20 μm groß, oval, 4 Zellkerne, sind infektiös und in der Umwelt überlebensfähig,
Vorkommen	Weltweit in verschiedenen Wirtstieren, in Entwicklungsländern häufiger
Übertragung	Fäkal-oral, Aufnahme infektiöser Zysten, Mensch – Mensch/Tier oder über verunreinigte Lebensmittel und Trinkwasser
Inkubationszeit	1–10 Wochen
Erkrankung	Giardiasis
Symptome	Asymptomatische Verläufe möglich → Träger Gastrointestinale Beschwerden: Durchfall, Übelkeit, Blähungen, Magenkrämpfe, Malabsorption (gestörte Nahrungsaufnahme) Langzeitfolgen: Reizdarm, chron. Durchfälle Mangelernährung und Dehydrierung → Entwicklungsverzögerung bei Kleinkindern
Diagnostik	Mikroskopischer Nachweis von Zysten im Stuhl, Serologie (AG aus Stuhl), PCR
Prophylaxe	Trinkwasser- und Lebensmittelhygiene, gute Trinkwasserversorgung
Therapie	Antiparasitika, Antibiotika (Metronidazol)

Giardia duodenalis sieht unter dem Mikroskop aus wie eine halbierte Birne, die mit zwei großen Augen staunend in die Welt guckt. Dies sind zwei Zellkerne. Darunter befindet sich eine Zellstruktur, die wie ein lachender Mund aussieht. So hinreißend sie auch unter dem Mikroskop wirken darf man sie nicht unterschätzen. Denn niemand hat gesagt, dass sie nett sind. Genau wie alle anderen Einzeller treten sie in großen Gruppen auf. Bei einem massiven Befall können sie einen Großteil der Darmoberfläche besetzten. Die Nährstoffaufnahme wird dadurch stark eingeschränkt. Es kommt zu wässrigen Durchfällen und dank der Gasproduktion des Erregers zu Blähungen und Aufstoßen. Leider sind die Tierchen in der Lage, Resistenzen gegen gängige Medikamente zu entwickeln.

Ein schönes Beispiel, dass man sich nicht von einem unschuldigen Aussehen trügen lassen sollte. Anders ist es bei Mrs. Aouda, Foggs und Passepartouts neue Reisegefährtin. Sie sieht nicht nur reizend aus, sie besitzt auch einen charmanten Charakter.

44

Zwischenspiel: Die Witwenverbrennung

Mrs. Aouda ist eine junge Witwe, die Fogg und seine Begleiter vor dem Feuertod retten. Während ihrem Ritt durch den Dschungel kreuzen sie den Weg einer brahmanischen Prozession, vor der sie sich sicherheitshalber versteckt halten. „Sir Francis Cromarty sah diesem Aufzug mit besonders trauriger Miene zu, und sprach zu dem Führer: ‚Ein Sutty!‘." Die Witwenverbrennung, war eine grausame Sitte, die hunderte Frauen einen qualvollen Tod sterben ließ. Einige Witwen schlugen diesen Weg aber auch freiwillig ein, um ihrem verstorbenen Ehemann die Treue zu beweisen. Konnte solch eine *sati*, „Seiende“, genannte Frau, doch ihrem verstorbenen Mann himmlische Freuden schenken, indem sie ihn aus einer der Höllen zieht. Es gab aber auch pragmatische Gründe. In einigen Gebieten Indiens waren die Witwen erbberechtigt, während andere Familienmitglieder leer ausgehen konnten. Obwohl die britische Regierung von dem Brauch entsetzt ist, wird dieser erst im Dezember 1829 offiziell verboten, aus Angst einen Aufstand zu provozieren.

Sollten Fälle bekannt werden, drohte den hinterbliebenen Söhnen das Todesurteil wegen Mordes. Die Rettung der jungen Witwe gelingt durch einen genialen Streich von Passepartout. Betäubt von Opium und Hanf lag die junge Frau neben ihrem verstorbenen Gatten auf dem Scheiterhaufen, während Flammen gierig nach ihr leckten. In dem Moment schrie die versammelte Menge entsetzt auf und „... warf sich in Bestürzung zu Boden. ... Man sah ihn [den Toten] plötzlich wie ein Gespenst sich aufrichten und die junge Frau in den Armen vom Scheiterhaufen herab, ..., mitten durch die Dampfwolken schreiten.“ Es war niemand

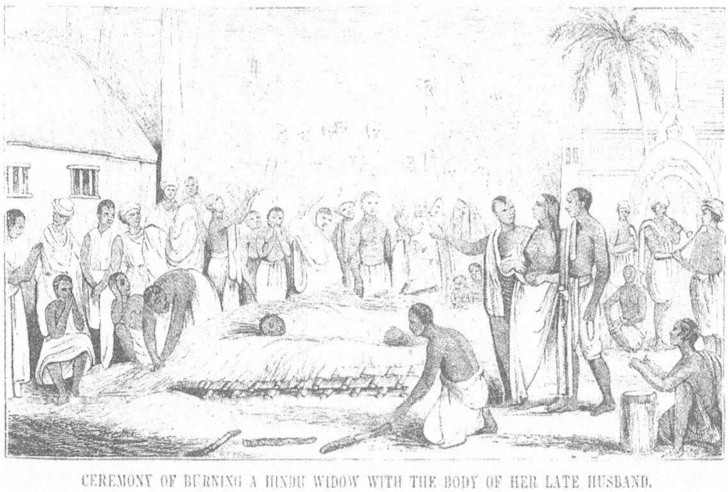
CEREMONY OF BURNING A HINDU WIDOW WITH THE BODY OF HER LATE HUSBAND.

Abb. 99 Im Verlauf des 19. Jahrhunderts gingen die Briten energisch gegen die Witwenverbrennung vor (Wikimedia commons / Public Domain).

anderes als Passepartout. Schnell steigen unsere Helden in die Tragekörbe und lassen sich vom Elefanten in Trab in Sicherheit bringen. Gerade rechtzeitig kommen sie in Allahabad an. Hier besteigen sie wieder den Zug, der sie auf direktem Weg zur damaligen Hauptstadt Kalkutta, dem heutigen Kolkata, bringen wird.

Im Jahr 1690 überlässt der Großmogul die Siedlung Kalikata am Fluss Hugli der East India Company. Die Siedlung liegt am Mündungsarm des Ganges und wird von mückenverseuchten Sümpfen umgeben. Ratgeber empfehlen, den in Indien stationierten britischen Beamten unter anderem die Mitnahme eines Mückennetzes. Ein wichtiger Ausrüstungsgegenstand der in Vernes Abenteuer keine Erwähnung findet. Denn die gefährlichsten Tiere sind weder Elefant, Tiger und Co., sondern die winzigen Tierchen, aus denen man besser keinen Elefanten machen sollte.

45

Mücken

Seit mehreren Millionen Jahren geht dem Rest des Tierreiches ihr penetrantes Summen auf die Nerven. Die ältesten Mückenfunde sind in Bernstein konservierte Exemplare aus Kanada und Myanmar die auf 80–105 Millionen Jahre datiert werden. Nur weibliche Mücken saugen Blut, da sie dieses für die Entwicklung der Eier benötigen. Diese Blutmahlzeit kann

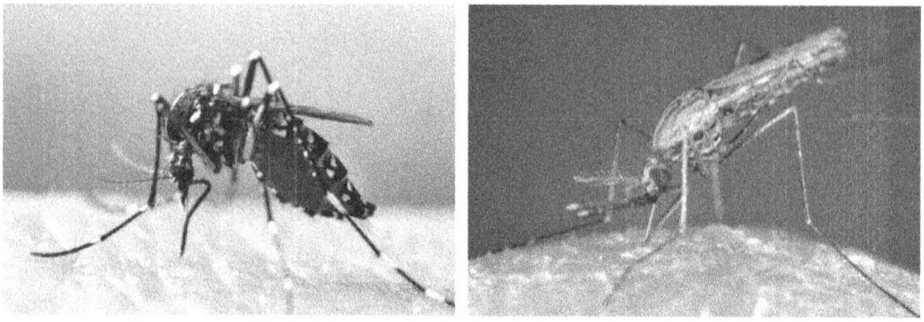

Abb. 100 Links: *Aedes albopictus*, die „Tigermücke" (frank29052515/Adobe Stock Photos). Rechts: *Anopheles gambiae* (Center for Disease Control and Prevention (CDC) / James Gathany / Wikimedia commons / Public Domain).

bis zum dreifachen ihres eigenen Körpergewichtes betragen. Stechmücken sind weltweit verbreitet und mit mehreren tausend bekannten Arten eine recht große Tiergruppe. Die einzelne Mücke ist dabei aber sehr ortstreu. Sie entfernt sich in ihrem, je nach Spezies ein- bis dreiwöchigen Leben, nur ein paar Hundert Meter von ihrem Schlupfort. Bei der Überwinterung können einzelne Exemplare auch mal bis zu 5 Monate alt werden. Diese zart gebauten Geschöpfe mit ihren langen Beinen sind sehr anpassungsfähig und werden von den verschiedensten Erregern als Taxi genutzt.

Dazu gehören allen voran die Plasmodien, die Verursacher der Malaria. Diese Parasiten beeinträchtigen die Fähigkeit der Mücke Blut zu saugen, indem sie weniger gerinnungshemmende Substanzen bilden kann. Daraus folgt, dass ein infiziertes Weibchen öfter und häufiger zusticht und länger saugt. Dies erhöht die Übertragungschancen des Parasiten, da bei einem längeren Saugakt die Wahrscheinlichkeit der Übertragung erhöht wird und durch häufigeres Stechen mehr Opfer infiziert werden. Für die Mücke ist es sehr gefährlich. Die Gefahr der Entdeckung und des Zerquetscht werdens wird dadurch drastisch erhöht.

Nicht nur Parasiten nutzen Mücken als Vektoren, viele verschiedene Viren, die man auch als Arboviren, ein Akronym von arthropod-borne viruses, bezeichnet, nehmen ihre Dienste in Anspruch.

Studien beziffern die Zahl der Todesfälle durch die von Mücken übertragenen Infektionen mit mehreren Millionen pro Jahr. Unangefochten Platz eins der Liste der gefährlichsten Tiere. So gemein es auch klingt, eigentlich sind Mücken nur Lästlinge, die selbst ausgenutzt werden, um eine schlechte Nachricht zu überbringen. So waren die Mücken Amerikas vor der Kolonisierung durch die Spanier frei von Krankheitserregern. So ungern wir uns das zugestehen wollen, Mücken erfüllen eine wichtige Rolle in der Natur. Sie und ihre Larven dienen einer ganze Reihe anderer Tiere, z.B. Fische, Vögel, Fledermäuse und viele mehr, als Nahrung. Und die Männchen machen sich als Bestäuber von Nutzpflanzen nützlich. Die Kakaoblüten, zum Beispiel, sind so klein, dass sie nur von Bartmücken bestäubt werden können. Erst durch den Kontakt mit infizierten Menschen und Tieren konnten die Parasiten und Viren in Amerika ihr Potential zur Anpassung an verschiedene Vektoren entfalten und in der neuen Welt Fuß fassen. Zu den kompetentesten Vektoren gehören die Mücken der Gattungen Aedes und Anopheles.

Eine Anpassung an einen neuen Vektor mit einem neuen Habitat ist gar nicht so einfach für einen Erreger wie man glaubt. Schließlich ist die Übertragung kein rein mechanischer Vorgang. Der Erreger, egal ob Virus, Bakterium oder Parasit muss in der Lage sein sich in seinem Vektor zu vermehren. Er darf von dessen Immunsystem nicht ausgelöscht werden und muss genug Zeit für seine eigene Entwicklung haben, bevor der Vektor an Altersschwäche stirbt.

Steckbrief/e:

Steckbrief Nr.	**47**	**48**
Name	Gattung: *Aedes spp.* *A. aegypti* (Gelbfiebermücke) *Aedes albopictus* (Asiatische Tigermücke) Altgriechisch: *aēdēs* = lästig, unangenehm Synonyme: Tigermücke	Gattung: *Anopheles spp.* *A. gambiae* *A. stephensi* Altgriechisch: *anōphelēs* = nutzlos, beschwerlich Synonyme: Malariamücke, Fiebermücke, Gabelmücke
Einordnung	Arthropoda (Gliederfüßer) Klasse: Insekten Unterordnung: Mücken (*Nematocera*) Familie: Stechmücken (*Culicidae*) Synonyme: Moskitos	
Morphologie/Eigenschaften	Adultes Tier: 3–4 mm, gekrümmte Körperhaltung, weiße Streifen auf dunkle Beine, verschiedene Spezies → verschiedene weitere Zeichnungen Tagaktiv, bevorzugt früher Morgen und Zeit vor Abenddämmerung	Adultes Tier: Größe ca. 6 mm, schmächtiger Körperbau, gestreckte Körperhaltung, Haltung zum Untergrund ca. 30–45°- Winkel Dämmerungsaktiv
Vorkommen	Weltweit, Tropen, Subtropen, Gemäßigte Zonen	
Inkubationszeit	Sofort – Stunden (Reaktion auf Stich)	
Symptome	Quaddeln (rötliche Verdickung der Haut) an Einstichstelle, Juckreiz	
Übertragene Krankheiten (Auszug)	Viral: Gelbfiebermücke → Gelbfieber, Dengue-, Rifttal-Fieber, Chikungunya- und Zika-Fieber Asiatische Tigermücke → West-Nil-, Chikungunya-, Dengue-, St.-Louis-Enzephalitis-Virus Parasitär: Dirofilarien (Fadenwürmer)	Parasitär: Malaria (*Plasmodien spp.*) Lymphatische Filariose (*Wucheria bancrofti*) Viral: O'nyong-'nyong-Fieber
Prophylaxe	Repellents (Mückenspray), Mückennetze, lange und helle Kleidung (nicht enganliegend), Vektorbekämpfung	
Therapie	Symptomatisch, Salben gegen den Juckreiz, Stichheiler (zum Ausbrennen)	

46

Das Dengue-Virus

Aedes aegypti (Abb. 23), auch Gelbfiebermücke genannt, fühlt sich in städtischer Umgebung recht wohl. Die Gelbfiebermücke ist nicht nur die Überträgerin ebendieser Krankheit. Auch das gefürchtete Dengue-Virus wird von ihr übertragen. Es ist der Verursacher des „Knochenbrecherfiebers". Und so wird die harmloseste Verlaufsform bezeichnet! Zum hohen Fieber, Kopfschmerzen und Schüttelfrost gesellen sich heftige Muskel- und Gliederschmerzen. Eine Infektion mit einem anderen Subtyp, von diesen gibt es vier Stück, ist sogar noch gefährlicher. Was auch die Entwicklung eines Impfstoffes erschwerte. Die Zielzellen des Virus sind ausgerechnet die Makrophagen und die dendritischen Zellen, beides Zelltypen des Immunsystems.

So nimmt hier das Unglück seinen Lauf. Die, während der Erstinfektion gebildeten Antikörper, neutralisieren das Virus nicht. Sorgen aber dafür, dass die Makrophagen die Viren effizienter phagozytieren und diese somit schneller in ihre Zielzelle gelangen. Daraufhin beginnen sie mit der Ausschüttung von Zytokinen. Botenstoffe, die unter anderem dafür sorgen, dass die Blutgefäße durchlässiger werden, damit die restlichen Immunzellen besser an den Ort des Geschehens kommen. Infolgedessen kommt es zu Einblutungen in die Haut und die Organe. Dies kann auch schon während der Erstinfektion geschehen. Da bei einer Zweitinfektion allerdings schon Antikörper vorhanden sind, läuft die Reaktion viel schneller und unkontrollierter

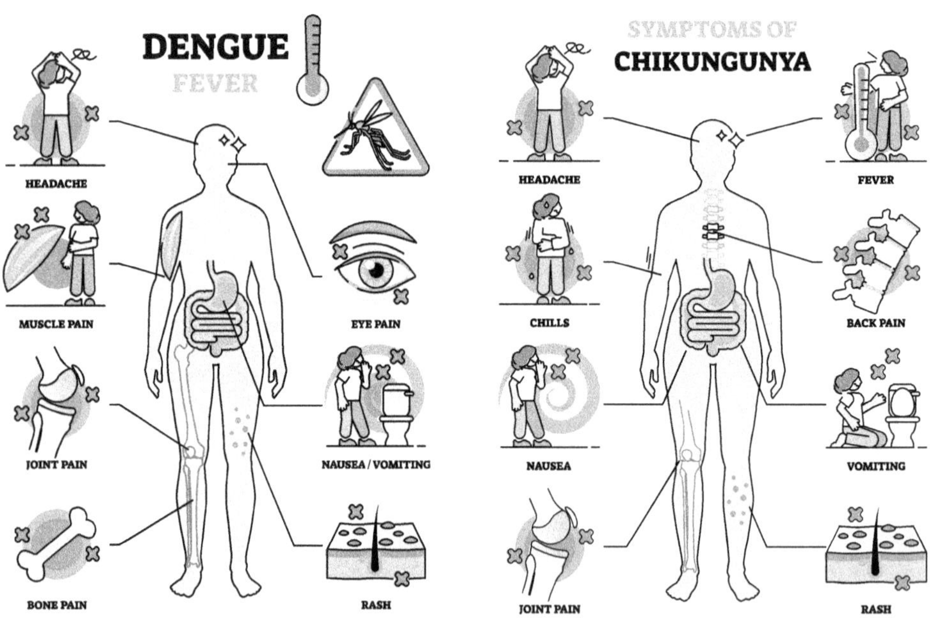

Abb. 101 Links: Infotafel zu den Symptomen vom Dengue-Fieber: Fieber, Schüttelfrost (nicht dargestellt), Schmerzen hinter den Augen, Knochen-, Gelenk-, Muskel- und Kopfschmerzen, Übelkeit und Erbrechen, Hautausschlag (VectorMine/Adobe Stock Photos). Rechts: Infotafel zu den Symptomen des Chikungunya-Fiebers: Fieber, Schüttelfrost, Kopf-, Rücken- und Gelenksschmerzen, Übelkeit und Erbrechen, Hautausschlag (VectorMine/Adobe Stock Photos).

ab. Bis hin zum Dengue-Schocksyndrom mit massiven, meist tödlichen Organeinblutungen. Die Suche nach dem Verursacher begann dementsprechend recht früh.

Nachdem um 1886 Bakterien als Verursacher angeklagt und wieder freigesprochen wurde, musste im Jahr 1903 ein Protozoon die Schuld auf sich nehmen. Der Freispruch erfolgte im Jahr 1907. Während eines Ausbruches im Fort William McKinley auf den Philippinen werden die beiden Militärarzte Captain Percy Moreau Ashburn (1872–1940) und Lieutenant Charles Franklin Craig (1872–1950) mit dem Fall betraut. Sie führen systematische parasitologische, bakteriologische und hämatologische Untersuchungen durch. Sowie Filtrations- und Übertragungsversuche an freiwilligen Probanden.

Im Jahr 1907 stellen sie fest, dass das Fieber durch ein nicht-filtrierbares Agens verursacht wird. Mit Übertragungsversuchen durch Moskitos machen sie diese als Vektoren dingfest. Ursprünglich glaubten sie, dass es sich bei dem Vektor um *Moskito Culex fatigans* handelt. Doch damit lagen sie falsch. Wie wir wissen, ist der Vektor vor allem *Aedes aegypti*. Dies kann sich aber schnell ändern. Außer *A. aegypti*, dessen Verbreitungsgebiet sich auf die Tropen und Subtropen beschränkt, ist auch *Aedes albopictus*, die Tigermücke, die sich auch in gemäßigteren Breiten wohl fühlt, in der Lage das Virus zu übertragen. Die Anpassung der Erreger an neue Vektoren und die Anpassungsfähigkeit der Vektoren an verschiedene Umweltbedingungen, bietet den Erregern einen Ausweg aus ihren zuvor begrenzten Verbreitungsgebieten, wie auch beim nächsten Vektor-Virus-Gespann.

47

Das Chikungunyavirus

Die Verbreitung des Chikungunyavirus war ursprünglich auf das Verbreitungsgebiet seines Vektors, *Aedes aegypti* (Abb. 23) auf die Tropen und Subtropen begrenzt. Seit einigen Jahren nutzt auch das Chikungunyavirus *Aedes albopictus* (Abb. 100) und hat sein Habitat enorm vergrößert. Ursprünglich in den tropischen Gebieten Asiens beheimatet, hat es sich bis nach Europa und Amerika verbreitet.

Wie schon gesagt nutzen viele Viren aus den unterschiedlichsten Familien Insekten zur Verbreitung. Seit einem Virologentreffen in Lissabon 1958, werden Viren, die von Insekten, also Arthropoden, übertragen werden als arthropod-borne viruses (Arboviren) bezeichnet. Doch wie kann man zweifelsfrei klären, dass Insekten bei der Übertragung die Hauptrolle spielen? Es gibt verschiedene Versionen, vom Prinzip ist die Durchführung aber die gleiche. Zunächst geht die Beobachtung voraus, dass im Umfeld und vor bzw. während eines Ausbruchs viele Mücken durch die Luft schwirren und sich an den vorhandenen Wirten gütlich tun, die kurz darauf krank werden.

Bei vielen Krankheiten wurde so schon vor dem offiziell anerkannten Beweis, die Übertragung durch Mücken postuliert. Der Zusammenhang konnte meist aufgrund zu weniger

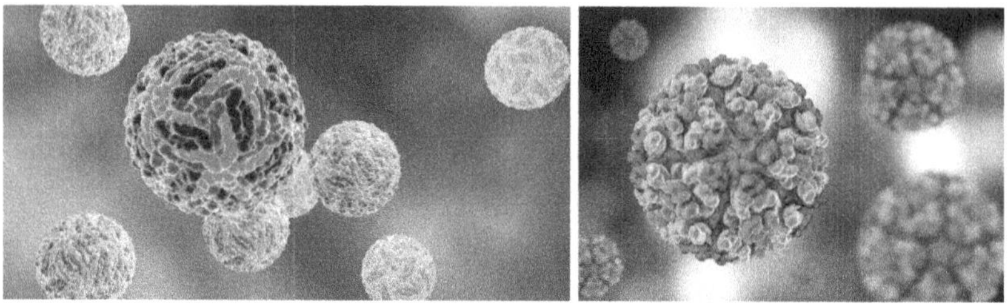

Abb. 102 3D-Illustrationen links vom Dengue-Virus (Dr_Microbe/Adobe Stock Photos), rechts vom Chikungunya-Virus. Beide besitzen als Genom eine RNA, die von einem kubischen Kapsid umgeben ist. Auch sind beide umhüllt. Nichtsdestotrotz gehören sie verschiedenen Familien an. Das Dengue-Virus gehört, wie das Gelbfieber-Virus in die Familie der Flaviviridae. Das Chikungunya-Virus in die Familie der Togaviridae (Dr_Microbe/Adobe Stock Photos).

bekannter Fakten nicht schlüssig bestätigt werden. Schließlich mussten für alle drei Protagonisten, Mücke, Virus und Wirt, die Bedingungen stimmen.

Ein Versuch konnte zum Beispiel wie folgt ablaufen: Man ließ Mücken an eindeutig, an der gewünschten Krankheit, erkrankten Patienten Blut saugen. Die Mücken wurden eingefangen und ein paar Tage in Ruhe gelassen. In dieser Zeit konnte sich das Virus in den Vektoren noch ein bisschen vermehren. Viele Versuche waren nicht eindeutig, da dieser Schritt unbekannt war und die Mücken sofort „weiterverwendet" wurden. Die nun infektiösen Mücken ließ man dann auf freiwillige Probanden los. Wenn die Probanden nach einer, meist im gleichen Versuchsansatz mitbestimmten Inkubationszeit, die entsprechende Krankheit entwickelten, war die Beweisführung abgeschlossen und die Mücke als Überträger enttarnt.

Mit geeigneten Gegenmaßnahmen, wie Insektiziden, Vermeidung und Trockenlegung von Wasseransammlungen, Mückennetzen und Repellents kann der Kontakt zu diesen Plagegeistern verhindert oder wenigstens minimiert werden. Und somit auch das Risiko einer Arbovirus-Infektion.

Zusammen mit ihren Vektoren, reisen die Erreger, egal ob mit dem Zug oder dem Schiff um die Welt. Und dort, wo beide geeignete Bedingungen vorfinden, sind sie in der Lage Fuß zu fassen und neues Land zu besiedeln. Es ist verständlich, dass es nicht wünschenswert ist, dass Krankheitserreger sich ausbreiten und dass Maßnahmen getroffen werden, um die Verbreitung zu verhindern. Manchmal funktionieren die getroffenen Maßnahmen, ein anderes Mal wird das unvermeidliche nur hinausgezögert und in anderen Fällen schlüpft der Vektor zusammen mit seiner Schmuggelware durch die Maschen des Netzes.

Steckbrief/e:

Steckbrief Nr.	**49**	**50**
Name	Dengue-Virus	Chikungunya-Virus
Einordnung	Familie: *Flaviviridae*	Familie: Togaviridae
Morphologie/ Eigenschaften	RNA-Genom, kubisches Kapsid, Hülle	RNA-Genom, kubisches Kapsid, Hülle
Vorkommen	Weltweit (Teile von Afrika, Asien, Südostasien, Süd- und Mittelamerika, Australien) Sich am schnellsten ausbreitende durch Mücken übertragene virale Erkrankung (Vektor auch in Südeuropa)	Tropen und Subtropen (Afrika, Asien, Südamerika, Südeuropa)
Übertragung	Mückenstiche von Mücken der Gattung *Aedes*	
Inkubationszeit	1–3 Wochen	3–7 Tage
Erkrankung	Dengue-Fieber	Chikungunya-Fieber
Symptome	3 Verlaufsformen: Akutes Dengue-Fieber: hohes Fieber (> 40 °C), Schüttelfrost, Kopf- und heftige Muskel- und Gliederschmerzen („Knochenbrecherfieber"), Augenschmerzen, Übelkeit und Erbrechen, Durchfall, geschwollenen Lymphknoten, fleckiger Hautausschlag Hämorrhagisches Denguefieber: akutes Fieber, Haut- und Organblutungen Dengue-Schock-Syndrom: schwerer Blutdruckabfall, massive Organeinblutungen Risiko für schweren Verlauf steigt bei Zweitinfektion mit anderem Subtyp. Durch die „geschulten" Immunzellen der Erstinfektion und die gebildeten Antikörper werden die Viren schneller und effizienter von den Makrophagen, den Zielzellen der Viren, phagozytiert. Diese schütten Zytokine aus, welche die Blutgefäße durchlässiger machen und die Gerinnung aktivieren → Organ- und Hauteinblutungen Weitere Infektionen weisen in der Regel einen milden Verlauf auf.	Rasch ansteigendes, hohes Fieber, starke Gliederschmerzen und schwere Gelenkschmerzen mit Berührungsempfindlichkeit (Chikungunya = „der gekrümmt Gehende") Lymphknotenschwellung, mäßig juckender Hautausschlag, punktförmige Einblutungen, leichtes Schleimhautbluten (Nase, Zahnfleisch), Kopfschmerzen, Erschöpfung, Augenentzündung, Magen-Darm-Beschwerden Meist selbstlimitierend Asymptomatische Verläufe möglich
Diagnostik	PCR, Serologie (AG- und/oder AK-Nachweise)	
Therapie	Symptomatisch, bei schweren Verläufen intensivmedizinische Betreuung	
Prophylaxe	Impfung, Schutz vor Insektenstichen	Schutz vor Insektenstichen

48

Zwischenspiel: Singapur

In Vernes Roman muss Fix sich beeilen, da Fogg dabei ist ihm durchs Netz zu schlüpfen. Um dies zu erreichen, stellt er Passepartout eine gemeine Falle. In Kalkutta angekommen wird die Reisegesellschaft, bereichert durch die Anwesenheit von Mrs. Aouda, am Bahnhof von Polizeibeamten abgepasst und verhaftet. „Um halb neun öffnete sich die [Kerker-] Türe, der Polizeimann trat herein und führte die Gefangenen in den daneben befindlichen Saal.“ Natürlich vermuten alle drei, dass es um die Rettung von Mrs. Aouda geht. Als drei Priester in den Saal geführt werden und die Anklage auf Tempelschändung verlesen wird. Fogg bekennt sich schuldig, aber er verlangt seinerseits, dass „... diese Priester ihrerseits gestehen, was sie in der Pagode zu Pillaji tun wollten.“ Worauf der Richter und die Priester zutiefst verwundert reagieren. Die Anklage befasst sich schließlich mit Passepartouts Besuch der Pagode vom Malabar Hill in Bombay, ein Delikt auf indischem Boden.

Die Möglichkeit, auf die Fix gewartet hat, um Foggs Weiterreise zu behindern, da der Haftbefehl immer noch nicht angekommen ist. Daher bleibt er in Bombay und sucht die Priester auf. Seine Idee ist es, Passepartout anklagen zu lassen. Zusammen mit den Priestern nimmt er einen späteren Zug nach Kalkutta. Eine langsamere Strecke, wenn die Schienen hier nicht, im Gegensatz zur „Schnellstrecke“ schon ausgebaut gewesen wären.

So erreicht er vor Fogg Kalkutta. Als Beweis der Tempelschändung werden Passepartouts Schuhe angeführt. Das Urteil: „... vierzehn Tage Gefängnis und einer Buße von dreihundert Pfund ...“ für Passepartout. Und da Fogg sich als dessen Herrn mit verantworten muss, „... acht Tage Gefängnis und hundertfünfzig Pfund Buße ...“. Passepartout ist am Boden zerstört. Wegen seiner dummen Idee die Pagode zu betreten, einen Vorfall, den er aufgrund des

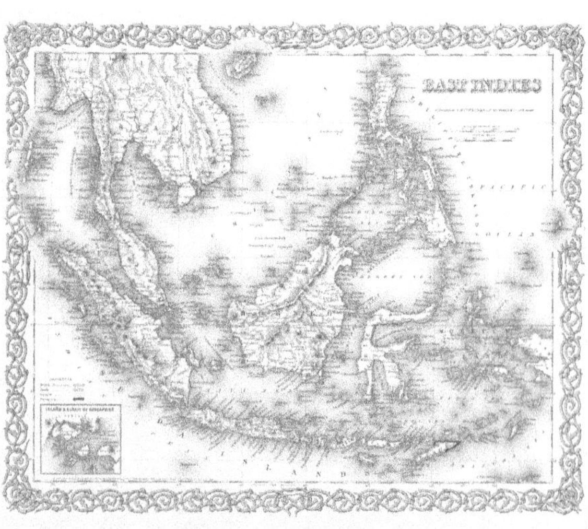

Abb. 103 Karte von Südostsien aus dem Jahr 1855 (PicturePast/Adobe Stock Photos).

Dschungelabenteuers schon längst wieder vergessen hatte, sollte seinen Herren der Ruin ereilen. Doch wie bisher auch bietet Foggs Reisetasche voller Geld einen Ausweg. Er bietet eine Kaution. Und wie bisher auch zahlt er, ohne mit der Wimper zu zucken. 1.000 Pfund pro Kopf! Mr. Fogg reicht Mrs. Aouda den Arm und alle drei besteigen eine Kutsche zu den Landungsbrücken. Hier schiffen sie sich auf der „Rangoon" ein, die pünktlich um 11 Uhr ihren Weg nach Hongkong aufnimmt. Mit einem kleinen Zwischenstopp in Singapur, um Lebensmittel und Kohlen aufzunehmen.

Singapur, eine Insel von knapp 40 km Länge und 20 km Breite. Bedeckt wurde die Insel von einem dunklen Urwald und in der feuchtschwülen Hitze wütete die Malaria. Noch nicht mal ein Menschenleben vor Foggs Reise war Singapur ein kleines Piratennest. Die Piraten lauerten den Schiffen im Insellabyrinth in der Straße von Malakka auf und die Schädel ihrer Feinde bleichten am Strand. Bis zum Jahr 1819. Nach dem Verlust der nordamerikanischen Kolonien im Jahr 1783, richtet sich der Blick des British Empire nach Asien. Auf dem Weg von Indien nach Hongkong müssen die Schiffe die Inselwelt von Südostasien passieren, das Nadelöhr befindet sich an der Spitze von Singapur.

Der Wert dieser Insel wird von Sir Thomas Stamford Raffel (1781–1826), für die allgegenwertige East India Company tätig, erkannt. Im Jahr 1819 schließt er einen Pachtvertrag mit dem Sultan von Malaya, dem heutigen Malaysia, zu dessen Fürstentum die Insel gehört. Die jährliche Gebühr beträgt 1.250 Pfund und die Hälfte der Zolleinnahmen. Denn Raffel hat vor, aus dem Piratennest einen wichtigen Handelshafen zu machen. Sein Vorhaben ist von Erfolg gekrönt. Innerhalb eines Jahres lässt er breite, rechtwinkelige Straßen bauen und große Häuser hochziehen. Um mehr Land zu gewinnen, wird die Bucht eingedeicht und die Salzsümpfe trockengelegt. Um das Jahr 1856 ankern über eine halbe Millionen Segler im Hafen der Stadt. Nach dem Fall der East India Company wird Singapur 1867 ein Juwel der Kronkolonien. Es untersteht bis zum September 1963 direkt der Regierung in London. Die Unabhängigkeit als eigener Staat wird im August 1965 ausgerufen.

Als die „Rangoon" im Hafen von Singapur vor Anker geht, äußert Mrs. Aouda den Wunsch einen Landgang zu machen. Ganz der Gentleman begleitet Fogg sie natürlich. Und während Passepartout mal wieder losgeschickt wird, um Einkäufe in der Stadt zu erledigen, unternehmen Fogg und seine Begleiterin eine Kutschfahrt durch die Parklandschaft Singapurs. Der hübsche Wagen wird von zwei Pferden aus Neu-Holland über die schönen Straßen, die sich durch Anlagen exotischer Pflanzen schlängeln, gezogen. Die Pflanzen bieten ein Erlebnis für alle Sinne und tiefer im Dschungel wären die Reisenden wohl auch auf Tiger getroffen. „Wer sich wundern möchte, dass auf dieser verhältnismäßig so kleinen Insel diese reißenden Tiere nicht gänzlich ausgerottet sind, dem diene zur Antwort, dass sie die Meerenge durchschwimmend von der Halbinsel herüberkommen." Obwohl die Gefahr durch diese großen, starken Katzen offensichtlich ist, treibt sich in den Urwäldern ein schrecklicherer Killer herum.

49

Plasmodium spp. (Erreger der Malaria)

Er versteckt sich in den Affen, die in den Wipfeln der Bäume toben, die den Weg der Kutsche säumen. Im Jahr 1880 entdeckt Passepartouts Landsmann, der Militärarzt Louis Alphons Laveran (1845–1922), in Algier die Plasmodien im Blut eines an Malaria erkrankten Fremdenlegionärs. Er identifiziert den Parasiten als Ursache der Erkrankung. Camillo Golgi (1843–1926), ein italienischer Bio- und Pathologe, findet im Jahr 1885 heraus, dass der Parasit ein Schmarotzer der Erythrozyten, der roten Blutkörperchen, ist. Golgi deckt den Entwicklungszyklus des Erregers im Menschen auf. Dass der Fieberschub eintritt, wenn die Parasiten am Ende des Zyklus aus den Erythrozyten freigesetzt werden, wissen wir von ihm. Die Übertragung durch Mückenstiche wird vermutet, stichfeste Beweise durch valide Forschungen gibt es noch nicht. Die allgemeine Meinung zur Übertragung spiegelt sich schon im Namen der Erkrankung wider. „*Mal ária*", italienisch für „schlechte Luft".

Ende des 19. Jahrhunderts arbeitet der englische Sanitätsoffizier Ronald Ross (1857–1932) in Indien an Übertragungsversuchen. Er lässt Moskitos an Malariapatienten Blut saugen und seziert diese nach ein paar Tagen. Also die Moskitos, nicht die Patienten. Die Plasmodien findet er aber nicht in allen Mücken wieder. Er ist kein Entomologe, daher fehlt ihm das Wissen über die verschiedenen Mückenspezies. Denn die massenhaft vorkommende Stechmücke *Culex fatigans*, die er als Vektor vermutet, ist es nicht. Ross würde gerne an der humanen Malaria weiterforschen, leider machen ihm aber die Umstände einen Strich durch die Rechnung. In Indien wütet mal wieder die Pest. Die Einheimischen sind misstrauisch gegenüber Ausländern, Ärzten und vor allem ausländischen Ärzten. Trotz finanziellem Anreiz findet er keine Patienten. Dazu kommt, dass in der kalten Jahreszeit nicht genug Mücken aufgetrieben werden können. Und so wendet Ross sich 1898 notgedrungen der Vogelmalaria zu. Er beweist die Übertragung der Malaria durch Mücken und deckt den Entwicklungszyklus des Erregers in diesen auf.

Ross Ungenauigkeit zur Vektormücke geht dem römischen Universitätsprofessor Giovanni Battista Grassi (1854–1925) gegen den Strich. Als Mückenkenner und Epidemiologe

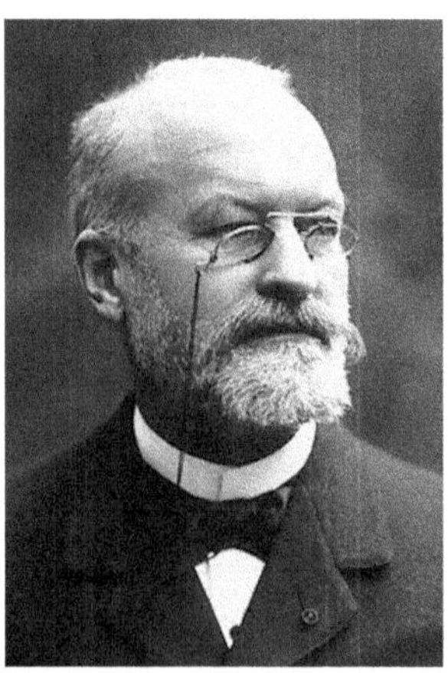

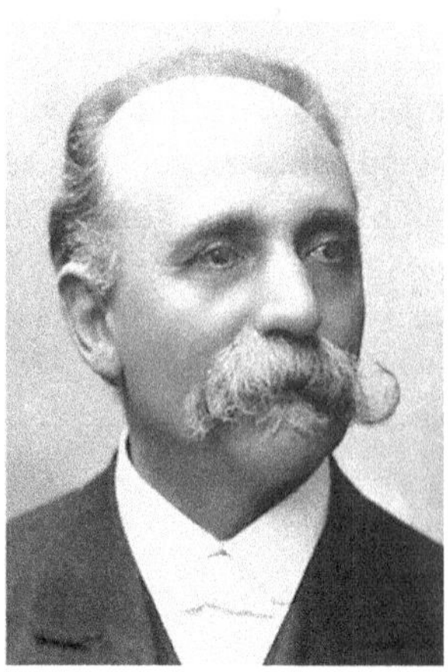

Abb. 104 Links: Der französische Militärarzt Louis Alphons Laveran (1845–1922) entdeckt im Jahr 1880 in Algier die *Plasmodien spp.* den Parasiten, der die Malaria verursacht (Wikimedia commons / Public Domain). Rechts: Fünf Jahre später deckt der italienische Bio- und Pathologe, Camillo Golgi (1843–1926) den Entwicklungszyklus der Plasmodien im Menschen auf (Wikimedia commons / Public Domain).

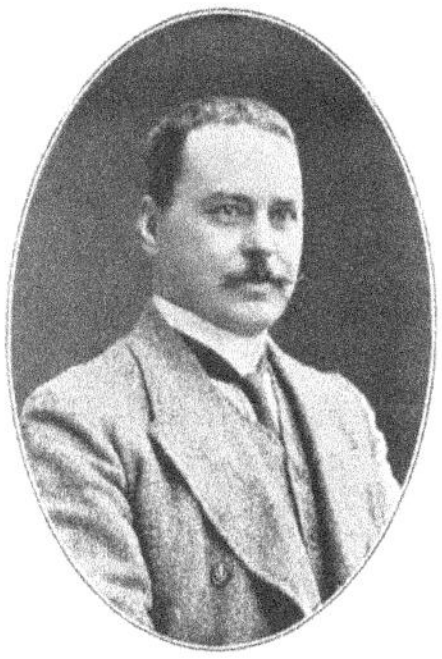
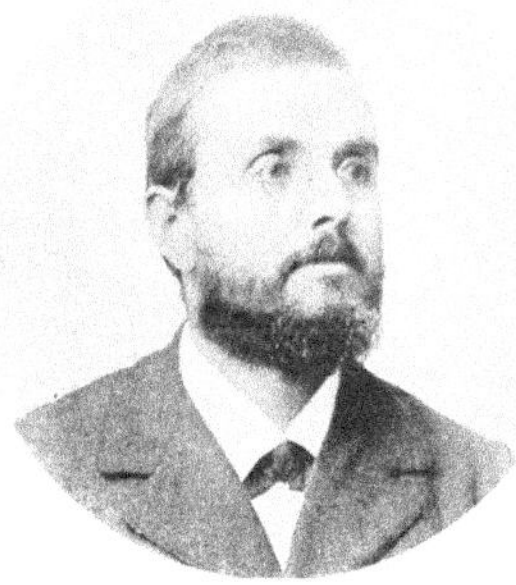
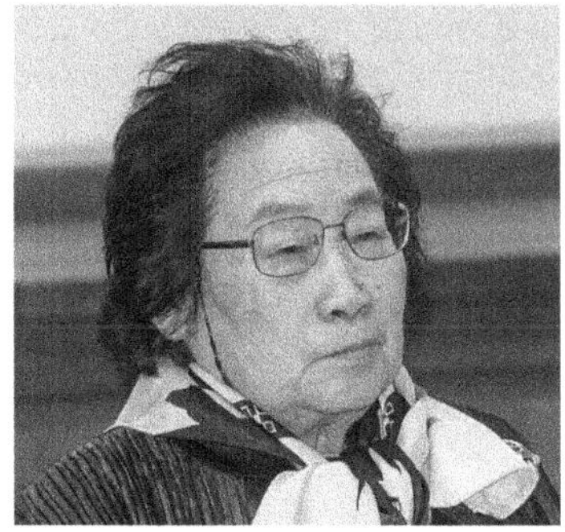

Abb. 105 Links: Der englische Sanitätsoffizier Ronald Ross (1857–1932) findet durch Übertragungsversuche in Indien heraus, dass Mücken die Überträger der Plasmodien sind (National Library of Medicine / Public Domain). Mitte: Der italienische Anatom, Parasitologe und Zoologe Giovanni Battista Grassi (1854–1925) grenzt die Überträger auf die Gattung Anopheles ein. Was die Malariabekämpfung wesentlich vereinfachte (Wikimedia commons / Public Domain). Rechts: Die chinesische Pharmakologin Tu Youyou (Geb.: 1930) isoliert 1971 den Wirkstoff Artemisinin, ein Malaria-Therapeutikum, aus dem Einjährigen Beifuß. Im Jahr 2015 erhält sie den Nobelpreis für Physiologie oder Medizin (Wikimedia commons / Public Domain).

macht er sich um 1898 in den Semesterferien auf die Wanderschaft durch Italiens Sumpfgebiete. Gegenden, die jeder Andere mit gesundem Menschenverstand zu dieser Jahreszeit wegen der Malariagefahr meidet. Gewissenhaft sammelt er Mücken in Reagenzgläser und notiert Krankheitsfälle in betroffenen Dörfern. Bei der Sezierung der Mücken findet er heraus, dass nur die weiblichen Mücken, die zur Gattung *Anopheles* gehören den Parasiten übertragen können. Innerhalb der Gattung *Anopheles* sind auch nicht alle Arten als Vektor geeignet. Dies vereinfachte und verbilligte die Malariabekämpfung erheblich.

Ungefähr 60 Arten der Gattung *Anopheles* sind in der Lage Plasmodien zu übertragen. Und von diesen gibt es über 150 Spezies. Plasmodien sind sehr wirtsspezifisch und als Krankheitserreger nicht nur in Säugetieren, sondern auch in Reptilien und Vögeln verbreitet. Die humanpathogenen Vertreter werden 1889 entsprechend den drei bekannten klinischen Verlaufsformen des Wechselfiebers von Grassi eingeteilt. Zunächst *Plasmodium falciparum*, der Erreger der Malaria tropica. Der Malariaform, die die meisten Toten fordert. Da es *P. falciparum* egal ist, wie alt die befallenen Erythrozyten sind, erreicht der Schmarotzer eine hohe Parasitendichte im Blut. Und es gibt noch eine Besonderheit. Infizierte Erythrozyten bilden an ihrer Oberfläche sogenannte Knobs aus. Das sind Parasitenantigene, die zur Bildung kleiner Höcker in der Erythrozytenmembran führen. Diese Knobs sorgen dafür, dass befallene Erythrozyten in den kleinen Kapillargefäßen stecken bleiben. Für den Erreger ist das ein Schutzmechanismus. Infizierte Erythrozyten würden in der Milz sonst aussortiert und damit auch der blinde Passagier beseitigt werden. Der Patient hat das Problem mit den verstopfen Kapillargefäßen. Infolgedessen wird der Blutstrom reduziert, es kommt unter anderem zu einer Sauerstoffunterversorgung. Die Schädigung der Gefäßwand führt zu Blutungen in verschiedenen Organen, wie Gehirn, Herz oder Lungen. Mit den entsprechenden fatalen Folgen.

Die Malaria tertiana wird von *Plasmodium vivax* und *Plasmodium ovale* hervorgerufen. Grassi fasste die beiden zu *Plasmodium immaculatum* zusammen. Diese Form der Malaria war auch in Europa, bis hinauf nach Irland, weit verbreitet. Beide Plasmodien sind in der

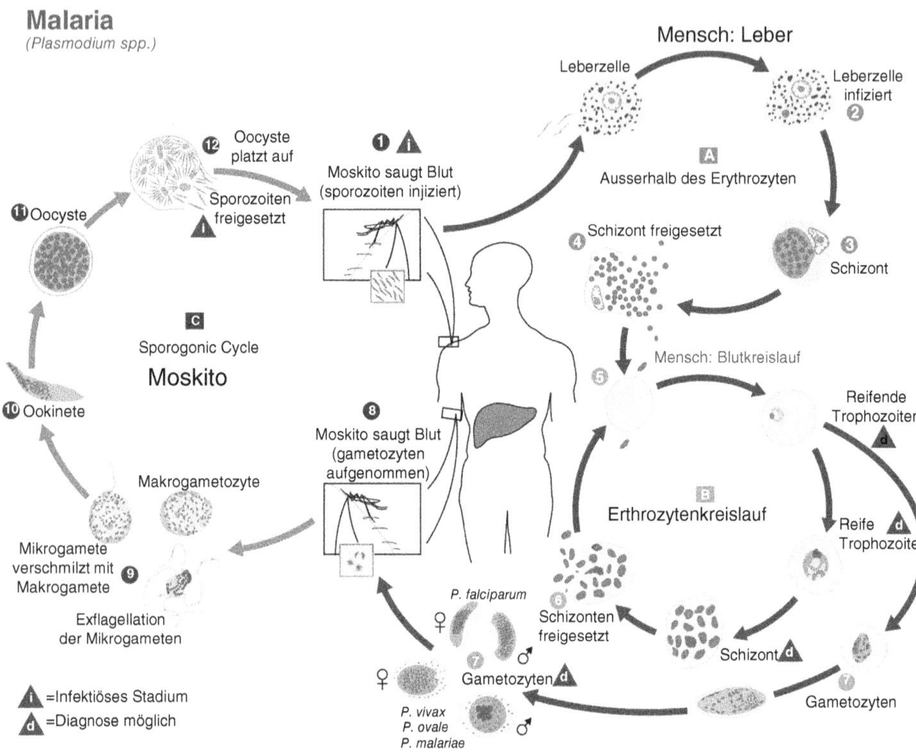

Abb. 106 Entwicklungszyklus der Plasmodien: Mit dem Mückenstich (1) gelangen die Plasmodien, in Form der Sporozoiten, in den Menschen. Innerhalb von Stunden erreichen sie die Leber und infizieren die Hepatozyten (Leberzellen) (2). In der Zelle vermehren sie sich durch Zweiteilung. Die Zelle wird Schizont (3) genannt. „Schizont" bedeutet so viel wie „gespaltene Körperchen". Der Leberschizont platzt schließlich (4) und setzt neue Plasmodien, die sogenannten Merozoiten, frei. Diese infizieren Erythrozyten (rote Blutzellen) (5). In diesen reifen Sie über die ringförmigen und amöboiden Trophozoitenformen und teilen sich. Das Erythrozytenstadium wird ebenfalls Schizont genannt. Dieser platzt und setzt wiederum Merozoiten frei, die neue Erythrozyten infizieren. Am Ende des Erythrozytenkreislaufes, wenn der Schizont platzt, setzt das Fieber ein. Einige Trophozoiten erhalten ein Signal, wahrscheinlich durch das Fieber, und entwickeln sich zu den Gametozyten, den eingeschlechtlichen Zellen (7). Diese werden beim Saugakt der Mücke (8) wieder aufgenommen. In der Mücke verschmelzen der weibliche und der männliche Gametozyt (9). Über verschiedene Entwicklungsstadien entwickelt sich die Oozyste zwischen den Epithelzellen und der Basalmembran des Mückenmagens. In ihr bilden sich die Sporozoiten, die in die Speicheldrüse der Mücke einwandern. Beim nächsten Stich geht der Kreislauf von vorne los (Chb / Wikipedia / Commons / Public Domain).

Lage in der Leber sogenannte Hypnozoiten zu bilden. Hypnos ist der griechische Gott des Schlafes. Diese „Schläferzellen" sind imstande Monate bis Jahre zu überdauern. Hat man geglaubt die Malaria wohlbehalten überstanden zu haben, wird man Jahrzehnte später wieder von ihr heimgesucht.

Grassis letzter Erreger ist *Plasmodium malariae*, der Verursacher der Malaria quartana. Er kann keine Hypnozoiten ausbilden, trotzdem kann es nach überstandener Krankheit noch bis zu Jahren zu Rückfällen kommen. Bis Anfang des 21. Jahrhunderts waren dies die vier bekannten humanpathogenen Vertreter aus der Familie der Plasmodien.

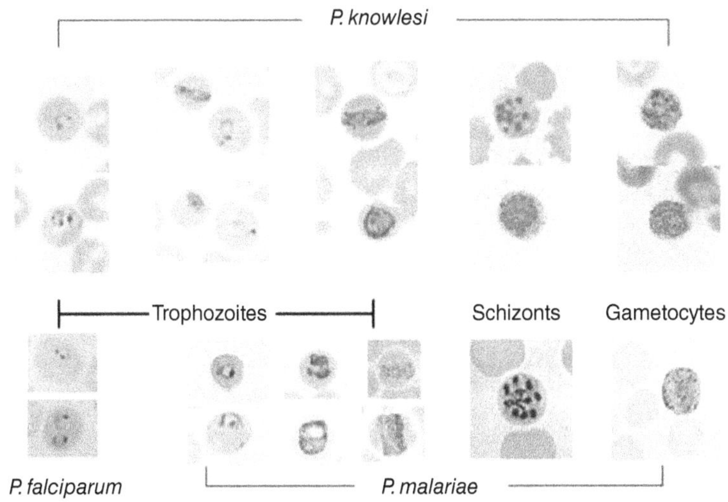

Abb. 107 Verschiedene Stadien von Plasmodien im Erythrozyten. Es erfordert viel Übung die verschiedenen Spezies auseinanderzuhalten (Janet Cox-Singh and Balbir Singh (2008) / Elsevier).

Im Jahr 2004 wurden mehrere Fälle einer „neuen" Art von Malaria aus Südostasien berichtet. Der Erreger, *Plasmodium knowlesi,* wurde schon im Jahr 1931 von Campbell im Blut eines aus Singapur importierten Langschwanz-Makaken (*Macaca fascicularis*) entdeckt. Er und sein Kollege Napier, machten ein paar Übertragungsversuche auf andere Langschwanz-Makaken und Rhesusaffen. Während bei Ersteren nur milde Infektionen hervorgerufen wurden, verlief die Infektion bei den Rhesusaffen tödlich. Da Campbell und seine Kollegen nicht an Malaria forschten, übergab er die Tiere an Robert Knowles (1883–1936) und seine Kollegen, die die weitere Erforschung des Parasiten betrieben. Schon bei Campbells Versuchen zeigten sich die unterschiedlichen Verlaufsformen der Erkrankung bei den verschiedenen Spezies.

Der Rhesusaffe ist nicht der natürliche Wirt des Erregers. Rhesusaffen leben in Afghanistan, Indien, im Süden Chinas und in Thailand. Und da es sich hier nicht um das angestammte Verbreitungsgebiet des Parasiten handelt, hatten die Tiere vorher nie Kontakt mit dem Erreger. Auch der Erreger selbst ist schlecht an seinen neuen Wirt angepasst. Wahrscheinlich gelangte er mit seinem Wirt, den Langschwanz-Makaken, bei deren Wanderung während des Pleistozäns aus Afrika und Asien nach Südostasien. Zum Vorteil für den Parasiten gab es in der neuen Heimat kompetente Anophelesmücken, die den Erreger weiter übertragen konnten. Und nachdem die Menschen vor ca. 60.000 Jahren ebenfalls die Inselwelt erreichten und dort siedelten, erfolgte wahrscheinlich immer mal wieder die Übertragung auf die Neuankömmlinge.

Die Anophelesmücken, die *Plasmodium knowlesi* übertragen, leben in Waldgebieten und -rändern. Also genau den Orten, durch die Foggs gemütliche Kutschfahrt geht. Der natürliche Wirt in Gestalt der Langschwanz-Makaken und der Südlichen Schweinsaffen, und der Vektor, Mücken der *Anopheles leucosphyrus*-Gruppe, sind in Südostasien weit verbreitet. Und Infektionen beim Menschen, vor allem bei erwachsenen Männern, die im oder am Rand des Waldes arbeiten, wurden immer mal wieder nachgewiesen. Nach den Fallberichten aus dem Jahr 2004 wurde *Plasmodium knowlesi* offiziell in die Reihe der humanpathogenen Malaria-Erreger aufgenommen. Weitere Nachforschungen ergaben, dass ein Großteil der Malariafälle in Südostasien von ihm ausgelöst wurden und werden.

Steckbrief/e:

Steckbrief Nr.	**51**	**52**	**53**
Name	*Plasmodium falciparum*	*Plasmodium malariae*	*Plasmodium knowlesi*
Einordnung	Protozoen, Sporozoen Gattung: *Plasmodium* Art: siehe Name		
Morphologie der Entwicklungsstadien im Erythrozyten des Menschen in der Giemsa-Färbung Schüffner'sche Tüpfelung = feine rötliche Punkte im Erythrozyten = Stoffwechselprodukte der Plasmodien, vor allem durch Hämoglobinabbau Gametozyten = männliche (rot/rosa angefärbt) und weibliche (bläulich angefärbt), sexuelle Entwicklungsform Generationszeit = Zeit zwischen der Infektion des Erythrozyten durch Merozoit (Name des Stadiums außerhalb des Erythrozyten bis Freisetzung neuer Merozoiten aus Schizont)	Befallener Erythrozyt: normale Größe und Form, keine Tüpfelung Junger Trophozoit: ringförmig, klein und zart, 1–2 Kerne, Mehrfachbefall häufig Späterer Trophozoit: kompakt, einzelner großer Pigmentklumpen Schizont: selten im peripheren Blut, enthält 8–32 Merozoiten, einzelner, großer Pigmentklumpen Gametozyten: halbmondförmig/bananenförmig, verteiltes granuläres Pigment Generationszeit: 48 Stunden	Befallener Erythrozyt: normale Größe oder kleiner, keine Tüpfelung Junger Trophozoit: kleine, kompakte Ringe, meist 1 Kern, Mehrfachbefall selten Später Trophozoit: kompakt, z. T. bandförmig, gröbere Pigmentschollen Schizont: kompakt, enthält 6–12 Merozoiten, sind um zentralen Pigmentklumpen gelagert = „Gänseblümchen" Gametozyten: wie bei *P. vivax*, aber kleiner, gröberes Pigment Generationszeit: 72 Stunden	Befallener Erythrozyt: normale Größe und Form, keine Tüpfelung Junger Trophozoit: kompakte Ringe, 1–2 Kerne, Mehrfachbefall möglich Späterer Trophozoit: kompakt, z. T. bandförmig wie *P. malariae* Schizont: kompakt, enthält 8–16 Merozoiten, grobe Pigmentschollen Gametozyten: wie *P. malariae*, verteiltes Pigment Generationszeit: 24 Stunden
Vorkommen	Tropische und subtropische Gebiete, aktuelle Reiseempfehlungen beachten Malaria tropica: vor allem in Afrika südlich der Sahara		Südostasien
Übertragung	Mückenstiche von Mücken der Gattung *Anopheles*		
Inkubationszeit	7–15 Tage	18–40 Tage	10–20 Tage
Erkrankung	Malaria tropica	Malaria quartana	Malaria quotidiana
Symptome	Fieber, Kopf- und Gliederschmerzen, Krankheitsgefühlt, Schüttelfrost, Schweißausbrüche, evtl. Erbrechen Komplikationen: Krampfanfälle, Hepatosplenomegalie, Gelbsucht, Anämie, Nierenversagen Malaria tropica: gefährlichste Form, variable Fieberschübe, Durchfall, zerebrale Verlaufsform u. a. Komplikationen, schwere und tödliche Verläufe Malaria quartana: Fieberschübe alle 72 Stunden Malaria quotidiana: täglich Fieberschübe möglich → schwere bis tödliche Verläufe möglich Das Intervall der Fieberschübe ist klinisch nicht immer eindeutig abgrenzbar!		
Diagnostik	Mikroskopischer Nachweis im Blut (Ausstrich und Dicker Tropfen), Serologie (AG-Nachweis), PCR		
Therapie	Antiparasitika (Resistenzlage beachten), symptomatisch		
Prophylaxe	Schutz vor Mückenstichen, Medikamentös (aktuelle Reiseempfehlungen beachten) Malaria tropica: Impfung für Kinder in Endemiegebieten zugelassen		

Steckbrief Nr.	**54**	**55**
Name	*Plasmodium vivax*	*Plasmodium ovale*
Einordnung	Protozoen, Sporozoen Gattung: *Plasmodium* Art: siehe Name	
Morphologie der Entwicklungsstadien im Erythrozyten des Menschen in der Giemsa-Färbung Schüffner'sche Tüpfelung = feine rötliche Punkte im Erythrozyten = Stoffwechselprodukte der Plasmodien, vor allem durch Hämoglobinabbau Gametozyten = männliche (rot/rosa angefärbt) und weibliche (bläulich angefärbt), sexuelle Entwicklungsform Generationszeit = Zeit zwischen der Infektion des Erythrozyten durch Merozoit (Name des Stadiums außerhalb des Erythrozyten bis Freisetzung neuer Merozoiten aus Schizont)	Befallener Erythrozyt: vergrößert, Schüffner'sche Tüpfelung Junger Trophozoit: ringförmig, groß und kräftig, meist 1 Kern, selten Mehrfachbefall Späterer Trophozoit: groß, amöbenförmig, feine Pigmentschollen Schizont: enthält 12–24 Merozoiten, granuläres Pigment, füllt Erythrozyten ganz aus Gametozyten: groß, rund, granuläres Pigment Generationszeit: 48 Stunden Hypnozoiten (befallene Leberzellen) → Rezidive möglich	Befallener Erythrozyt: normal – vergrößert, ovaläre Deformierung, z. T. mit ausgezipfelter Erythrozytenmembran, grobe Schüffner'sche Tüpfelung Junger Trophozoit: kompakte Ringform, meist 1 Kern, selten Mehrfachbefall Späterer Trophozoit: kompakt, größere Pigmentschollen Schizont: enthält 6–12 Merozoiten, grobe Pigmentierung Gametozyten: wie bei *P. vivax*, aber kleiner, gröberes Pigment Generationszeit: 50 Stunden Hypnozoiten (befallene Leberzellen) → Rezidive möglich
Vorkommen	Tropische und subtropische Gebiete, aktuelle Reiseempfehlungen beachten	
Übertragung	Mückenstiche von Mücken der Gattung *Anopheles*	
Inkubationszeit	12–18 Tage	
Erkrankung	Malaria tertiana	
Symptome	Fieber, Kopf- und Gliederschmerzen, Krankheitsgefühlt, Schüttelfrost, Schweißausbrüche, evtl. Erbrechen Fieberschübe alle 48 Stunden Das Intervall der Fieberschübe ist klinisch nicht immer eindeutig abgrenzbar!	
Diagnostik	Mikroskopischer Nachweis im Blut (Ausstrich und Dicker Tropfen), Serologie (AG-Nachweis), PCR	
Therapie	Antiparasitika (Resistenzlage beachten), muss auch gegen Hypnozoiten wirksam sein, symptomatisch	
Prophylaxe	Schutz vor Mückenstichen, Medikamentös (aktuelle Reiseempfehlungen beachten)	

Untersuchungen archivierter Proben, die als Malaria durch *Plasmodium malariae*, interpretiert wurden, erwiesen sich im Nachhinein häufig als negativ auf *P. malariae*. Dafür fand sich in diesen *P. knowlesi*. Wie konnte diese „neue“ Spezies so lange übersehen werden?

Es fehlte an geeigneten diagnostischen Möglichkeiten. Das wichtigste Untersuchungsgerät in der Parasitologie ist das Mikroskop. Einfach zu bedienen, günstig, schnell und eigentlich eine sehr gute Technik. Geübte Mikroskopierer können anhand spezifischer Merkmale die Malaria-Erreger sehr gut voneinander unterscheiden. *P. knowlesi* wurde von ihnen zwar gesehen, kann aber auch heute noch, nur mit Hilfe der Mikroskopie nicht eindeutig identifiziert werden. Die frühen Stadien, die Trophozoiten, sehen fast genauso aus, wie die von *P. falciparum*, dem Erreger der Malaria tropica. Alle anderen Stadien, die Schizonten und die Gametozyten, sehen denen von *P. malariae* zum Verwechseln ähnlich. Eine eindeutige Identifizierung ist nur mit Hilfe spezieller PCR-Tests möglich. Selbst die Antigen-Nachweise sind nicht aussagekräftig, da momentan erhältliche Testsysteme vor der „Entdeckung" von *P. knowlesi*, als wichtigen humanpathogenen Erreger, entwickelt wurden. Doch ist eine Verwechslung so schlimm? Malaria ist schließlich Malaria, oder?

Die Formen der Malaria unterscheiden sich nicht nur in der Schwere des Verlaufes und der Wahrscheinlichkeit von Komplikationen. Eine genaue Unterscheidung ist für die Wahl der Therapie äußerst wichtig. Und die Knowlesi-Malaria steht ihrem Vetter, der Malaria tropica, die häufig zu tödlichen Verläufen führt, in nichts nach. Wahrscheinlich aufgrund des kurzen Vermehrungszyklus von nur 24 Stunden, also alle 24 Stunden ein Fieberschub, können auch zunächst unkomplizierte Verläufe rasch eine intensivmedizinische Betreuung benötigen.

Hätten sich unsere Protagonisten aus dem Jahr 1872 infiziert, stände ihnen als einzige Therapiemöglichkeit nur das Chinin zur Verfügung gehabt, das rechtzeig gegeben werden musste. 100 Jahre später, im Jahr 1971, isoliert die chinesische Pharmakologin Tu Youyou (Geb.: 1930) aus dem Einjährigen Beifuß das Artemisinin, ein potentes Malaria-Therapeutikum. 1973 gelingt ihr die Synthetisierung des wirksamen Derivates Dihydroartemisinin. Für ihre Arbeit, Dank der Millionen von Leben gerettet werden konnten, erhielt sie 2015 den Nobelpreis für Physiologie oder Medizin. Allerdings gab es eine recht angenehme Prophylaxe. Der erfrischende Longdrink Gin Tonic wurde wahrscheinlich von den Soldaten ihrer Majestät in den Kolonien eingeführt. In Form vom „Indian Tonic Water" enthielt er damals höhere Dosen Chinin. Um die Einnahme der bitteren Medizin zu versüßen wurden Gin und Zucker beigemischt. Ein beliebtes Highlight am Abend. Von dem Verne wahrscheinlich aus pädagogischen Gründen nichts berichtete, um die „Jugend" nicht zum Alkoholkonsum anzuregen.

Obwohl in Singapur ganzjährig Mückensaison ist, klagen beide bei ihrer Rückkehr zum Schiff jedoch nicht über diese. Vielleicht mochten die Tierchen Mrs. Aoudas Parfüm oder Foggs Rasierwasser nicht sonderlich. Wohlbehalten kehren sie zur „Rangoon" zurück, die um 11 Uhr die Anker lichtet und sich auf den Weg in die Gewässer des Südchinesischen Meeres macht. Hier scheint Fogg sein Glück zu verlassen. Ein schwerer Sturm zieht auf. Während Fogg wie ein Felsen in der Brandung stoisch die Ruhe behält, wird Passepartout immer unerträglicher. Behindert das unrühmliche Wetter doch das Vorhaben seines Herren. Inspektor Fix ist der Einzige, der sich über diesen Wetterumschwung freut. Und Fix Freude steigt ins unermessliche, als sie erst zwei Tage nach der geplanten Ankunft die nächste Station erreichen: Hongkong.

50

Zwischenspiel: Hongkong

„Hongkong ist nur ein Inselchen, das im Vertrag von Nanking nach dem Krieg von 1842 den Engländern als Eigentum eingeräumt wurde." Innerhalb weniger Jahre wurde daraus eine der wichtigsten Handelsstätte an der chinesischen Küste. Fix könnte sich in den Hintern beißen. Die „Carnatic", das Postschiff das zwei Tage vorher nach Yokohama auslaufen sollte, liegt noch im Hafen. Ein Kessel musste repariert werden und die Abfahrt verzögerte sich. Die neue Abfahrtszeit wurde auf den nächsten Tag, um fünf Uhr in der Früh, festgelegt. Zeit genug für Fogg einigen Erledigungen nachzugehen. Während Mrs. Aouda die Gelegenheit bekam sich in einem komfortablen Hotelzimmer auszuruhen, machen Fogg und Passepartout sich auf den Weg zur Börse. Hier wollen sie Erkundigungen zu Aoudas Vetter, dem ehrenwerten Kaufmann Jejeeh, einholen. Dieser weilt aber nicht mehr in Hongkong. Er ist schon vor Jahren mit seinem Vermögen nach Holland, so glaubte man, ausgewandert. Eine Möglichkeit, die er zwölf Jahre zuvor nicht gehabt hätte. Bis zum Jahr 1860 war es den Untertanen des chinesischen Kaisers noch bei Todesstrafe verboten das Land zu verlassen. Ganz pragmatisch, entscheidet Fogg, dass die junge Frau sie auf ihrem Weg nach Europa begleiten solle. Dankbar nimmt sie den Vorschlag an. Die verbliebene Zeit wird genutzt, um Mrs. Aouda eine passende Reisegarderobe zu kaufen und Passepartout wird losgeschickt drei Tickets für die Überfahrt auf der „Carnatic" zu besorgen.

Er ist nicht überrascht im Hafen auf seinen alten Bekannten von der „Mongolia" zu treffen. Schließlich hat er sich schon in Singapur eine Theorie zu diesem dubiosen Verfolger zurechtgelegt. Seiner Meinung nach wurde Fix von den Mitgliedern des Reformclubs beauftragt seinen Herren zu überwachen, um am Ende zu bestätigen, dass die Reise vorschriftsmäßig durchgeführt wurde. Freudig vernimmt er, dass die Reparatur am Kessel der „Carnatic" abgeschlossen ist und die Abfahrt auf den heutigen Abend vorverlegt wurde. Da der Haftbefehlt für Fogg immer noch nicht eingetroffen ist, beschließt Fix, Passepartout ins Vertrauen zu ziehen. Schließlich ahnt dieser schon etwas. Er lädt ihn auf ein Glas ein und gemeinsam betreten sie eine einladend aussehende Schenke. „… Etwa dreißig Gäste saßen in dem großen Saale um Tische von geflochtenem Bambus. Einige leerten Flaschen Ale oder Porter, andere Gläser gebrannten Wassers, Gin oder Branntwein. Zudem rauchten die meisten aus langen irdenen roten Pfeifen, voll Opiumkügelein, die mit Rosenwasser getränkt waren. Darauf, nach einiger Zeit, glitt ein Raucher nach dem anderen benebelt unter den Tisch, und die Kellner fassten ihn dann beim Kopf und den Füßen und schleppten ihn auf das Feldbett neben einen Kameraden."

Fix und Passepartout waren in eine Tabakbude geraten. Bei ein paar Flaschen Port- und Branntwein eröffnet Passepartout seine Theorie. Wie überrascht ist er, als Fix ihm seine wahre Absicht offenbart. Der ehrenwerte Phileas Fogg ein Dieb? Das kann und will er nicht glauben. Und so weigert er sich Fix in seinem Vorhaben zu unterstützen. Dieser sieht sich mit einem neuen Problem konfrontiert. Wie wird er den treuen Diener los? „‚Tun wir, als hätte ich nichts gesagt', erwiderte Fix, ‚und trinken noch eins.' … Passepartout fühlte mehr und mehr sich von Trunkenheit bemeistert. Fix, der ihn um jeden Preis von seinem Herrn trennen wollte, sucht mit ihm fertig zu werden. Auf dem Tische lagen einige mit Opium gestopfte Pfeifen. Fix gab dem Passepartout unvermerkt eine in die Hand. …" Betäubt sinkt Passepartout zurück und wird von den Kellnern zu den anderen armen Seelen auf das Feldbett gelegt.

Opium ist der getrocknete Saft aus den Kapseln des Schlafmohns. Dieser wurde in China angebaut und als Medizin genutzt, bis seine berauschende Wirkung beim Rauchen bekannt wurde. Schon Anfang des 18. Jahrhunderts wurde der Handel als Rauschmittel verboten. Die Briten erkennen den „Lieferengpass" und schmuggeln tausende Tonnen Opium, das sie in ihren indischen Kolonien produzieren, ins Land. Endlich gibt es ein Produkt, das die Chinesen im Export-Import-Spiel unbedingt haben wollen. Für die englische Wolle, der

Exportschlager der East India Company, interessieren sie sich nicht. Millionen Chinesen geraten in die Abhängigkeit. Betroffene essen kaum noch und magern stark ab. Sie leiden unter Übelkeit, Hitzewallungen und Schüttelfrost, Knochenschmerzen und Muskelzuckungen. Für die Droge vernachlässigen sie ihre Familien und Arbeit. Viele geraten in finanzielle Schwierigkeiten. Tausende sterben. Betroffen sind auch viele Bürokraten und kaiserliche Beamte. Die Droge schwächt das Kaiserreich. Kaiser Daoguang (1782–1850) verhängt im Jahr 1838 die Todesstrafe für Schmuggel, Verkauf und Konsum. Die britischen Händler sehen sich in ihrem einträglichen Geschäft gefährdet und London sendet Kriegsschiffe aus. Technisch sind die Chinesen den Engländern hoffnungslos unterlegen. Der erste Opiumkrieg (1839–1842) endet mit einer Niederlage. War es Ausländern vorher nur erlaubt in der Hafenstadt Kanton anzulegen, wurde der Kaiser gezwungen vier weitere Häfen zu öffnen. Den fünften Hafen, Hongkong, musste der Kaiser den Engländern als Kolonie dauerhaft überlassen. Der Vertrag erwähnt mit keinem Wort den Grund des Krieges.

Das Verbot des Rauschgifthandels steht weiterhin nur auf dem Papier. Nach dem zweiten Opiumkrieg (1856–1860) wird der Opiumhandel legalisiert und China erhebt offiziell Zoll auf das Handelsgut. Um den Handel mit der Droge gegenüber ihren eigenen Landsleuten zu rechtfertigen, wird von den Engländern die Behauptung aufgestellt, Opium sei für Asiaten und Inder ein potentes Heilmittel gegen Malaria. Diese Falschaussage taucht noch im Bericht der Königlichen Opium-Kommission von 1895 auf. Schließlich hat schon der Entdecker der Malaria-Erreger, Louis A. Laveran, fünfzehn Jahre vorher entdeckt, dass die Parasiten aus dem Blut verschwinden, nachdem der Patient mit Chinin therapiert wurde. Ein Mittel, das schon Jahrhunderte vorher zur Therapie verwendet wurde. Laveran erbrachte den Beweis, dass es sich beim Chinin tatsächlich um ein kausales Heilmittel gegen die Malaria handelt. Die Substanz, die aus dem Chinarindenbaum gewonnen wird, war mit einmal eine der wichtigsten Handelsgüter der Kolonialzeit. Wie erwähnt diente Chinin auch als Prophylaxe. Eine weitere Prophylaxemöglichkeit ergab sich, als Ende des 19. Jahrhunderts die Übertragung durch Mücken bestätigt wurde. Dabei können die Plasmodien für sich nicht verbuchen, die ersten Parasiten zu sein, bei denen die Übertragung durch Mücken bewiesen wurde.

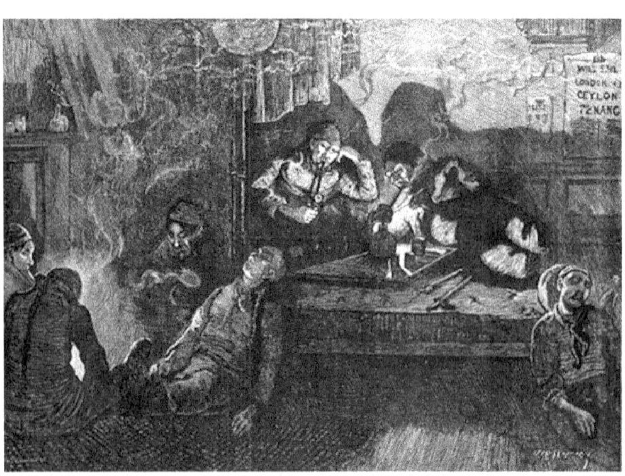

Abb. 108 Opiumhöhlen gab es nicht nur in China. Illustration einer Opiumhöhle in London im Jahr 1874 aus der London News vom 1. August 1874 (Wikimedia commons / Public Domain).

51

Wuchereria bancrofti

Dieser Platz geht an *Wuchereria bancrofti*. Einem Fadenwurm aus der Familie der Filarien. Die bis zu 10 cm langen Weibchen und, mit 4 cm viel kleineren Männchen, leben in einem Wurmknäuel in den Lymphknoten des Wirtes. Die adulten Tiere werden als Makrofilarien bezeichnet und können bis zu 15 Jahre alt werden. Das Weibchen bringt lebende Junge zur Welt. Die Wurmjungen, Mikrofilarien genannt, haben nur eine Lebensdauer von einem Jahr. In dieser Zeit müssen sie es schaffen von der richtigen Mückengattung aufgenommen zu werden. Da vier davon, *Anopheles, Aedes, Mansonia* und *Culex*, als Vektor dienen können, hat die Mikrofilarie gute Chancen. Diese erhöht sie, indem sie sich vor allem in der Dämmerung und nachts im peripheren Blutstrom des Wirtes aufhält, da in dieser Zeit die Vektoren unterwegs sind. Tagsüber verstecken sich die Mikrofilarien in den Kapillaren der Lunge, da hier die Sauerstoffspannung am höchsten ist.

Im Jahr 1863 wurden die Mikrofilarien in Paris vom französischen Chirurgen Jean-Nicolas Demarquay (1814–1875) in der Flüssigkeit aus einem angeschwollenen Hodensack beschrieben. Der betroffene Patient kam aus Havanna. Drei Jahre später werden diese vom deutsch-brasilianischen Arzt Otto Edward Henry Wucherer (1820–1873) während seiner Arbeit in Brasilien im Urin nachgewiesen. Der walisische Chirurg und Pathologe Timothy Richards Lewis (1841–1886) beschreibt während seiner Tätigkeit in Indien im Jahr 1872 eine große Anzahl von Mikrofilarien im Blut der Patienten. Er erkennt auch die Verbindung zur Erkrankung der Lymphatischen Filariose, auch Elephantiasis, genannt.

Für die Symptome sind indessen die adulten Tiere verantwortlich. Sie werden 1876/1877 entdeckt. Aus Australien schickt der britische Chirurg und Parasitologe Joseph Bancroft (1836–1894) Würmer, die er in einem Abszess eines Patienten findet, nach England zum Spezialisten Thomas Spencer Cobbold (1826–1886), der diese weiter untersucht und bestimmt.

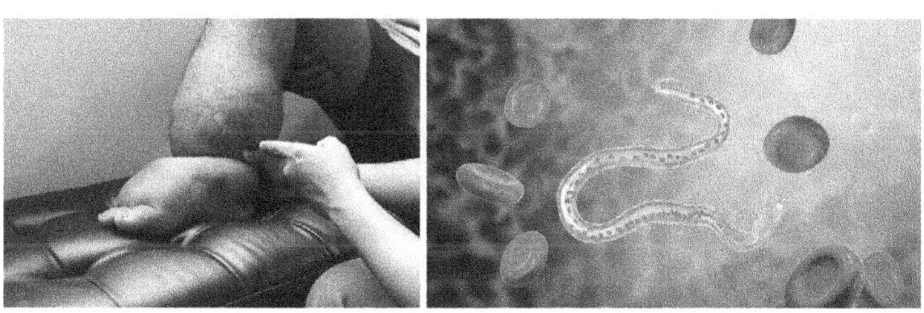

Abb. 109 Links: Die Elephantiasis ist eine optisch beeindruckende Krankheit, die mit z. T. monströs angeschwollenen Schwellungen der Extremitäten und primären Geschlechtsorgane einhergeht. Verursacht werden diese durch die Makrofilarien von *Wuchereria bancrofti*, die die Lymphgefäße verstopfen. Die Weibchen bringen lebende Junge, die Mikrofilarien zur Welt, die sich im Blutstrom aufhalten. Ihr Ziel ist es wieder in eine Mücke zu gelangen (Queenmoonlite Studio/Adobe Stock Photos). Rechts: 3D-Illustration einer Mikrofilarie von W. bancrofti im Blut (Dr_Microbe/Adobe Stock Photos).

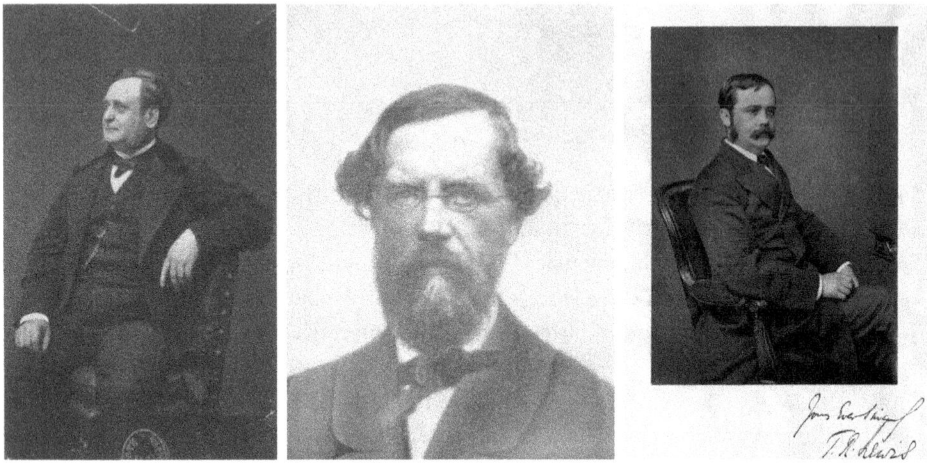

Abb. 110 Weltweite Untersuchungen führen im 19. Jahrhundert Schritt für Schritt zur Entdeckung der Erreger der Elephantiasis. Links: der französische Chirurg Jean-Nicolas Demarquay (1814–1875) beschreibt als Erster die Mikrofilarien (Sarrault et compagnie / Wikimedia commons / Public Domai). Mitte: Otto Edward Henry Wucherer (1820–1873) arbeitet in Brasilien und entdeckt Mikrofilarien im Urin (Wikimedia commons / Public Domain). Rechts: Während seiner Tätigkeit in Indien erkennt der walisische Parasitologie und Chirurg Timothy Richards Lewis (1841–1886) den Zusammenhang zwischen der Erkrankung und dem Vorhandensein von Mikrofilarien (Wikimedia commons / Public Domain).

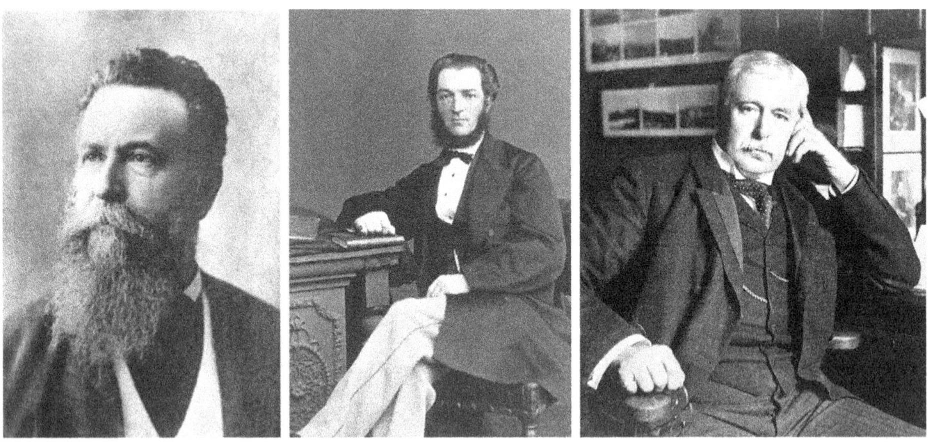

Abb. 111 Links: Aus Australien schickt der britische Parasitologe und Chirurg Joseph Bancroft (1836–1894) Würmer zum Spezialisten Thomas Spencer Cobbold (1826–1886) (Wikimedia commons / Public Domain) (Mitte) nach London (Ernest Edwards / Wikimedia commons / Public Domain). In Hongkong entdeckt der schottische Arzt Patrick Manson (1844–1922) an den Erregern der Elephantiasis, dass Mücken als Vektor für Krankheiten dienen können (Wikimedia commons / CC BY 4.0).

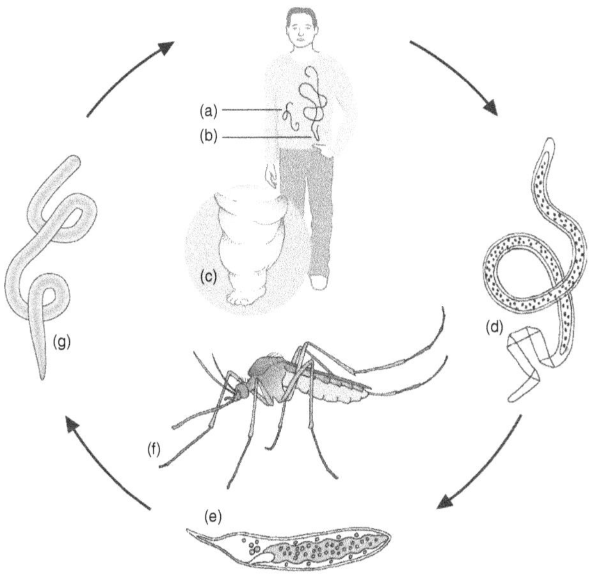

Abb. 112 Lebenszyklus von *Wuchereria bancrofti*. Die männlichen (a) und weiblichen (b) adulten Würmer leben im Menschen in den Lymphknoten. Dadurch verstopfen sie die Lymphgefäße, was zu einer Anstauung der Lymphe und Schwellung u. a. der Gliedmaßen (c), führt. Die Weibchen bringen lebende Junge, die Mikrofilarien (d) zur Welt, die sich in der Mücke (f) von der L2-Larve (e) zur L3-Larbe (g) entwickeln, die während des Stiches wieder in den Menschen gelangt und sich zu einem adulten Wurm entwickelt Würmern (Lucius et al., (2017) / John Wiley & Sons).

Durch den jahrelangen Befall der Lymphknoten mit den Würmchen verstopfen die Lymphgefäße. Es kommt zu Verklebungen und bindegewebigen Verwachsungen. Dieser Lymphstau führt zu monströsen Lymphödemen. Stark angeschwollene Gliedmaßen, Genitalien und, bei Frauen, Brüsten, die der Krankheit ihren Namen gaben. Je nachdem, welcher Lymphknoten von den Würmern befallen ist. Auch die Mikrofilarien sind nicht ungefährlich. Bei ihrer Wanderung durch den Körper können sie auch das Auge passieren, was zur Blindheit führen kann. Der schottische Arzt Patrick Manson (1844–1922) arbeitet in Hongkong. Er vermutet, dass die in den tropischen Gebieten weitverbreitete Krankheit, von Mücken übertragen wird. Den Beweis erbringt er im Jahr 1877, indem er Mücken an erkrankten Patienten Blut saugen lässt, diese wieder einfängt und mit Tabakqualm lähmt. Bei der Sezierung der Mücken findet er Larvenstadien der Filarien. Dies war der erste und unschätzbare Beweis, dass Krankheitserreger durch Mücken übertragen werden können.

Eine Therapiemöglichkeit gab es damit aber noch lange nicht. Das erste Wurmmittel, das gegen die Mikrofilarien wirkt, ist das 1944 eingeführte Diethylcarbamazin. Heute gibt es mehr Antihelminthika, diese wirken aber nicht auf die adulten Tiere. Um die Makrofilarien loszuwerden, muss ein kleiner Umweg gemacht werden. Dafür wird ein Antibiotikum, das Doxycyclin, verwendet. Es tötet nicht die Würmer, sondern deren bakterielle Endosymbionten, die Wolbachien. Diese Bakterien werden von den Weibchen an ihre Nachkommen „vererbt“. Ohne ihre Symbionten sind die Würmer weder in der Lage sich fortzupflanzen, noch sind sie lange überlebensfähig. Ein überraschender Umweg der schnell zum Ziel führt.

Steckbrief/e:

Steckbrief Nr.	**56**
Name	*Wuchereria bancrofti*
Einordnung	Metazoen Nematoden (Fadenwürmer), Filarien
Morphologie/ Eigenschaften	Adulte Würmer (Makrofilarien): Männchen: 2,4–4 cm lang, 0,1–0,3 mm dick Weibchen: 5–10 cm lang, 0,1–0,3 mm dick Leben in den Lymphgefäßen (überwiegend der Extremitäten) Lebenserwartung: 5–15 Jahre Mikrofilarien: 250–300 µm lang Wandern in die Blutgefäße: Nachts im peripheren Blut nachweisbar, tagsüber in den Kapillaren der Lunge (hohe Sauerstoffspannung) Lebenserwartung: ca. ½ Jahr
Vorkommen	Zentral- und Südafrika, Südostasien, Südamerika
Übertragung	Mückenstich (verschiedenen Gattungen, u. a. *Anopheles spp. Aedes spp.*)
Inkubationszeit	8–16 Monate
Erkrankung	Filariose, „Elephantiasis tropica“
Symptome	Anfangsstadium: symptomlos, Fieber, Kopf- und Gliederschmerzen, Lymphangitis (Entzündung der Lymphbahnen der Haut und Unterhautgewebe) und Lymphadenitis (Lymphknotenschwellung) Im Verlauf (chronische Filariose): Lymphstau durch adulte Würmer → Abfluss der Lymphe gestört → z. T. monströse Schwellung des umliegenden Gewebes (Hoden, Nebenhoden, Brust, Arme und Beine), selten schmerzhaft
Diagnostik	Klinik, Mikroskopischer Nachweis der Mikrofilarien im Blut (Abnahmezeitpunkt beachten!)
Therapie	Anthelminthika → töten in der Regel nur die Mikrofilarien ab Antibiotika (Doxycyclin) → tötet symbiontische Bakterien (*Wolbachia spp.*) der adulten Würmer ab → Wurm stirbt Chirurgische Extraktion
Prophylaxe	Schutz vor Mückenstichen

52

Zwischenspiel: Japan

Dass man mit einem Umweg auch ans Ziel kommt, beweist auch Verne. Am frühen Morgen fanden sich Mr. Fogg und Mrs. Aouda rechtzeitig am Kai zur Abfahrt der „Carnatic“ ein. Nachdem Passepartout den letzten Abend nicht ins Hotel zurückgekommen ist, erwartete Fogg hier nun seinen Diener anzutreffen. Er verzog keine Miene, als er weder diesen noch das Schiff antraf. Sollte er verärgert oder besorgt sein, so ließ er es sich nicht anmerken. In dieser Situation tritt Inspektor Fix an die beiden heran. Endlich glaubt er den Dieb sicher. Und die letzten paar Tage, bis der Haftbefehl Hongkong erreicht, würde er an ihm kleben wie ein Kaugummi an der Schuhsohle. „Wie fühlte er sich da zu Boden geschmettert, als er Phileas Fogg mit gelassener Stimme sagen hörte: ‚Es gibt ja, dünkt mir, noch andere Schiffe, außer der Carnatic, im Hafen von Hongkong.' ". Fogg reicht Mrs. Aouda den Arm und begibt sich auf die Suche nach einem zum Abfahren gerüsteten Schiff. Und tatsächlich, kurz nachdem Fix wieder Hoffnung bekam, Fogg würde festsitzen, tritt der Kapitän des Lotsenbootes „Tankaderé", John Bunsby, heran. Dieser glaubt, der Gentlemen wolle nur mit seiner Dame einen Ausflug auf dem Meer machen. Fogg zieht wieder ein paar Bündel Banknoten aus der Tasche, um dem Kapitän einen finanziellen Anreiz zu bieten. Dieser überlegt eine Weile, im Kampf zwischen der Besorgnis die weite Überfahrt zu wagen und der enormen Summe, die es zu verdienen gilt. Die Vernunft gewinnt. Sechzehnhundert Meilen über das offene Meer zu dieser Jahreszeit – eine Gefahr, die er weder die Mannschaft noch dem Boot aussetzen, kann. Er ist jedoch in der Lage einen Gegenvorschlag zu machen. Denn das Postschiff, das von Yokohama nach San Francisco geht und welches Fogg unbedingt erreichen muss, fährt von Shanghai ab. Yokohama ist nur ein Zwischenstopp. Shanghai, ist achthundert Meilen von Hongkong entfernt, aber sicherer zu erreichen, da der Weg an der chinesischen Küste entlang geht.

Fogg hat vier Tage für diesen Abschnitt. Er hinterlegt beim Polizeibüro von Hongkong und beim französischen Konsular-Agenten ein Signalement, eine kurze Personenbeschreibung, seines verschwundenen Dieners und eine ausreichende Summe an Pfund, die es diesem gestatten sollte, wieder heimzukommen. Mrs. Aouda macht sich zwar große Sorgen um Passepartout, findet in Fogg aber eine feste Stütze. Kurz darauf legt das Lotsenboot Nr. 43 ab und macht sich auf den Weg nach Shanghai. An Bord befindet sich neben unseren beiden Reisenden auch Inspektor Fix. „... Der Polizei-Agent fühlte sich ein wenig gedemütigt, dass er so die Gefälligkeit des Herrn Fogg benutzte ...." Nur blieb ihm nichts anderes übrig. Das nächste reguläre Schiff nach Yokohama geht erst in acht Tagen. Und bis dahin wäre der Dieb außerhalb der britischen Gerichtsbarkeit und würde in den Weiten des amerikanischen Kontinents mit dem erbeuteten Geld untertauchen. Unterwegs wird das kleine Boot bei einem Sturm ordentlich durchgeschaukelt, aber dank dem Kapitän und der tüchtigen Mannschaft übersteht es die Reise. Das kleine Schiff fliegt geradezu über die Wellen, doch zur Abfahrtszeit der „General Grant" von Shanghai nach San Francisco, sind sie noch drei Meilen von der Stadt entfernt. „... In diesem Augenblick zeigte sich eine lange, schwarze Rauchsäule auf der flachen See. Es war das zur regelmäßigen Zeit abfahrende Paketschiff nach Amerika. ‚Verdammt' schrie John Bunsby, und stieß verzweifelnd das Steuer zurück. ‚Signale!' sagte lediglich Herr Fogg...." Die Notflagge wurde gehisst und die kleine Kanone abgefeuert. Während Mr. Fogg, Mrs. Aouda und der Inspektor bei ihrer Fahrt viele Strapazen ertragen mussten, konnte Passepartout seine Reise nach Yokohama wenigstens genießen.

Nachdem Fix ihn hinterhältig hereingelegt hatte, schafft er es noch gerade so auf die „Carnatic" zu kommen. Selbst im tiefsten Rausch geht im nur dieser einzige Gedanke durch den Kopf. Die Pflichterfüllung gegenüber seinem Herrn. Die Matrosen kennen den Zustand einiger Passagiere und so bringen sie Passepartout in seine Kabine. Am nächsten Morgen sucht er Mr. Fogg und Mrs. Aouda auf dem ganzen Schiff. Eine Nachfrage beim Proviantmeister ergibt, dass keine Passagiere mit diesen Namen auf der Liste stehen. Nach erstem Zweifel, dass er sich selbst auf dem falschen Schiff befindet, trifft ihn die Erkenntnis wie ein

Blitz. Durch Fix Trick erfuhr Fogg nichts von der vorverlegten Abfahrtszeit der „Carnatic"! Da die Überfahrt für ihn bezahlt war, ließ Passepartout sich das Essen auch für Mr. Fogg und Mrs. Aouda schmecken und griff reichlich zu. In Japan angelangt würde er sich dann um seinen Zustand Gedanken machen.

Am frühen Morgen des 13.11. legt die „Carnatic" im Hafen von Yokohama an. Ein bedeutender Knotenpunkt für Post- und Passagierschiffe aus und nach Nordamerika, China, Japan und die malaiische Insel. Passepartout bestaunt das Gewimmel von Menschen aus so vielen verschiedenen Ländern. Ungehindert wandert er durch die Straßen Yokohamas. Dass ein Ausländer frei nach Herzenslust in der Stadt umherwandern konnte, war nicht immer so. Über Jahrhunderte riegelte das Shogunat, das den jeweiligen Befehlshaber im Land stellte, die Inseln von der Außenwelt ab. Bis am 08.07.1853 vier Kriegsschiffe der US-Flotte in der Bucht von Edo, dem späteren Tokio, ankern. Die Salutschüsse sind unschwer als Drohungen zu erkennen. Das technisch unterlegene Japan hat keine Wahl. Höflich werden die „Gäste" empfangen und Geschenke ausgetauscht. Ein Brief des Präsidenten Millard Fillmore (1800–1874) wird überreicht. Er enthält die Forderung auf eine Öffnung der Häfen und die Aufnahme von Handelsbeziehungen. Der Shogun hat keine Wahl.

Er muss 1854 dem ungleichen „Vertrag über Frieden und Freundschaft" zustimmen. Andere Länder, wie Frankreich und das recht junge Preußen, folgen. Die Vormachtstellung übernimmt, trotz der Bemühungen der USA, mal wieder England. Innere Unruhen zwischen dem Shogunat und den Anhängern des Kaisers, dem Tenno, der zwar wie ein Gott verehrt wird aber machtpolitisch über kein Mitspracherecht verfügt, sorgen für einen Staatsstreich. Die Monarchie wird am 03.01.1868 wieder eingeführt und Mutsuhito (1852–1912), der 15jährige Sohn des gerade verstorbenen Kaisers, als Tenno eingesetzt. Beraten wird der junge Kaiser von Fürsten, die es sich zur politischen Hauptaufgabe machen, Japan militärisch und politisch auf eine Stufe mit den westlichen Staaten zu stellen und die Revision der ungleichen Verträge. Nach altem Brauch stellt der Kaiser seine Herrschaft unter ein Motto. Mutsuhito wählt „Meiji", die „Erleuchtete Regierung". Unter seiner Führung schafft er es Japan in die Moderne zu katapultieren.

Während Fogg seine Weltreise macht, bereist eine Studienkommission unter Fürst Iwakura Tomomi (1825–1883) von 1871–1873 zwölf verschiedenen Länder. Dazu gehören die USA und in Europa Preußen. Sie soll Politik, Wirtschaft, Wissenschaft, Technologie und Pädagogik der besuchten Länder studieren und alles mitnehmen, was Japan auf seinen Weg zur Gleichberechtigung helfen kann. Viele Politiker der Meiji-Regierung hatten eine medizinische Ausbildung. Ab 1870 wurde der Unterricht der Mediziner nach deutschem Vorbild und mit deren Hilfe gestaltet. In der Praxis vermischten sich einheimische, chinesische und westliche Medizin. Die feudale Lehensherrschaft und die Ständegesellschaft wurden abgeschafft. Im Jahr 1872 wird die allgemeine Wehrpflicht eingeführt und der Stand der Samurai verliert ihre Privilegien. Es kommt zu Aufständen, die blutig niedergeschlagen werden. Die meisten Samurai fügen sich in ihr Schicksal und suchen sich eine neue Beschäftigung.

Etwas, was auch Passepartout plant. Nach seiner Wanderung durch die Stadt und den Ländereien davor musste er sich hungrig schlafen legen, da er kein Geld dabeihatte, um sich etwas zu essen zu kaufen. „Er hatte wohl schon bemerkt, dass Fleisch von Hammeln, Ziegen oder Schweinen nirgends in den einheimischen Metzgerläden zu sehen war, und da er auch

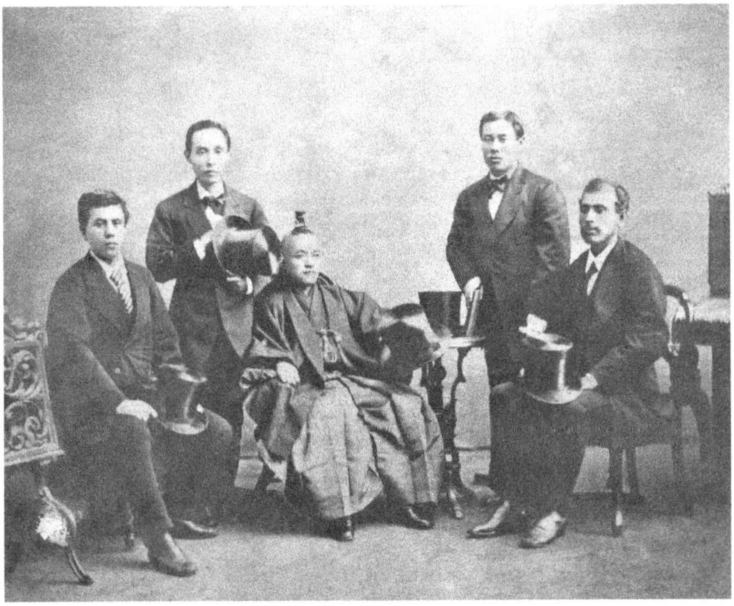

Abb. 113 Während Fogg seine Weltreise macht, reisen die Mitglieder der Iwakura-Mission, unter der Leitung von Fürst Iwakura Tomomi (1825–1883) (in der Mitte), von 1871–1873 durch die USA und Europa um u. a. Wissenschaft, Wirtschaft und Politik der besuchten Länder zu studieren. Im Jahr 1872 besuche sie London (Wikimedia commons / Public Domain).

wusste, dass man die Ochsen, weil man sie lediglich für den Ackerbau braucht, nicht töten darf, so hatte er sich schon gemerkt, dass Fleischgerichte in Japan selten sind. Darin irrte er nicht, aber sein Magen hätte sich auch mit Wildbret, Geflügel oder Fischen begnügt, womit die Japaner fast ausschließlich sich nähren, außer den Gerichten von Reis." Er tauscht seine schicke Kleidung bei einem Trödler gegen japanische ein und bekommt sogar noch etwas Geld raus. Damit kann er sich endlich ein Frühstück aus Reis und Geflügel besorgen.

53

Anisakis simplex (Heringswurm)

Roher Fisch kommt ihm wahrscheinlich noch nicht einmal im Traum in die Gedanken. Was eine gute Wahl ist, denn von rohem Fleisch sollte man in Ländern ohne gute Lebensmittelhygiene die Finger lassen. Und dazu gehörte im 19. Jahrhundert fast die ganze Welt. Einer der Parasiten, mit dem man sich durch den Genuss von rohem Fisch infizieren kann, ist der Heringswurm (*Aniskais simplex*). Die Krankheit Anisakiasis zeichnet sich durch

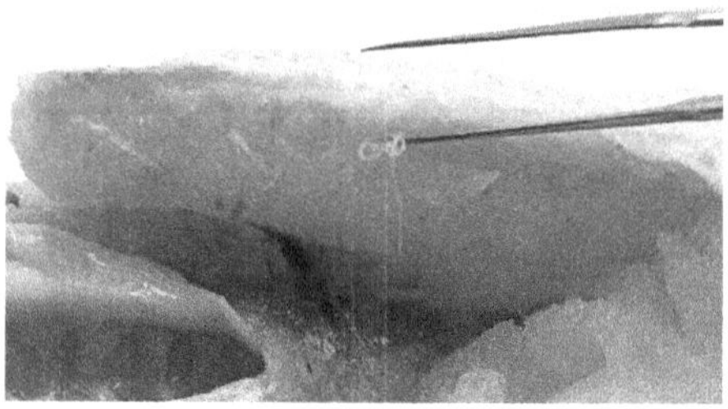

Abb. 114 Extraktion einer Larve des Fadenwurmes *Anisakis simplex* aus einem Fisch. Gelangen diese in ein Meeressäugetier entwickeln sie sich zu adulten Würmern (TopMicrobialStock/Adobe Stock Photos).

eosinophile Granulome des Magens und des Darmes aus. Granulome sind knötchenförmige Ansammlung von Immunzellen. Vor allem der Phagozyten, der Fresszellen, und der Granulozyten. Eosinophile Granulozyten sind eine Spezialeinheit der Leukozyten, die auf die Abwehr von Parasiten spezialisiert ist.

Der erste Fall wurde im Jahr 1957 in Japan beschrieben. Eine Literaturübersicht aus dem Jahr 1964 gibt 89 bekannte Fälle von Anisakiasis in Europa an. Auffallend war der Anstieg der Infektionen in Holland nach der Heringssaison. Bei dem Heringswurm ist der Mensch ein Fehlwirt. Und auch wenn der Name etwas anderes vermuten lässt, der Endwirt ist nicht der Hering. Die kleinen Fische sind nur die Zwischenwirte für die Larven. Endwirte sind Meeressäugetiere, wie Robben und Wale. Diese scheiden die Eier aus, aus denen die Larven im Salzwasser schlüpfen. Die Larven werden von Kleinkrebsen aufgenommen, die wiederum von Fischen gefressen werden. Die Meeressäuger infizieren sich beim Verspeisen der Kleinkrebse oder der Fische. Die Infektion ist weltweit bei Seefischen verbreitet. Im Menschen sterben die Larven innerhalb weniger Wochen ab. Vorher können sie aber noch für ziemlich viel Aufregung unter den Immunzellen sorgen.

Die 2–3 cm große Larve dringt in die Magen- oder Darmwand ein und löst dort eine Entzündungsreaktion aus. Abgestorbene Larven können durch chronische Entzündungen Schleimhautulzerationen auslösen. Diese können zu großen entzündlichen Tumoren werden, die das Darmlumen einengen. Aber auch schwere allergische Reaktionen, wenige Stunden nach der Aufnahme, oder ein akutes Abdomen mit starken Bauchschmerzen, sind möglich. Hier ist die sofortige operative Entfernung des Parasiten nötig.

Manchmal geling es einer Larve die Magen- oder Darmwand zu durchdringen. Dann gelangt sie in die Peritonealhöhle, die Lymphknoten der Bauchhöhle, die Bauchspeicheldrüse, in die Leber oder auch in die Lunge. Mit den entsprechenden Symptomen, wenn sich diese Organe entzünden. Das Krankheitsbild, Anisakiasis, wird nicht nur durch den Heringswurm, sondern auch durch verwandte Arten ausgelöst. Einfrieren, Einsalzen und Erhitzen tötet die Larven ab und sind gute Prophylaxemaßnahmen. Und dann kann man sich den Fisch auch roh wieder schmecken lassen.

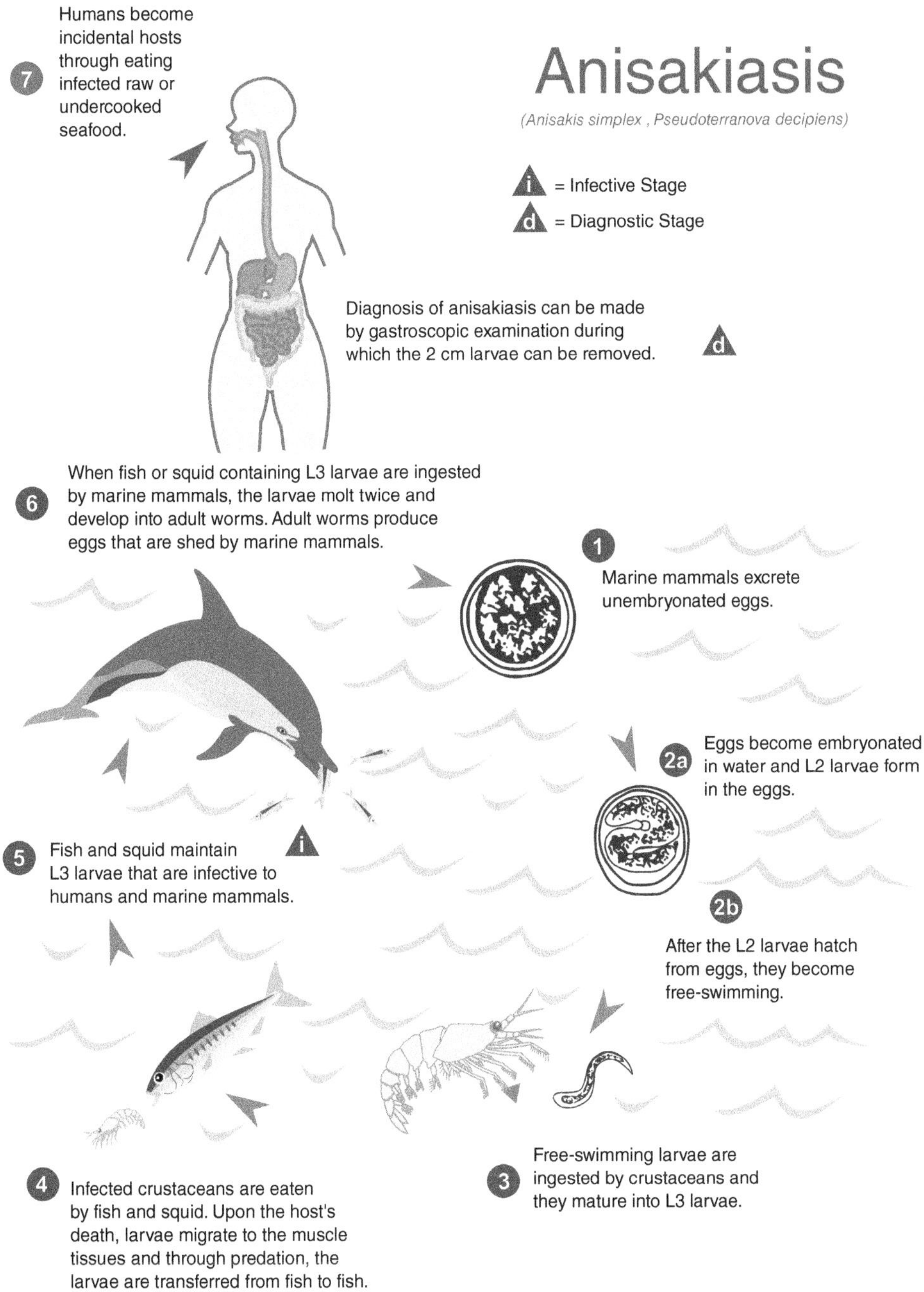

Abb. 115 Der komplexe Lebenszyklus des Heringswurmes *Anisakis simplex*. Meeressäugetiere scheiden die Eier mit ihren Exkrementen aus (1). Aus den Eiern schlüpfen die ersten Larven, die kleine Kurstentiere infizieren. Über die Nahrungskette gelangen die Larven wieder in Meeressäuger. Hier entwickeln sie sich zu adulten Würmern. Der Mensch ist ein Fehlwirt (Alexander / Wikipedia / Commons / Public Domain).

Steckbrief/e:

Steckbrief Nr.	**57**
Name	*Anisakis simplex* (Heringswurm)
Einordnung	Metazoen Stamm: Nematoden (Fadenwürmer)
Morphologie/ Eigenschaften	Infektiöse Larve: 1–3 cm lang Lebensdauer: ca. 3 Wochen
Vorkommen	Infektionen weltweit bei Seefischen (Endwirt: Meeressäuger, Zwischenwirte: Fische), bei Menschen vorwiegend in Gegenden in denen roher oder marinierter Fisch verzehrt wird (Japan, Holland, amerikanische Pazifikküste)
Übertragung	Oral, Aufnahme der Larven durch rohe (Salzwasser-)Fische
Inkubationszeit	1–12 Stunden
Erkrankung	Anisakiasis (Akute und chronische gastrointestinale Krankheitsbilder)
Symptome	Larven bohren sich in die Magen- und Darmwand → Heftige Bauchschmerzen, Übelkeit und Erbrechen, Durchfall, Schwindel, Appetitlosigkeit, Gewichtsverlust, Ileus (Darmverschluss), Magen- oder Darmdurchbruch → Larven gelangen in Peritonealhöhle Ausgeprägte Entzündung durch eingedrungene Larven → chronisches entzündliches Infiltrat um abgestorbene Larven → Entwicklung zu entzündlichen Tumoren, welche das Darmlumen einengen Erkrankung verläuft meist selbstlimitierend.
Diagnostik	Gastroduodensokopie, Histologisch (Schnittpräparate von Biopsaten aus operativen Eingriffen)
Therapie	Keine spezifische antihelminthische Therapie bekannt, endoskopische Entfernung der Larven, chirurgische Intervention
Prophylaxe	Behandlung der Fische: Temperaturen > 70 °C (kochen, braten, garen) Einfrieren: 24 hour bei -20 °C Nicht zuverlässig sind: Räuchern, Pökeln, Marinieren

54

Zwischenspiel: Schiffsreisen

Passepartouts größte Sorge betrifft zunächst seine nicht vorhandenen finanziellen Mittel und eine Reisemöglichkeit. Gekleidet wie ein Wanderkünstler, machte er sich auf den Weg zum Hafen. Seine Überlegung war einfach, er würde sich als Koch oder Diener auf einem der nach Amerika fahrenden Paketschiffe anbieten. Je näher er den Docks kam, umso abwegiger erschien ihm sein Plan. Wie sollte er in seinem jetzigen Aufzug und ganz ohne Referenzen Vertrauen einflößen? Abgesehen davon, dass an Bord eines Paketschiffes weder ein Diener noch ein zusätzlicher Koch benötigt werden würde. „Wie er in solchen Gedanken ging, fielen seine Blicke auf ein ungeheures Affiche-Blatt *[Plakat]*, welches von

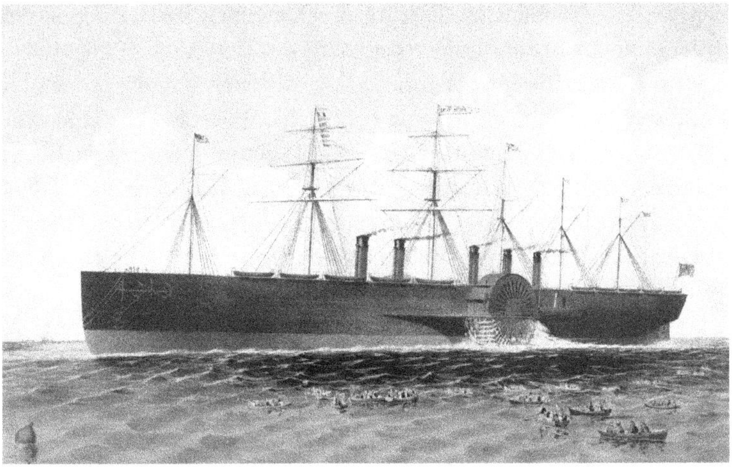

Abb. 116 Kolorierte Lithografie der Grat Eastern. Auf dem 211 m langem Segeldampfer unternimmt Jules Verne, zusammen mit seinem Bruder Paul, im Frühjahr 1867 eine Reise von Liverpool nach New York. Seine Notizen, die er während der Reise anfertigte, dienten ihm als Grundlage für seinen Roman „Eine schwimmende Stadt". Auf dem Schiff war Platz für ca. 4.000 Passagiere. Nach nur wenigen Passagierreisen rentierte sich das Schiff allerdings nicht mehr. Eine letzte große Bedeutung erlangte die „Great Eastern" als Kabelleger. Im Jahr 1866 wurde mit ihr das erste funktionsfähige Transatlantikkabel verlegt (Charles Parsons / Wikimedia commons / Public Domain).

einem Clown in den Straßen Yokohamas herumgetragen wurde." Die japanische Akrobaten-Truppe eines gewissen William Batulcar gibt ihre letzten Vorstellungen, bevor sie in die Vereinigten Staaten Nordamerikas weiterreisen. Ein passender Zufall. Passepartout folgt dem Clown um sich dem Direktor als Diener anzubieten. Dieser benötigt zwar keinen, als er Passepartout aber als Franzosen erkennt und bemerkt, dass dieser auch recht kräftig ist, stellt er ihn als Akrobaten und Clown ein. Und so steht Passepartout an der Basis einer menschlichen Pyramide. In mittelalterliche Tracht gekleidet, mit einem glänzenden Flügelpaar an den Schultern und einer sechs Fuß langen Nase aus Bambus im Gesicht.

Er schämte sich für diese Aufmachung, aber zum Glück würde ihn niemand erkennen. Als die Menschenpyramide bis zur Decke des Theaters reichte, begann diese zu schwanken und in sich zusammen zu fallen. Passepartout hatte auf der Galerie seinen Herrn und Mrs. Aouda entdeckt und war voller Freude auf diese zugelaufen. Beide waren am Vormittag mit der „General Grant" in Yokohama angekommen und machten sich sofort auf den Weg zur „Carnatic". Nachdem sie sichergestellt hatten, dass Passepartout mit diesem Schiff in Yokohama angekommen ist, machten sie sich auf die Suche. Fogg wollte schon aufgeben, „… als er zufällig, oder vielleicht von einer Ahnung getrieben, in die Bude des honorablen Batulcar trat." Die er und Mrs. Aouda in Begleitung des wiedergefunden Dieners aufgrund dessen unbedachten Verhaltens überstürzt verlassen müssen. Rechtzeitig erreichen sie das amerikanische Paketschiff, „… und hinter ihnen drein Passepartout mit seinen Flügeln an den Schultern und der sechsfüßigen Nase im Gesicht, welcher er noch nicht sich hatte entledigen können!"

So finden sich alle auf der „General Grant" zur Überfahrt nach San Francisco ein. Schiffreisen, vor allem im Sinne von Kreuzfahrten, wurden im Laufe des 19. Jahrhunderts immer beliebter und luxuriöser. Mussten Passagiere zunächst für Reisen über das Wasser die

Dienste gewöhnlicher Post- oder Handelsschiffe in Anspruch nehmen, spezialisierten sich einige Reedereien ab der Mitte des 19. Jahrhunderts auf den Passagierverkehr. Einige dieser Schiffe waren wahre Paläste. Zumindest in der ersten Klasse. Eigener Schlafplatz, mehrere Mahlzeiten am Tag und sogar fließend Wasser und Elektrizität waren in der Kabine vorhanden. Mit genug Geld in der Tasche konnte man die Überfahrt entspannt genießen. In den unteren Decks herrschten weniger Privatsphäre und Reinlichkeit. Doch egal welche Klasse man bucht, auf Schiffen, die auf engstem Raum für mehrere Tage bis Wochen die Bewohnerzahl von Kleinstädten beherbergen, finden Krankheitserreger eine große Anzahl potenzieller Wirte.

55

Noroviren

Eine der häufigsten Infektionskrankheiten bei Kreuzfahrten sind akute Gastroenteritiden. Also Übelkeit, Erbrechen und Durchfall, die in der Regel nach ein paar Tagen wieder verschwinden. Etwas, was man auch von zu Hause gut kennt. Der Verursacher ist auch ein „alter" Bekannter von zu Hause – das Norovirus. Das Präfix „Noro" kommt von Norwalk, einer Kleinstadt in Ohio. Hier wurde das Virus im Jahr 1968 bei einem Gastroenteritis-Ausbruch bei Grundschulkindern zuerst isoliert. Heutzutage achtet das International Committee on Taxonomy of Viruses (ICTV, Internationales Komitee für die Taxonomie von Viren) darauf, dass das Virus nicht nach dem Ort der Erstisolation oder des ersten

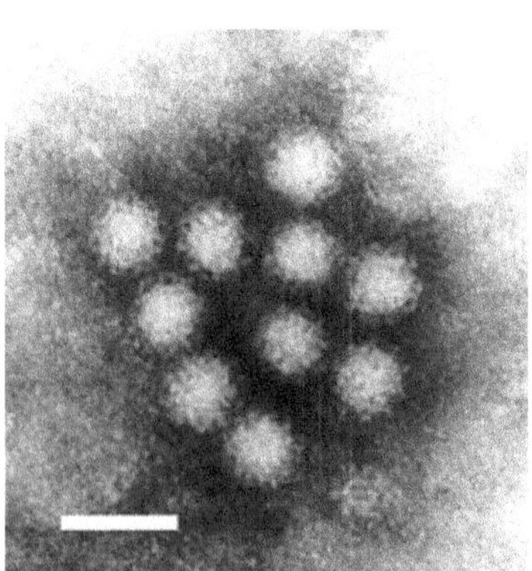

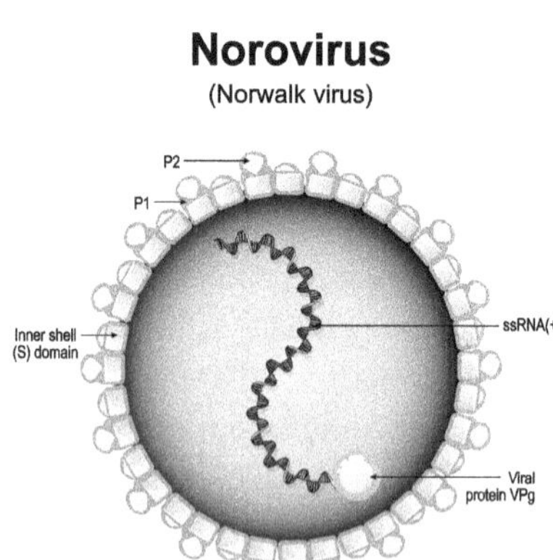

Abb. 117 Links: Humane Noroviren im Transmissionselektronenmikroskop. Der weiße Strich entspricht 50 nm (Wikimedia commons / Public Domain). Rechts: Struktur der Noroviren. Die kleinen Viren besitzen ein RNA-Genom. Da sie über keine Lipidhülle verfügen sind sie äußerst resistent gegenüber Umwelteinflüssen (designua/Adobe Stock Photos).

Auftretens zu benennen. Es könnte sich negativ auf das Image des Ortes auswirken und das Virus beschränkt sich in der Regel nicht auf so ein eng begrenztes Gebiet. Das Norovirus kommt schließlich nicht nur in einer Kleinstadt in Ohio vor. Es fühlt sich weltweit bei allen Menschen sehr wohl.

Eine Anzucht in Zellkultur ist bis heute nicht möglich. Seit 1972 gibt es aber ein elektronenmikroskopisches Bild. Das Virus ist sehr infektiös, kleinste Mengen, 10–100 Viruspartikel, reichen aus, um sich mit ihm zu infizieren. Die Aufnahme des Erregers erfolgt, wie bei allen Gastroenteritis-Erregern, oral. Zum Beispiel durch verunreinigte Lebensmittel und Trinkwasser. Aber auch durch Schmierinfektion, wenn man sich unbewusst ans Gesicht fasst. Einmal im Darm angelangt, scheidet der Patient nicht nur während der akuten Phase den Erreger aus. Auch noch Tage, bis in seltenen Fällen Wochen, nachdem der Wirt sich wieder besser fühlt und keine Symptome mehr hat, werden Viren mit dem Stuhl oder dem Erbrochenen ausgeschieden. Um die Chance auf eine Begegnung mit diesen unliebsamen Bekannten zu minimieren, ist daher vor allem eine sorgfältige Sanitär- und Händehygiene angesagt. Wichtig zu beachten ist, dass dieses kleine, unbehüllte Virus sehr umweltstabil ist und nicht jedes Desinfektionsmittel Noroviren im Wirkspektrum hat.

Steckbrief/e:

Steckbrief Nr.	**58**
Name	Norovirus
Einordnung	Ordnung: *Picornavirales* Familie: *Caliciviridae* Gattung: *Norovirus*
Morphologie/ Eigenschaften	RNA-Genom, kubisches Kapsid, unbehüllt Elektronenmikroskopisch becher- oder kelchförmige Struktur → lateinisch „*calix*" = Becher/Kelch Hohe Umweltresistenz Lassen sich bisher nicht auf Zellkulturen vermehren
Vorkommen	Weltweit, einziges Reservoir: Mensch
Übertragung	Fäkal-oral → Schmierinfektion Virenausscheidung auch über Erbrochenes → virenhaltige Tröpfchen Hohe Infektiosität: 10–100 Viruspartikel reichen
Inkubationszeit	Ca. 6 Stunden - 2–3 Tage Virusausscheidung bis zu 14 Tage nach akuter Erkrankung im Stuhl
Erkrankung	Akute Gastroenteritis
Symptome	Schwallartiges Erbrechen, starke Durchfälle, ausgeprägtes Krankheitsgefühl, abdominelle Schmerzen, Übelkeit, Kopf- und Muskelschmerzen,
Diagnostik	Serologie (AG-Nachweis im Stuhl), PCR
Therapie	Symptomatisch, Ausgleich des Flüssigkeits- und Elektrolytverlustes
Prophylaxe	Sanitär- und Händehygiene

Auch Passepartout trifft auf einen unliebsamen, alten Bekannten. Inspektor Fix erhielt im englischen Konsulat in Yokohama endlich den Haftbefehl für Mr. Fogg. Leider nutzte ihm dieser nicht mehr viel, da sie sich nicht mehr auf englischem Gebiet befanden.

Kurzentschlossen geht er mit an Bord der „General Grant“. Da sich auch Passapartout wieder bei Foggs Reisegesellschaft befindet, beschließt Fix sich in seiner Kabine zu verstecken. Leider kann man sich auf einem Schiff nicht ewig aus dem Weg gehen. Und so treffen die beiden schließlich aufeinander. „Passepartout packte ihn [Fix] ohne weiteres bei der Kehle und brachte, zu großer Erlustigung einiger Amerikaner, die sogleich für ihn wetteten, dem unglückseligen Agenten eine tüchtige Tracht Prügel bei, welche den Beweis von der Überlegenheit der französischen Boxkunst über die englische abgab.“ Im Anschluss bittet Fix Passepartout um ein Gespräch. Nachdem Fogg anscheinend wieder nach England zurückwill, liegt es jetzt in seinem Interesse das Vorankommen von Passepartouts Herren nach Kräften zu unterstützen.

56

Haemophilus influenzae und das Influenza-Virus

Der nächste unliebsame Reisegefährte kommt über die Luft. Infektionen der oberen Atemwege sind aufgrund der kühlen und trockenen klimatisierten Räume häufige Erkrankungen auf Kreuzfahrten. Auch diese Erreger mögen es, wenn viele Leute eng beieinanderhocken. Die meisten dieser Infektionen sind grippale Infekte, die durch eine Vielzahl unterschiedlicher Viren ausgelöst werden können. Sie sind lästig, in der Regel aber ungefährlich. Weniger harmlos ist die „echte Grippe“. Und da auf Kreuzfahrten Menschen aus aller Herren Länder zusammenkommen, ist mit einer ganzjährigen „Grippesaison“ zu rechnen. Denn irgendwo auf der Welt herrscht sie gerade immer. Bekannt ist sie unter zwei verschiedenen Namen. Influenza wurde im 18. Jahrhundert vom englischen Verb „*influre*“, was übersetzt „hineinfließen, beeinflussen“ bedeutet, abgeleitet. Der Begriff „Grippe“ kommt aus dem Französischen von „*gripe*“, was so viel wie „erwischen, erhaschen“ bedeutet. Und der Erreger erwischte im Laufe der Menschheitsgeschichte viele Opfer. Millionen Tote gehen auf sein Konto. Manchmal kann es einen wundern, dass es bei den ganzen Kriegen, Hungersnöten und Seuchen, die sich durch die Geschichte ziehen, überhaupt noch Menschen gibt.

Das Problem durch Arbeitsausfälle aufgrund von Erkrankungen, machte vor allem den verschiedenen militärischen Führern Sorgen. Wenn der Soldat der Seuche nicht erlag, so war er doch zumindest mehrere Tage kampfunfähig. Ein guter Grund die Suche nach dem Verursacher zu starten. Diesen glaubt der deutsche Bakteriologe Richard Pfeiffer (1858–1945), ein Schüler von Robert Koch, im Jahr 1889 in den Rachenabstrichen Grippekranker gefunden zu haben. Trotz aller Bemühungen gelingt es ihm erst drei Jahre später, 1892, dieses kleine, anspruchsvolle Bakterium in Kultur anzuzüchten und zu isolieren. Da der Erreger nur auf bluthaltigen Nährmedien wächst, nennt er es *Haemophilus*, aus dem Griechischen, was so viel wie „der Blutliebende“ bedeutet. Und da er überzeugt ist den Erreger der Krankheit gefunden zu haben, bekommt dieser den Artnamen „*influenzae*“. Doch mit

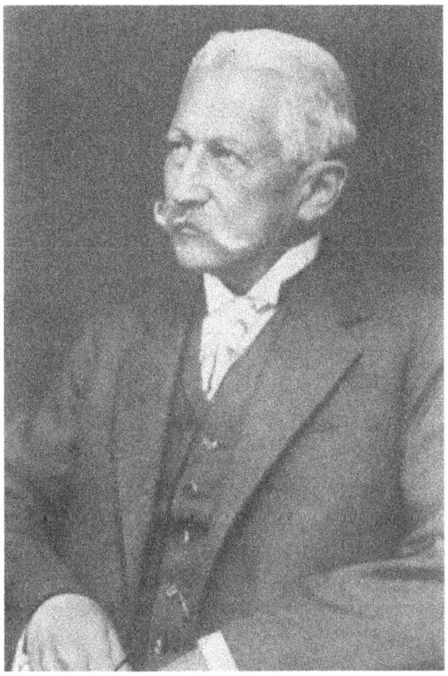

Abb. 118 Im Jahr 1889 findet Richard Pfeiffer (1889–1945) in Rachenabstrichen Grippekranker zarte Stäbchenbakterien. Die Anzucht des anspruchsvollen Bakteriums gelingt ihm im Jahr 1892. Das Bakterium, das den Namen *Haemophilus influenzae* erhält, wird bis Anfang des 20. Jahrhunderts fälschlicherweise als Verursacher der Influenza gehandelt (Wikimedia commons / Public Domain).

der Zeit werden Gegenstimmen laut. Auch nach dem Abklingen der Influenzaepidemie, 1889–1890, findet sich das Pfeiffer'sche Influenzabakterium auch bei scheinbar Gesunden. Die beweisführenden Übertragungsversuche lieferten keine eindeutigen Ergebnisse. Damit können die Henle-Koch-Postulate, die für die Identifizierung eines Erregers als Krankheitsursache erfüllt werden müssen, nicht eingehalten werden.

Im Jahr 1918 beginnt eine der schwersten Influenzaepidemien. Die sogenannte „Spanische Grippe" dauert mit Unterbrechungen bis 1923 an und fordert nach einigen Schätzungen bis zu 20 Millionen Tote, 700 Millionen erkranken. Anders als ihr Name vermuten lässt, begann die Epidemie nicht in Spanien, sondern in einem Heerlager in Kansas und wurde von den US-Soldaten nach Europa eingeschleppt. Spanien war nur das erste Land, das die Seuche offiziell meldete. Während die anderen betroffenen Nationen, die USA, Deutschland und Frankreich, diese noch verschwiegen. Weitere Forschungen während des

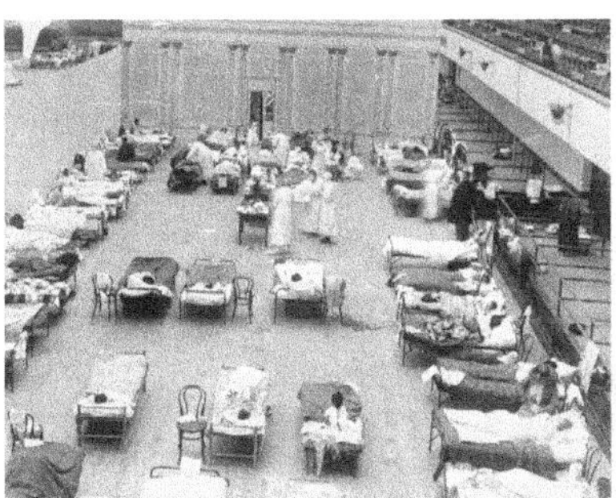

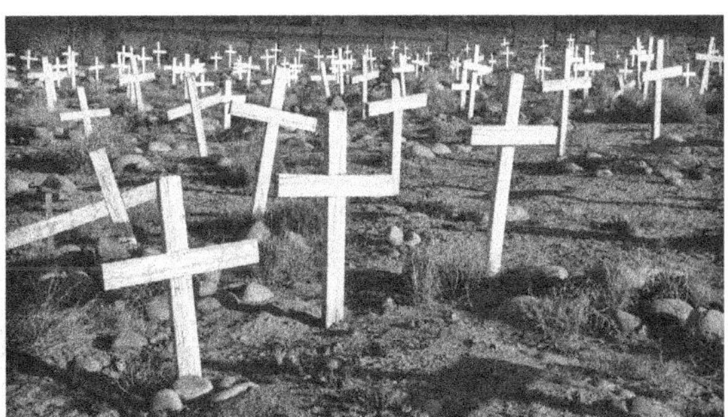

Abb. 119 Ein behelfsmäßiges Krankenhaus für Grippekranke in Oakland während der Grippeepidemie 1918 (Edward A. "Doc" Rogers / Wikimedia commons / Public Domain). Die sogenannte „Spanische Grippe" (1918–1923) forderte nach einigen Schätzungen weltweit bis zu 20 Millionen Opfer. Rechts: Ein Friedhof für unbekannte Grippeopfer in New Mexico (Darla Hallmark/Adobe Stock Photos).

Ausbruches ließen immer mehr Zweifel an der bakteriologischen Ätiologie der Krankheit aufkommen. Das Bakterium konnte weder mikroskopisch noch kulturell bei Erkrankten nachgewiesen werden.

Die Vermutung vieler Forscher, dass es sich bei dem Erreger um ein Virus handelt, wird im Jahr 1933 von der englischen Arbeitsgruppe bestehend aus Wilson Smith (1897–1965), Christopher Andrewes (1896–1987) und Patrick Laidlaw (1881–1940) bewiesen. Sie verwenden Frettchen als Versuchstiere. Andere Tiere sind nicht so empfänglich für das Virus. Frettchen gelten nicht als die typischen Versuchstiere und wurden vor allem für Untersuchungen an der Hundestaupe verwendet. Die Tiere leiden an den gleichen Symptomen, wie grippekranke Menschen und die Krankheit wird von Tier zu Tier übertragen. Die drei nehmen Kontakt zu Richard Shope (1901–1966) in Iowa, USA, auf. Dieser forscht seit 1929 an der Schweineinfluenza. Er stellt verschiedene Übertragungsversuche an und 1931 gelingt ihm die Isolierung des Virus durch Filtrationsversuche. Ihm fällt auch auf, dass die erneute Übertragung des Virus auf Tiere, die die Grippe überstanden haben, keine Erkrankung auslöst. Die englische Arbeitsgruppe lässt sich eine Probe des Schweineinfluenzavirus schicken. Es gelingt ihnen dieses im Frettchen „anzuzüchten". Erst bei späteren Versuchen mit dem Nachweis von spezifischen Antikörpern stellt sich heraus, dass das Schweineinfluenzavirus zwar ähnlich, aber nicht genau gleich, wie das humane Influenzavirus ist.

Seit 1933 werden drei Influenzatypen A, B und C, unterschieden. Eine der interessantesten Entdeckungen in der Virologie machte der amerikanische Virologie Georg Keble Hirst (1909–1994). Ihm viel auf, dass einige Viren in der Lage waren Blut zu agglutinieren. Dabei werden durch bestimmte Oberflächenantigene, die Hämagglutinine, die roten Blutkörperchen aneinandergeklebt. Sie bilden unlösliche Klumpen. Die Hämagglutinine sind wichtig für den Lebenszyklus der Influenzaviren, da diese dem Anheften an die Zielzelle dienen. Hirst entwickelt aufgrund dieser Fähigkeit verschiedene Teste zum Nachweis von Antikörpern und zur Differenzierung von Influenzaviren. Um die Wirtszelle wieder zu verlassen, besitzt das Virus die Neuraminidase. Ein Enzym, das in der Lage ist, Glykoproteine der Wirtszelle und der Virushülle zu spalten. Es macht die Wirkung der Hämagglutinine also rückgängig. Die Neuraminidase ist das erste virale Enzym, das von Hirst im Jahr 1942 beobachtet wurde. Vorher war die Annahme verbreitet, Viren hätten keine Enzyme. Die Entdeckung der Neuraminidase führt zur Entwicklung eines der ersten direkt antiviral wirksamen Medikamenten: die Neuraminidasehemmer.

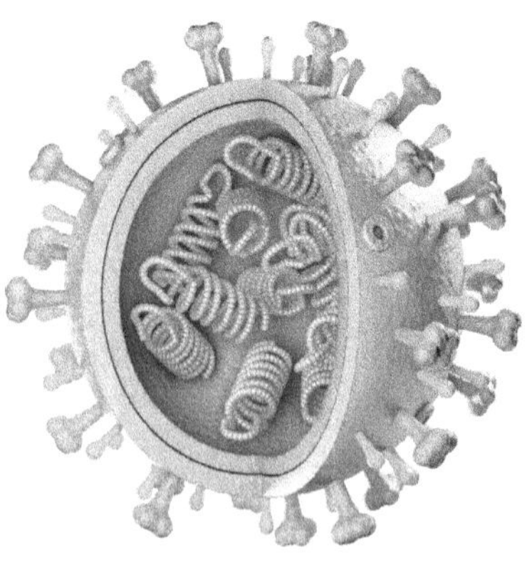

Abb. 120 3D-Model von der Struktur des Influenza-Virus. Influenzaviren von Typ A und B besitzen 8 RNA-Segmente. Die selteneren Influenza-C-Viren nur 7. Die RNA wird von einem helikalen Kapsid umgeben. In der Lipidhülle der Viren sitzen verschiedenen Sorten von Spikes. Das Hämagglutinin dient zur Anheftung an die Wirtszelle. Die Neuraminidase zum ablösen neuer Viren von der Hülle der Wirtszelle (Andrea Danti/Adobe Stock Photos).

Anhand der Hämagglutinine und der Neuraminidase lassen sich die Influenzaviren in Subtypen einteilen. Es gibt 16 Hämagglutinine und 9 Neuraminidasemodifikationen. Während seiner Arbeit entdeckt Hirst, dass das Virusgenom der Influenzaerreger aus separaten RNA-Untereinheiten besteht. Damit sind alle wichtigen Bestandteile für zwei der interessantesten und gefährlichsten Eigenschaften der Influenzaviren bekannt, dem Antigendrift und dem Antigenshift.

Den Antigendrift (Antigenverschiebung) haben alle Influenza-Subtypen drauf. Dabei kommt es durch eine Punktmutation zu kleinen Veränderungen im Aufbau der Hämagglutinine oder der Neuraminidase. Bei einer Infektion des Wirtes mit dieser neuen Variante passen die, eventuell durch eine vorherige durchgemachte Infektion oder Impfung, gebildeten Antikörper nicht mehr so genau an die Antigene der Virusoberfläche. Der Patient erkrankt trotzdem. Da die Veränderung relativ klein ist, sind die Auswirkungen nicht so stark spürbar. Die Antikörper passen immerhin noch gut genug, um die Viren wenigstens teilweise neutralisieren zu können. Die Erkrankung verläuft meist milder und kürzer.

Richtige schwere Auswirkungen hat der sogenannte Antigenshift (Antigensprung). Diese Fähigkeit haben nur die Influenza-A-Viren. Während B und C auf den Menschen als Wirt spezialisiert sind, kann das Influenza-A-Virus eine Vielzahl von Säugetieren und Vögeln infizieren. Wobei Wasservögel das Virus in sich tragen, von dessen Auswirkungen aber nicht betroffen sind. Das Gefährliche für die anderen sensiblen Spezies: Viele Wasservögel sind auch Zugvögel und übertragen das Virus auf ihrer Wanderroute an andere empfängliche Vögel. Kommen jetzt diese infizierten Vögel mit einem Säugetier in Kontakt, das sich mit einem humanen Influenzavirus angesteckt hat, z. B. im Schwein, dann kommt es vor, dass diese zwei Viren-Subtypen ein und dieselbe Wirtszelle befallen. Doch anstatt sich über den Platz zu streiten, fangen die beiden Subtypen an, ihre RNA-Segmente zu tauschen. Bei der Verpackung der beiden Viren kann nicht unterschieden werden, welches von den jeweiligen 8 RNA-Segmenten zu welchem Virus gehört.

So kann es dazu kommen, dass ein Virus entsteht, das dank den RNA-Segmenten des humanen Influenzavirus, sehr gut an die Zielzellen im Wirt binden kann oder eine

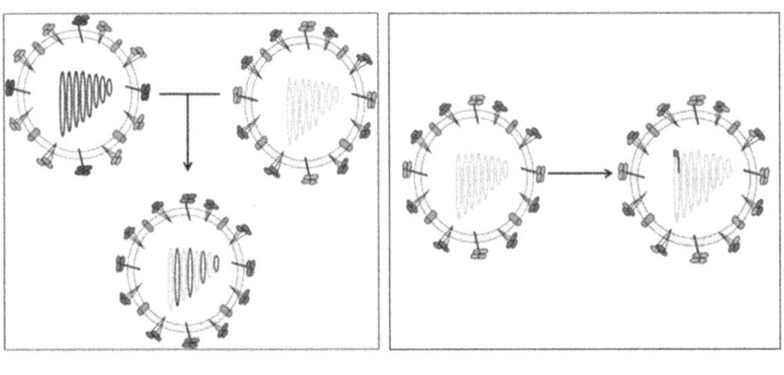

Abb. 121 Schematische Darstellung des Antigenshift und Antigendrift. Rechts: AG-Shift bei Influenza-A-Viren. Befallen zwei unterschiedliche Influenza-A-Viren eine Zelle kann es durch den Antigen Shift zur Neukombination der RNA-Segmente kommen. Es entsteht ein Virus mit einer neuen Mischung aus Hämagglutinin- und Neuraminidase-Spikes. Links: AG-Drift bei Influenzaviren. Durch Punktmutation entstehen neue antigene Eigenschaften der Hämagglutinin- bzw. Neuraminidase-Spikes.

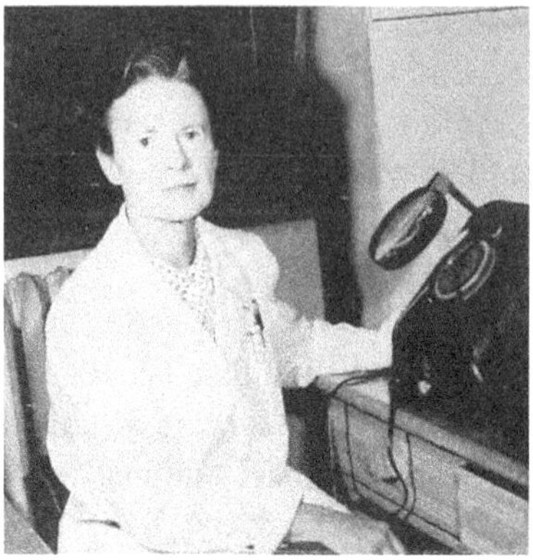

Abb. 122 Die amerikanische Kinderärztin und Mikrobiologin Prof. Dr. Hattie Elizabeth Alexander (1901–1968) entwickelte unter anderem ein Antiserum gegen *Haemophilus influenzae*. Sie verstarb am 24.06.1968 an einem Leberzellkarzinom (Wikimedia commons / Public Domain).

Übertragung zwischen Menschen erleichtert. Dank des Anteils des Vogel-(aviären) Influenzavirus kann es sich vielleicht sehr schnell vermehren und schädigt dadurch die Umgebung stärker als seine anderen Verwandten. Es wird aggressiver und somit auch tödlicher. Beim Antigenshift entstehen Viren mit völlig neuen Kombinationen von Hämagglutininen und Neuraminidasemodifikationen. Diese neuen Kreationen sind Verursacher größerer und schwerer Epidemien. Sie werden eher als die durch Antigendrift-veränderte Subtypen, Auslöser von Pandemien. Drift und Shift sind die Gründe, warum für jede neue Influenza-Saison der Impfstoff angepasst werden muss, und die Impfung aufgefrischt werden sollte.

Und auf Kreuzfahrtschiffen ist wie gesagt dank der vielen Gäste aus allen Winkeln der Welt, die Saison ganzjährig. Und ob die mitgebrachte Variante harmlos ist oder nicht, kann man vorher nicht genau wissen. Auch besteht immer die Möglichkeit den Zustand des Patienten durch eine bakterielle Superinfektion zu verschlechtern. Und hier kommt wieder Pfeiffers *Haemophilus influenzae* ins Spiel.

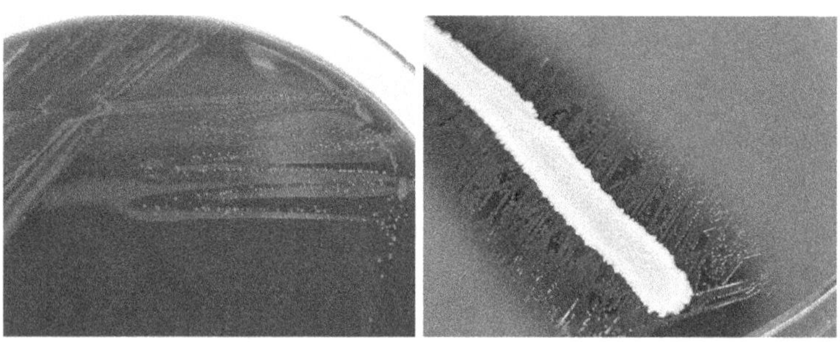

Abb. 123 Links: Wachstum von *Haemophilus influenzae* auf Kochblutagar. Rechts: H. influenzae im AMMEN-Phänomen. *H. influenzae* benötigt zwei Wachstumsfaktoren, X und V. Der dicke, gelbe Stich besteht aus Bakterien der Art *Staphylococcus aureus*. Dieser hämolysiert die im Blut-Agar enthaltenen Erythrozyten. Dadurch wird das Hämin, der X-Faktor, frei. Zusätzlich produziert *S. aureus* das Coenzym NAD+/NADP, den V-Faktor der ebenfalls in den Agar diffundiert. In der Hämolysezone, in der die beiden Faktoren vorhanden sind, kann *H. influenzae* jetzt in Form von kleinen Kolonien wachsen.

Denn so ganz harmlos ist er dann doch nicht. Die unbekapselte Form gehört, wie auch die unbekapselte Form von den Pneumokokken, zum Teil mit zur normalen Flora der Schleimhäute. Trotz allem ist er in der Lage verschiedenste Krankheiten auszulösen. Infektionen der Atemwege, Augen- und Mittelohrinfektionen bis hin zu Sepsis. Und die bei Kindern gefürchtete Epiglottitis (Kehldeckelentzündung) und Meningitis. Vor allem die Meningitis verläuft bei Neugeborenen und Kleinkindern häufig tödlich. Bis zur Entdeckung eines Anti-Influenza-Serums aus Kaninchen durch die amerikanische Kinderärztin und Mikrobiologin Prof. Dr. Hattie Elizabeth Alexander (1901–1968).

Als zweites von acht Kindern wurde sie in eine Familie mit nur begrenztem Einkommen geboren. In eine Zeit, in der die Ausbildung junger Frauen, die über die reguläre hinausging, meist undenkbar war. Dank eines Stipendiums konnte sie eine akademische Laufbahn einschlagen. Während ihres Studiums kam sie auch mit der Bakteriologie in Kontakt. Das im Jahr 1938 von ihr entwickelte Heilserum war die erste effektive Therapie gegen *Haemophilus influenzae* Typ B, abgekürzt HiB. Es gelang ihr die Sterblichkeit durch Meningitis bei Neugeborenen von fast 100 % auf 20 % zu senken. Nach der Einführung von Antibiotika forschte sie zur Bakterien- und Virengenetik. Zusammen mit ihrer Kollegin Dr. Grace Leidy, konnte sie beweisen, dass die Pathogenität des Erregers, von der DNA kontrolliert wird. *Haemophilus influenzae* ist das erste Lebewesen dessen Genom im Jahr 1995 vollständig decodiert wurde.

In der Routine-Diagnostik ist der Nachweis von *H. influenzae* mit Hilfe der Molekularbiologie übertrieben. Wenn man weiß was das anspruchsvolle Bakterium zum Wachstum benötigt, lässt es sich ohne größere Probleme auf künstlichen Nährmedien anzüchten. *H. influenzae* benötigt zwei Wachstumsfaktoren. Er benötigt das in den roten Blutkörperchen vorhandene Hämin, dem sogenannten X-Faktor, eine Eisenverbindung. Aber an dieses, das sich in den, dem Agar zugesetzten Erythrozyten befindet, kommt er alleine nicht heran. Dafür braucht er eine Hilfe. Entweder werden die Erythrozyten vor dem Zusetzen in den Agar zerstört, z. B. durch Kochen beim sogenannten Kochblutagar. Dieser wird wegen seiner braunen Färbung auch Chocolate-Agar genannt. Oder er wird mit einem Erreger, der die Erythrozyten zerstört, also hämolysieren kann, zusammen auf die Agarplatte gebracht. Dieser zweite Erreger ist *Staphylococcus aureus*. Dieser ist in der Lage die Erythrozyten vollständig zu hämolysieren, dabei wird das Hämin frei. Zusätzlich produziert *S. aureus* das wichtige Coenzym NAD+/NADP, den sogenannten V-Faktor. NADP ist in der Lage Elektronen und Wasserstoff zu binden und zu übertragen. Es wird für verschiedene Stoffwechselreaktionen benötigt. Der von *S. aureus* gebildete V-Faktor diffundiert ebenfalls in den Agar. *Haemophilus influenzae* kann jetzt im Bereich um *S. aureus* wachsen. Dieses Phänomen wird AMMEN-Phänomen genannt. Beim Kochblutagar wird der V-Faktor mit zugegeben.

Dank einer Impfung hat dieser anspruchsvolle Erreger, zumindest in den Industrienationen, seinen Schrecken als Meningitiserreger bei Kleinkindern verloren. Im Gegensatz zu den Influenzaviren trifft man ihn in der Regel auch nicht auf Kreuzfahrtschiffen an.

Steckbrief/e:

Steckbrief Nr.	**59**	**60**
Name	Influenza-Virus	*Haemophilus influenzae*
Einordnung	Familie: *Orthomyxoviridae* Subtyp: A, B und C	Familie: *Pasteurellaceae* Gattung: *Haemophilus* Art: *H. influenzae* Haemophilus = „der Blutliebende"
Morphologie/ Eigenschaften	Segmentiertes RNA-Genom (Influenza-A- und B-Viren: 8 Segmente, Influenza-C-Viren: 7 Segmente), behüllt Wichtige Glykoprotein-Spikes in der Hülle: Hämagglutinin, Neuraminidase Influenza-A-Virus: Fähigkeit von Antigenshift und Antigendrift (Erklärung im Text, Abbildung: 121) Influenza-B- und -C-Virus: Antigendrift	Gramnegatives, kleines Stäbchen, unbeweglich Bekapselte und unbekapselte Stämme (bekapselte Stämme sind pathogener)
Vorkommen	Weltweit, Reservoir je nach Subtyp: Vögel, Säugetiere (z. B. Schweine)	Weltweit, Reservoir: Mensch (Schleimhautbesiedler → symptomlos)
Übertragung	Aerogen durch Tröpfcheninfektion (Partikelgröße: > 5 μm) beim Husten und Niesen und Aerosole (Partikelgröße < 5 μm) beim Atmen und Sprechen Schmierinfektion	Aerogen durch Tröpfcheninfektion (Husten, Niesen), Schmierinfektion (Kontakt mit Atemwegssekreten), während der Geburt auf das Neugeborene
Inkubationszeit	1–4 Tage	Nicht genau bekannt, ca. 2–4 Tage
Erkrankung	Influenza (echte Grippe)	Sinusitis (Nasennebenhöhlenentzündung), Entzündung der Bronchien (Bronchitis), Augen- (Konjunktivitis) und Ohrenentzündung (Otitis media), Epiglottitis Invasiv: Sepsis, Meningitis, Pneumonie
Symptome	Plötzlicher Erkrankungsbeginn Fieber, Husten, Rhinorrhoe (starke Absonderung von Nasensekret) Hals-, Muskel- und/oder Kopfschmerzen, allgemeine Schwäche, Schweißausbrüche Selten: Übelkeit, Erbrechen, Durchfall Krankheitsdauer i. d. R. 5–7 Tage Symptomfreie Verläufe möglich Komplikationen: primäre Influenzapneumonie durch das Virus, bakterielle Pneumonie durch bakterielle Superinfektion (z. B. durch *Haemophilus influenzae*), Verschlimmerung chronischer Lungenerkrankungen, Muskelentzündung, Gehirn- und Herzmuskelentzündung	Je nach Erkrankung Epiglottitis: gefürchtet, entwickelt sich innerhalb weniger Stunden, katarrhalische Symptome (u. a. ständiges Räuspern, Gefühl der Verstopfung von Hals und Nase, Schluckbeschwerden, Atemgeräusche), Unruhe, hohes Fieber, Schocksymptomatik durch Sauerstoffunterversorgung mit Zyanose (Blaufärbung der Haut) Meningitis: rascher beginn, plötzlich einsetzendes Fieber, Erbrechen, Lethargie, meningeale Reizung
Diagnostik	Serologie (AG-Nachweis), PCR	Kulturelle Anzucht, PCR und Serologie (AG-Nachweis) aus Liquor (Hirn-Rückenmark-Flüssigkeit)
Therapie	i. d. R. symptomatisch, bei schwerem Verlauf oder Risikopatienten: Virostatika (sollten innerhalb von 48 Stunden nach Symptombeginn verabreicht werden)	Antibiotika
Prophylaxe	Impfung, Hygienemaßnahmen (z. B. Händehygiene, Flächendesinfektionsmittel)	Impfung gegen Kapseltyp B, Hygienemaßnahmen (z. B. Händehygiene, Flächendesinfektionsmittel)

57

Zwischenspiel: San Francisco

Während der Überfahrt nach San Francisco macht Passepartout eine freudige Entdeckung. Am 23.11., nach ungefähr 17.500 zurückgelegten Meilen kurz vor den hawaiianischen Inseln, findet er „… obschon er sie niemals weder vor- noch nachgestellt hatte, seine Uhr völlig in Übereinstimmung mit den Chronometern an Bord. Er triumphierte: ‚Ich wusste wohl, dass eines Tages die Sonne sich entschließen würde, sich nach meiner Uhr zu richten!' " Was er nicht wusste, die Instrumente an Bord zeigten neun Uhr vormittags an. Seine Uhr aber neun Uhr abends. Was ihn aber nicht weiter störte.

Am 03.12. erreichen sie ihren Zielhafen. „Es war sieben Uhr vormittags, als Phileas Fogg, Mrs. Aouda und Passepartout den amerikanischen Kontinent betraten …". Da der nächste Zug nach New York erst um sechs Uhr abends abfahren sollte, hatten sie einen vollen Tag Zeit, um die Hauptstadt Kaliforniens zu erkunden. Neugierig betrachtet Passepartout vom Sitz einer Kutsche „… die große amerikanische Stadt: breite Straßen, niedrige, der Linie nach gereihte Häuser, Kirchen und Tempel von angelsächsischer Gotik, ungeheure Docks, Lagerhäuser wie Paläste, teils aus Holz, teils aus Ziegelsteinen; in den Straßen zahlreiche Fuhrwerke, Omnibusse, Pferdewagen … Passepartout war von diesem Anblick ganz überrascht. Er dachte noch an die märchenhafte Stadt von 1849, die Stadt der Banditen, Brandstifter und Mörder, …". Als im Jahr 1848 die ersten Goldfunde gemacht wurden, strömten Glücksritter aus Nord- und Südamerika, Europa und China nach Kalifornien. Innerhalb kürzester Zeit stieg die Einwohnerzahl auf über 60.000. Während Passepartouts Besuch der Stadt sind es „… mehr als zweimal hunderttausend Bewohner." Zahl steigend. Noch mehr Zuwachs erlebte die Stadt als eine gewaltige Hängebrücke, die San Francisco-Oakland Bay Bridge, im Jahr 1933 eingeweiht wird. Sie überspannt die Bucht von San Francisco und verbindet diese mit der am Ostufer gegenüberliegenden Stadt Oakland.

58

Serratia marcescens

Im September 1950 war die Bucht von San Francisco der Schauplatz eines unethischen, geheimen Experimentes der US-Navy. Bei der Operation Sea-Spray wurde in mehreren simulierten Attacken über eine Woche lang das Bakterium *Serratia marcescens* von Schiffen aus vor der Küste versprüht. Der Erreger verteilte sich mit dem Dunst über die Stadt und den angrenzenden Gemeinden. Rund 800.000 Einwohner der Stadt inhalierten ihn.

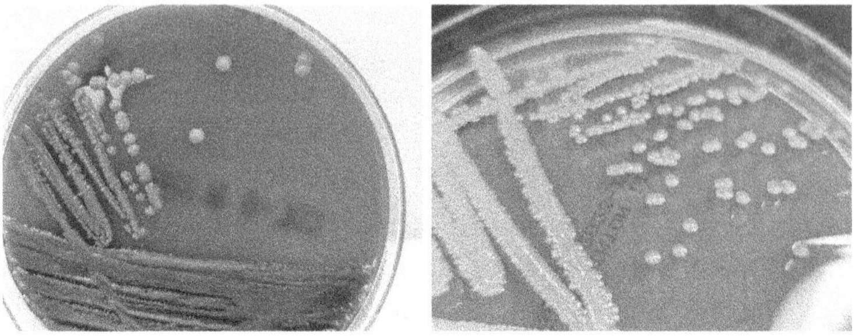

Abb. 124 *Serratia marcescens.* Links auf Blutagar, rechts: auf Mueller Hinton Agar. Nicht immer wachsten die Bakterien in so schönen roten Kolonien. Einigen Stämmen fehlt das Pigment.

Steckbrief/e:

Steckbrief Nr.	**61**
Name	*Serratia marcescens*
Einordnung	Ordnung: *Enterobacterales* Familie: *Yersiniaceae* Gattung: *Serratia* Wichtigste humanpathogene Arten: *S. marcescens, S. liquefaciens*
Morphologie/ Eigenschaften	Gramnegatives Stäbchen, beweglich Opportunistischer Erreger einige Stämme bilden ein wasserunlösliches, zellständiges rotes Pigment (Prodigiosin = lat. *Prodigium* = „Wunderzeichen"), welches nach einiger Zeit wieder verblasst → Studien zur Funktion in der produzierenden Zelle sind noch nicht weit fortgeschritten: pigmentierte Zellen verbrauchen weniger Atmungsstauerstoff, Membrantransporter für Wasserstoff und Chloridionen Pharmazeutisches und Industrielles Interesse: biologische Aktivität als Immunsuppressiva, antitumorale Eigenschaften, antimikrobille, antifungale und antimalarische Eigenschaften, Textil- und Kosmetikindustrie
Vorkommen	Ubiquitär (im Boden, Wasser, auf Pflanzen, in und auf Tieren)
Übertragung	Endogen (Infektion ausgehend vom z. B. Darm), Exogen (z. B. über Wasser, Aerosole)
Inkubationszeit	Keine Angabe
Erkrankung	Nosokomiale Infektionen (Harnwegsinfektionen, Wundinfektionen, Sepsis, Endokarditis, Meningitis, Osteomyelitis)
Symptome	Entsprechend der Erkrankung
Diagnostik	Kulturelle Anzucht
Therapie	Antibiotika → schnelle Resistenzentwicklung
Prophylaxe	Da der Erreger ubiquitär vorkommt gibt es keine spezifische Prophylaxe, Hygienemaßnahmen in medizinischen Einrichtungen

Die US-Army wollte mit diesem Freiluftexperiment die Frage klären, wie effektiv sich eine Großstadt im Rahmen einer biologischen Kriegsführung mit Bakterien kontaminieren lässt. Sie ging davon aus, dass *Serratia marcescens* für Menschen ungefährlich ist. Allgemein wurde das Bakterium eher als Lebensmittelverderber angesehen. Doch in den folgenden Tagen wurden in den Krankenhäusern der Stadt elf Patienten mit schweren Harnwegsinfektionen aufgenommen. Ein Patient verstarb an einer Herzklappeninfektion. Es ist der erste dokumentierte Ausbruch des Erregers. *S. marcescens* wurde aber nicht nur wegen seiner angenommenen Ungefährlichkeit für Menschen für den Test verwendet. Einige Stämme des Bakteriums bilden ein zellwandständiges, tiefrotes, wasserunlösliches Pigment, das Prodigiosin. Wenn *Serratia marcescens* aus einer Probe angezüchtet wird, beeindrucken die Kolonien mit einer hübschen roten Farbe. Damit stechen sie aus einer Mischung verschiedener Umweltkeime gut hervor. Sie sind, nachdem sie absichtlich freigesetzt wurden, in verschiedenen Proben wieder gut auffindbar. Die Öffentlichkeit erfährt erst aus Zeitungsberichten im Jahr 1976 von diesen Experimenten.

59

Zwischenspiel: Die Transkontinentale Eisenbahn

Das passiert alles lange nach Passepartouts Besuch, der den „... goldenen Zeiten ...“ hinterhertrauert „... wo man um Goldstaub spielte, den Revolver in der einen Hand, in der anderen einen Dolch.“ Doch schon im Jahr 1858 war der Goldrausch zu Ende. Die Nachfahren der Goldsucher bilden ein buntes Gemisch ethnischer Vielfallt und „... San Francisco hatte jetzt das Aussehen einer großen Handelsstadt.“ „Da sind die Produkte eines Handels gehäuft, der sich nach Mexiko, Peru, Chili, Brasilien, Europa, Asien und allen Inseln des Stillen Meeres erstreckt.“ Und dank der transkontinentalen Eisenbahn konnte diese Strecke „... Von Ozean zum Ozean ...“, die vorher mehr als sechs anstrengende Monate kostete, nun komfortabel bei einer siebentägigen Zugfahrt absolviert werden.

Vorausgesetzt es traten keine Verzögerungen auf. Wie zum Beispiel eine Herde Bisons. „Diese unzählbaren Heere Wiederkäuer bilden oft ein unübersteigliches Hindernis einer Eisenbahnfahrt. Man hat gesehen, wie Tausende dieser Tiere mehrere Stunden lang in dicht gedrängten Reihen über die Schienen zogen. Dann ist die Lokomotive genötigt, halt zu machen und zu warten, bis die Bahn wieder frei geworden.“ Ein Ereignis, das Passapartout durch die entstandene Verzögerung recht wütend werden lässt. Gerne hätte er die in San Francisco erworbenen Revolver auf die Tiere abgefeuert. Dabei sollte er sich glücklich schätzen dieses Schauspiel genießen zu dürfen. Gegen Ende der 1970er schrumpfte die Zahl der Bisons in den großen Ebenen von mehreren Millionen auf nur wenige hundert Tiere. Eingeschleppte Krankheiten, die Konkurrenz mit den Viehherden der Siedler und Trockenperioden gefährdeten die Bestände. Die größte Bedrohung war jedoch der Mensch.

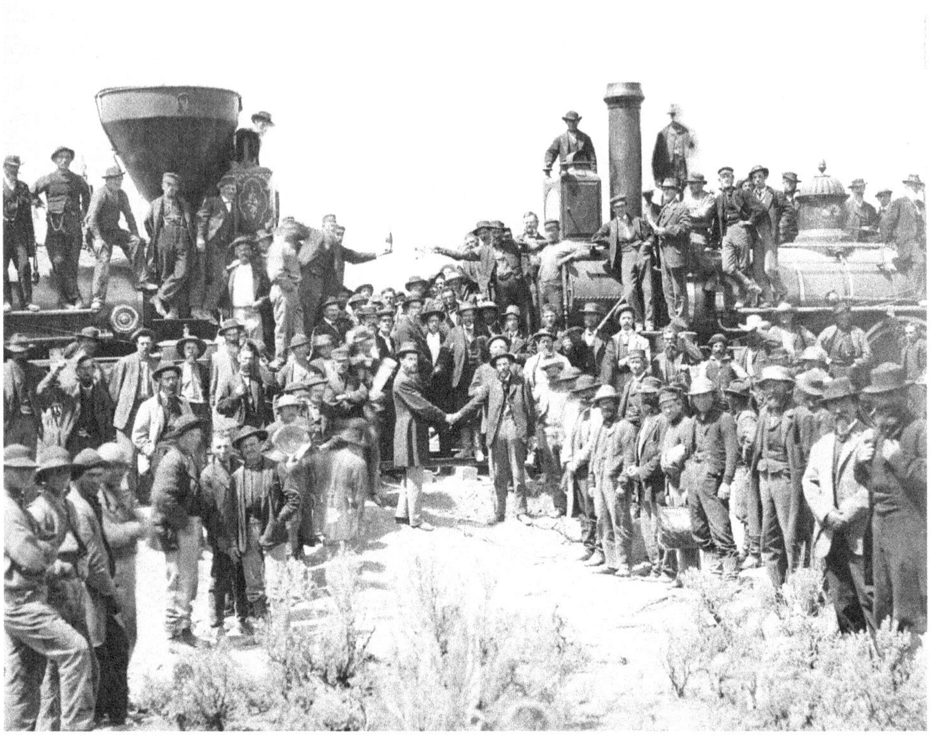

Abb. 125 Eröffnung der ersten Transkontinentalen Eisenbahnstrecke am Promontory Summit am 10. Mai 1869 (Wikimedia commons / Public Domain).

Um die Arbeiter der Union Pacific, die die Trasse von Omaha, Nebraska, nach Westen in Richtung Ogden, Utah, verlegten, mit Lebensmitteln zu versorgen wurden extra Bisonjäger beschäftigt. Einer der bekanntesten war „Buffalo Bill“, geboren als William Frederick Cody (1846–1917). Zwischen Herbst 1867 und Mai 1868 schoss er 2.500 Tiere. Professionelle Bisonjäger brachten es auf mehrere Tausend geschossene Tiere pro Tag. Von ihrer Beute nahmen sie nur die Häute und die Zungen mit. Die Kadaver ließen sie in der Prärie liegen. Die Herde, die den Weg von Fogg und seinen Begleitern kreuzt, wird in ihrer Größe in der Zukunft keinen Bestand mehr haben. Die 10.000 bis 12.000 Tiere benötigen drei Stunden um, „… mit langsamem Schritt, mitunter mit fürchterlichem Gebrüll, über die Bahn zu wandeln.“ Zeit die Fogg mit „… philosophischer Ruhe …“ an seinem Platz abwartet.

In der Nacht vom 04.12. erreicht der Zug Utah und den Großen Salzsee. Oberhalb von diesem erfolgte am 10.05.1869, bei Promontory Point, nach sechs Jahren Bauzeit, die Einweihungszeremonie der Transkontinentalen Eisenbahn. Die Central Pacific arbeitet sich von Sacramento in Kalifornien nach Osten in Richtung Ogden, Utah, vor. Dabei müssen sich die Bauarbeiter durch das Gebirge der Sierra Nevada sprengen. Für die 341 km lange Strecke benötigen sie fast drei Jahre Bauzeit. Die Union Pacific hat es leichter. Ihr Weg führt, ausgehend von Omaha, durch flaches Land. Bei der Einweihungsfeier im Frühjahr 1869 hatte aber keine der beiden Eisenbahn-Gesellschaften eine direkte Verbindung zu einer Küstenstadt gebaut. Die Central Pacific verband zwar noch im selben Jahr Sacramento mit Oakland an der Bucht von San Francisco, doch erst mit dem Bau der Missouri River Bridge im Jahr 1872 konnte die Union Pacific den Anschluss an das östliche Schienennetz erreichen. San Francisco und New York waren mit einem stählernen Band verbunden auf dem das „Eiserne Pferd" unermüdlich die Meilen fraß. Doch je näher sie ihrem Ziel kamen, umso ungeduldiger wurde nicht nur der gute Passepartout, auch Fix befürchtete Unterbrechungen, die die Unternehmung unnötig aufhalten würde.

60

Zecken

Zum Beispiel das Wetter. In der Nacht zum 7. Dezember „… war reichlich Schnee gefallen, aber da er mit Regen vermischt, schon halb geschmolzen war, konnte er die Fahrt nicht hemmen." Bisher jedenfalls. Denn eine Häufung des Schnees würde die Weiterfahrt verzögern. „‚Was dachte denn auch mein Herr', sprach er [Passepartout] bei sich, ‚dass er die Reise im Winter vornahm! Hätte er nicht bei guter Jahreszeit weit bessere Aussichten auf Erfolg gehabt?' ". Zumindest aus reisemedizinischer Sicht ist eine Reise im Winter keine so schlechte Idee. Jedenfalls in Bezug auf die Vektoren, die zu der Zeit ihre jährliche Winterruhe halten, z. B. die krabbeligen Zecken.

Während der kalten Monate ziehen sie es vor diese Zeit gut zugedeckt unter feuchtem Laub und Nadeln oder in warmen Nestern und Höhlen zu verbringen. Doch sobald es mehrere aufeinanderfolgende Tage wärmer als 7 °C ist, werden sie aktiv. Sie klettern, je nach Entwicklungsstadium unterschiedlich hoch, auf Gräser und Büsche. Dort warten sie darauf, dass ein ahnungsloses Opfer entlangstreift. Jetzt müssen sie sich nur noch gut festhalten und werden mitgenommen. Da die meisten von ihnen blind oder sogar augenlos sind, müssen sie ihre Wirte anderweitig finden. Dies gelingt ihnen über das sogenannte Haller-Organ (auch Hallersche Organ). Eine Struktur an den Vorderbeinen, die spezifische Chemorezeptoren trägt. Da Zecken in allen Entwicklungsstadien mindestens einmal Blut saugen müssen, besitzen sie es alle. Von der frischgeschlüpften sechsbeinigen Larve, über die schon achtbeinigen Nymphen und natürlich die erwachsenen Tiere. Beide Geschlechter

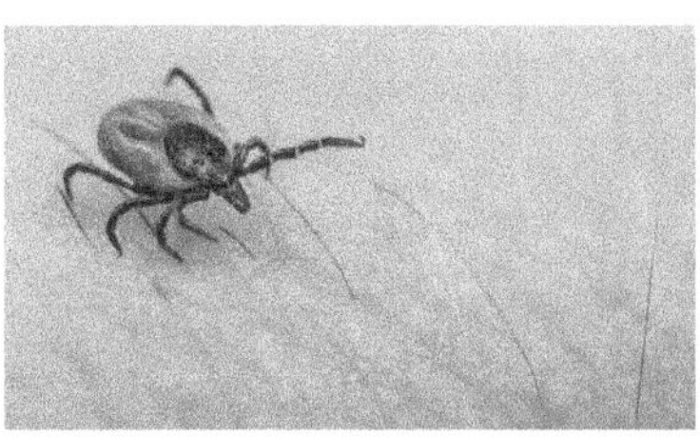

Abb. 126 Zecke der Gattung *Ixodes*. Dazu gehört z. B. *I. ricinus*, umgangssprachlich auch Holzbock genannt, die u. a. in Europa und anderen großen Teilen der „alten" Welt gefunden wird. In Nordamerika dient *I. scapularis*, die Hirsch- oder Rehzecke, als Vektor für Borrelien (KPixMining/Adobe Stock Photos).

saugen Blut. Wobei nur die Weibchen so stark anschwellen, da sie länger saugen als die Männchen. Diese nutzen ihre Zeit lieber, um die Weibchen zu begatten. Danach sterben sie. Die Weibchen folgen ihnen nach der Eiablage in den Tod. In ihrer gesamten Entwicklung können Zecken trotz allem mehrere Jahre alt werden. Sie kommen weltweit, außer in der Arktis und Antarktis, vor. Und sie haben sich überall als kompetente Überträger verschiedener Viren, Bakterien und Parasiten etabliert, die vornehmlich beim Stich, sie besitzen einen Stechrüssel durch den das Blut gesaugt wird, übertragen werden.

Steckbrief 62:

Steckbrief Nr.	**62**
Name	Zecken
Einordnung	Stamm: *Arthropoda* (Gliederfüßer) Klasse: *Arachnida* (Spinnentiere) Unterklasse: *Acari* (Milben) Ordnung: *Ixodida* (Zecken) Familien: *Ixodidae* (Schildzecken) und *Agasidae* (Lederzecken) Bsp. Arten: *Ixodes ricinus* (Gemeiner Holzbock) in Europa und *Ixodes scapularis* (Hirschzecke) in Nordamerika
Morphologie/ Eigenschaften	Körper in zwei Teile gegliedert (Vorder- und Hinterleib), Larven haben 6 Beine, Nymphen und adulte Tiere 8 Beine je nach Art morphologische Unterschiede *Ixodes ricinus* siehe Abb. 126
Vorkommen	Weltweit, Ausnahme: Arktis und Antarktis
Inkubationszeit	Lokale Symptome nach Stich: Stunden bei Toxikose: mehrere Tage Saugtätigkeit der Zecke
Erkrankungen	Lokale Entzündung, Einige Arten (z. B. *Ixodes holocyclus*, die Australische Paralysezecke) verursachen lebensgefährliche Toxikosen durch Speicheldrüsensekrete
Symptome	Lokal: Schwellung, Rötung, Juckreiz Bei stark befallenen Tieren führen die Zeckenstiche zu Blutungen, Ödemen, Entzündungen, Narbenbildung, Haarausfall, Juckreiz → Scheuern und Kratzen → Sekundärinfektionen Bei über 40 verschiedenen Arten → Zeckenparalyse: aufsteigende Schlaffe Lähmung (Paralyse) → Ausfall der Atemmuskulatur → Tod
Übertragene Krankheiten (Auszug)	Viren: Frühsommer-Meningoenzephalitis-Virus (FSME) Bakterien: *Borrelia spp.*, *Rickettsia spp.*, *Coxiella burnetii*, *Francisella tularensis* Protozoen: *Babesia spp.* (Hundemalaria)
Prophylaxe	Zeckenschutz
Therapie	Rasche, sachgerechte Entfernung der Zecke

61

Borrelia burgdorferi und das Frühsommer-Meningoenzephalitis-Virus (FSME-Virus)

Dazu gehört das Bakterium *Borrelia burgdorferi*. Seine Entdeckung verdanken wir besorgten Müttern aus der Kleinstadt Old Lyme in Connecticut, USA. Innerhalb kurzer Zeit wurde im Jahr 1975 bei zwölf Kindern eine juvenile rheumatische Arthritis diagnostiziert. Entweder fällt die Häufung den örtlichen Ärzten nicht auf oder sie interessiert sie nicht. Auch eine Meldung an das Gesundheitsamt des Staates hat keine Konsequenzen. Offizielle Stellen beschwichtigen die Bewohner, eine „Arthritisepidemie" gibt es nicht. Unabhängig davon erfolgt ein Anruf in der Klinik für Rheumatologie der Yale-Universität. Die Mitglieder finden die Sache interessant und beginnen die Geschehnisse aufzuzeichnen. Zwei Jahre später ist die Gruppe überzeugt, dass es eine Art „Arthritisepidemie" in und um Old Lyme gibt. Doch woher und wie wird sie übertragen? Einige Wochen vor der eigentlichen Erkrankung taucht bei den betroffenen Patienten ein ungewöhnlicher, roter Hautfleck auf. Ein Patient erinnert sich, dass er an dieser Stelle vorher von einer Zecke gestochen wurde. Die Forschergruppe macht die Hirschzecke (*Ixodes scapularis*) als Überträger aus und vermutet einen mikrobiellen Erreger.

Die Isolierung des gewundenen Bakteriums gelingt 1982 Wilhelm, „Willy", Burgdorfer (1925–2014) und seinen Kollegen. Reservoir des Bakteriums und seiner Verwandten sind verschiedenste Nagetiere. Nach dem Ort der Erstbeschreibung erhielt sie den Namen Lyme-Borreliose oder auch Lyme-Krankheit. Wobei sie in der nördlichen Hemisphäre in Asien, Europa und Nordamerika weit verbreitet ist. Da der Erreger und der Überträger bekannt sind, kann man gegen beide vorgehen. Gegen das Bakterium hilft ein Antibiotikum und die Zecken kann man mit richtiger Kleidung und Repellents vom Stechen

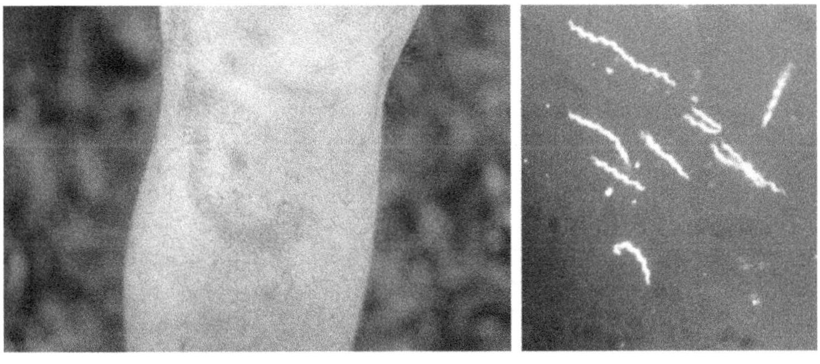

Abb. 127 Links: Die Wanderröte, auch Erythema chronicum migrans, ist ein Leitsymptom der Borreliose. Es kann aber auch fehlen (androsov858/Adobe Stock Photos). Rechts: Verursacher der Borreliose sind Vertreter der gewundenen, stäbchenförmigen Bakterien aus der Gattung *Borrelia*. Hier in der Dunkelfeldmikroskopie bei 400facher Vergrößerung (Center for Disease Control and Prevention (CDC) / Wikimedia commons / Public Domain).

abhalten. Und sollte doch mal eine Zecke gefunden werden ist es ratsam diese so schnell wie möglich zu entfernen.

Dazu gibt es verschiedene Hilfsmittel. Bei allen wird die Zecke am Kopf, so nah wie möglich an der Haut, gegriffen. Da der Zeckenrüssel kein Gewinde hat, reicht es zu ziehen. Dabei sollte darauf geachtet werden die Zecke nicht zu zerquetschen und auch, dass der Kopf mit herausgezogen wird. Beim Quetschen könnten die Erreger übertragen werden und der steckengebliebene Kopf kann sich entzünden. Wenn man sich also vernünftig verhält und sich gleich nach einem Aufenthalt in der Natur, dazu gehört in Endemie-Gebieten auch der eigene Garten, auf Zecken absucht, muss man keinen Grund zur Besorgnis haben. Die Borrelien werden nämlich erst bis zu 12 Stunden nach dem Stich übertragen, da sie zunächst vom Darm der Zecke in die Speicheldrüsen wandern müssen.

Im Gegensatz dazu werden die Viren, die die Früh-Sommer-Meningitis auslösen, innerhalb von Minuten bis Stunden nach dem Stich übertragen. Die Viren halten sich in allen Organen der Zecke, auch in den Speicheldrüsen, auf und haben dementsprechend nur einen kurzen Dienstweg. Während die Zecke verschiedene Sekrete in den Wirt abgibt, die unter anderem die Blutgerinnung und die Entzündung hemmen, werden die Viren mit

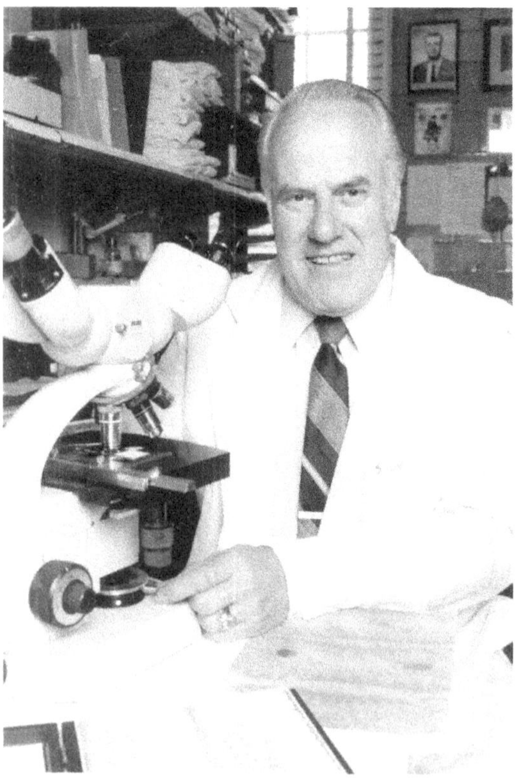

Abb. 128 Dr. Wilhelm, „Willy", Burgdorfer (1925–2014) im Jahr 1978. Ihm und seinen Kollegen gelingt im Jahr 1982 die Isolation von Borrelien. Den Erregern der Borreliose, auch Lyme-Krankheit genannt. (Wikimedia commons / Public Domai).

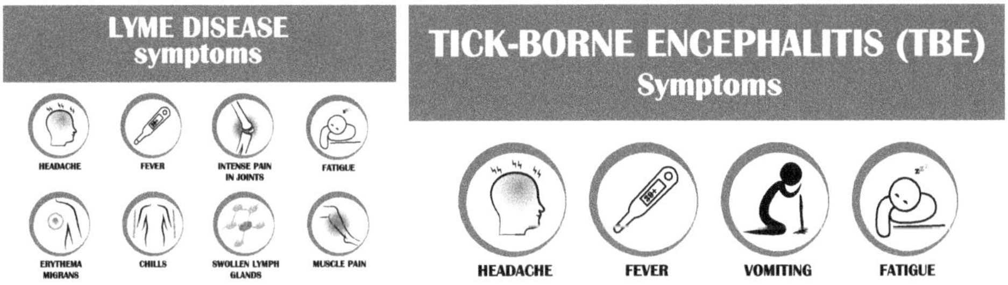

Abb. 129 Illustration der Symptome der von Zecken übertragenen Krankheiten. Links: die bakteriell ausgelöste Borreliose (Lyme-Krankheit): Kopf-, Gelenk und Muskelschmerzen, Fieber, Müdigkeit, Wanderröte, Schüttelfrost und geschwollene Lymphknoten (alima007/Adobe Stock Photos). Rechts: die Symptome der viral ausgelösten Frühsommer-Meningoenzephalitis: Kopfschmerzen, Fieber, Übelkeit und Erbrechen, Müdigkeit (alima007/Adobe Stock Photos).

übertragen. Schildzecken die tagelang an ihren Wirten hängen und Blut saugen, geben eine Substanz mit, die als „Zement" bezeichnet wird und rund um den Stechapparat „aushärtet", damit die Zecke besser verankert bleibt. Den Winter übersteht das FSME-Virus in verschiedenen Reservoirtieren, darunter Nagetiere und Insektenfresser, und in den Zecken selbst. Die Zecke selbst erkrankt nicht am Virus. Sie infiziert sich beim Saugakt an einem infizierten Wirt oder transovarial. Da infizierte Weibchen das Virus auf ihre Eier übertragen, wie bei einigen Mücken und deren Viren. Das Virus bleibt der Zecke ein Leben lang erhalten.

Genau wie die Borreliose ist die FSME wohl schon länger in der nördlichen Hemisphäre Europas und Asiens bekannt gewesen. Nur das genaue Wissen über die Ätiologie fehlte. Die erste medizinische Beschreibung lieferte der österreichische Arzt Hans Johann Schneider (1891–1954) im Jahr 1931. Sechs Jahre später wurde das Virus von Mikhail Petrovich Chumakov (1909–1993) und seinen Kollegen isoliert. Während ihrer Expedition in den Fernen Osten der Sowjetunion fanden sie es im Gehirn eines verstorbenen Patienten. Weitere Isolationen des Erregers in betroffenen Ländern aus Patientenmaterial und Zecken folgten. In Deutschland erfolgte die Erstisolierung 1960, ein Jahr später auch in Schweden. Durch die Ausbreitung des Vektors, vergrößert sich auch das Verbreitungsgebiet des Virus. Diese wird durch die Klimaerwärmung begünstigt und erlaubt es den Zecken auch in höhere Lagen bis über 1.000 m vorzudringen.

Der Name des Virus ist gefährlich irreführend. In Europa sind die Zecken ganzjährig, bis auf die kalten Wintermonate, aktiv und können den Erreger übertragen. Die ersten Fälle werden dann im Frühsommer verzeichnet, wenn sich die Menschen nach den dunklen, kalten Wintertagen wieder in die neu erwachte Natur begeben. Über das FSME-Virus müssen sich die Reisegefährten in Amerika keine Gedanken machen, hier kommen allerdings zahlreiche andere von Zecken übertragene Erreger vor. Meist schützt vor diesen nur der erwähnte Zeckenschutz.

Steckbrief/e:

Steckbrief Nr.	63	64
Name	Frühsommer-Meningoenzephalitis-Virus (FSME)	*Borrelia spp.*
Einordnung	Familie: *Flaviviridae*	Familie: *Spirochaetaceae* Gattung: *Borrelia* Humanpathogene Arten z. B.: *B. burgdorferi, B. afzelii, B. garinii, B. spielmanii, B. americana*
Morphologie/ Eigenschaften	RNA-Genom, kubisches Kapsid, behüllt. Viren Befinden sich in allen Organen der Zecke, auch in der Speicheldrüse → Übertragung innerhalb von Minuten-Stunden	langes, dünnes, gewundenes Schraubenbakterium, beweglich, Zellwandaufbau: gramnegativ Befinden sich im Darm der Zecke → wandern nach Beginn des Saugaktes in die Speicheldrüsen → Zecke muss mehre Stunden gesaugt haben, damit die Übertragung erfolgreich ist
Vorkommen	Nördliche Hemisphäre von Asien, Nord- und Zentraleuropa	Nördliche Hemisphäre, je nach Art verschieden *B. burgdorferi*: Europa, Ost- und Westküste der USA *B. afzelii*: Europa, Asien *B. spielmanii*: Europa *B. americana*: Ost- und Westküste der USA
Übertragung	Zeckenstich (Europa: *Ixodes ricinus,* Asiatischer Raum: *Ixodes persulcatus)* Selten: Verzehr von virusinfizierter Rohmilch von Ziegen oder Schafen	Zeckenstich (Europa: z. B.: *Ixodes ricinus,* Amerika: *Ixodes scapularis*)
Inkubationszeit	7–14 Tage	Erste Symptome: 3–30 Tage, Neuroborreliose: Monte – Jahre
Erkrankung	Frühsommer-Meningoenzephalitis	Lyme-Borreliose
Symptome	Asymptomatische Verläufe möglich 1. Phase: Unspezifische, grippeähnliche Symptome 2. Phase: Neurologische Manifestationen (Meningitis, Enzephalitis, Myelitis = Entzündung des Rückenmarks)	Fieber, Kopfschmerzen, allg. Müdigkeit, Wanderröte (Erythema migrans) = größer werdender roter Ring um Einstichstelle, zentrale Aufhellung, Lymphknotenschwellung, weitere Hautveränderungen (Acrodermatitis chronica atrophicans) Neuroborreliose: u. a. Meningitis, Hirnnervenparesen, Enzephalomyelitis, zerebrale Vaskulitis Andere Manifestationen: Karditis, Arthritis
Diagnostik	Serologie (AK-Nachweise)	Klinik, Serologie (AK-Nachweise)
Therapie	symptomatisch	Antibiotika
Prophylaxe	Impfung, Schutz vor Zeckenstichen, Zecken so zeitig wie möglich sachgerecht entfernen	Schutz vor Zeckenstichen, Zecken so zeitig wie möglich sachgerecht entfernen

Doch momentan ist es den Zecken zu kalt. „... Der Schneefall hatte aufgehört, und es trat trockene Kälte ein." Die Zecken haben sich in ihre gemütlichen Winterquartiere zurückgezogen und Mr. Fogg, Mrs. Aouda, Passepartout und Inspektor Fix machen es sich im Zug bei einem Spielchen Whist gemütlich. Es stand zu hoffen, dass es zu keinen Verzögerungen mehr kommen würde.

62

Zwischenspiel: Amerika

Selbst eine stark beschädigte Brücke am Medicine Bow in Wyoming hält die Weiterfahrt nicht auf. Mit hundert Meilen die Stunde springen die Wagen regelrecht „… von einem Ufer zum anderen hinüber …“. Krachend stürzt die Brücke hinter ihnen in die Strudel des Flusses. Erst fünf Meilen hinter der nächsten Station gelingt es dem Maschinisten den Zug anzuhalten. Kurz nach diesem „… amerikanischen …“ Wagnis bekommen unsere Reisenden unerwünschte Gesellschaft. Oberst Proctor stand mit einem Mal hinter ihnen. Auf ihn waren Mr. Fogg, Inspektor Fix und Mrs. Aouda bei ihrem Spaziergang durch San Francisco getroffen und hatten eine kleine Meinungsverschiedenheit, welche auf beiden Seiten ein Duell zur Rettung der Ehre forderte. Auch wenn Fogg als Gentleman mit Gewalt nichts am Hut hatte, so wäre er bereit seine Ehre mit allen Mitteln zu verteidigen. Aufgrund einer Verzögerung müssen Fogg und sein Kontrahent ihr Duell im letzten Wagon während der Fahrt austragen. „… Die Reisenden machten sich ein großes Vergnügen daraus, den beiden Gentlemen gefällig sein zu können, und zogen sich auf die Stege zurück.“

Kurz bevor das verabredete Zeichen gegeben wurde, ertönte plötzlich wildes Geschrei. „Es war klar, dass der Zug von einem Trupp Sioux überfallen war. … Gleich Anfangs hatten die Indianer die Maschine überfallen … Ein Anführer wollte den Zug zum Stehen bringen …“. Anstatt den Regulator zu schließen, öffnet er diesen „… und die Lokomotive stürmte mit erschrecklicher Geschwindigkeit vorwärts.“ Während dessen galoppierten die Sioux mit Flinten bewaffnet neben dem Zug her.

Der edle, mit Federn und Kriegsbemalung geschmückte, wilde Krieger, hoch zu Ross, bewaffnet mit Pfeil und Bogen oder mit einer Flinte, zeigt das „klassische Indianerbild“ das die westliche Gesellschaft lange Zeit prägte. Entworfen durch Literatur und Film. Es wurde von drei der heute 574 anerkannten indigenen Nationen beeinflusst. Den im Buch erwähnten Sioux, den Apachen und den Comanchen. Diese drei „Reiter-Nationen“ waren laut Augenzeugenberichten die besten Reiter weltweit. Diese Fähigkeiten in der Reitkunst und im Umgang mit den Pferden war eine grandiose Leistung. Hatten sie diese doch erst im Laufe der letzten paar Generationen erlernt. Lange vor Kolumbus Ankunft in Amerika, wurden die dortigen Pferde ausgerottet.

Die ersten Jäger und Sammler gelangten vor ca. 20.000 über die Beringstraße, heute Beringia genannt, zu Fuß oder mit Booten von Sibirien aus nach Amerika. Innerhalb weniger Jahrtausende verschwanden 34 der 47 großen Säugetierarten. Darunter auch das Pferd, vor Ort das einzige domestizierbare große Säugetier. Wahrscheinlich war es eine leichtere Beute als die wehrhaften Bisons. Erst im Laufe des 16. Jahrhunderts kehrten die Pferde mit den Spaniern zurück nach Amerika. Einige entwischten ihren Herren und vagabundierten durch die Weiten der Prärien. Daher auch ihr Name. Mustang, vom spanischen „*mesteño*“ abgeleitet, was so viel wie „Fremder“ oder „Vagabund“ bedeutet. Verschiedene indigene Gruppen nahmen diese kostenlose Ressource dankbar als Last- und Reittier an. Doch die spanischen Eroberer brachten nicht nur nützliche Importe wie Pferde oder Metallwerkzeuge mit. Die Zahl der unerwünschten Einführungen überwiegt. Darunter gefährliche

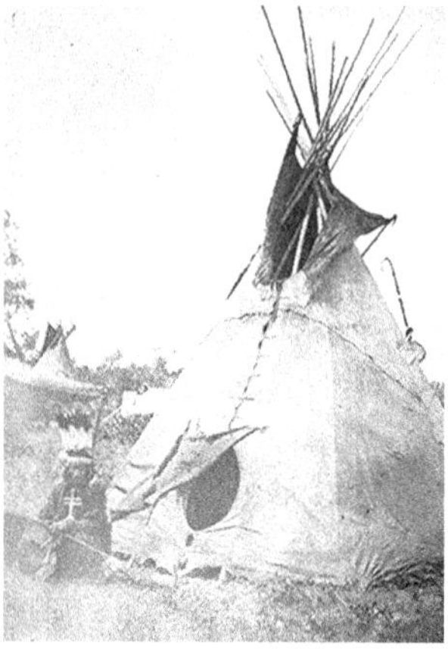

Abb. 130 Gegen die von den Eroberern und Siedlern eingeschleppten Seuchen waren die Medizinmänner und -frauen der indigenen Bevölkerung machtlos. Millionen Einheimische starben u. a. an Pocken, Masern, Malaria und Gelbfieber. Der Medizinmann Little Big Mouth vor seinem Zelt. (Wikimedia commons / Public Domain).

Killer wie Pocken, Tuberkulose, Masern, Grippe, Malaria und Gelbfieber. Im präkolumbianischen Zeitalter war Amerika eine Art Paradies. Zumindest was die großen Geißeln der eurasischen Bevölkerungen anging, wurden die ersten Amerikaner auf beiden Hälften des Doppelkontinentes, von diesen verschont.

Erreger, die Mücken oder andere Insekten als Vektoren nutzten, blieben während der kalten Wanderabschnitte der ersten Jäger und Sammler von Sibirien nach Alaska auf der Strecke. Ihre Entwicklungszyklen wurden wortwörtlich auf Eis gelegt. Damit waren Malaria und Gelbfieber nicht mehr der Rede wert. Es gab zwar zahlreiche Mücken in Amerika, diese waren aber eher lästig als gefährlich. Bis sie mit den Malaria-Erregern in Kontakt kamen, die von den Eroberern, Siedlern und Sklaven aus ihren Heimatländern eingeschleppt wurden.

Die meisten großen Geißeln sammelte der Mensch während der landwirtschaftlichen Revolution ein. Er hielt eine große Anzahl verschiedenster Tierarten, mit denen er auf engstem Raum zusammenlebte. Die Vorfahren der Tuberkulose und des Masernvirus kommen z. B. vom Rind. Das Influenzavirus hat seinen Ursprung in Vögeln und gelangte wahrscheinlich über das Schwein zum Menschen. Auch betrieben die Siedler in Afrika, Europa und Asien bald großflächige, industrielle Landwirtschaft mit ausgeprägten Monokulturen, um die wachsenden Bevölkerungszahlen der dicht besiedelten Gebiete zu versorgen. Dabei störten sie die dortige Ökologie.

Dies hat sich auf dem amerikanischen Doppelkontinent nur in geringem Ausmaß ereignet. Nachdem die ersten Menschen zum Ende der letzten großen Eiszeit vor ca. 13.000 Jahren die meisten großen Säugetiere ausgerottet hatten, blieben nicht mehr so viele zur Domestizierung übrig. Sie hielten vor allem Enten, Truthähne und Leguane, die die meiste Zeit sich selbst überlassen wurden. Viele indigene Gruppen betrieben auch Ackerbau. Allerdings eher zur Selbstversorgung und nicht als Monokultur. So wurden z. B. Mais, Bohnen und Kürbisse nebeneinander angebaut. Wie viele Menschen vor Kolumbus Ankunft im Jahr 1492 in Nordamerika lebten ist unbekannt. Schätzungen gehen meist von 5 bis 7 Millionen Einwohner aus. Über die Hälfte der indigenen Bevölkerung starb an den eingeschleppten Seuchen, ohne auch nur mit einem der Ausländer Kontakt gehabt zu haben. Die Seuchen eilten den Eroberern und Siedlern voraus und dezimierten die Bevölkerung ganzer Landstriche. Das größte Massensterben in der Geschichte der Menschheit.

Aber nicht alle Seuchen breiten sich so rasend schnell und in sichtbarem Ausmaß aus. Einige Erreger benötigen viel Zeit und verstecken sich gekonnt in ihren Wirten. Sie werden nur gefunden, weil sie für sehr seltsame Krankheitsbilder sorgen.

63

Pneumocystis jirovecii

Im Jahr 1981 erscheint im *Morbidity and Mortality Weekley Report* der CDC ein Artikel, der ungewöhnliche Fallbeispiele in den Kliniken von Los Angeles vorstellte. Betroffen sind fünf homosexuelle Männer zwischen 29 und 36 Jahren. Sie leiden an schweren Erkrankungen, ausgelöst von Erregern, die für gesunde, junge Erwachsene eigentlich harmlos sein sollten. Weitere Artikel über Erkrankungen, ausgelöst durch eher ungewöhnliche Erreger, folgten. Auffällig bei den meisten Patienten ist eine schwere Pneumonie, die durch einen Pilz namens *Pneumocystis carinii* hervorgerufen wird. Im Jahr 1912 wird der Pilz als eigenständige Spezies anerkannt. Er wurde in den Lungen verschiedenster Landsäugetiere, unter anderem in Ratten, Mäusen, Kaninchen, Meerschweinchen und Affen, entdeckt.

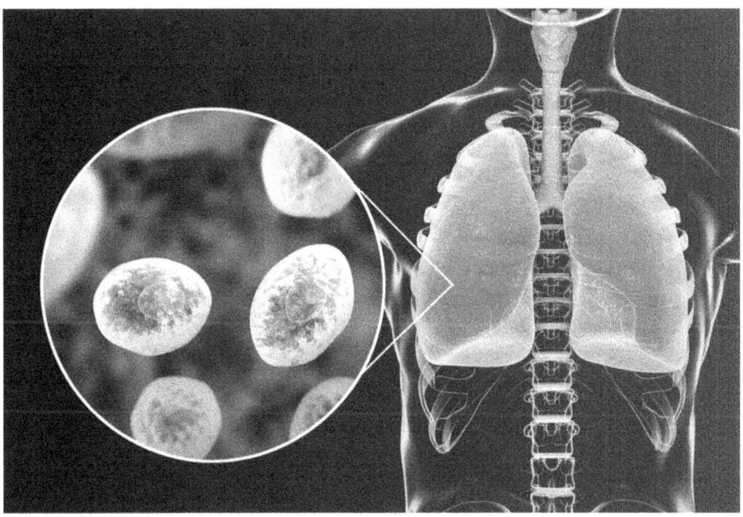

Abb. 131 Der Pilz *Pneumocystis jirovecii* führt vor allem bei Immunsupprimierten zu Pneumonien. Da er nicht angezüchtet werden kann und mit einem Antibiotikum therapiert wird, das für die Behandlung von Protozoen verwendet wird, hielt man ihn lange Zeit fälschlich für einen Parasiten. Erst mit Hilfe genetischer Untersuchungen Ende 1980er konnte der Irrtum aufgedeckt werden. Der Nachweis erfolgt mikroskopisch oder mittels PCR (Dr_Microbe/Adobe Stock Photos).

Nachdem aber kein Zusammenhang zwischen dem Erreger und einer Erkrankung festgestellt wurde, ging das allgemeine Interesse an ihm verloren. Erst in den 1950er wurde er gehäuft bei unterernährten Neu- und Frühgeborenen gefunden. Die Annahme, dass es sich um einen rein pädiatrischen Erreger handelt, wurde im Laufe weiterer Untersuchungen widerlegt. Heute trifft man ihn als Verursacher von Pneumonien bei Patienten mit einer Immunschwäche, ob krankheitsbedingt oder therapeutisch verursacht, an. Aufgrund seiner Resistenz gegenüber Antimykotika, die für die Therapie von Pilzen eingesetzt werden, wurde er nicht als Pilz erkannt. Dafür kann er mit einem Antibiotikum, das für die Behandlung von Protozoen verwendet wird, therapiert werden. Daher hielt man ihn lange Zeit für einen Parasiten. Ein weiterer Grund, warum er zu den Parasiten gerechnet wurde, ist das Fehlen einer Möglichkeit zur kulturellen Anzucht. Der Nachweis erfolgte, wie bei den meisten Parasiten, mikroskopisch.

Der Irrtum wurde erst im Jahr 1988 mithilfe genetischer Untersuchungen widerlegt. Die Spezies, die den Menschen infiziert, erhielt im Jahr 1999 ihren neuen Namen: *Pneumocystis jirovecii*. Alle bisher gewonnen Erkenntnisse zur Übertragung und allgemeinen Biologie und Ätiologie des Erregers wurden vor allem in Tierversuchen mit den entsprechenden spezifischen *Pneumocystis spp.* und mithilfe histologischer und genetischer Methoden generiert. Im Laufe seiner Evolution verlor Pneumocystis über 2.000 Gene. Darunter Gene, die für die Biosynthese von Aminosäuren und Fetten oder der Aufnahme von Stickstoff und Schwefel dienen. Dieser Pilz ist komplett von seinem Wirt abhängig. Im Gegensatz zu anderen Pilzen, weist sein Genom jedoch eine erhöhte Anzahl von Genen auf, die ihm für eine bessere Interaktion mit seiner Umgebung im Wirt dienen.

Wann und wie genau ein Wirt kolonisiert wird ist noch nicht genau geklärt. Es wird vermutet, dass es schon in der frühen Kindheit stattfindet. Da der Mensch für *Pneumocystis jirovecii* der einzige Wirt ist, kann man sich nur bei anderen Menschen anstecken. Die Übertragung erfolgt durch die Luft, schließlich will der Pilz in die Lunge. Ob aus der harmlosen Kolonisation eine behandlungsbedürftige Infektion wird, hängt vom Immunstatus des Wirtes ab. Und während *Pneumocystis jirovecii* es sich in den Lungen gemütlich macht, wächst bei den Patienten ein zweiter Pilz in den oberen Atemwegen unkontrolliert heran.

64

Candida spp.

Pilzerkrankungen durch Hefen werden bei gesunden Menschen vom Immunsystem in der Regel ohne Probleme kontrolliert. Unter anderem leben *Candida spp.* als Kommensale auf den Schleimhäuten des Verdauungstraktes und der Genitalien. Wobei es nicht möglich ist aus der Anzahl der Pilze auf eine Infektion zu schließen. Wenn die Abwehr des Körpers

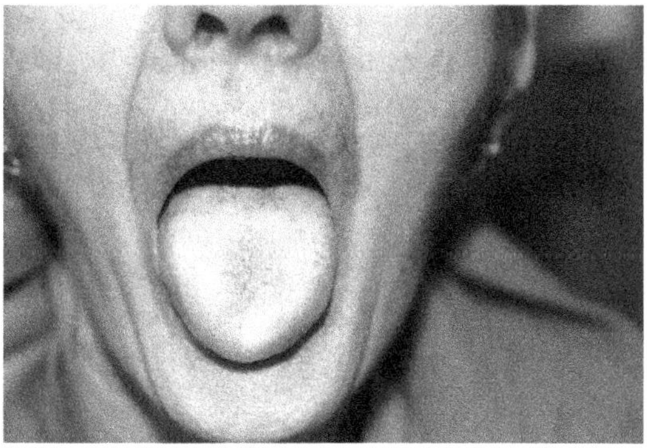

Abb. 132 Bei Soor überzieht ein weißlicher Belag die betroffene Stelle. In diesem Falle die Zunge und die Mundschleimhaut beim Mundsoor (timonina/ Adobe Stock Photos).

aber geschwächt oder der Hormonhaushalt gestört ist, vermehrt sich Candida unkontrolliert und bildet einen weißen Belag auf Haut und Schleimhäuten. Die Erkrankung wird „Soor" genannt.

Die orale Candidose wurde schon von Hippokrates im 4. Jahrhundert vor Chr. und von Galen im 2. Jahrhundert vor Chr. beschrieben. Mitte des 19. Jahrhunderts kommen die ersten Beschreibungen eines Zusammenhanges zwischen der Krankheit und den Hefen. Sie besitzen spezifische Oberflächenantigene auf ihrer Zellwand, die für die Adhäsion an den Wirtzellen zuständig sind. Diese helfen bei der Kolonisation des Lebensraumes und bei der Infektion. Gebildete Enzyme sind ebenfalls hilfreich. Die Proteinase zerstört sekretorisches IgA, die Antikörper, die vor allem auf den Schleimhäuten vorkommen. Einige Proteinasen können Keratin und Kollagen lysieren. Das macht den Hefen den Weg frei ins Gewebe. Von da aus geht es ab ins Blut und weiter in die verschiedenen Organe. Eine Infektion, die schnell tödlich enden kann, wenn sie nicht rechtzeitig adäquat therapiert wird. Zum Glück gibt der Name auch Hinweise auf vorhandene Primärresistenzen. Vorausgesetzt man kennt den richtigen.

In die mit „Candida" beschriftete Schublade für Hefen wurden in der Regel erst einmal alle Sproßpilze geworfen, die nicht klar zu einer anderen Gattung gehörten, keine charakteristischen phänotypischen Merkmale oder ein sexuelles Vermehrungsstadium aufwiesen. Diese Fehleinordnungen kamen durch die damals verwendeten phänotypischen Testmethoden zustande. Beim molekulargenetischen Aufräumen der Schublade zeigte sich, dass einige der Candida gar nicht so nah miteinander verwandt sind wie angenommen oder schon unter anderen Namen bekannt waren. Zum Beispiel unter dem Namen ihrer sexuellen Vermehrungsform. Und so wurde die Herkulesaufgabe in Angriff genommen und begonnen Ordnung in die verwirrende Namensvielfalt zu bringen.

Ein Beispiel gefällig? Wenn auf dem Befund der Name *Candida krusei* stand, wusste der behandelnde Mediziner, dass er die häufig genutzten Antimykotika aus der Klasse der Azole nicht verwenden durfte. Azole stören die Zellmembransynthese von Pilzen, und *C. krusei* ist dagegen primär resistent. Die sexuelle Vermehrungsform dieser Hefe war unter dem Namen *Issatchenkia orientalis* bekannt. Der neue gültige Name ist *Pichia kudriavzevii.*

Die häufigste und bekannteste, beim Menschen nachgewiesene Hefe, hat bisher jedenfalls, ihren Namen behalten dürfen: *Candida albicans.* Sie ist in der Regel empfindlich gegenüber den gängigen Antimykotika. Gesunde Personen haben meist auch keine Probleme mit ihr. Wenn sie tatsächlich mal eine Infektion auslösen sollte, beschränkt diese sich auch auf ihren Wirt, der Nachbarpatient ist nicht in Gefahr.

Ganz anders sieht es beim Neuzugang *Candidozyma auris* aus. Sie wurde im Jahr 2009 erstmals in Japan bei einer Ohrinfektion (Otomykose) beschrieben. Daher auch ihr Name, lateinisch für Ohr: „auris". Es ist nicht bekannt, aus welcher ökologischen Nische sie aufgetaucht ist. Vor den 1990er Jahren gibt es keine bekannten Nachweise. Alarmierend ist jedoch, dass die Fallzahlen steigen. Nosokomiale Ausbrüche werden weltweit dokumentiert. Die Centers of Disease Control (CDC) und die World Health Organization (WHO) haben den Pilz mit ganz oben auf ihrer Prioritätsstufe als Bedrohung gesetzt. Problematisch bei *C. auris* ist die effiziente direkte und indirekte Übertragung von Mensch zu Mensch. Zusätzlich kann sie Resistenzen gegenüber allen verwendeten Antimykotika-Klassen ausbilden. Zur Therapie von Mykosen stehen uns leider nicht so viele Mittel zur Verfügung wie zur Therapie von bakteriellen Infektionen.

Vielleicht gelingt es irgendwann die Hefen mit ihren eigenen Waffen zu schlagen. Ein, für die Medizin jedoch noch in der Forschung befindlicher, Ansatz ist die Verwendung von Killertoxinen. So furchterregend dieser Name auch klingt, die einzigen, die sich Sorgen machen müssen sind andere Hefen. Im Jahr 1963 wurde erstmals von einer Killerhefe mit Name *Saccharomyces cerevisiae*, der Bierhefe, in einer kontaminierten Brauerei berichtet. Seitdem wurden verschiedene Stämme nachgewiesen, die in der Lage sind, Toxine mit antimykotischem Potential zu produzieren. Diese verschaffen ihnen in ihrem stark umkämpften Lebensraum einen klaren Wachstumsvorteil. Doch nicht jeder Stamm einer Spezies ist dazu in der Lage.

Die Toxinsynthese-Gene liegen nicht im chromosomalen Erbgut im Zellkern, sondern befinden sich im Zytoplasma. Ähnlich wie bei den Bakterien, die durch Viren die Möglichkeiten zur Toxinproduktion erlangen, gibt es auch Viren, die diese Fähigkeit auf Hefen übertragen. Anders als die Bakterientoxine, sind diese für Menschen zum Glück ungefährlich. Die Mykoviren besitzen eine lineare doppelsträngige RNA und sind von einem einfachen Kapsid umhüllt. Ihren gesamten „Lebenszyklus" verbringen sie in der Hefezelle, ohne diese offensichtlich zu schädigen. Die Weitergabe der Viren erfolgt nur bei der Zellteilung.

Tab. 6 Alter und neuer Namen einiger klinischer relevanter Hefepilze. (Ausschnitt).

Alter Name	Neuer Name
Candida albicans	*Candida albicans*
Candida auris	*Candidozyma auris*
Candida glabrata	*Nakaseomyces glabrata*
Candida guilliermondii	*Meyerozyma guilliermondii*
Candida krusei	*Pichia kudriavzevii*
Candida kefyr	*Kluyveromyces marxianus*
Candida lusitaniae	*Clavispora lusitaniae*
Candida tropicalis	*Candida tropicalis*

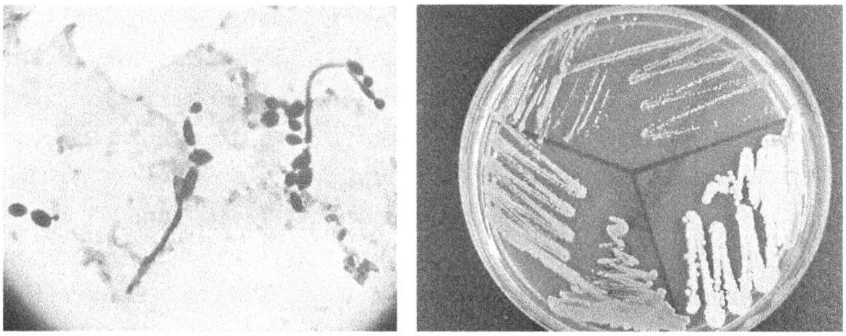

Abb. 133 Links: Candida im Grampräparat. Rechts: Candida Platte. Je nach Firma können die einzelnen Sproßpilz-Spezies in verschiedenen Koloniemorphologien wachsen. Im Uhrzeigersinn: *Candida albicans* wächst in grün-türkisen Kolonien. *Pichia kudriavzevii* (früher *Candida krusei*) wächst in trockenen, rosa Kolonien. *Nakaseomyces glabrata* (früher *Candida glabrata*) in glatten, lila Kolonien (© Chr. Haese).

Steckbrief/e:

Steckbrief Nr.	**65**	**66**
Name	*Candida spp.*	*Pneumocystis jirovecii*
Einordnung	Reich: Pilze Sprosspilze → Hefen Arten: siehe Tabelle	Reich: Pilze
Morphologie/ Eigenschaften	Siehe Abb. 133 Fakultativ pathogen	Entwicklungsstadien: Trophozoiten und Zysten → für Protozoen typische Strukturen (lange Zeit für Parasit gehalten)
Vorkommen	Weltweit, Kommensale von Haut- und Schleimhaut (Standortflora)	Weltweit, nur beim Menschen
Übertragung	Endogen aus Standortflora	Aerogen, Infektion erfolgt wahrscheinlich im Kleinkindalter
Inkubationszeit	entfällt	entfällt
Erkrankung	Soor	Pneumonie
Symptome	Windeldermatitis bei Säuglingen: rote entzündete Haut, z.T. Schuppung, im Verlauf Bläschen- und Krustenbildung, Nässen Vaginaler Floor: Brennen, Juckreiz, Ausfluss bei Immunsuppression: Oberflächliche Hautinfektionen (Mund-Rachenschleimhaut, Speiseröhren-Soor) und verschiedene systemische Infektionen (z. B. Sepsis, Peritonitis)	Immunkompetente Personen: selten Erkrankung, keine Symptome bei Befall Bei Abwehrschwäche (Frühgeborene, Immunsupprimierte): atypische Pneumonie mit starkem Sauerstoffmangel
Diagnostik	Kulturelle Anzucht	PCR, Mikroskopisch (Immunfluoreszenzfärbung)
Therapie	Je nach Spezies Antimykotika	Antibiotika
Prophylaxe	Hygiene, Hautpflege	Keine spezifische Prophylaxe möglich

Aufgrund des Verlustes ihrer Infektiosität werden diese Viren daher auch Virus-ähnliche Partikel (virus like particles, VLP) genannt. Auch sind die Viren für ihre Replikation komplett abhängig von der Wirtzelle, da viele wichtige Gene in den Chromosomen der Hefe sitzen. Als Dank ermöglichen es einige dieser Viren ihrem Wirt Toxine zu bilden, die ohne direkten Kontakt Hefen der gleichen oder auch einer anderen Spezies abtöten. Der Wirt des Virus ist hingegen resistent. Diese Toxine haben verschiedene Wirkspektren und Wirkungsweisen. Eine Möglichkeit ist zum Beispiel, dass die Zellmembran geschädigt wird und die Zelle dadurch abstirbt. Ein anderes Toxin gelangt sogar bis in den Zellkern des Opfers und verhindert so die Zellteilung. In der Lebensmittel- und Getränkeindustrie werden einige Killerhefestämme schon eingesetzt. Zum Beispiel als Starterkulturen für die Produktion von Brot, Bier oder Wein, um eine Kontamination durch unerwünschte Wildtyp-Stämme zu vermeiden, die das Produkt ungenießbar machen würden.

Ein Problem, das zwar einen großen Teil der Allgemeinheit betreffen würde, den Patienten aus den Fallbeispielen von Anfang 1980er aber wohl egal ist. Denn als ob die beiden Pilze dem Patienten nicht schon genug Ärger machen würden, gesellt sich bei einigen noch ein dritter dazu.

65

Cryptococcus neoformans

Der Sproßpilz *Cryptococcus neoformans* wurde erstmals im Jahr 1894 beschrieben. Er ist der Verursacher der Europäischen Blastomykose, kommt allerdings weltweit im Boden und vor allem in Vogelexkrementen vor. Wie bei den vorherigen Pilzen auch verursacht er bei gesunden Menschen kaum Infektionen. Vor allem Immunsupprimierte sind betroffen. Die häufigste Eintrittspforte ist die Lunge. Von dort gelangt er in den gesamten Körper, wie Leber, Nieren und das Gehirn. Die entstehende Meningitis verläuft unbehandelt fast immer tödlich.

Interessant ist, dass die Erstbeschreibung nicht aus dem Gewebe der Atemwege oder des zentralen Nervensystems, aus denen er heute am häufigsten nachgewiesen wird, erfolgte, sondern aus dem Knochen. Die Autoren, der Pathologe Otto Busse (1867–1922) und der Chirurg und spätere Dermatologe Abraham Buschke (1868–1943) isolierten den Erreger aus einer Knochenprobe einer 31-jährigen Frau im Juni 1894 an der Universität Greifswald. Die Patientin litt an einer chronischen subperiostalen (unterhalb der Knochenhaut) Entzündung des Schienbeins mit Verdacht auf einem erweichten Sarkom (Knochenkrebs).

Busse beschreibt den Erreger als einen *Saccharomyces*-ähnlichen Organismus. *Saccharomyces* ist ebenfalls ein Sproßpilz, zu dem auch die Bierhefe gehört. Buschke beschreibt, unabhängig von Busse, den Erreger als Kokzidien, einer Parasiten-Art. Beide unternehmen

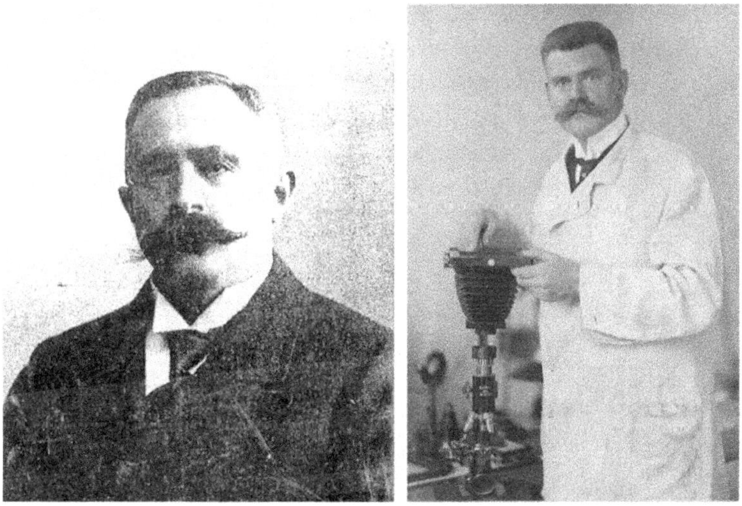

Abb. 134 Im Juni 1894 veröffentlichen der Pathologe Otto Busse (1867–1922) (links) und der Chirurg und spätere Dermatologe Abraham Buschke (1868–1943) (Wikimedia commons / Public Domain) (rechts) den Fall einer aggressiven, tödlich verlaufenden Infektion, durch *Cryptococcus neoformans* in Greifswald. Sie beschreiben als erstes den Erreger der Europäischen Blastomykose. Buschke wird im Jahr 1942 mit seiner Frau Erna ins KZ Theresienstadt deportiert. Hier stirbt er ein Jahr später (Wikimedia commons / Public Domain).

Übertragungsversuche an Tieren und stellten ihre Ergebnisse unabhängig voneinander der Greifswalder Ärztekammer vor. Indessen schreitet die Erkrankung der Patientin voran.

Im weiteren Verlauf treten Gesichtsgeschwüre, Knie- und Rippenschwellung und Hämatemesis (Bluterbrechen), aber keine neurologischen Symptome, auf. Der Erreger wird wiederholt aus unterschiedlichen Probenmaterial isoliert. Im November 1894 verstirbt die Patientin. Bei der von Busse durchgeführten Autopsie stellt er fest, dass das linke Schienbein, die rechte Elle, die linken Rippen, die Lunge, Nieren und Milz betroffen sind.

Busse wird Leiter der Anatomischen Pathologie am Hygiene-Institut in Posen (Stadt im Westen Polens) und von 1911–1922 Professor in Zürich. Buschke wird im Jahr 1906 der Leiter der Dermatologie am Rudolf-Virchow-Krankenhaus in Berlin. Aufgrund seiner Religionszugehörigkeit zum Judentum wird er 1933 von den Nazis entlassen. Er besucht 1937 seine drei Söhne in den USA, kehrt aber wieder nach Deutschland zurück. Im Jahr 1942

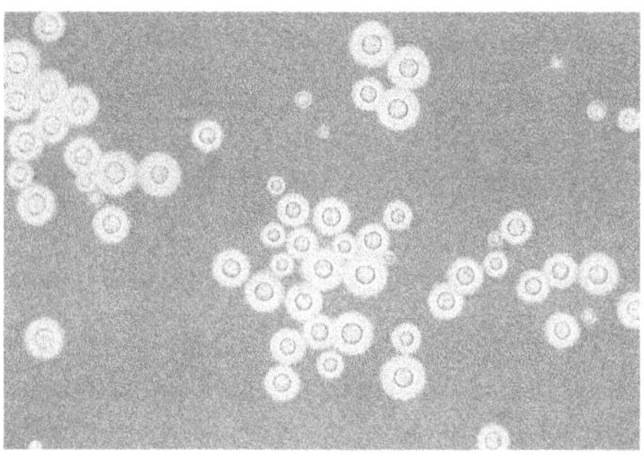

Abb. 135 Der hefeähnliche Pilz *Cryptococcus neoformans* fällt unter dem Mikroskop durch seine dicke Kapsel aus Mannanen, auf. Im Tuschepräparat imponiert diese als heller, nicht angefärbter Hof, um die Pilzzelle (Center for Disease Control and Prevention (CDC) / Wikimedia commons / Public Domain).

werden er und seine Frau Erna, wie so viele andere unschuldige Menschen in diesem traurigen Kapitel der Geschichte, im KZ Theresienstadt (Tschechische Republik) interniert. Hier stirbt er ein Jahr später an einer Enteritis (Dünndarmentzündung).

In dem Artikel aus dem *Morbidity and Mortality Weekley Report* der CDC, der knapp 40 Jahre nach Buschkes Tod erscheint, leiden die Patienten nicht nur unter ungewöhnlichen Pilzinfektionen. Es gesellen sich auch Viren dazu, um die sich ein Gesunder normalerweise keine Gedanken macht.

Steckbrief/e:

Steckbrief Nr.	**67**
Name	*Cryptococcus neoformans* und *C. gattii*
Einordnung	Reich: Pilze Sprosspilze
Morphologie/ Eigenschaften	Sprosspilz mit Polysaccharidkapsel Abb. 135
Vorkommen	Weltweit in der Natur bei Gräsern und anderen Pflanzen, Verbreitung durch Vögel über Kot; z. T. auch Bestandteil des humanen Darmmikrobioms
Übertragung	Inhalation der Erreger (Staub, Vogelkot)
Inkubationszeit	Entfällt, vermutlich wenige Wochen bis mehrere Monate
Erkrankung	Europäische Blastomykose, Kryptokokkose
Symptome	Bei Immunkompetenten: in der Regel asymptomatisch, uncharakteristische und flüchtige pulmonale Symptome Bei Immunsupprimierten: Pneumonie, durch hämatogene Streuung Meningitis/Meningoenzephalitis mit Kopfschmerzen
Diagnostik	Kulturelle Anzucht, Serologie (AG-Nachweis)
Therapie	Antimykotika
Prophylaxe	Vermeidung von Kontakt mit Vögeln und deren Kot bei Immunsuppression

66

Das Zytomegalievirus (CMV) und das Kaposi-Sarkom-Herpes-Virus (KSHV, HHV 8)

Die Patienten litten zusätzlich unter einer akuten oder reaktivierten Zytomegalie-Virus-Infektion. Im Jahr 1881 wurden die Auswirkungen, die das Virus auf infizierte Zellen hat, erstmals vom deutschen Pathologen Moritz Wilhelm Hugo Ribbert (1855–1920) beschrieben. Er fand stark vergrößerte Zellen in den Nieren eines an Lues verstorbenen Neugeborenen. Der Name des Virus prägte sich ab dem Jahr 1960 ein und bezieht sich auf die beschriebenen

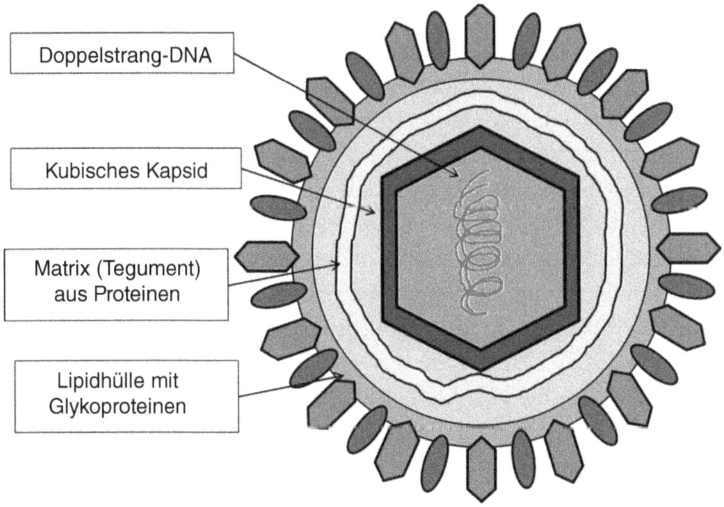

Abb. 136 Schematische Darstellung des Aufbaus eines Herpesvirus. Die doppelsträngige DNA wird von einem kubischen Kapsid umgeben. Es folgt eine Matrix aus Proteinen, dem Tegument. Herpesviren werden von einer Lipidhülle umgeben, in der sich Glykoproteine befinden.

Zellveränderungen. Aus dem griechischen „*cyto*“ für Zelle und „*megalo*“ für groß: das Zyto- (bzw. Cyto-) megalievirus (CMV). Im Gegensatz zu den meisten anderen Viren ist das CMV ein richtiger Allrounder. Während viele Viren nur eine bis wenige verschiedene Zelltypen infizieren können, weist CMV einen sehr breiten Zelltropismus aus. Es findet sich in den Zellen der Speicheldrüsen ebenso zurecht wie in den Lungenzellen. Es infiziert die Niere und den Gastrointestinaltrakt genauso gerne wie die Leber, die Bauchspeicheldrüse, die Augen und macht auch vor dem Gehirn nicht halt. Da es sich fast im ganzen Körper wohlfühlt, wird es auch in allen Körpersekreten gefunden. Ein großes Problem besteht darin, dass CMV nicht von der Plazenta aufgehalten wird. Dieser Schutz wird ohne Probleme überwunden und das Ungeborene infiziert.

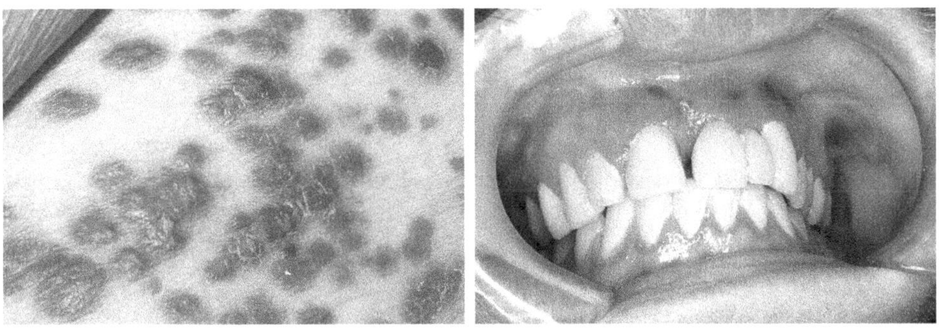

Abb. 137 Kaposi-Sarkom bei AIDS-Patienten. Links: Kutanes Kaposi-Sarkom (National Cancer Institute / wikimedia commons / Public Domain). Rechts: Multiple Kaposi-Sarkome des Zahnfleischs bei einem AIDS-Patienten (Center for Disease Control and Prevention (CDC) / Wikimedia commons / Public Domai).

CMV gehört weltweit zu den häufigsten Erregern kongenitaler Infektionen, also Infektionen, die vor der Geburt stattfinden. Fehlgeburten und schwere angeborene geistige und körperliche Schäden können die Folge sein. Bei gesunden Kindern und Erwachsenen verläuft eine Infektion meist asymptomatisch oder mit unspezifischen Symptomen, so dass CMV überhaupt nicht als Verursacher in Verdacht gerät. Wie alle Herpesviren persistiert es in den Wirtszellen. Erst bei einer Immunsuppression, zum Beispiel nach einer Organ- oder Stammzelltransplantation, kommt es zu starken Reaktivierungen. Aufgrund des breiten Zelltropismus kommt es dann zu den verschiedensten Krankheitsbildern, wie zum Beispiel einer Pneumonie, Enzephalitis, Ösophagitis oder Hepatitis, die mitunter tödlich enden. CMV ist nicht das einzige ungewöhnliche Virus, unter dem die Patienten leiden.

Ein eher unbekanntes Virus aus der Familie der Herpesviren, das Humane Herpesvirus Nr. 8 (HHV-8), zieht ebenfalls Aufmerksamkeit auf sich. Forscher entdeckten es 1994 im Tumorgewebe des Kaposi-Sarkoms und identifizierten es als dessen Auslöser. Daher heißt es auch Kaposi-Sarkom-Herpes-Virus (KSHV). Bei diesem Tumor bilden sich blau-braune Flecken auf der Haut, den Schleimhäuten und den Organen. Bei den Flecken handelt es sich um Tumorknoten. Erstmals wurde das Sarkom Anfang 1870 vom ungarischen Dermatologen Moriz Kohn (1837–1902) in Wien beschrieben. Aufgrund seiner Hochzeit mit einer Katholikin, änderte Kohn seinen jüdischen Namen in Kaposi. Eine Anspielung auf seinen Geburtsort Kaposvár in Ungarn. Der Verlauf einer HHV-8-Infektion hängt wie bei CMV auch, vor allem vom Immunstatus des Patienten ab. Je schwächer das Immunsystem ist, umso schwerer die Infektion und aggressiver der Verlauf.

Und als ob Pilze und Viren zu einer großen Feier eingeladen hätten, mischt auch noch ein Parasit mit. *Toxoplasma gondii* (Kapitel 32), der im Normalfall ebenfalls vom Immunsystem in Schach gehalten wird, reaktiviert ebenfalls und sorgt je nach Lokalisation für Entzündungen. Häufig in Form einer Meningitis oder Pneumonie. Aufgrund des Zusammenspiels der verschiedenen Infektionskrankheiten versterben die Patienten innerhalb kürzester Zeit.

Bei den Untersuchungen fällt auf, dass alle Patienten eine ungewöhnlich niedrige Zahl an Leukozyten aufweisen, der Grund für diese starke Immunschwäche. Am 27.07.1982 werden bei einer Konferenz der CDC die Symptome unter dem Namen AIDS zusammengefasst. Acquired immune deficiency syndrome, zu Deutsch das Erworbene Immunschwächesyndrom. Und die CDC ist sich sicher, dass die Krankheit nicht nur durch Sexualkontakte in der MSM-Gemeinschaft übertragen werden kann, sondern auch durch Blut und Blutprodukte. Die Suche nach der Ursache für diesen starken Rückgang der Leukozytenzahl wird von verschiedenen Arbeitsgruppen in Angriff genommen.

Steckbrief/e:

Steckbrief Nr.	68	69
Name	Zytomegalievirus (CMV) Synonym: Humanes Herpesvirus 5 (HHV5)	Kaposi-Sarkom-Herpes-Virus, Synonym: Humanes Herpesvirus 8 (HHV8)
Einordnung	Familie: *Orthoherpesviridae* Art: siehe Namen	
Morphologie/ Eigenschaften	DNA-Genom, kubisches Kapsid, Hülle	
Vorkommen	Weltweit	
Übertragung	Körperflüssigkeiten (Speichel, Urin, Blutprodukte, Sexualkontakt, Muttermilch), diaplazentar	Schleimhaut-, Speichelkontakt, iatrogen, sexuell
Inkubationszeit	i. d. R. 4–6 Wochen	
Erkrankung	Zytomegalie/Cytomegalie	Kaposi-Sarkom und Lymphome. z. B. Castleman-Krankheit
Symptome	Pränatale Infektion (Infektion während der Schwangerschaft): – Kind bei Geburt symptomlos, Spätschäden möglich – Kind zeigt unspezifische Symptome: geringes Geburtsgewicht, leichte Gelbsucht Kind zeigt schwere geistige und körperliche Schäden (u. a. Mikrozephalie, Zahndefekte) Perinatale Infektion (Infektion während der Geburt): je nach Zustand des Neugeborenen, bei reifen Neugeboren meist symptomlos Postnatale Infektion (nach Geburt): – bei gesunden Kindern: meist asymptomatisch – bei immunkompetenten Erwachsenen: mild, unspezifische Symptome, Komplikationen Pneumonie, Hepatitis – Immunsupprimierte: schwere Verläufe: Fieber, Muskel- und Gelenkschmerzen, Pneumonie, Enzephalitis, Netzhautentzündung, schwere generalisierte Verläufe enden z. T. tödlich CMV persistiert in zahlreichen Geweben	Immunkompetente Patienten: asymptomatisch Kaposi-Sarkom bei immunsupprimierten Patienten: bösartiger Gefäßtumor der Haut und Schleimhäute betrifft → zahlreiche bläuliche Flecken und Knoten mit unregelmäßigen oder unscharfen Rand auf der Haut und Schleimhaut, schmerzlos → Beteiligung innerer Organe möglich Lymphome (= Tumore der Lymphknoten): unerklärliches Fieber, Nachtschweiß, ungewollter Gewichtsverlust, Abgeschlagenheit
Diagnostik	Serologie (AG- und AK-Nachweise), PCR	PCR
Therapie	Virostatika	Herstellung der Funktion des Immunsystems, Chemo- und oder Strahlentherapie
Prophylaxe	Keine spezifische Prophylaxe möglich, vor Transplantation CMV-Status von Spender und Empfänger abklären	Keine spezifische Prophylaxe möglich

67

Das Humanes Immundefizienz-Virus (HIV) und das Humane T-lymphotrope Virus (HTLV)

Am Institut Pasteur in Paris arbeiten die Virologen Luc Antoine Montagnier (1932–2022) und Françoise Barré-Sinoussi (Geb. 1947) an dem Problem. Ihnen fallen Ähnlichkeiten zu krebserregenden Retroviren bei Tieren auf. Und schon zwei Jahre nach den ersten Fallberichten, im Jahr 1983, gelingt ihnen die Isolation eines aggressiven Virus, das alle Wirtszellen in der Kultur tötet. Sie nennen es Lymphadenopathie-assoziiertes Virus (LAV). Im Mai 1983 erscheint ihr Paper im Magazin *Science*. Zusammen mit dem Artikel von Robert Gallo (Geb. 1937). Er beschreibt als Auslöser von AIDS einen nahen Verwandten des LAV. Gallo arbeitet im Laboratory of Tumor Cell Biology am National Cancer Institute in Bethesda mit Retroviren.

Retroviren widerlegen das zentrale Dogma der Molekularbiologie das von Francis Crick (1916–2004) im Jahr 1958 aufgestellt wurde. Dieses Dogma besagt, dass aus der DNA, die die Erbinformation einer jeden Zelle codiert, über den Zwischenschritt der RNA, die Proteine synthetisiert werden, die für den Aufbau und die Funktion der Zelle unabdingbar sind. Während sich DNA-Viren noch an diese Vorgabe halten und die meisten RNA-Viren nach dem Zelleintritt benötigte Proteine aus der RNA heraus produzieren lassen, ohne ihr Erbgut in den Zellkern zu bringen, wurde Anfang der 1970 noch eine weitere, sehr kuriose, Möglichkeit entdeckt, wie sich die Viren replizieren können.

Im Jahr 1970 erschienen in derselben Ausgabe von „*Nature*" zwei Berichte über die Entdeckung eines neuen Enzyms. Es ermöglicht die Umschreibung von RNA in DNA.

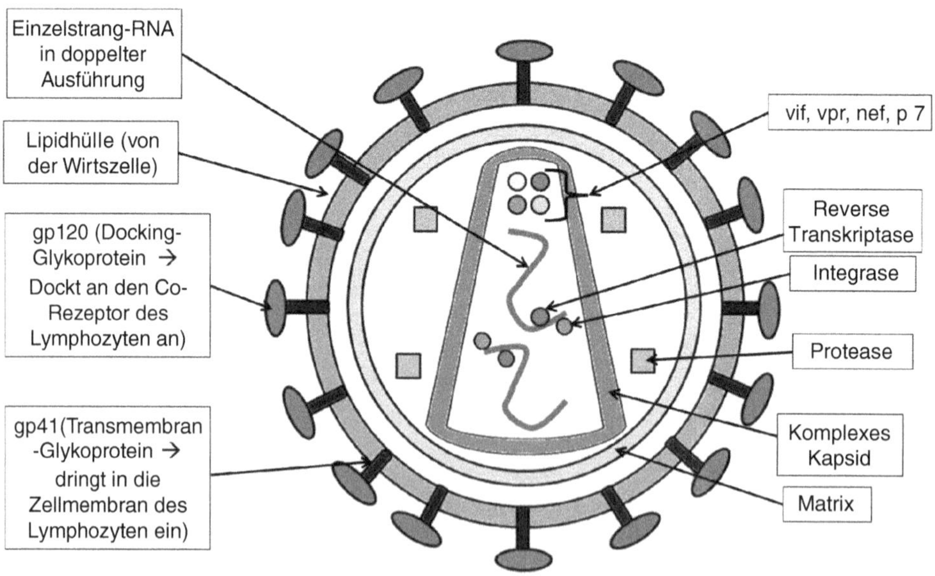

Abb. 138 Schematische Darstellung des Aufbaues der Retroviren, am Beispiel des HIV. Retroviren besitzen vielfältige Enzyme, die sie für ihren Infektionszyklus benötigen. Zum Beispiel die Namensgebende Reverse Transkriptase. Sie schreibt die Viren-RNA in cDNA (complementary DNA) um. Diese wird von der Integrase ins Wirtsgenom eingebaut.

Treffenderweise wurde das Enzym dann auch Reverse Transkriptase genannt. Die neugeschriebene DNA wird mit der Hilfe eines weiteren Enzyms in das Wirtsgenom im Zellkern eingebaut. Dort verbleibt sie und sorgt für die Herstellung neuer Viren, bis die Zelle zu Grunde geht. Eine ganze Reihe an Retroviren, die bei Tieren Tumore auslösen, wurden im Laufe der folgenden Jahre gefunden. Und bald stellte sich die Frage, ob es entsprechende Viren auch beim Menschen gibt. Die Suche gestaltete sich als schwierig. Unter anderem da die Reinheit der verwendeten Gewebekulturen durch zufällige Kontaminationen gefährdet war.

Der Fund gelingt schließlich der Arbeitsgruppe um Robert Gallo. Nach seiner klinischen Tätigkeit am National Institut of Health in Bethesda, Maryland, wo er akute Leukämien bei Kindern behandelte, gründete er 1970 ein Forschungslabor zur Tumorzellvirologie. Er konzentriert sich auf Leukämien und Lymphome, bösartige Tumore des Knochenmarkes und der Lymphdrüsen. Im Jahr 1979 gelingt seiner Arbeitsgrubbe schließlich die Isolation des ersten humanen Retrovirus. Das Humane T-Zell-Leukämie-Virus (HTLV-1), heute Humanes T-lymphotropes Virus 1. Im Jahr 1979 wird HTLV-2 isoliert. Nur mit der Isolation von HIV hat er kein Glück. Montagnier schickt ihm seine Proben, doch erst Monate später, nachdem Gallo das AIDS-Virus als HTLV-III falsch identifiziert, gelingt ihm auch die Isolation des Lymphadenopathie-assoziierten Virus (LAV).

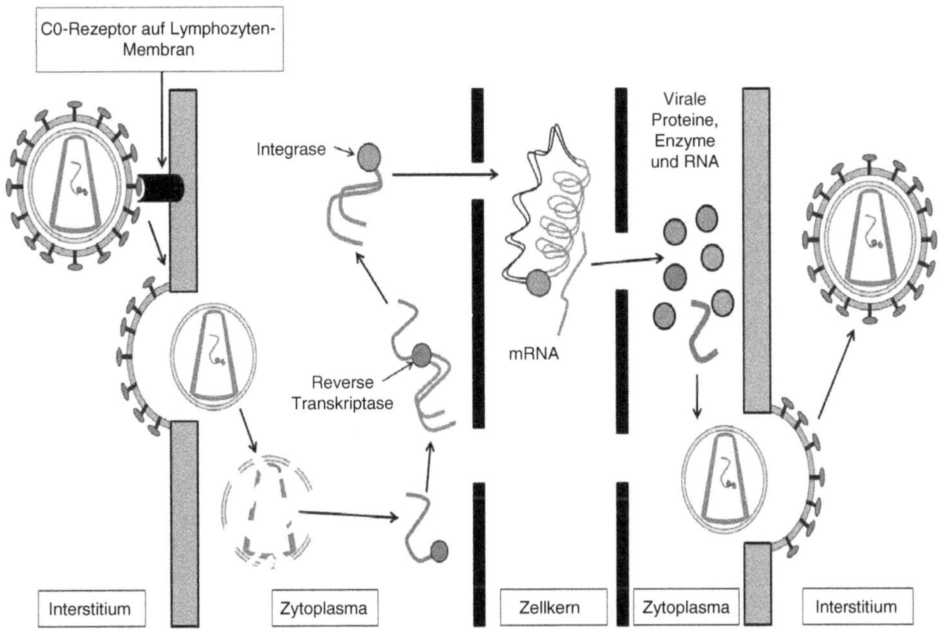

Abb. 139 Infektionszyklus des HIV. Die Viruspartikel binden an Rezeptoren der T-Zellen, spezifischen Zellen der Immunabwehr. Die Viruspartikel fusionieren mit der Zellmembran. Die RNA und die mitgebrachten Enzyme werden freigesetzt. Das Enzym Reverse Transkriptase schreibt die RNA in cDNA (complementary DNA) um. Diese wird in den Zellkern geschleust und mit Hilfe des Enzyms Integrase in das Wirtsgenom eingebaut. Die „Piraten"-DNA wird abgelesen, die viralen Proteine hergestellt und zu neuen Viren zusammengebaut. Unter Mitnahme eines Teiles der Zellmembran werden die neuen Viren aus der Wirtszelle freigesetzt.

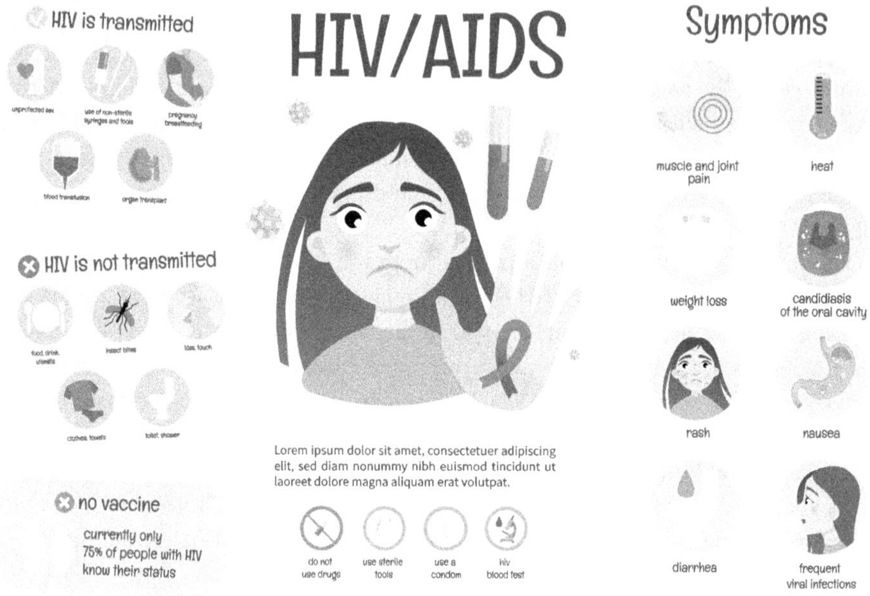

Abb. 140 Medizinisches Poster zur Übertragung und den Symptome des Acquired immune deficiency syndrome (AIDS) (Alena Igdeeva/Adobe Stock Photos).

An der University of California in San Francisco wird im Jahr 1984 LAV als Erreger von AIDS bestätigt. Am 01.05.1986 erhält das Virus vom International Committee on the Taxonomy of Viruses seinen heutigen Namen: Human immunodeficiency virus, das Humane Immundefizienz-Virus, abgekürzt HIV. Nach einem Prioritätsstreit um die Erstentdeckung des Virus tritt Gallo 1991 von seinen Ansprüchen zurück. Montagnier und Barré-Sinoussi erhalten für ihre Entdeckung 2008 den Nobelpreis. Mitte der 1980er Jahre wurde ein Antikörper-Suchtest eingeführt, der die gezielte Suche nach dem Virus in Blutprodukten erlaubte. Auch die ersten Medikamente gegen HIV wurden zugelassen.

Den größten Therapieerfolg erzielte man jedoch mit einem Medikamentencocktail, der knapp zehn Jahre später eingeführt wurde. Auf der Welt-Aids-Konferenz im Juni 1996 in Vancouver wurde die hochaktive antiretrovirale Therapie, HAART, von David Da-i Ho (Geb. 1952) vorgestellt. Diese Therapie besteht aus einem Mix verschiedenster Anti-Retroviraler-Medikamente, die täglich eingenommen werden müssen eine bunte Mischung an mehr oder weniger starken Nebenwirkungen verursachen. Im Laufe der Zeit ist die Therapie immer besser geworden und erlaubt es Betroffenen, zumindest in den Industrienationen, ein nahezu normales Leben zu führen. Die Erstbeschreibung der Krankheit AIDS im Jahr 1981, die Entdeckung des Virus Anfang 1983, die Einführung der Antikörper-Suchteste im Jahr 1985 und die Zulassung des ersten Medikamentes 1987, das Azidothymidin, sind zeitlich gesehen nur Fingerschnippen. Im Gegensatz zu den Jahren in denen sich das Virus unbemerkt in der Bevölkerung ausbreitete.

Wahrscheinlich gelangte es im Jahr 1976 nach San Francisco. Fünf Jahre vor den Fallbeschreibungen im *Morbidity and Mortality Weekley Report* der CDC. Sein Weg wurde zurückverfolgt über Georgia, New Jersey und Pennsylvania nach New York. Hier kam es vermutlich über Haiti aus Haiti, zwischen 1969 und 1973 an. Der „Big Apple" ist Foggs nächste Station.

Steckbrief/e:

Steckbrief Nr.	70	71
Name	Humanes Immundefizienz-Virus (HIV)	Humanes T-lymphotropes Virus (HTLV)
Einordnung	Familie: *Retroviridae* Art: siehe Name	
Morphologie/ Eigenschaften	RNA-Genom, komplexes Kapsid, Hülle Besitzen eine Vielzahl viraler Enzyme, die virale RNA wird in der Wirtszelle in cDNA umgewandelt. Diese wird in den Zellkern transportiert und in die Wirts-DNA eingebaut	
Vorkommen	weltweit	
Übertragung	Infektiöse Körperflüssigkeiten	Vor allem währen der Schwangerschaft diaplazentar, sexuell Übertragung auf intakte T-Lymphozyten angewiesen
Inkubationszeit	Tage – Wochen	mehre Jahre
Erkrankung	Erst im Verlauf erworbenes Immunschwächesyndrom = Acquired immune deficiency syndrome (ADIS)	HTLV-1: Adulte T-Zell-Leukämie (ATL), Tropische spastische Paraparese (TSP) oder HTLV-1-assoziierte Myelopathie (HAM) HTLV-2: Haarzell-Leukämie
Symptome	Abhängig von der CD4-T-Zellzahl (spezifische Immunzellen) Erstinfektion: asymptomatisch bis unspezifische Symptome (Fieber, Kopfschmerzen, geschwollene Lymphknoten, kleinfleckiges und juckendes Exanthem) Im Verlauf: systemisch geschwollene Lymphknoten, Fieber, Nachtschweiß, chronische Müdigkeit, Durchfall, Frösteln, Muskelschmerzen, allg. Unwohlsein Abgeschlagenheit, Gewichtsverlust Zellzahl < 200 Zellen/µL: Vollbild AIDS → Superinfektionen durch opportunistische Erreger (Candida-Infektionen, *Pneumocystis-jirovecii*-Pneumonie, Kryptokokkose, Toxoplasmose, Tuberkulose und atypische Mykobakterien, CMV, aggressive Karzinome)	Primärinfektion meist asymptomatisch, Großteil der Patienten bleibt während ihres Lebens symptomfrei Adulte T-Zell-Leukämie (ATL): Läsionen der Haut (Ausschlag, Tumore), Läsionen der Knochen, Lymphknotenschwellung, opportunistische Infektionen wie bei HIV Tropische spastische Paraparese (TSP) oder HTLV-1-assoziierte Myelopathie (HAM): chronische Müdigkeit, Muskelschwäche (vor allem der Extremitäten), befallene Lymphozyten wandern ins Zentrale Nervensystem → neurologische Symptome Haarzell-Leukämie = bösartiges Lymphom: Anämie → Müdigkeit und Schwäche Leukopenie → erhöhte Infektanfälligkeit Thrombozytopenie → Blutungsneigung, Hepatosplenomegalie (Vergrößerung von Leber und Milz)
Diagnostik	PCR, Serologie (AK- und AG-Nachweise)	PCR, Serologie (AK-Nachweis)
Therapie	Kombination verschiedener Virostatika	Keine spezifische Therapie (HIV-Medikamente versagen beim HTLV), Behandlung der Leukämie durch Chemotherapie, Behandlung opportunistischer Infektionen
Prophylaxe	Expositionsprophylaxe (z. B. Kondome)	Keine spezifische Prophylaxe vorhanden, Kontakt vermeiden

68

Zwischenspiel: New York

„… am 11.12. um elf Uhr und ein Viertel abends lief der Zug in den Bahnhof ein und hielt am rechten Ufer des Flusses dicht vor dem Hafendamm … Die *China* war fünfundvierzig Minuten zuvor nach Liverpool abgefahren!“ Die Entführung von Passepartout durch die Sioux und seine anschließende Rettung durch Fogg, hatte diesem eine Verspätung von zwanzig Stunden gekostet. Selbst die rasante, eiskalte Fahrt mit einem Windschlitten über die zugeschneiten weiten Ebenen vom Kearney nach Omaha, von wo aus in regelmäßigen Abständen Züge nach Chicago fuhren, konnte die verlorene Zeit nicht wieder einholen. „Chicago ist noch neunhundert Meilen von New York entfernt, und es fehlte nicht an Zügen, die dahin abgingen. … Die flinke Lokomotive … fuhr mit größter Geschwindigkeit, als hätte sie gewusst, dass der ehrenwerte Gentleman keine Zeit zu verlieren hatte.“ Doch leider nicht schnell genug – „Die *China* schien durch seine Abfahrt Phileas Foggs letzte Hoffnung mitgenommen zu haben.“

Dabei war der Hafen von New York das Symbol der Hoffnung für Millionen Immigranten auf ein besseres Leben. Verkörpert durch eine 46 m hohe kolossale Statue aus Kupfer. Ein Geschenk Frankreichs an die USA, zum Gedenken an das gemeinsame revolutionäre Erbe der beiden Länder. Passepartout wäre sicherlich die Brust vor Stolz geschwollen, wenn er sie hätte sehen können. Doch die Einweihung der Freiheitsstatue erfolgt erst am 28.10.1886, nach elf Jahren Fertigungszeit und vierzehn Jahre nach Passepartouts Besuch der Stadt.

Zur Zeit von Foggs Reise besteht New York nur aus der Stadt, die auf einer langgestreckten Insel an der Mündung des Hudson River liegt. Die Einheimischen nennen sie „Mannahata“. Der Name wird vom Offizier Robert Juet, der mit Henry Hudson (1565–1611) im September 1609 die Gegend erkundete, in seinen Notizen erwähnt. Da er keine Übersetzung mitliefert, wird um die Bedeutung des Namens gerätselt. Eine Vermutung ist „Insel der Hügel“, ob der Name stimmt, ist nicht sicher. Doch es sind die Niederländer, die Anfang des 17. Jahrhunderts eine Kolonie auf der Insel gründen. Niew Amsterdam fällt im September 1664 kampflos an die britische Krone und erhält einen neuen Namen: New York. Nach dem Bruder des englischen Königs, dem Herzog von York, der die gesandten Kriegsschiffe finanzierte.

New York wird ein wichtiger strategischer Punkt im amerikanischen Unabhängigkeitskrieg (1775–1783). Und im Jahr 1783 von den Truppen des Generals Georg Washington (1732–1799) von den britischen Besatzern befreit. Immer mehr Menschen strömen in die Stadt. Etwa 60.000 Menschen leben Anfang des 19. Jahrhunderts in New York, und täglich landen neue Auswanderschiffe im Hafen.

Fogg hätte die Möglichkeit mit einem davon zwei Tage später in See zu stechen, doch „Diese Schiffe … haben schwache Maschinen und fahren langsam.“ Keine Option für unseren Gentleman. Abgesehen davon, dass die Zustände auf diesen Schiffen

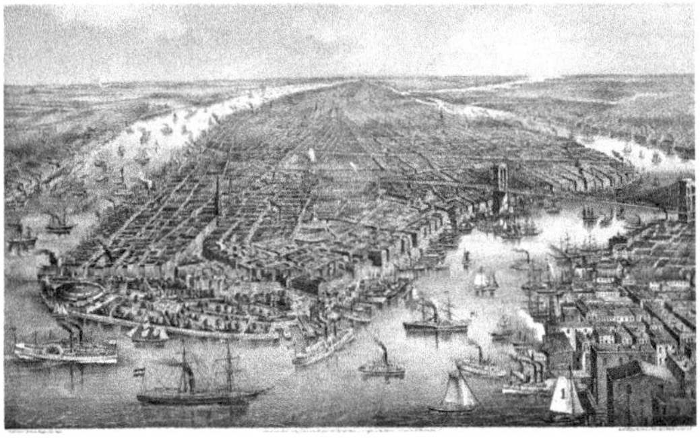

Abb. 141 Luftbild von New York 1873. Die Stadt ist für viele Einwanderer das Tor zu einer neuen Welt und ein, hoffentlich besseres, neues Leben (Mannaggia/Adobe Stock Photos).

meist mehr als katastrophal waren. In seinem 1917 erschienen Briefroman „Jürnjakob Swehn, der Amerikafahrer" erzählt Johannes Gillhoff (1861–1930) die Geschichte des fiktiven Jürnjakob aus Mecklenburg, der im Jahr 1868 nach Amerika auswandert. Im ersten Kapitel berichtet Jürnjakob von der Überfahrt. Schon beim Übersetzten von Hamburg nach Grimsby, an der Nordost-Küste Englands, verbrachte er die Nacht an Deck, „... weil es unten vor Gestank nicht auszuhalten war." Das Schiff, ein alter vermoderter Kahn, „... war ein richtiger Schweinestall. Soviel Krätze, Wanzen und Läuse". Alle Passagiere waren erleichtert, als sie am Ende ihre „... Matratze mit allem, was darin rumhüpfte über Bord ..." werfen und „... den alten Lausekasten verlassen konnten."

69

Sarcoptes scabiei (Krätzmilbe)

Wie viele andere Krankheiten ist auch die Krätze oder Scabies, seit Menschengedenken bekannt. Der griechische Universalgelehrte Aristoteles (384–322 vor Christus) berichtet von Läusen, die aus Pickeln entkommen, wenn man diese ansticht. Da die Krätze auch bei Wild- und Haustieren über Jahrhunderte großes Leid und für die Bauern Verluste hervorrief, war sie oft Gegenstand veterinärmedizinischer Untersuchungen. Im Gegensatz zu anderen Krankheiten war bei der Krätze schon sehr früh offensichtlich, dass diese „Fleischläuse" die Ursache sind und nicht spontan im Körper aufgrund eines Ungleichgewichtes der Säfte entstanden.

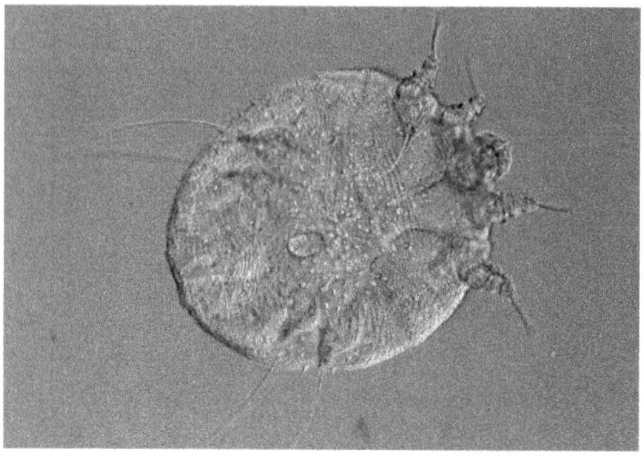

Abb. 142 Eine Krätzmilbe (*Sarcoptes scabiei*) unter dem Mikroskop (Designpics/Adobe Stock Photos).

Historiker schreiben die Entdeckung des Zusammenhanges zwischen der Milbe und der Krankheit dem italienischen Mediziner Giovanni Cosimo Bonomo (1666–1696), in Zusammenarbeit mit dem Naturforscher Giacinto Cestoni (1637–1718), zu. Seine Ergebnisse der mikroskopischen Untersuchungen dokumentierte er unter anderem in einem Brief vom 18.07.1687 an Francesco Redi (1626–1697) in Florenz. Bonomo entdeckte, dass es männliche und weibliche Milben gibt, diese sich paaren und das Weibchen daraufhin Eier ablegt. Auch dass die Krankheit eine kontagiöse Natur hat und durch äußere Therapien behandelt werden kann. Innere Anwendungen sind dagegen völlig nutzlos. Seine Publikationen stießen auf großes Interesse, gerieten dann aber in Vergessenheit. Der allgemeine Glaube, dass Parasiten durch Urzeugung entstehen und eine Folge von Krankheiten sind herrschte noch bis ins 19. Jahrhundert und wurde erst u. a. durch die Untersuchungen von Pasteur widerlegt.

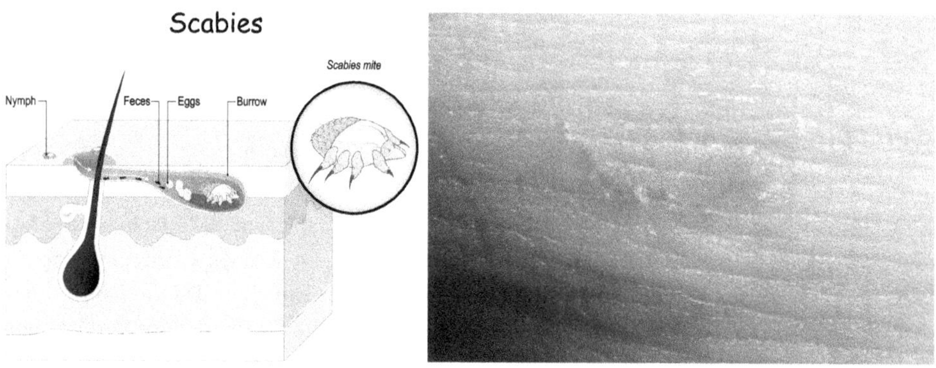

Abb. 143 Links: Schematische Darstellung der Krätze. Adulte Milben graben Gänge in die oberen Hautschichten (designua/Adobe Stock Photos). Rechts: Bohrkanal einer Milbe am Fuß. Die Milbe ist links oben als bräunlicher Punkt erkennbar. (MichaelBeckHGW / Wikimedia commons / Public Domain).

Im Falle der Krätze war die Veterinärmedizin der Humanmedizin voraus. Anfang der 1800er wurden durch Quarantänemaßnahmen und Tauchkuren bei Schafen gute Fortschritte in der Therapie der Schafräude erzielt. Die Tauchkuren enthielten z. B. Arsen-, Kalk- oder Schwefelverbindungen. Im Jahr 1986 wurde in den USA das Permethrin zur Therapie von Kopfläusen bei Menschen zugelassen. Permethrinverbindungen wirken wie DDT auf das Nervensystem der Insekten und führen zu Lähmungen. Eine Studie zeigte, dass bei Verwendung einer 5%igen Lösung und einer Anwendungsdauer von einer Stunde alle Milben abstarben. Dies führte zu einem großflächigen Einsatz von Permethrin. Im Jahr 2000 wurde diese Studie wiederholt. Es zeigte sich, dass selbst nach einer Einwirkzeit von drei Stunden noch 35 % der Milben lebensfähig waren. Die Tierchen waren resistent geworden.

Die Resistenzmechanismen beruhen auf Veränderungen der Zielstruktur, Effluxpumpen die den Stoff wieder aus der Zelle pumpen und der Produktion von Enzymen, die Permethrin abbauen. Diese Zunahme der Resistenz ist eine ernsthafte Bedrohung. Nicht nur in der Schädlingsbekämpfung bei der Landwirtschaft oder in der Veterinärmedizin. Schätzungen gehen davon aus, dass große Teile der weltweiten Nutztierbestände betroffen sind. Und so unwirklich es auch klingt, auch in der Humanmedizin gehört die Krätze noch nicht der Vergangenheit an.

Die WHO hat Scabies (Krätze) zu einer der sogenannten „vernachlässigten Tropenkrankheit" erklärt. Schätzungen zufolge sind weltweit über 200 Millionen Menschen betroffen. Vor allem in Ländern mit niedrigen oder mittleren Entwicklungsstandards ist sie endemisch. Kinder sind häufiger betroffen. Aber auch in Industrienationen ist diese Plage immer noch ein aktuelles Thema. Vor allem in Langzeiteinrichtungen wie z. B. Pflegeheimen oder Waisenhäusern. Obwohl die Krätze vor allem mit Armut und schlechter Hygiene assoziiert ist, haben auch andere Faktoren einen Einfluss auf die Verbreitung der Krankheit. Zum Beispiel das Sexualverhalten oder die Tatsache eines immer größer werdenden immungeschwächten Teiles der Bevölkerung, wie polymorbide ältere Menschen. Kriege und Migration sind ein weiterer starker Katalysator.

Scabies kommt weltweit vor und kann Personen jeden Alters und jeder Bevölkerungsschicht betreffen. Die Diagnostik ist relativ einfach mittels einer Dermatoskopie. Ein nichtinvasives Untersuchungsverfahren bei der die entsprechende Stelle mit einem Dermatoskop, einem kleinen Auflichtmikroskop, untersucht wird. Bei Zweifeln kann eine Bestätigung mit dem mikroskopischen Nachweis der Milben, deren Eiern oder deren Kot erfolgen. Die Behandlung sollte sich an den entsprechenden Leitlinien orientieren, da durch falsche Maßnahmen die Krankheit unnötig in die Länge gezogen wird. Vor allem um bessere Präventionsmaßnahmen gegen die Verbreitung in der Hand zu haben, sind weitere Forschungen zur Identifikation von Risikogruppen und -faktoren nötig.

Allein das Lesen oder Reden über die Krätze löst bei den meisten Menschen einen spontanen Juckreiz aus. Doch da ist dieser Parasit nicht der einzige. Und das Verlassen des befallenen Schiffes löst nicht das Ungezieferproblem.

Steckbrief/e:

Steckbrief Nr.	**72**
Name	*Sarcoptes scabiei* (Krätzmilbe)
Einordnung	Stamm: *Arthropoda* (Gliederfüßer) Klasse: *Arachnida* (Spinnentiere) Unterklasse: *Acari* (Milben)
Morphologie/ Eigenschaften	Weibchen: 0,3–0,5 mm groß Männchen: 0,21–0,29 mm groß Siehe Abbildung: 142 Männchen sterben nach Begattung, befruchtete Weibchen überleben 30–60 Tage Bevorzugen Areale mit hoher Temperatur und dünner Hornschicht, Weibliche Milben graben tunnelförmige Gänge, ca. 0,5–5 mm/Tag
Vorkommen	Weltweit, Reservoir: Mensch
Übertragung	Direkter Haut-Haut-Kontakt, Besiedlungsrisiko steigt mit Anzahl der Milben, Übertragung über Textilien möglich, aber selten (Milben bewegen sich langsam fort, verlieren außerhalb der Haut schnell ihre Infektiosität)
Inkubationszeit	Erstinfektion: 2–5 Wochen, Reinfektion: 1–4 Tage
Erkrankung	Skabies/Scabies, umgangssprachlich: Krätze
Symptome	Abhängig vom Immunstatus Gewöhnliche Skabies: bis 1 cm lange, unregelmäßig gewundene Milbengänge, Ekzem mit Papeln und Bläschen, starker Juckreiz Bei Säuglingen und Kindern ausgeprägtere und vielgestaltigere Hautveränderungen, Appetitlosigkeit bis hin zu Gedeihstörungen Scabies crustosa (Borkenkrätze) bei Immunsuppression oder Personen mit Verhaltensanomalien: Milben vermehren sich ungehemmt → hoch infektiös! → diffuse Hyperkreatosen (übermäßige Verhornung der Haut), geringer bis fehlender Juckreiz
Diagnostik	Klinik, Mikroskopie (Milben, Eier, Kot)
Therapie	Insektizide, Entwicklungszyklus der Milbe für die verwendeten Substanzen beachten, symptomatisch (Juckreiz)
Prophylaxe	Kontakt vermeiden, Reinigung/Dekontaminierung von Textilien und Gegenständen

70

Pediculus humanus (Menschenlaus)

Läuse begleiten die Menschheit seit ihren Anfängen. Sie wanderten, zusammen mit ihrem Wirt in mehreren Wellen aus Afrika heraus und verbreiteten sich über die gesamte Welt. Eine der ältesten Funde von Kopfläusen, bzw. deren Nissen, wurde in Nordost-Brasilien entdeckt. Sie lebte mit ihrem Wirt ca. 8.000 vor Christus. Läuse parasitierten schon den gemeinsamen Vorfahren von Menschen und Schimpansen und entwickelten sich zusammen mit ihren Wirten weiter. Der Mensch wird von zwei verschiedenen Unterarten der

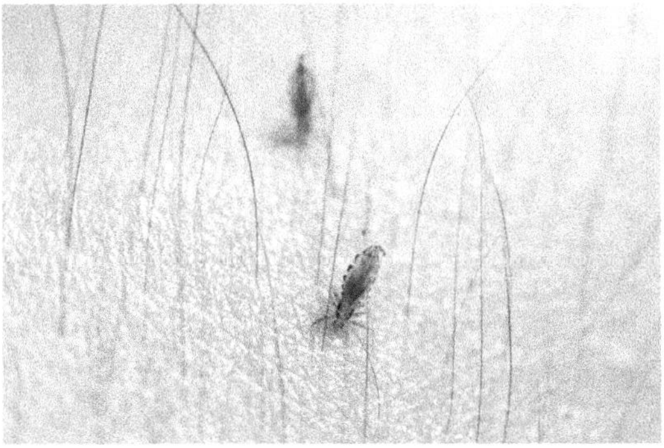

Abb. 144 Kopfläuse (*Pediculus humanus capitis*) beim Blutsaugen auf der menschlichen Haut (panyawat/ Adobe Stock Photos).

„Menschenläuse“ (*Pediculus humanus*) befallen. Diese beiden werden nach ihrem Fundort als Kopflaus (*P. h. capitis*) und Kleider- oder Körperlaus (*P. h. corporis*) benannt.

Es gibt morphologisch keine klaren Identifikationskriterien. Ob es sich um zwei verschiedene Unterarten oder nur um spezifische Verhaltensanpassungen (z. B. der Ort der Eiablage) und morphologische Variationen handelt, ist noch nicht eindeutig geklärt. Unter Laborbedingungen können die beiden zumindest fruchtbare Nachkommen zeugen. Läuse sind für ihre Entwicklung auf Menschenblut angewiesen. Ohne eine Blutmahlzeit überleben sie nicht lange. Ein erwachsenes Tier braucht mehrere Mahlzeiten am Tag und stirbt relativ schnell, wenn man ihm diese verwehrt. In ihrer Blutmahlzeit fehlen ihnen allerdings wichtige Vitamine. Diese werden von symbiontischen Bakterien (*Wolbachia spp.)* hergestellt. Diese nützlichen Helferlein werden bei der Eiablage vom Weibchen auf die nächste Generation übertragen. Während die Kopflaus pro Tag ungefähr 3–4 Eier gewissenhaft in die Haare ihres Wirtes klebt, produziert die gebärfreudigere Körperlaus bis zu 10 Eier am Tag.

Die Kleiderlaus ist auch etwas aktiver als ihre Schwester und in der Lage mehrere Meter Fußweg zurückzulegen, um einen neuen Wirt zu befallen. Meist musste sie sich aber nicht so anstrengen. Zu ihren Glanzzeiten lebten die Menschen unter unhygienischen Bedingungen auf engstem Raum zusammen. Auch zu Krisenzeiten, wenn die Menschen nicht genug Kleidung zum Wechseln oder größere Probleme als saubere Wäsche hatten, konnte sie sich stark vermehren. Kleiderläuse sind sehr temperaturempfindlich. Eine konstante Temperatur von 30 °C haben sie am liebsten. Wenn der Patient fiebert oder die Leiche abkühlt, verlassen sie diese fluchtartig, wie die Ratten das sinkende Schiff. Dass sie dabei Krankheitserreger mitnehmen und auf ein neues Opfer übertragen können, erkannten der

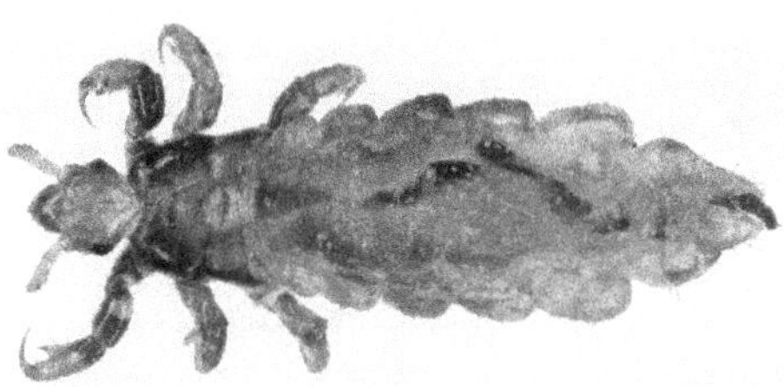

Abb. 145 Die Kleider- oder Körperlaus (*Pediculus humanus corporis*). Ob es sich bei den Läusen des Menschen um verschiedene Unterarten oder um Verhaltensanpassungen handelt, ist noch nicht eindeutig geklärt. Die Körperlaus ist, im Gegensatz zur Kopflaus, in der Lage verschiedene Krankheiten zu übertragen (Tomasz/Adobe Stock Photos).

amerikanische Mikrobiologe Howard Taylor Ricketts (1871–1910) und der französische Arzt und Mikrobiologie Charles Jules Henri Nicolle (1866–1936) in den Jahren 1909/1910.

Aufgrund einer verringerten Phagozytoseaktivität des zellulären Immunsystems eignet sich die Kleiderlaus als effektive Überträgerin von Krankheiten. Ihre Immunzellen sind nicht in der Lage jede Spezies von eingedrungenen Bakterien zu eliminieren. Die Kopflaus hat, zu ihrem und unserem Glück, ein aktiveres zelluläres Immunsystem.

Doch egal ob Kopf- oder Kleiderlaus, beiden ging es schließlich an den Kragen. Zunächst mit der Verbesserung der Hygiene. Und ab dem Jahr 1943 mit dem Insektizid Dichlordiphenyltrichlorethan, kurz DDT. 1874 vom österreichischen Chemiker Othmar Zeidler (1850–1911) in Straßburg zufällig hergestellt. Der Schweizer Chemiker Paul Hermann Müller (1899–1965) erkannte die Wirkung von DDT als Kontaktgift auf Insekten und erhielt dafür 1948 den Nobelpreis für Medizin. Dank der neuen Möglichkeit den Vektor zu bekämpfen, gingen auch die Fallzahlen der von ihr übertragenen Krankheiten zurück.

Steckbrief/e:

Steckbrief Nr.	**73**
Name	*Pediculus humanus* (Menschenlaus)
Einordnung	Arthropoda (Gliederfüßer) Klasse: Insekten Familie: *Pediculidae* Gattung: *Pediculus* Art: *Pediculus humanus* Unterarten? (noch nicht geklärt): *P. h. capitis* (Kopflaus) und *P. h. corporis* (Kleider- oder Körperlaus)
Morphologie/ Eigenschaften	Abgeflachtes, flügelloses Insekt Kopflaus: Weibchen 2,4–3,6 mm groß, Männchen 2,3–3,0 mm groß Kleiderlaus: Weibchen 2,4–3,5 mm groß, Männchen 2,1–2,6 mm groß Siehe Abbildung: 144 und 145 Kopflaus: stationärer Parasit (lebt permanent auf ihrem Wirt) Kleiderlaus: kommt nur zum Blutsaugen auf den Wirt
Vorkommen	Weltweit
Übertragung	Kopflaus: direkter Haar-Haar-Kontakt (gelegentlich indirekt z. B. über Kopfbedeckungen, Haarbürsten) Kleiderlaus: Textilien
Inkubationszeit	Entfällt
Erkrankungen	Läusebefall
Symptome	Kopflaus: Juckreiz, mit entsprechenden Kratzeffekten, bakterielle Superinfektionen möglich, regionale Lymphknotenschwellung Kleiderlaus: Juckreiz, Rötung und Schwellung an Einstichstelle
Übertragene Krankheiten (Auszug)	Nur die Kleiderlaus ist Überträgerin von Krankheiten! Scheidet ihn mit dem Kot aus → Kot wird beim Kratzen in die Wunde eingebracht *Rickettsia prowazekii* (Fleckfieber) *Rickettsia quintana* (Wolhynisches Fieber) *Borrelia recurrentis* (Läuserückfallfieber)
Diagnostik	Läusekamm (Läuse, Nissen), adulte Tiere makroskopisch sichtbar
Therapie	Insektizide
Prophylaxe	Kontakt vermeiden, Hygienemaßnahmen, Läusebekämpfung (Wäsche bei mindestens 60 °C waschen, Einfrieren, in Plastiksack einlagern → Läuse verhungern)

71

Rickettsia prowazekii

Eine der bedrohlichsten Krankheiten, die von den Kleiderläusen übertragen wird, ist das Fleckfieber. Der Auslöser ist das Bakterium *Rickettsia prowazekii*. Der brasilianische Mediziner und Pathologe Henrique da Rocha Lima (1879–1956) beschrieb das Bakterium im Jahr 1916. Er benannte es zu Ehren von Howard Taylor Ricketts (1871–1910) und Stanislaus von Prowazek (1875–1915). Beide hatten mit dem Bakterium intensiv gearbeitet, beide verstarben während ihren Forschungen am Fleckfieber.

Stichhaltige Beweise, dass die Kleiderlaus die Überträgerin der Bakterien ist, wird vom Leiter des Pasteur-Institutes in Tunis, Charles Nicolle, in den Jahren 1909/1910 zweifelsfrei bestätigt. Er führte Übertragungsversuche auf Schimpansen und Makaken durch. Der Frage nach der Übertragung der Erreger ging er mit detektivischem Spürsinn an. Er befahl schon vor seinen Untersuchungen die neu eingelieferten Patienten vor der Aufnahme ins Krankenhaus zu baden und ihnen saubere Wäsche auszuhändigen. Nach diesen Maßnahmen konnte man einen Fleckfieberpatienten direkt in ein Bett neben ein anderes legen, ohne dass der Nachbarpatient ebenfalls an der Seuche erkrankte. Eine verwirrende Tatsache, führte doch die Aufnahme von Erkrankten, egal ob in Krankenhäusern, Gefängnissen

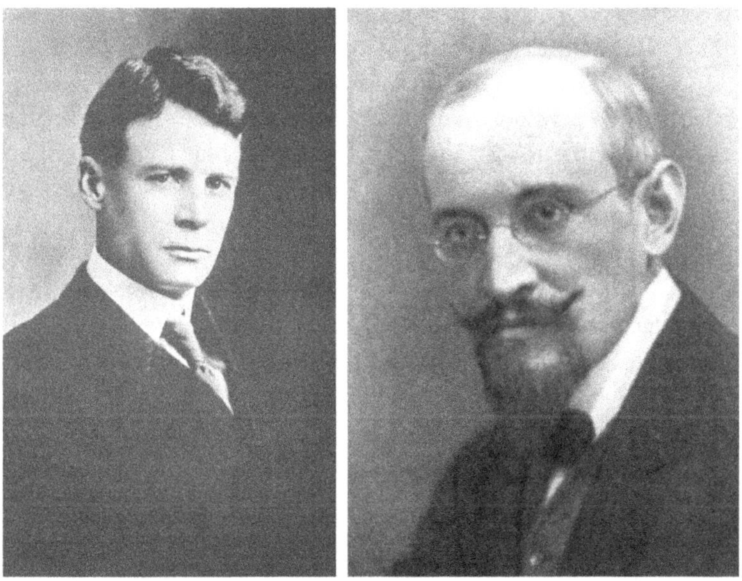

Abb. 146 Links: Der US-amerikanische Mikrobiologie und Pathologe Howard Taylor Ricketts (1871–1910) erkannte, dass das Fleckfieber durch Kleiderläuse übertragen wird (Wikimedia commons / Public Domai). Rechts: Der tschechisch-österreichische Zoologe und Bakteriologe Stanislaus von Prowazek (1875–1915) wies im Jahr 1913 der Erreger nach. Beide verstarben während ihrer Arbeit am Fleckfieber. Ihnen zu Ehren wurde der Erreger *Rickettsia prowazekii* genannt (Wikimedia commons / Public Domain).

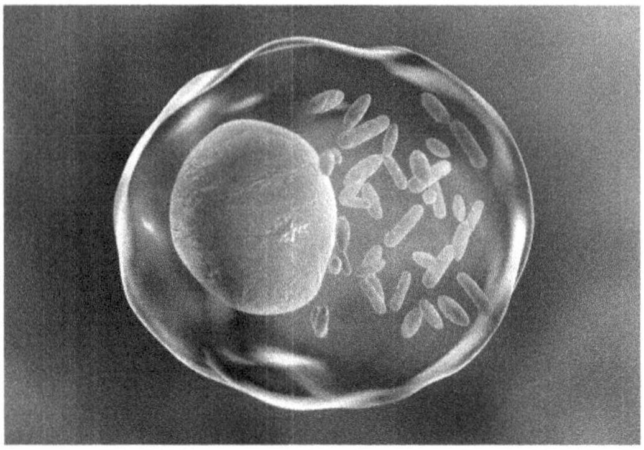

Abb. 147 3D-Illustration von *Rickettsia prowazekii* (kleine rote Stäbchen) in einer menschlichen Zelle. Die gramnegativen Stäbchen sind obligat intrazelluläre Bakterien (Dr_Microbe/Adobe Stock Photos).

oder auf Schiffen, regelmäßig zu schweren Ausbrüchen. Zwar kam es auch zu Infektionen in Nicolles Krankenhaus, aber nicht unter den Patienten, sondern unter den Pflegern und Wärtern, die die eingelieferten Kranken entkleideten und badeten. Diese Kleider waren voller Ungeziefer wie Flöhe, Läuse und Wanzen. Nicolles Verdacht, dass die Krankheit durch eines oder mehrere der Insekten übertragen wird, erhärtete sich. Die Frage war durch welches?

Nicolle arbeitete nach dem Ausschlussprinzip. In einer ihm bekannten Siedlung kam es häufig zu Fleckfieberausbrüchen, doch die Bewohner klagten nicht über Wanzen. In einer anderen Siedlung häuften sich ebenfalls Ausbrüche, doch es gab keine Flöhe. Die Kleider der Arbeiter in den Phosphorminen wimmelten von Flöhen. Doch nur die Kleider der Fleckfieberpatienten boten auch Läusen Unterschlupf. Während die Europäer, die eher als Aufsichtspersonal arbeiteten, von dem Ungeziefer und der Krankheit verschont blieben. Nicolle ließ eine gesunde Laus an einem erkrankten Affen Blut saugen und setzte diese dann an einen gesunden Affen. Nach einer Inkubationszeit von ca. zwei Wochen erkrankte dieser ebenfalls. Die Laus war enttarnt. Mit einer einfachen Maßnahme konnte der Übertragungsweg Mensch → Laus → Mensch unter- und der Infektionskreislauf durchbrochen werden, indem die Laus aus der Kette entfernt wurde. Im Jahr 1928 erhielt Nicolle für seine Leistung den Nobelpreis für Medizin.

Doch so einfach war die Entfernung der Laus nun auch wieder nicht. Vor allem während der beiden Weltkriege wüteten die von ihr übertragenen Krankheiten auf allen Seiten in Europa. Trotz der Einrichtung von Entlausungsstationen. Während des ersten Weltkrieges begann eine fieberhafte Suche nach einem potenten Impfstoff. Da Rocha Lima, ein Mitarbeiter von von Prowazek, züchtete Rickettsien in den Epithelzellen des Darmes von lebenden Läusen an. Diese wurden zermahlen, aufgereinigt und verimpft. Für eine Dosis der Schutzimpfung benötigte da Rocha Lima ungefähr 100 Läusedärme. Im Jahr 1937 gelang dem Mikrobiologen Herald R. Cox (1907–1986), ein Mitarbeiter der US-Gesundheitsbehörde, die Herstellung eines Impfstoffes aus Hühnereiern. Der „Cox-Impfstoff" verhinderte den Ausbruch der Erkrankung zwar nicht, schwächte den Verlauf aber ab. Mit der Einführung des DDT und der Bereitstellung eines leicht und in großer Menge herstellbaren Impfstoffes, kamen zwei wichtige seuchenprophylaktische Mittel auf den Markt. Das DDT wurde zur Eindämmung eines Fleckfieberausbruches 1943/1944 in Neapel erstmals erfolgreich eingesetzt. Die im Jahr 1948 eingeführten Tetrazykline versprachen endlich eine Heilung des Fleckfiebers.

Wenn Sie sich mit Fogg über die Krankheit unterhalten würden, müssten Sie für Fleckfieber die Bezeichnung „Typhus" verwenden. Was zu einiger Verwirrung führt, da die Bezeichnung „Typhus" sich im deutschen Sprachgebrauch auf die Infektion mit Salmonella Typhi bezieht. Diese heißt im englischen „typhoid fever". Bis in die 1860er Jahre wurde angenommen, dass beides nur Varianten ein und derselben Krankheit sind. Ein Unterscheidungsmerkmal ist das Auftreten entzündeter Stellen im Darm bei der Obduktion von Typhusopfern, die fehlen bei Fleckfiebertoten fehlen. Auch ohne Obduktion gab es Vermutungen, dass es sich um unterschiedliche Krankheiten handele.

Der amerikanische Arzt William W. Gerhard (1809–1872) arbeitete in England und Frankreich mit Typhus- und Fleckfieberpatienten, wo er erste Vermutungen hegte. Auch in Amerika forschte er an der Krankheit weiter. Im Winter 1835/1836 untersuchte er einen Fleckfieberausbruch in Philadelphia unter den eingewanderten Iren.

Steckbrief/e:

Steckbrief Nr.	**74**
Name	*Rickettsia prowazekii*
Einordnung	Familie: *Rickettsiaceae* Gattung: *Rickettsia* (Speziesgruppe: typhus group) Art: *R. prowazekii*
Morphologie/ Eigenschaften	Gramnegative, kokkoide Stäbchen, obligat intrazellulär
Vorkommen	Asien,Süd- und Mittelamerika, Zentral- und Westafrika
Übertragung	Kleiderläuse
Inkubationszeit	10–14 Tage
Erkrankung	Klassisches Fleckfieber Synonyme: Hungertyphus, Kriegspest, Läuse(fleck)fieber
Symptome	Grippeähnliche Symptome: Fieber, schwere Kopfschmerzen, Muskelschmerzen Makulopapulöses Exanthem (Fleckfieberroseolen): nicht wegdrückbare, punktförmige Einblutungen, beginnend am Körperstamm, breitet sich über die Extremitäten aus, Gesicht ausgespart Neurologische und psychiatrische Symptome: Unruhe, Sprachstörungen, Meningismus u. a. → bis hin zu Koma und Tod
Diagnostik	Serologie (AK-Nachweise), Spezialfärbungen zur Darstellung intrazellulärer Erreger
Therapie	Antibiotika
Prophylaxe	Kontakt mit Kleiderläusen meiden, Bekämpfung der Kleiderläuse

72

Zwischenspiel: Meuterei

Millionen Iren verließen im Laufe des 19. Jahrhunderts ihre Heimat. Um das Jahr 1900 lebten im Ausland genauso viele Iren, wie auf der grünen Insel. Fast jeder hat Verwandte in Übersee. Zu den Auswanderfamilien gehörten auch die Kennedys aus der Grafschaft Wexford und die Fitzgeralds aus Kerry. Vorfahren von John Fitzgerald Kennedy (1917–1963) der im Jahr 1960 zum Präsidenten der Vereinigten Staaten gewählt wurde. Fogg ahnt noch nicht, dass er einen Zwischenstopp im Land von Kennedys Vorfahren einlegen muss.

Verzweifelt sucht er ein Schiff. Schließlich findet er die *Henrietta*, einen Schraubendampfer mit Ziel Bordeaux. Doch der Kapitän, Andrew Speedy, „... eine Art Seewolf, ..." wirkt nicht gerade so, als ob er sich überzeugen lassen würde von seinem Kurs abzuweichen. Sein Schiff zu vermieten, oder gar zu verkaufen, kommt für ihn ebenfalls nicht in Frage. Abgesehen davon weigert er sich Passagiere mitzunehmen, da der Transport von Waren um ein Vielfaches einfacher ist. „Und doch galt es [für Fogg] ein Mittel, zu Schiffe über den Ozean zu kommen – sofern nicht im Ballon – was sehr abenteuerlich, und eben nicht ausführbar war." Schließlich gelingt es Fogg mit dem ansehnlichen Fahrpreis von zweitausend Pfund pro Person, den Kapitän zumindes seine Meinung über Passagiere zu ändern. Und so sticht die Henrietta mit unseren Weltreisenden in See.

Foggs Ziel ist jedoch immer noch Liverpool, denn von Bordeaux aus würde Fogg es niemals rechtzeitig nach London schaffen. Zu seinem Glück sind die Matrosen der *Henrietta* weniger treu gegenüber ihrem Kapitän als dem von Fogg angebotenen Geld. Fogg tut etwas sehr Unehrenhaftes. Kurzerhand kapert er das Schiff und lässt Kapitän Speedy in seiner Kabine einsperren. „Fix war anfangs verblüfft. Passepartout fand die Sache ganz einfach wunderhübsch." Wenn jetzt alles nach Plan verliefe, würde die Henrietta die dreitausend Meilen bis Liverpool in neun Tagen zurücklegen.

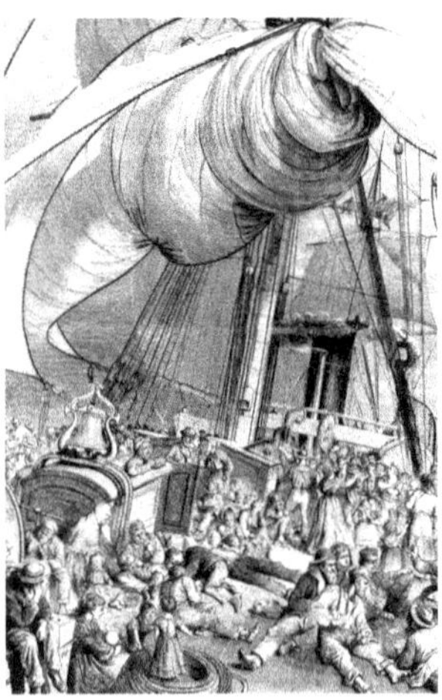

Abb. 148 Von Europa nach Amerika. Deckansicht eines Auswandererschiffes. Antike Illustration aus dem Jahr 1875 (Emilio Ereza/Adobe Stock Photos).

Am 16. Dezember, dem 75. Tag seit Foggs Abreise, hatte die Henrietta fast die Hälfte der Fahrt gemacht, als der Maschinist eine lebhafte Unterhaltung mit diesem führt. Seit ihrer Abfahrt standen die Maschinen des Schiffes unter Volldampf. Und jetzt ging der Vorrat an Kohlen zuneige. Auch für dieses Problem hat Fogg eine Lösung parat. Eine sehr unkonventionelle. Es gelingt ihm das Schiff für sechzigtausend Dollar abzukaufen. Zumindest die Bauteile aus Holz, den Rest behält Kapitän Speedy. Alle Holzteile werden sofort abmontiert und in den Maschinen verfeuert. Das neue Brennmaterial reicht aber auch nicht bis Liverpool und so muss das noch übriggebliebene Schiff notgedrungen in Queenstown an der irischen Küste anlegen. Ein Land, das in seiner Geschichte immer wieder schreckliche Krisenzeiten durchstehen musste. Eine begann ein paar Jahrzehnte vor Foggs Ankunft.

73

Die Kartoffelfäule

Irland im Jahr 1847. Leichen säumen die Straßen. Einige von Hunden und Schweinen angefressen. Der Gestank von Verwesung liegt in der Luft. Ganze Landstriche sind entvölkert und die Überlebenden wanken ausgezerrt über die Felder. Geschlagen mit Krankheiten, die umherziehende Bettlergruppen verbreiten. In diesem Frühjahr machen sich die Auswirkungen eines heimtückischen Mörders aus Mexiko bemerkbar. Vor zwei Jahren kam er mit dem Schiff aus den USA nach Belgien. In Europa findet er gute Voraussetzungen für seine üblen Taten, doch kein Land trifft es so hart wie die grüne Insel.

Dabei will dieser Pilz, *Phytophthora infestans*, von Menschen gar nichts wissen. Sie sind nur ein Kollateralschaden. Der Pilz hat es auf die nährstoffreichen Kartoffeln abgesehen. Mitte des 16. Jahrhunderts bringen spanische Seefahrer die Knolle nach Europa. Da sie im feuchten Boden Irlands besser wächst als das anspruchsvolle Getreide, wird sie bald Grund- und Hauptnahrungsmittel der irischen Bevölkerung. Die Bevölkerungszahl wächst auf 8–9 Millionen Einwohner. Irland wird zu einem der am dichtesten besiedelten Länder Europas. Doch die meisten leben in bitterster Armut. Der Großteil des fruchtbaren Landes gehört Grundherren, die das Land an Hauptpächter vermieten. Diese teilen die Parzellen in noch kleinere Abschnitte und vermieten diese zu höheren Preisen weiter. Schließlich reicht ein halber Hektar aus, um eine Familie zu ernähren. Doch die irische Landwirtschaft spezialisierte sich zu stark auf diese eine Pflanze. Was dem Pilz sehr gelegen kam. In den Jahren von 1845–1849 vernichtete er jährlich einen Großteil der Ernte.

Die von London eingeführten Hilfsprogramme waren eher widerwillig und halbherzig. Nachdem weltweit Zeitungen über das Leid der Bevölkerung berichteten und Menschen rund um die Welt Geld spendeten, musste die Regierung reagieren. Die Verteilung von aus den USA importiertem Mais, die Weiterverarbeitung zu Maismehl und die Öffnung von

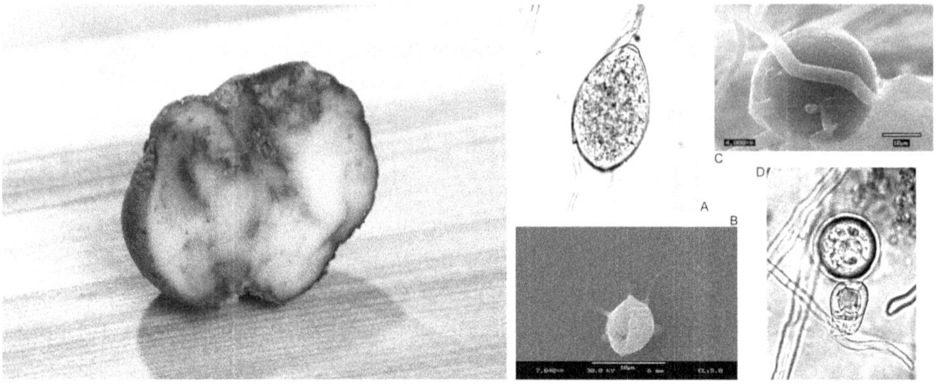

Abb. 149 Links: Schnitt durch eine von der Knollenfäule befallene Kartoffel (Wikimedia commons / Public Domain). Rechts: Verantwortlich für die Fäule ist ein Pilz aus der Gattung der *Phytophthora* (Wikimedia commons / CC BY 2.5).

Suppenküchen verhinderten zunächst das ganz große Sterben. Doch die Hilfe wurde nach nur zwei Jahren wieder eingestellt. Die Politiker wollten verhindern, dass sich die Iren daran gewöhnten. Schließlich sahen einige den Pilz als Strafe Gottes gegen die Katholiken mit ihrer zurückgebliebenen Landwirtschaft, während im protestantischen England Dampfmaschinen und Fabriken den Takt vorgaben. Andere wiederum beschuldigten eben diese Dampflokomotiven, die vernichtende Impulse auf die Äcker schickten. Auch der Teufel und das kleine Volk wurden beschuldigt.

Fachleute stellten die Vermutung auf, dass nichts Übernatürliches im Spiel ist, sondern nur die Äcker nach dem jahrzehntelangen Anbau von nur einer Pflanzensorte ausgelaugt waren. Auf die Lösung kam Miles Joseph Berkeley (1803–1889). Wie viele Geistliche widmete er sich auch der Erforschung der Natur. Berkeley untersuchte ein befallenes Blatt unter dem Mikroskop und beschrieb massenhaft winzige Fädchen, die die Pflanze wie im Würgegriff gepackt hielten. Bestätigt wurden seine Beobachtungen 1860/1861 vom deutschen Naturwissenschaftler und Mediziner Heinrich Anton de Bary (1831–1888). Abgesehen davon, dass viele Berkeleys Entdeckung für Unsinn hielten, gab es keine Möglichkeit die Ernte zu retten. Doch es kommt noch schlimmer.

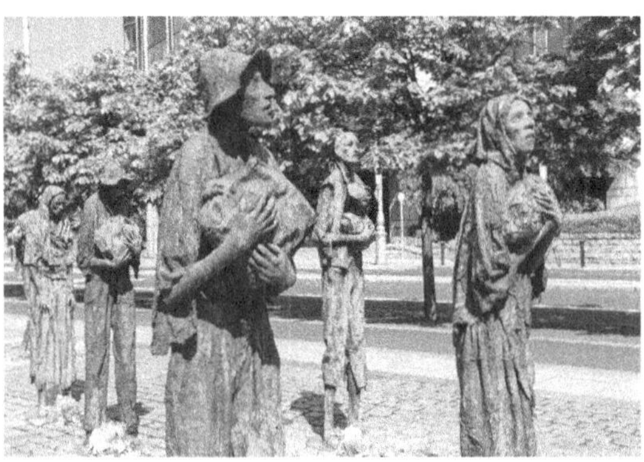

Abb. 150 Denkmal für die Opfer des „Großen Hungers" in Irland (1845–1849) in Dublin (tauav/Adobe Stock Photos).

Zahlreiche Großgrundbesitzer wollten die Wirtschaft ihres Besitzes modernisieren. Dazu gehörten die Zusammenlegung der vielen kleinen Äckerchen und der Anbau des profitableren Getreides. Tausende Menschen wurden während der Hungersnot aus ihren Häusern vertrieben und arbeitslos. In den Jahren 1845–1849 starben Millionen Menschen an Hunger und den Folgen von Krankheiten.

Wer konnte floh. Nach England, Schottland oder über den Atlantik nach Kanada und in die Vereinigten Staaten. Während der großen Hungersnot schrumpfte die Bevölkerung Irlands dramatisch. Je nach Literatur von 8 bis 9 Millionen auf 5 bis 6 Millionen Einwohner. Flüchtlinge nahmen die Krankheiten mit auf die überfüllten und kaum seetüchtigen Schiffe, die treffend „Sargschiffe" genannt wurden. Für die meisten Auswanderer ging die Reise von Dublin aus zunächst nach Liverpool. Foggs nächste Station.

74

Zwischenspiel: Im Gefängnis

„Zwanzig Minuten vor zwölf, am 21.12., landete Phileas Fogg endlich auf dem Quai von Liverpool. Es waren nur noch sechs Stunden bis London." In diesem Moment tritt Inspektor Fix an ihn heran. Seit Suez wartet er auf diesen Augenblick. „… [Fix] legte die Hand auf seine Schulter, zeigte seinen Haftbefehl und sprach: … ‚Im Namen der Königin verhafte ich Sie!'."

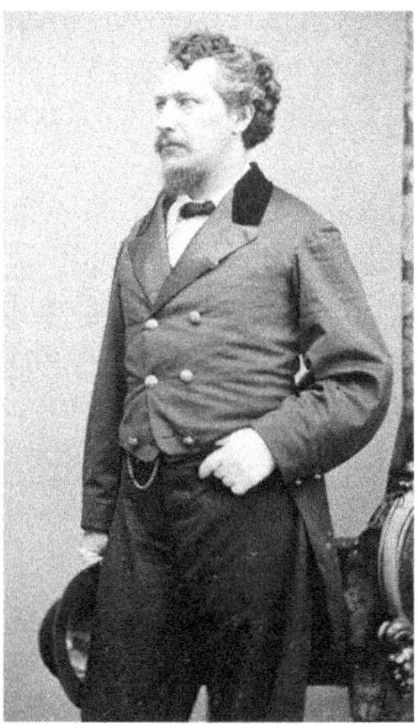

Abb. 151 Der exzentrische amerikanische Unternehmer und Schriftsteller Georg Francis Train (1829–1904) reiste im Jahr 1870, zwei Jahre vor Fogg, in 80 Tagen um die Erde. Im Jahr 1892 gelang ihm die Reise in nur 60 Tagen (Mathew Benjamin Brady / Wikimedia commons / Public Domain).

Der ehrenwerte Gentlemen Phileas Fogg im Gefängnis! Im Zollhaus zu Liverpool wartet er auf seine Überführung nach London. Am Nachmittag, um kurz nach halb drei, stürzt Fix atemlos in die Zelle. „‚Mein Herr', stammelte er, ‚mein Herr … Verzeihung … eine beklagenswerte Ähnlichkeit … Dieb verhaftet seit drei Tagen … Sie … frei! …' ". Nachdem Fogg den sprachlosen Inspektor mit einem kräftigen Schlag ins Gesicht, „… die einzige rasche Bewegung, die er je gemacht, und je in seinem Leben machen sollte, …", zu Boden schickt, eilen er und seine Gefährten zum Bahnsteig. Da kein Eilzug mehr abfuhr, bestellt Fogg kurzerhand einen Extrazug, der um drei Uhr nachmittags den Bahnhof verlässt. Doch auch hier kommt es zu unvermeidlichen Verzögerungen. „… und als der Gentlemen auf dem Bahnhof ankam, schlug es acht Uhr fünfzig Minuten auf allen Uhren Londons. Phileas Fogg hatte die Reise um die Erde zustande gebracht, kam aber – *um fünf Minuten zu spät*! Die Wette war verloren." Passepartout wurde losgeschickt, um noch einige Besorgungen zu erledigen. Und den Folgetag verbrachten sie alle im Haus in der Savile Row. Hinter verschlossenen Türen und Fenstern. Passepartout hatte zuerst die Gasflamme in seinem Zimmer gelöscht, „… welche seit achtzig Tagen brannte. Es fand sich im Briefkasten eine Rechnung der Gasgesellschaft, und er musste diesen Kosten, welche er verschuldete, Einhalt tun." War sein Herr doch durch die verlorene Wette ruiniert! Während sich Fogg grübelnd in sein Zimmer zurückzog, konnten Passepartout und Mrs. Aouda nur Trübsal blasen.

Auch wenn Fogg es nicht in der vorgegebenen Zeit schaffte den Globus zu umrunden, so hat sein Unterfangen doch viele Nachahmer gefunden. Entdeckungsreisende besuchten Verne in Amiens, seinem Altersruhesitz, um den Segen für ihre eigene Expedition zu erbitten. Bewunderer machten auf ihrer eigenen „Reise um die Erde in 80 Tagen" einen Zwischenstopp, um ein Autogramm zu erhalten.

Doch schon vor der Veröffentlichung des Romans war eine Reise innerhalb von 80 Tagen um die Erde keine Fiktion. Dies bewies der exzentrische, amerikanische Unternehmer und Schriftsteller, Georg Francis Train (1829–1904). Im Jahr 1870 reiste er von New York nach San Francisco. Von dort weiter nach Hongkong, über Singapur und quer durch Europa, bis er nach 80 Tagen wieder in New York ankam. Zweimal wiederholte er die Reise. Im Jahr 1892 gelang es ihm, die Strecke in nur 60 Tagen zu bewältigen. Auch für „normale" Touristen wurde eine Weltreise dank der günstigeren Transportsysteme erschwinglicher. Und wer die Reiseroute nicht selbst planen wollte, konnte ab Herbst des Jahres 1872 das Angebot des Reiseunternehmers Thomas Cook (1808–1892) nutzen. In über 200 Tagen legten die Touristen eine Strecke von über 40.000 km zurück.

Viele Menschen träumen von Reisen in exotische Länder und an abgelegene Orte. Manche ziehen eine gemütliche und sichere Tour vom Sofa aus vor. Andere wollen das Abenteuer hautnah erleben. Während ihrer Expeditionen treffen sie nicht nur auf beeindruckende Naturschauspiele und interessante Kulturen, sondern auch auf ihnen unbekannte Krankheitserreger. Doch nicht alle Erreger sind „Neu", während einige Ankömmlinge in Europa Fuß fassen, sind andere verschwunden.

75

Schistosoma haematobium (Pärchenegel)

Die Malaria wütete z. B. den gesamten Rhein hoch bis in die Niederlande. Sogar Irland war betroffen. Und in den wärmeren Gegenden, wie Portugal, Spanien und im Süden Frankreichs konnte man in einigen Gewässern auf *Schistosoma haematobium* treffen.

Wörtlich übersetzt bedeutet das Griechische „*schistos*" und „*soma*" „gespaltenes Körperchen". Auf Deutsch heißen diese Würmer Pärchenegel. Die kleinen Würmer leben, je nach Spezies in den Venen in der Nähre des Darmes, den Mesenterialvenen, oder der Harnwege. Hier hält das breitere Männchen zärtlich sein schlankes Weibchen umschlungen. So schützt es das empfindliche Weibchen vor dem Immunsystem des Wirtes. Dieser ist in der Regel gleich mit mehreren Paaren besiedelt. Zur Eiablage, und das können je nach Spezies pro Tag Hunderte sein, verlässt das Weibchen kurzzeitig seinen Partner. Danach kehrt es immer wieder zu ihm zurück. Pärchenegel sind sehr treu. Sie bleiben ein Leben lang zusammen.

Und das kann schon mal, je nach Literatur, bis zu 20 Jahre andauern. Nachdem das Weibchen die Eier in den Kapillargefäßen abgelegt hat, müssen diese aus dem Wirt heraus gelangen. Dafür sind die Eier mit einem Stachel bewehrt. Mit diesem werden die feinen Kapillargefäße, die durch die großen Eier eh schon verstopft sind, zerrissen. Die Eier gelangen mit dem Blut in den Darm oder die Blase und werden dann ausgeschieden. Gelangen die Eier ins Wasser, schlüpft das erste Larvenstadium, das Mirazidium genannt wird. Dieses befällt im Wasser lebende Schnecken. In diesen vermehren sich die Mirazidien durch Teilung. Wenn es ihnen in der Schnecke zu eng wird, schlüpfen sie als Zerkarien. Diese können sich durch intakte Haut, zum Beispiel wenn der Wirt badet oder Wäsche wäscht, bohren. Im Wirt entwickeln sie sich wieder zu adulten Würmern.

Bei seiner Arbeit in Kairo entdeckt der deutsche Mediziner und Parasitologie Theodor Maximilian Bilharz (1825–1862) im Jahr 1851 den adulten Wurm und bringt ihn mit den Symptomen, der Hämaturie, in Verbindung. In den 1920er kamen die ersten Fallbeschreibungen aus Spanien, Portugal und Frankreich. Doch konnte der Parasit Mitte der 1960er aus Europa verbannt werden. Der letzte Patient bei einem kleinen Ausbruch in Portugal wurde

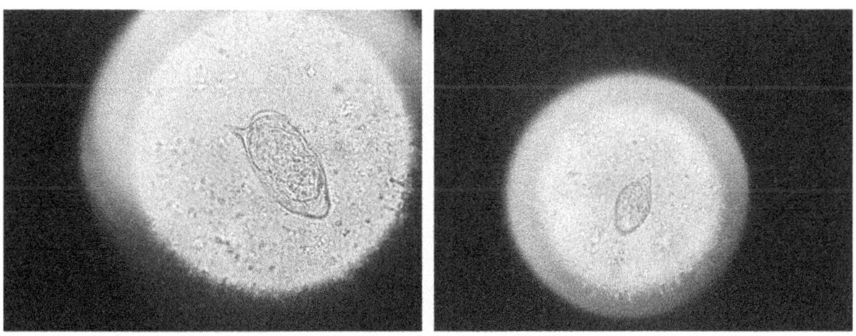

Abb. 152 Eier von *Schistosoma mansoni* (links) und *Schistosoma haematobium* (rechts). Differenzieren kann man sie anhand der Lage des gut sichtbaren Stachels. Mit diesem schneiden sie sich durch das Endothel der Blutgefäße, um ins Darmlumen bzw. in die ableitenden Harnwege zu gelangen.

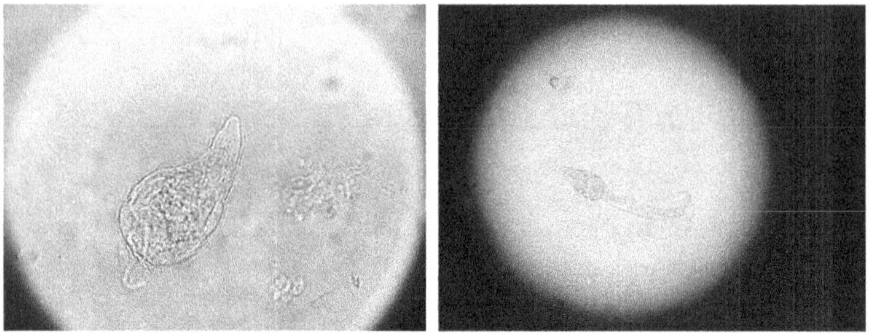

Abb. 153 Verschiedene Larvenstadien von *Schistosoma spp.*: Die Wimpernlarve, Mirazidium, (links) schlüpft aus dem Ei und infiziert Süßwasserschnecken. In diesen vermehrt sie sich durch Zweiteilung. Zu erahnen sind die namensgebenden Geißeln, die „Wimpern". Wird es in der Schnecke zu eng, schlüpft das zweite Larvenstadium (rechts), die Gabelschwanzzerkarie. Sie ist in der Lage sich durch intakte Haut zu bohren. Beide Larvenstadien sind im Freien nur wenige Stunden überlebensfähig.

1967 als geheilt entlassen. Diagnostizierte Fälle danach wurden aus Endemiegebieten eingeschleppt.

Bis im Jahr 2013 erste Fälle auf Korsika auftraten. Auf die französische Insel, die bisher frei von humanpathogenen Schistosomen war, wurde *S. haematobium* eingeschleppt. Zunächst war der Ausbruch nur auf den Cavu-Fluss beschränkt. Seitdem haben sich die Erreger auf mehre Flüsse ausgebreitet. Einer weiteren Ausbreitung steht auch nichts im Wege. In vielen europäischen Gewässern leben Schneckenarten die als Zwischenwirt dienen können. Überraschenderweise können sich die humanpathogenen Schistosoma-Spezies auch mit tierpathogenen kreuzen. Die daraus entstandenen Hybriden sind sogar fortpflanzungsfähig. Auf

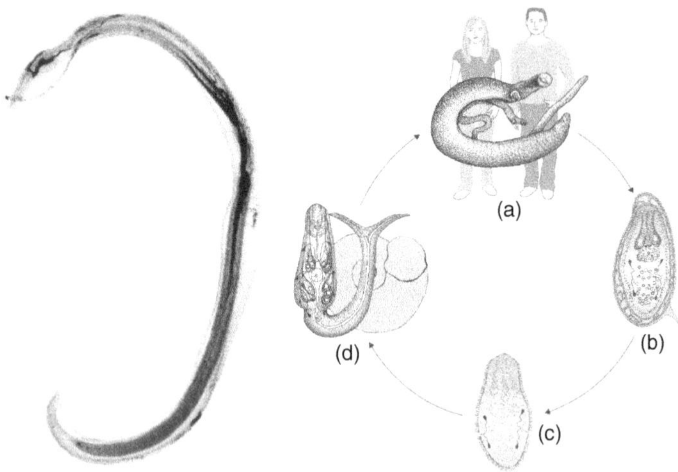

Abb. 154 Links: adulte Würmer von *Schistosoma japonicum*. Das kürzere und dickere Männchen hält sein dünneres und längeres Weibchen umschlossen (凌鲲 宋/Adobe Stock Photos). Rechts: Entwicklungszyklus von *Schistosoma spp.* a) adulte Würmer. b) Die Eier verlassen den Körper mit dem Stuhl bzw. Urin. c) aus den Eiern schlüpft die Wimpernlarve (Mirazidium). Diese infiziert Süßwasserschnecken und entwickelt sich zu Gabelschwanzzerkarien (d). Die Zerkarien verlassen die Schnecke und bohren sich durch intakte Haut. Als Metazerkarie gelangen sie über die Lymph- und Blutgefäße an ihren Zielort und entwickeln sich zu adulten Würmern (a) (Lucius et al., (2017) / John Wiley & Sons).

Korsika wurden Hybride von *S. haematobium* und *S. bovis*, der Rinder und andere Wiederkäuer befällt und im Mittelmeerraum vorkommt, gefunden. Was dem Parasiten noch mehr Möglichkeiten öffnet. Auch können sich die Schnecken durch die Klimaerwärmung weiter ausbreiten. Dies geschieht durch Wasservögel, in deren Gefieder sie hängen bleiben oder Wasserpflanzen. Aquarianer kennen das Problem. Man holt sich eine hübsche Pflanze in der ungesehen eine winzige Schnecke hockt. Und zack – Schneckenplage. Alles, was die Tierchen benötigen, ist etwas Zeit, dann wird der Zufall für eine passende Gelegenheit sorgen.

Steckbrief/e:

Steckbrief Nr.	**75**
Name	*Schistosoma haematobium*
Einordnung	Metazoen Stamm: Trematoden (Saugwürmer) Gattung: *Schistosoma* (Pärchenegel)
Morphologie/ Eigenschaften	Weibchen: 0,25 mm dick, bis 20 mm lang Männchen: 0,4–1 mm dick, bis zu 15 mm lang Lebenserwartung: 20–30 Jahre Eier: 50 × 170 µm groß, endständiger Sporn
Vorkommen	Afrika, vorderer Orient, Indien, Korsika
Übertragung	Kontakt mit Larven im Süßwasser
Inkubationszeit	Ca. 3 Monate
Erkrankung	Blasenbilharziose
Symptome	Fieber, Nachtschweiß, Übelkeit, Kopf- und Gliederschmerzen Nach Jahre: schmerzhafte Pollakisurie (nur kleine Mengen Urin können abgesetzt werden), Hämaturie (Blut im Urin), eitriger Ausfluss aus der Harnröhre Spätfolge: kanzerogene Entartungen des Gewebes der Harnblase
Diagnostik	Mikroskopischer Nachweis von Eiern im Urin (24 Stunden-Sammelurin) oder Biopsaten, Serologie (AK-Nachweise)
Therapie	Anthelminthika
Prophylaxe	Kein Schwimmen in betroffenen Gewässern

76

Zwischenspiel: Die Datumsgrenze

Zeit kann Verne seinem Protagonisten ebenfalls verschaffen. Er bedient sich eines Phänomens, das Edgar Allan Poe (1809–1849) in seiner Erzählung „Drei Sonntage in einer Woche" nutzte. Sie erschien erstmals im Jahr 1841 in der Saturday Evening Post. Wahrscheinlich

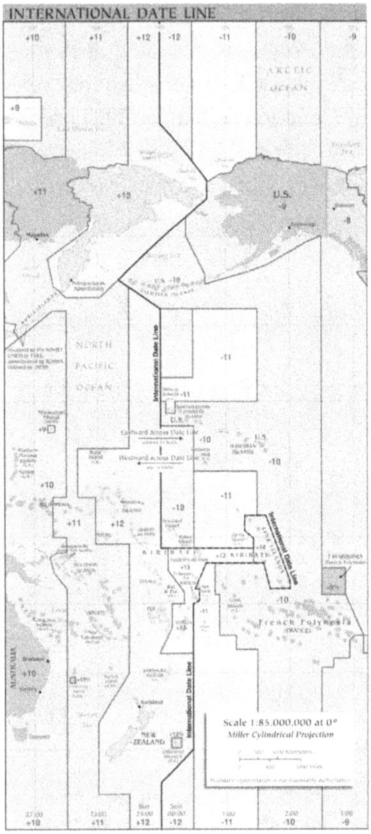

Abb. 155 Die aktuelle Datumsgrenze auf dem oder nahe beim 180. Längengrad. Die erhebliche Ausbuchtung nach Osten südlich des Äquators hat der Inselstaat Kiribati 1994 vorgenommen. Stand: 30. Dezember 2011. (Jailbird / Wikimedia Commons / CC BY-SA 3.0).

inspirierte Poes Geschichte Verne, die Datumsgrenze als finales Ass aus dem Ärmel zu ziehen und es somit zu ermöglichen, Fogg doch noch die Wette gewinnen zu lassen.

Am 4. April 1873 hält Verne vor der Geographischen Gesellschaft, bei der er selbst Mitglied ist, einen Vortrag zu diesem Thema. Ursache des Phänomens ist die Drehrichtung der Erde. Verne erklärt es in seinem Roman wie folgt: „Die Tatsache ist, dass Phileas Fogg ostwärts der Sonne entgegen reiste, und folglich die Tage für ihn bei jedem Grad, welchen er in dieser Richtung vorwärts kam, um vier Minuten kürzer waren. Nun zählt man rings um die Erde dreihundertundsechzig Grade, welche Zahl mit vier Minuten multipliziert gerade vierundzwanzig Stunden gibt – so dass also unbewusst dieser Tag gewonnen war. Mit andern Worten, während Phileas Fogg bei seiner östlichen Richtung die Sonne achtzigmal über den Meridian gehen sah, war dies bei seinen Kollegen, die zu London geblieben waren, nur neunundsiebzigmal der Fall.“ Fogg und seine Begleiter überqueren die Datumsgrenze auf der Fahrt von Yokohama nach San Francisco am Samstag, den 23.11.1872 in östlicher Richtung. Reisende kommen bei der Überquerung der Grenze in eine Zeitzone mit einem anderen Kalenderdatum.

Von Osten nach Westen in den folgenden, von Westen nach Osten in den gestrigen Tag. Fogg hat während seiner Reise seine Uhr immer um zwei Stunden zurückgestellt. Was er hier vergisst, ist auch den Kalender, um einen Tag zurückzustellen. Anstatt am Sonntag, den 24.11.1872 aufzuwachen, öffnet er seine Augen am Freitag, den 22.11.1972. Und so kommt er am Freitag den 20.12., in London an und nicht, wie er dachte, am Samstag, den 21. Dezember. Da er sich den ganzen folgenden Tag, den er für Sonntag hält, in seinem Zimmer einsperrt, bekommt er davon auch nichts mit. Als nächstes kommt Fogg der Zufall zur Hilfe.

Verne lässt ihn über sein bisheriges Leben nachdenken und überlegen, wie er seine restliche Zeit nutzten will. „Gegen halb acht Uhr abends ließ Herr Fogg bei Mrs. Aouda anfragen, ob sie ihn empfangen könne, …". Während ihrer gemeinsamen Reise sind in Fogg unbemerkt Gefühle für Mrs. Aouda entstanden, mit welchen er nicht gerechnet hätte. Und so nimmt er, nachdem er ihr erklärt hat, dass er kein wohlhabender Mann mehr ist, ihren Heiratsantrag an. Denn, wie siees so schön sagt: „… für zwei Seelen sei selbst das Unglück noch erträglich!". Abends um 8 Uhr und fünf Minuten wird Passepartout losgeschickt, um beim Pastor gleich für den Montag einen Termin für die Hochzeit auszumachen. Nachdem dieser den atemlosen Passepartout über den Irrtum aufgeklärt hat, rennt Passepartout so schnell wie „… man noch nie einen Mann laufen sah, …". Im Hause der Savile Row angelangt stürzt er atemlos in Foggs Zimmer. Nach Luft schnappend versucht er diesem zu erklären, was vorgefallen ist. „Passepartout fasste seinen Herrn beim Kragen, und riss ihn mit unwiderstehlicher Kraft fort!" Sie springen in einen Cab und Fogg verspricht dem Kutscher hundert Pfund, wenn dieser rechtzeitig am Reformclub ankommt. Davor wartet eine große Menschenmenge, drinnen seine siegessicheren Wettpartner und zählen die Sekunden.

„In der siebenundfünfzigsten Sekunde öffneten sich die Salontüren und der Schwengel hatte noch nicht die sechzigste Sekunde hören lassen, als Phileas Fogg erschien, gefolgt von einer wahnsinnigen Menge, welche den Eingang in den Club erstürmt hatte, und mit seiner gelassenen Stimme sprach: ‚Hier bin ich, meine Herren!'". Fogg hat seine Reise erfolgreich beendet und die Wette gewonnen.

Seit der Veröffentlichung von Vernes Klassiker durchziehen immer mehr Schienen- und Straßenkilometer die Landschaften und die verwendeten Hilfsmittel sind immer leistungsfähiger geworden. Auch die Medizin hat in der Zeit enorme Fortschritte gemacht. Hier dienen sie nicht dazu Zeit zu verkürzen, sondern sollen helfen die Lebenszeit auf eine gute und ertragbare Art zu verlängern.

77

Labor heute: Anzucht und Identifikation von Bakterien

Wenn man eine Arztpraxis besucht oder im schlimmeren Fall ins Krankenhaus muss, trifft man auf Mitglieder der verschiedensten Berufe aus dem Gesundheitswesen. Als erstes fällt einem wahrscheinlich der Mediziner ein. Dann die unverzichtbaren Krankenpfleger bzw.

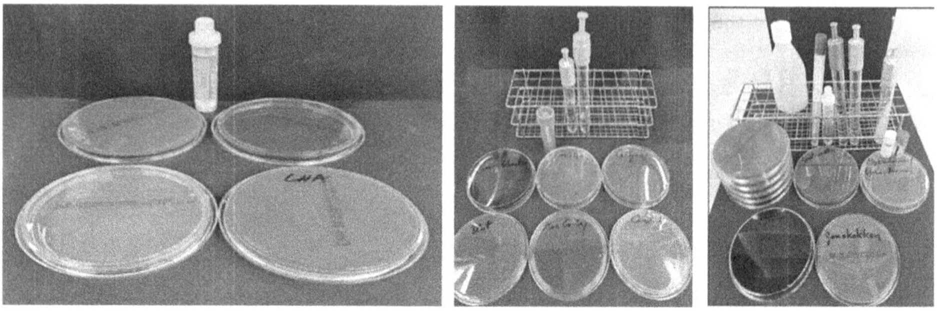

Abb. 156 Auswahl an verschiedenen Materialien und Nährmedien auf denen diese angelegt werden. Links: Urinproben bei Verdacht auf Harnwegsinfektionen (HWI) bekommen in der Regel ein Universalmedium, z. B. Blutagar (links neben dem Röhrchen) und verschiedene Differenzierungsmedien. Zum Beispiel MacConkey-Agar (rosa) auf dem gramnegative, anspruchslose Bakterien wachsen, die einen HWI auslösen können. Für die selektive Anzucht von grampositiven Bakterien, wie z. B. Enterokokken, wird ein Enterokokken-Agar (gelblich/farblos) oder CNA-Agar (Colistin-Nalidixinsäure-Agar) verwendet. Beide Agar-Arten enthalten Antibiotika oder andere Zusatzstoffe, die das Wachstum der gramnegativen Bakterien unterdrücken. Mitte: Nach einer PCR auf Durchfallerreger wird der Stuhl auf ein entsprechendes Selektivmedium angelegt. Für die Durchfalldiagnostik werden Flüssig- (Reagenzgläser mit silberner Kappe) und Festnährmedien verwendet, die selektiv auf verschiedenen Durchfallerreger wirken. Dazu gehören zum Beispiel Campylobacter, Salmonellen und Shigellen. Rechts: Andere Materialien wie Punktate, Abstriche, Biopsaten oder Fremdmaterial (Katheterspitzen, Implantate) werden je nach erwarteten und relevanten Erregerspektrum angelegt. Sie erhalten verschiedene Flüssig- (Reagenzgläser mit roter und silberner Kappe) und Festnährmedien. Darunter Universal- und Differenzierungsmedien wie z. B. Blutagar, MacConkey-Agar und Kochblutagar (Plattenstapel). Bei Materialien, die auch anaerobe Bakterien enthalten können, werden zusätzlich Agarplatten für diese mit angelegt und entsprechend anaerob bebrütet (Kapitel 39). Je nach klinischer Fragestellung kann der Plattensatz um verschiedene Spezialmedien erweitert werden.

in der Praxis die Medizinischen Fachangestellten. In den Gängen trifft man auf Reinigungs- und Wartungspersonal und die Kollegen aus der Küche, der Verwaltung und IT. Und bestimmt noch mehr Bereiche, die ich leider vergessen habe, was aber keine Absicht ist. Ist die OP unter Aufsicht des Anästhesisten überstanden kommt man in die fähigen Hände der Physiotherapeuten. Vorher und bei der Auswahl einer geeigneten Therapie bekommt der Mediziner Unterstützung durch Medizinische Technologen aus den Bereichen Funktionsdiagnostik und Radiologie. Das sind zumindest die Kollegen, mit denen der Patient in Kontakt kommt. Ein unsichtbarer Teil der Medizinischen Technologen arbeitet im ominösen „Labor". In den meisten Fällen weitab vom Patienten. Diesem werden mit der Aussage, dass noch etwas fürs Labor benötigt wird, mehrere bunte Röhrchen Blut abgezapft oder er wird mit einem Becher auf die Toilette geschickt. Irgendwann kommen dann schon die Ergebnisse der Laboruntersuchungen zurück.

Die Proben werden eingesandt, kontrolliert, verteilt und innerhalb weniger Stunden nach Ankunft der Probe ist das Ergebnis da. So die allgemeine Vorstellung. Die Probe wird in ein piepsendes Gerät mit blinkenden Lichtern gestellt. Der Automat führt selbstständig die Messungen durch und spuckt am Ende ein Ergebnis aus, das dem Mediziner alles über den Zustand des Patienten verrät. Ganz so einfach verhält es sich dann doch nicht. Zunächst einmal, wenn der Automat Weihnachtsbaum mit akustischer Begleitung spielt, stimmt in der Regel irgendwas nicht. Auch wenn in den einzelnen Laborbereichen technologische

Meilensteine in die Routine eingezogen sind und damit eine Erhöhung des Probendurchsatzes und eine Verkürzung der Testdauer erreicht wurde, gibt es einen Bereich, in dem man etwas mehr Geduld haben muss: die Medizinische Mikrobiologie.

Vor allem im Bereich der Bakteriologie. Die Methoden zur Anzucht sind immer noch die gleichen wie zu Kochs Zeiten. Die Bakterien müssen, bevor man mit Ihnen arbeiten kann, erst einmal auf einer Agarplatte angezüchtet werden. Seit Koch und Pasteur ist die Auswahl an Agarplatten jedoch enorm gestiegen und dank der industriellen Herstellung muss sich nicht jedes Labor ein eigenes Pferd oder eine eigene Hammelherde als Blutspender halten. Trotzdem dauert es ungefähr 18 bis 24 Stunden, bis sich die Bakterien so oft geteilt haben, dass sie sichtbar sind und für die nachfolgenden Teste verwendet werden können. Anbei ein paar Beispiele, wie eine Probe nach der Ankunft in einem bakteriologischen Labor weiterverarbeitet wird.

Je nachdem um was für ein Material es sich handelt, wird es auf verschiedenen Agarplatten angelegt. Für einen Rachenabstrich werden andere Agarplatten benötigt als für einen Stuhl. Im Rachenabstrich können *Haemophilus influenzae* oder *Streptococcus pneumoniae* vermutet werden, da beide Erreger Erkrankungen der Atemwege verursachen können. Da ersterer spezielle reichhaltige Nährmedien benötigt, werden diese zusätzlich angelegt. Im Stuhl suchen sie vor allem nach Durchfallerregern wie Salmonellen oder Shigellen. Da im Stuhl von vorneherein schon sehr viele verschiedene Bakterienspezies sind, benötigen sie Agarplatten, die ihnen erlauben schon auf der Platte einen Hinweis zu bekommen, ob sich weitere Untersuchungen lohnen. Im Prinzip kann jedes Material auf Bakterien untersucht werden, vorausgesetzt die Probe wurde in einem geeigneten Transportmedium geschickt.

Von wichtigen Proben wird nach der Ankunft ein Präparat gemacht. Sollten sich hier schon Bakterien finden, kann der Mediziner für Laboratoriumsmedizin dem behandelnden Kollegen eine Vorabauskunft geben. Nach dem Anlegen der Probe auf Agarplatten wird den

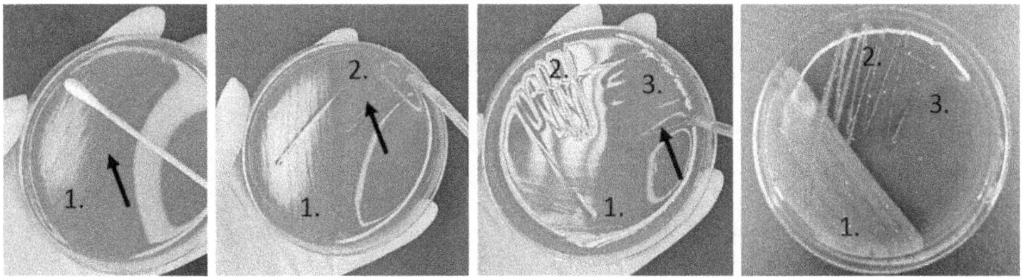

Abb. 157 Das Material wird angelegt. Ausspateln bedeutet, dass das Material, meist ein Urin, gleichmäßig über die ganze Agarplatte verteilt wird. Punktate, Biopsate und Abstriche werden mit dem sogenannten 3-Phasen- oder auch 3-Ösen-Ausstrich ausgestrichen. Mit dieser Methode erhält man Einzelkolonien, mit denen weitergearbeitet werden kann. Am Beispiel von einem Rachenabstrich, von links nach rechts: der Tupfer wird engmaschig über knapp die Hälfte der Platte gestrichen. Das ist die 1. Phase. Mit einem sterilen Spatel (im Bild) oder einer sterilen Öse wird von der 1. Phase ausgehend eine Zick-Zack-Linie über ca. ¼ der Agarplatte gestrichen. Das ist die 2. Phase. Für die 3. Phase wird wieder mit einem sterile/n Spatel/Öse über das letzte Viertel der Agarplatte ausgestrichen. Nach der Bebrütung findet man in der 1. Phase die Bakterien dicht an dicht. Mit dieser Mischung kann nicht ordentlich gearbeitet werden. In der 2. und vor allem in der 3. Phase liegen die Bakterienspezies als sogenannte Einzelkolonien vor. Diese können bei Bedarf abgeimpft (auf eine neue Agarplatte ausgebracht) und mit einem 3-Phasen-Ausstrich ausgestrichen werden.

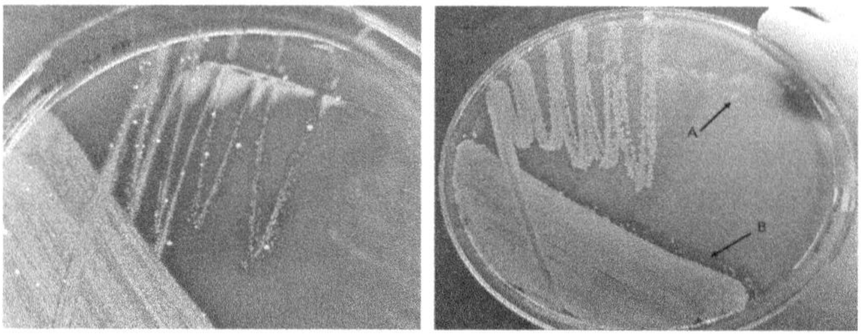

Abb. 158 Links: Rachenabstrich mit Normalflora. Die winzigen grün-grauen Kolonien mit α-Hämolyse sind Streptokokken. Die kleinen, weißen Kolonien Koagulase-negative Staphylokokken. Rechts: Rachenabstrich mit *Staphylococcus aureus* (A). In der ersten Fraktion ist noch die Normalflora zu erkennen (B). In dieser Menge ist *S. aureus* wahrscheinlich der Auslöser für die Entzündung im Rachenraum und sollte therapiert werden.

Bakterien über Nacht Zeit zum Wachsen gegeben. Die Bakterien wachsen in sogenannten Kolonien. Überall auf der Platte, wo ein Bakterium „liegen geblieben" ist. Eine Kolonie besteht aus tausenden Bakterien, die alle zur selben Spezies gehören.

Anhand der Morphologie der Kolonien können die Medizinischen Technologen für Laboratoriumsanalytik (MT-L) abschätzen um welche Bakterienspezies es sich handelt und ob diese, um beim Beispiel zu bleiben, im Rachen oder im Stuhl vorkommt oder nicht. Gehört das Bakterium zur sogenannten Normalflora, werden in der Regel keine weiteren Untersuchungen durchgeführt. Schließlich wollen wir unsere Verbündeten ja behalten. Hat der Erreger vor Ort allerdings nichts zu suchen, zum Beispiel im Blut oder in einer Wunde, wird dieser identifiziert und eine Resistenz-, Empfindlichkeits- bzw. Sensibilitätstestung durchgeführt. Ich verwende den Begriff Sensibilitätstestung

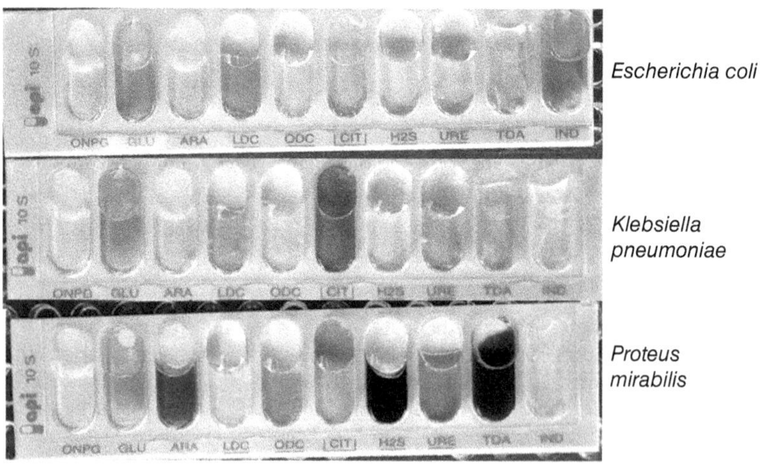

Abb. 159 Links: Manuelle Methode zur biochemischen Identifikation. Im Beispiel für gramnegative Stäbchen aus der Familie der *Enterobacterales*. Das Bakterium wird in eine Kochsalzlösung eingerieben, die im Anschluss mit einer Pipette in die einzelnen Reaktionsgefäße gefüllt wird. Die Streifen werden bebrütet. Ist das Bakterium in der Lage einen Zucker umzusetzen oder eine chemische Reaktion auszulösen verfärben sich die Reagenzien in den Gefäßen. Anhand des entstehenden Reaktionsmusters kann das Bakterium identifiziert werden.

Um eine geeignete Methode zur Sensibilitätstestung auszuwählen und die gewonnen Ergebnisse korrekt zu interpretieren, muss das Bakterium zunächst identifiziert werden. Dafür gibt es verschiedene Methoden. Zum einen eine biochemische, bei der die Stoffwechselleistungen des Bakteriums untersucht werden. Also welche Zucker verstoffwechselt werden können oder welche Enzyme das Bakterium bildet. Anhand der Kombination der Reaktionen, kann man herausfinden um welche Spezies es sich handelt, da jede Spezies ihr eigenes Profil hat. Eine wichtige Voraussetzung für die biochemische Identifikation ist, dass man zumindest grob wissen muss, wohin das Bakterium gehört. Also ob es sich um einen grampositiven oder gramnegativen Erreger, um ein Stäbchen oder um Kokken handelt.

Hinweise darauf gibt die Koloniemorphologie. Die Kolonien unterscheiden sich zum Beispiel in Größe, Form, Farbe und dem Hämolyseverhalten. Also ob die Bakterien in der Lage sind, die im bluthaltigen Agar vorhandenen Erythrozyten zu zerstören oder nicht.

Auch der Geruch ist eine gute Spur. *Enterobacterales*, wie z. B. *E. coli*, stinken auf Blutagar. Einige Arten von vergrünenden Streptokokken, die gehören zur Normalflora der Schleimhäute, riechen rahmig oder nach Karamell. Für mich riechen sie nach Vanille-Cappuccino. Ein anderer Bewohner im Rachenraum (*Rothia mucilaginosa*) riecht für mich nach Rum-Aroma, das zum Baken, nicht das Getränk. Weitere Gerüche sind z. B. sauer Apfel, Hühnerstall, modriger Keller oder Lindenblüten. Der Geruchssinn ist sehr individuell und nicht jeder Mensch kann alles riechen.

Dann gibt es noch ein paar kleine und schnell durchführbare enzymatische Teste, die eine weitere Einteilung der Bakterien erlauben und auch in Zeiten der Automatisierung und PCR in keinem mikrobiologischen Labor fehlen.

Die nächste Identifikationsmethode benötigt keine vorläufige Einteilung. Sie erfolgt mittels Massenspektrometrie mit Hilfe des MALDI-TOF.

Das Akronym steht für Matrix-Assistierte Laser-Desorption-Ionisierung (MALDI) mit Flugzeitanalyse (time of flight, TOF). Dafür wird nur so viel Material benötigt, wie auf die

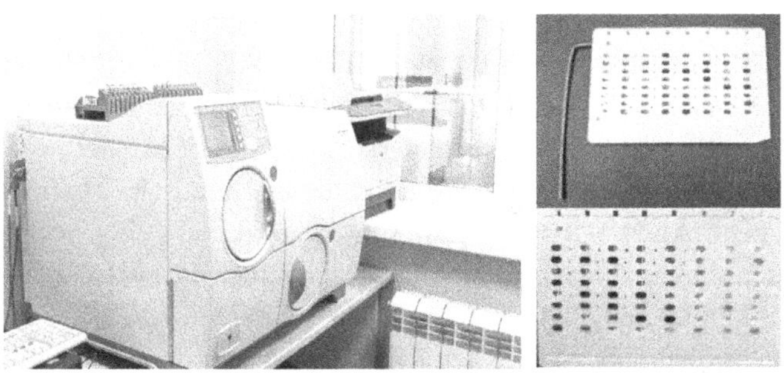

Abb. 160 Links: Der Vitek® der Firma bioMérieux dient zur Identifikation und Resistenztestung von Bakterien und Sproßpilzen (Hefen). In den grauen Carrier, der oben auf dem Gerät steht, wird in einem Röhrchen die Bakteriensuspension gestellt. Der Carrier wird dann ins Gerät gestellt. Die kleinen Plastikstäbchen, die vorne im Carrier sichtbar sind, gehören zu den Vitek-Karten. Durch diese Stäbchen wird mit einem Vakuum die Bakteriensuspension in die Karten gezogen, wie durch einen Strohhalm. Die Stäbchen werden dann abgetrennt und die Karten zum Bebrüten ins Gerät geladen. Nach einer definierten Zeit erfolgt das Ablesen der Farbumschläge bzw. des Trübungsgrades in den einzelnen „Fenstern" (evannovostro / Adobe Stock). Rechts: Vitek-Karten zur Identifikation von Bakterien und Hefen. Oben: eine unbenutzte Karte. Unten: eine Karte nach der Bebrütung.

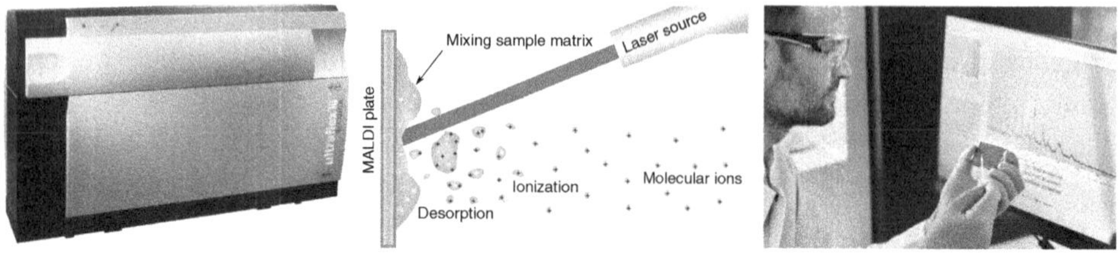

Abb. 161 Links: MALDI-TOF Massenspektrometer von der Firma Bruker. (Mwillett4000 / Wikimedia commons / CC BY-SA 3.0). Mitte: Schematische Darstellung des Prinzips des MALDI-Verfahrens. Die Erreger (Bakterien oder Pilze) werden auf ein Target, die MALDI-Platte aufgetragen und mit einer Matrix überschichtet. Ein Laserstrahl wird auf die Probenmatrix geschossen. Dieser schlägt Material heraus und bringt es in einen gasförmigen Zustand (Desorption). Die Proteine der Erreger werden freigesetzt und mit Kationen aus der Matrix positiv geladen (Ionisation). Die geladenen Moleküle werden in einem Vakuum mit Hilfe eines elektrischen Feldes beschleunigt. Die Moleküle unterscheiden sich in ihrer Größe und benötigen unterschiedlich lange, um am Detektor anzukommen (time-of-flight). Anhand der Proteinzusammensetzung kann der MALDI den Erreger identifizieren (Mikayé / Wikipedia Commons / CC BY-SA 3.0). Rechts: Auswertung der Daten am Bildschirm. Die Peaks der blauen Linie stehen für die gemessenen Proteine. Der Mitarbeiter hält ein MALDI-Target in der linken Hand (Westend61/Adobe Stock Photos).

Spitze eines Zahnstochers passt. Die Kolonie wird auf ein Target gegeben und mit einer Säure, der Matrix, überschichtet. Wenn die Säure getrocknet ist, wird das Target in den MALDI-TOF eingelegt. Die Proben werden im Gerät mit einem Laser beschossen. Dieser löst drei aufeinander folgende Reaktionen aus. Zuerst werden die Proteine des beschossenen Erregers aus diesem „herausgeschlagen“ und in den gasförmigen Zustand überführt (Desorption).

Dabei werden die Proteine mit einem Proton, einem positiv geladenen Teilchen beladen (Ionisation) und in einem Vakuum beschleunigt. Da alle Proteine die gleiche Ladung haben, unterscheiden sie sich nur in ihrer Größe. Nach dem Startschuss durch den Laser gehen die kleinen Proteine in Führung, während die Größten am Schluss hinterherhinken. Dazwischen ordnen sich die restlichen Proteine entsprechend ihrer Größe im Mittelfeld an. Am Ziel angekommen misst ein Detektor, wie lange die Proteine für ihren Flug gebraucht haben und kann so auf die Größe der Ankömmlinge schließen. Anhand der Proteinzusammensetzung kann die Datenbank herausfinden, um welche Bakterienspezies es sich in der Probe handelt. Ein Protein-Fingerabdruck der Bakterien. Während die biochemische Methode mehrere Stunden dauert, ist der MALDI-TOF in ein paar Minuten fertig.

Wenn Sie einen bakteriellen Infekt haben, ist es Ihnen wahrscheinlich egal wie der Verursacher heißt, solange Sie ihn mit einem Antibiotikum wieder loswerden können. Doch für die Mediziner ist es unwahrscheinlich wichtig den korrekten Namen des Erregers zu wissen. Zum einen gibt er schon Aufschluss über mögliche Resistenzen und zum anderen wird er benötigt, um eine geeignete Methode für die Sensibilitätstestung auszuwählen.

78

Labor heute: Sensibilitätstestung

Nur ein paar Jahre nach der Einführung des Penicillins im Jahr 1943, begannen Labore damit die Bakterien auf ihre Empfindlichkeit bzw. auf die Resistenz gegenüber Antibiotika zu testen. Vorlagen für die Möglichkeiten zu den Methoden wurden schon Jahre vorher, um 1931, von der Food and Drug Administration (FDA) in den USA herausgegeben. Die Vorgaben der FDA betrafen Methoden, um die bakterizide Wirksamkeit von Antiseptika und anderen Desinfektionsmitteln zu überprüfen, also eher eine Qualitätskontrolle, wie zum Beispiel die Blättchen-Filter-Methode. Dabei wird eine definierte Keimmenge auf eine Agarplatte gebracht und ein Filterblättchen, das mit einem Antiseptikum getränkt ist, wird daraufgelegt. Diese Methode wurde entsprechend modifiziert und „umgedreht".

In „The American Journal of Clinical Pathology" veröffentlichen A.W. Bauer, W.M. Kirby und Kollegen ihre Arbeit zum standardisierten Agardiffusionstest, die vom Prinzip her noch genauso durchgeführt wird. Eine definierte Menge von Mikroorgansimen wird in eine Lösung suspendiert, das Inokulum. Davon wird eine vorgegebene Menge eng auf eine Agarplatte ausgestrichen. Auf die Platte werden antibiotikagetränkte Testblättchen gelegt. Die Blättchen enthalten eine genau definierte Konzentration des Antibiotikums. Der Test wird über Nacht bebrütet und am nächsten Tag abgelesen. Während der Bebrütung (Inkubation) diffundieren die Antibiotika von den Blättchen in den Agar hinein. Ist der getestete Erreger resistent, kann er nahe an das Antibiotika-Blättchen heranwachsen. Ist er sensibel, gelingt ihm dies nicht, da er schon von niedrigen Konzentrationen abgetötet wird. Es entsteht ein Hemmhof um das Blättchen. Die Größe dieses Hemmhofes liefert wichtige Informationen über die Wirksamkeit des verwendeten Antibiotikums und gibt einen Hinweis auf den möglichen Therapieerfolg.

Andere Methoden wurden ebenfalls verbessert und standardisiert. Im Laufe der 1970er Jahre kamen die ersten Automaten zur Sensibilitätstestung in den Laboren an. In einer Studie von 1974 vergleichen 7 Labore in den USA ein maschinelles mit einem manuellen Verfahren. Für den Vergleich wurden 10 verschiedene Erreger aus hunderten Patientenproben getestet. Unter anderem *Escherichia coli*, *Staphylococcus aureus*, Enterokokken und *Pseudomonas aeruginosa*. Verglichen wurden 17 verschiedene Antibiotika. Neben dem Penicillin auch das im Jahr 1960 eingeführte Methicillin, ein Antibiotikum, das auch bei Penicillin-resistenten-*Staphylococcus aureus*-Stämmen wirkt. Und das im Jahr 1972 eingeführte Vancomycin, ein Reserve-Antibiotikum, das in der Regel auch gegen Methicillin-resistente *S. aureus* (MRSA) eingesetzt werden kann. Um die Methoden selbst zu kontrollieren wurden, wie heute auch, bekannte Teststämme verwendet. Darunter die noch immer verwendeten Stämme *Escherichia coli* ATCC (American Type Culture Collection) 25922 und *Staphylococcus aureus* ATCC 25923.

Ein Automat, der heute in fast jedem Labor steht, hat eine etwas ungewöhnliche Entstehungsgeschichte. Der Vitek der Firma bioMérieux wurde in einer von der NASA geförderten Studie im Rahmen der Voyager- und Marsmissionen entwickelt. Die McDonell Douglas Corporation entwickelte in den 1980er Jahren das Vorläufermodell, den AutoMicrobic

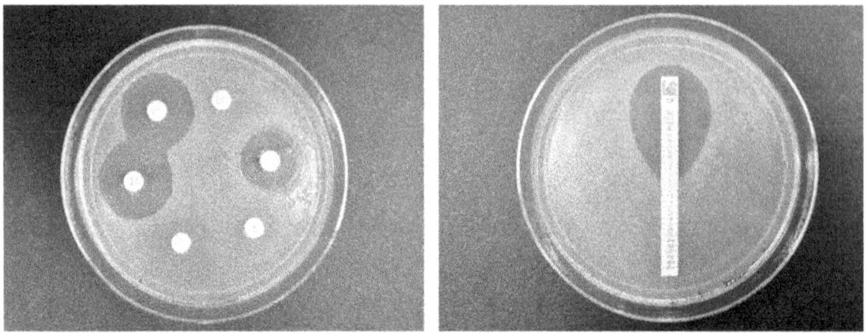

Abb. 162 Methoden zur manuellen Sensibilitätstestung. Eine definierte Menge von Bakterien wird in eine Kochsalzlösung eingerieben und engmaschig auf einer Agarplatte ausgestrichen. Im Beispiel wurde *Pseudomonas aeruginosa* verwendet. Links: Bei der Agardiffusion werden mit Antibiotika getränkte Testblättchen aufgelegt. Während der Bebrütung diffundieren die Antibiotika in den Agar und hindern die Bakterien an diesen Stellen am Wachsen. Es entstehen Hemmhöfe um die Blättchen. Von diesen wird der Durchmesser gemessen und in einer Tabelle abgeglichen, ob das Bakterium sensibel oder resistent gegen das Antibiotikum ist. Manchmal ist der Agardiffusionstest nicht ganz eindeutig. Nur 1 mm trennt das Bakterium von sensibel zu resistent. Genauer ist der Gradientendiffusionstest (rechts). Er wird auch Ellipsiometer-Test, kurz E-Test, genannt. Die Durchführung ist wie beim Agardiffusionstest. Nur wird hier, statt verschiedene Antibiotikablättchen, ein Filterpapierstreifen aufgelegt, auf dem ein Antibiotikum in aufsteigender Konzentration aufgetragen ist. Der Punkt, an der das Bakterium den Teststreifen noch berührt, gibt einen Hinweis auf die Minimale Hemmkonzentration (MHK). Die kleinste Konzentration des Antibiotikums, bei der das Bakterienwachstum im Labor (*in vitro*) noch gehemmt wird. Mindestens diese Konzentration muss im Körper des Patienten (*in vivo*) erreicht werden, um wirksam zu sein.

System (AMS), der bakterielle Verunreinigungen an Bord des Raumschiffes erkennen sollte. Im Hinblick auf bemannte Marsmissionen wurde die Technologie des AMS weiterentwickelt, um Infektionen bei der Besatzung detektieren zu können. Patientenflüssigkeit, z. B. Urin, wird mit einem Nährmedium in eine kleine Kassette eingebracht. In der Kassette befinden sich kleine Kammern mit verschiedenen Stoffen zur Identifikation von Bakterien. Die Kassette wird schließlich in den Automaten eingelesen und bebrütet. Das Gerät führt in regelmäßigen Abständen optische Messungen auf Wachstum durch. Wenn der Erreger wächst, erfolgt entweder eine Trübung oder ein Farbumschlag in der Kammer und das System kann anhand der Kombinationen, wie bei der biochemischen Identifikation, den Namen des Bakteriums ermitteln. Ist die Identifikation bekannt, wird die Nährlösung gleich für die Sensibilitätstestung eingesetzt. Im Gegensatz zur damaligen Routinediagnostik eine Zeitersparnis von mehreren Tagen! Das Gerät konnte innerhalb von 4 bis 13 Stunden ein Ergebnis liefern und alles, was die Verweildauer des Patienten im Krankenhaus verkürzt, ist nicht nur ein willkommener Fortschritt für den Patienten, sondern auch für das Gesundheitssystem. Eine Tochtergesellschaft wurde gegründet und der Vitek gegen Ende der 1970er in das Krankenhauslabor eingeführt. Im Unterschied zu damals werden heute die Patientenproben nicht direkt in den Automaten gegeben, sondern eine definierte Menge einer Reinkultur eines Erregers. Zur besseren Vergleichbarkeit der Ergebnisse wurden Forderungen nach einer Standardisierung der Methoden gefordert.

Die Aufgabe Richtlinien festzulegen, Methoden zu entwickeln und Grenzwerte zu bestimmen, fiel anfangs dem Nationalen Komitee jedes Landes zu. In Deutschland war das bis zum Jahr 2012 das Deutsche Institut für Normung (DIN). Aber jedes Land kochte

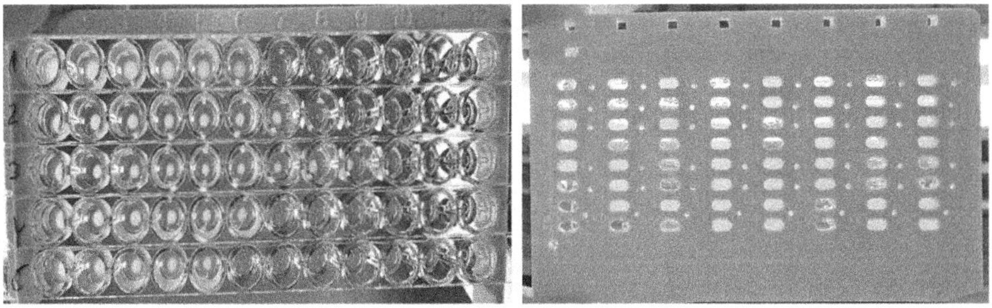

Abb. 163 Eine weitere Möglichkeit der manuellen MHK-Bestimmung ist die Mikrodilution (links). Eine Reihe (Riegel) ist für je ein Bakterium. In den Vertiefungen, Wells genannt, befindet sich eine aufsteigende Konzentration eines Antibiotikums. Die erste Vertiefung (Well) ist die Wachstumskontrolle. Hier ist kein Antibiotikum drin. Über Nacht wird der Test bebrütet. Ist das Bakterium resistent gegen die Antibiotikakonzentration in einer Vertiefung wächst es. Die Vertiefung erscheint trüb. Bsp.: Bakterium 1 wächst noch in der 6. Vertiefung. Die erste Vertiefung, in der das Bakterium nicht wächst, also die Flüssigkeit klar ist, ist die Minimale Hemmkonzentration (MHK). Die kleinste Konzentration des Antibiotikums, bei der das Bakterienwachstum im Labor (*in vitro*) noch gehemmt wird. Bei Bakterium 1 ist es die 7. Vertiefung. Für die meisten Bakterien kann die Sensibilitätstestung maschinell durchgeführt werden (rechts). Dafür gibt es Automaten von verschiedenen Firmen. Zum Beispiel den Vitek der Firma bioMérieux. Diese arbeiten nach dem Prinzip der Mikrodilution, nur in abgespeckter Form. In den Fenstern sind Antibiotika in verschiedenen Konzentrationen. Das Bakterium wird in eine Kochsalzlösung eingerieben und vom Gerät in die Testkarte gesaugt. Die Karte wird im Gerät bebrütet und in regelmäßigen Abständen abgelesen. Dabei wird die entstandene Trübung in den Fenstern gemessen und ausgewertet.

zunächst sein eigenes Süppchen, meist mit einem schielenden Auge zur CLSI (Clinical and Laboratory Standard Institute) in den USA. Im Jahr 1997 gründet die European Society of Clinical Microbiology & Infectious Diseases (ESCMID) unter Leitung des damaligen Präsidenten Ian Phillips die EUCAST, das European Committee on Antimicrobial Susceptibility Testing (Europäisches Komitee zur antimikrobiellen Sensibilitätstestung). Im Laufe der Zeit wurden verschiedene Arbeitsgruppen ins Leben gerufen, z. B. zur Testung von anaeroben Bakterien oder Pilzen. Der erhoffte Erfolg blieb zunächst jedoch aus. Anfang 2000 übernimmt Gunnar Kahlmeter, zusammen mit Derek Brown das Projekt EUCAST. Beiden ist klar, dass sie eng mit den nationalen Komitees zusammenarbeiten müssen, um das Ziel einer europaweit vereinheitlichten Testung und somit vergleichbare Ergebnisse zu erreichen. In vielen anstrengenden Sitzungen schaffen sie es, die Länder zu überzeugen. Die nationalen Komitees bleiben natürlich bestehen und unterstützten den gemeinsamen Ausschuss mit ihrem Fachwissen und Beratung.

Sie übersetzen, überprüfen und veröffentlichen die Dokumente der EUCAST in die Landessprache. Und ergänzen diese gegebenenfalls um länderspezifische Leitlinien für die Testung und die Interpretation, da es länderabhängige Dosierungsvorschriften geben kann. Des Weiteren sind die nationalen Komitees Ansprechpartner für Fragen aus den Laboren, führen Schulungen durch und arbeiten eng mit den Antibiotika-Resistenz-Surveillance-Netzwerken zusammen. In Deutschland ist seit Mitte 2012 das Nationale Antibiotika-Sensitivitätstest-Komitee (NAK) damit betraut. Die Aufgabe Grenzwerte zur Interpretation für die Hemmhofdurchmesser oder der minimalen-Hemmstoffkonzentration (MHK) festzulegen, ist zur besseren Vergleichbarkeit der Resistenzentwicklung an die EUCAST gegangen.

***Pseudomonas* spp.**
Expert Rules and Expected Phenotypes — Guidance documents

EUCAST Clinical Breakpoint Tables v. 15.0, valid from 2025-01-01
For abbreviations and explanations of breakpoints, see the Notes sheet

Cephalosporins	MIC breakpoints (mg/L)			Disk content (µg)	Zone diameter breakpoints (mm)		
	S ≤	R >	ATU		S ≥	R <	ATU
Cefaclor	-	-			-	-	
Cefadroxil	-	-			-	-	
Cefalexin	-	-			-	-	
Cefazolin	-	-			-	-	
Cefepime	0.001	8		30	50	21	19-23
Cefepime-enmetazobactam	Note[1]	Note[1]			Note[A]	Note[A]	
Cefiderocol, *P. aeruginosa*	2[2]	2[2]		30	22	22	20-21
Cefixime	-	-			-	-	
Cefotaxime	-	-			-	-	
Cefoxitin	-	-			-	-	
Cefpodoxime	-	-			-	-	
Ceftaroline	-	-			-	-	
Ceftazidime	0.001	8		10	50	17	
Ceftazidime-avibactam, *P. aeruginosa*	8[3]	8[3]		10-4	17	17	16-17
Ceftibuten	-	-			-	-	
Ceftobiprole	IE	IE			IE	IE	
Ceftolozane-tazobactam[4], *P. aeruginosa*	4[5]	4[5]		30-10	23	23	
Ceftriaxone	-	-			-	-	
Cefuroxime iv	-	-			-	-	
Cefuroxime oral	-	-			-	-	

Notes
Numbered notes relate to general comments and/or MIC breakpoints.
Lettered notes relate to the disk diffusion method.
1/A. The addition of a beta-lactamase inhibitor does not add clinical benefit. The beta-lactamases produced by the organisms either do not modify the parent cephalosporin or are insufficiently inhibited by the inhibitor.
2. Broth microdilution MIC determination must be performed in iron-depleted Mueller-Hinton broth and specific reading instructions must be followed. For testing conditions and reading instructions, see https://www.eucast.org/eucastguidancedocuments/
3. For susceptibility testing purposes, the concentration of avibactam is fixed at 4 mg/L.
4. See table of dosages for dosing for different indications.
5. For susceptibility testing purposes, the concentration of tazobactam is fixed at 4 mg/L.

Abb. 164 Ausschnitt aus der Tabelle „EUCAST Clinical Breakpoint Tables" Version 14.0 vom 01.01.2024. Der Ausschnitt zeigt die Parameter für *Pseudomonas spp.* In den oberen Kästchen sind die vorgeschriebenen Testparameter hinterlegt. Die Tabelle darunter gibt die Grenzwerte (breakpoints) an. Einmal für die Methoden mit denen die MHK (MIC) bestimmt wird, z. B. die maschinellen Methoden, der E-Test oder die Mikrodilution. Daneben werden die Grenzwerte (breakpoints) für den Agardiffusionstest angegeben. Der Durchmesser des Hemmhofs (Zone diameter) in Millimeter. Bei Antibiotika, in dessen Spalten ein „-" steht, ist eine Sensibilitätstestung nicht sinnvoll. Zum Beispiel wird erwartet, dass die Spezies primär resistent gegen das Antibiotikum ist (Mit freundlichen Genehmigung von Gunnar Kahlmeter Tecnical data coordinator and webmaster from EUCAST).

Die Verabreichungsform, Dosis, Dauer und Wirkweise ist nicht für jedes Antibiotikum gleich. Wenn Sie einen Harnwegsinfekt haben, wird Ihr Arzt Ihnen ein Antibiotikum verschreiben, das über die Nieren ausgeschieden und in der Harnblase, dem Ort des Infektionsgeschehens, angereichert wird. Und es wird die häufigsten bakteriellen Erreger im Wirkspektrum haben. Bei einer Meningitis muss das Antibiotikum in der Lage sein ins Gehirn, ein Organ, das dank der sogenannten Blut-Hirn-Schranke gut abgeschirmt ist, zu gelangen. Das Erregerspektrum ist ebenfalls ein anderes als bei einem Harnwegsinfekt. Das lässt sich für jede bakterielle Infektion fortführen. Doch wie genau wirken die Antibiotika auf die Bakterien, wenn sie am Ort des Infektionsgeschehens angekommen sind?

79

Die Wirkungsweise von Antibiotika und die Resistenzmechanismen der Bakterien

Einige Antibiotika bremsen nur das Wachstum und somit die Vermehrung der Bakterien. Die Bakterien sind zwar immer noch am Leben, aber nicht mehr so zahlreich vorhanden. Das körpereigene Immunsystem hat somit eine größere Chance die Eindringlinge

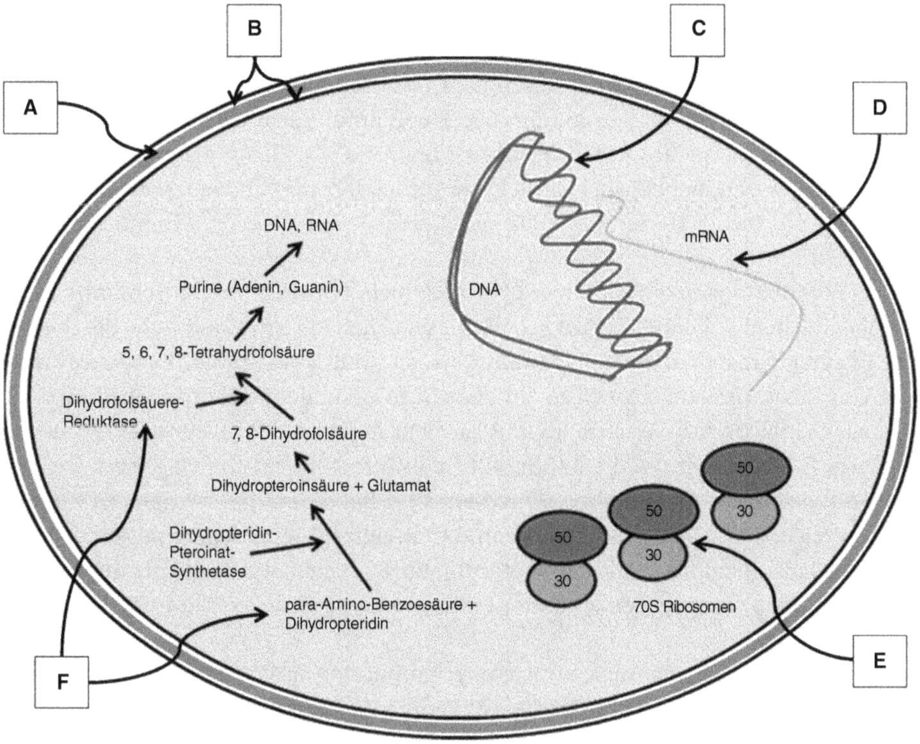

Abb. 165 Schematische Darstellung der Angriffspunkte von Antibiotika. A: Zellwandsynthese, z. B. Penicillin, Vancomycin. B: Membranen. Äußere Membran bei gramnegativen Bakterien z. B. Colistin, (innere) Zellmembran bei grampositiven Bakterien z. B. Daptomycin. C: DNA-Replikation, z. B. Fluorchinolone, Metronidazol. D: Transkription, (DNA → RNA) z. B. Rifampicin. E: Translation (Proteinsynthese), z. B. Aminoglykoside, Linezolid. F: Folsäuresynthese, Trimethoprim und Sulfonamide. Erklärungen im Text.

zu beseitigen, diese heißen bakteriostatische Antibiotika. Andere Antibiotika töten die Bakterien direkt ab, das wird bakterizid genannt. Einige töten nur Bakterien, die gerade dabei sind, sich zu vermehren (sekundär bakterizid). Die anderen können auch Bakterien abtöten, die sich in einer Ruhephase befinden (primär bakterizid). Und als ob das Ganze nicht schon kompliziert genug wäre, sind einige Antibiotika je nach Konzentration und angegriffenem Bakterium bakteriostatisch oder bakterizid. Für die meisten Studenten ein großes, verwirrendes und beängstigendes Themengebiet im Studium. Aber wichtig und vor allem wahnsinnig interessant! Allein schon die genialen Angriffspunkte der Antibiotika. Fangen wir ganz vorne an, wobei Anfang, Mitte und Ende nicht ganz so klar definiert sind, wie in einer Geschichte – Biologie halt.

Bevor sich ein Bakterium teilt, muss die genetische Information verdoppelt werden. In der Regel liegt die DNA streng organisiert verpackt in der Zelle. Damit die Verdopplungsmaschinerie, ein Komplex aus mehreren Enzymen, an diese Informationen herankommen kann, muss die DNA an der benötigten Stelle aufgedröselt werden. Dafür sind wieder spezielle Enzyme zuständig, die Gyrasen genannt werden. Sie verändern die dreidimensionale Anordnung der DNA so, dass diese in zwei schön voneinander getrennten Strängen vorliegt und abgelesen werden kann. Wenn der Abschnitt nicht mehr benötigt wird, packen die Gyrasen die DNA wieder ordentlich zusammen, damit sie nicht unnötig viel Platz wegnimmt. Die Fluorchinolone binden an die Gyrase und verhindern, dass diese ihre Arbeit erledigen kann. Die DNA kann nicht ordentlich entwunden bzw. zusammengepackt werden, sie verheddert sich und ein Ablesen ist nicht mehr möglich. Das Bakterium ist somit nicht mehr in der Lage die Erbinformation zu verdoppeln.

Eine andere Möglichkeit die Verdopplung zu behindern ist, der Maschinerie einen falschen Baustein „in die Hand" zu geben. Dies machen die Nitroimidazole. Sie gaukeln dem Enzymkomplex vor, eine Thymidin-Base zu sein. Das Antibiotikum wird in die DNA eingebaut. Das fatale, an dieser falschen Base kann nicht weiter angebaut werden. Die neugebaute DNA-Kette reißt ab und ist nicht funktionsfähig. Für die Herstellung der Purin-Basen Adenin und Guanin, wird Folsäure benötigt. Im Gegensatz zu uns, die es mit der Nahrung aufnehmen müssen, sind Bakterien in der Lage das Vitamin selbst herzustellen. Diese Fähigkeit kann durch einen Doppelangriff mit einer Kombination aus Sulfonamiden und Trimethoprim unterbrochen werden. Aber nur so lange wie das Antibiotikum gegeben wird. Wird es abgesetzt, läuft die Folsäure-Synthese ohne Probleme weiter.

Das Rifampicin, aus der Gruppe der Ansamycine, hat als Angriffspunkt die Transkription, also die mRNA-Synthese. mRNA ist die Abkürzung für Messenger-Ribonukleinsäure, zu Deutsch Boten-RNA. Sie wird benötigt, um die genetische Information an die Ribosomen, den Proteinfabriken, weiterzugeben. Die Übersetzung der mRNA in Proteine wird Translation genannt. Da die Bakterien über andere Ribosomen verfügen als unsere Zellen, ist die Translation ein beliebter Angriffspunkt. Zahlreiche Antibiotikafamilien, darunter Oxazolidinone, Makrolide und Aminoglykoside, nutzten ihn. Proteine werden in der Bakterienzelle für alles verwendet. So auch für den Aufbau der Zellmembran oder der äußeren Membran bei den gramnegativen Bakterien. Beide Membranen eignen sich ebenfalls als Ziel für Antibiotika. Sie bohren kleine Löcher in die Membranen und destabilisieren deren Integrität. Bei diesen beiden Angriffszielen ist es wichtig das Gramverhalten der Bakterien zu kennen. Das Daptomycin wirkt nur bei Grampositiven auf die Zellmembran, das Colistin nur auf

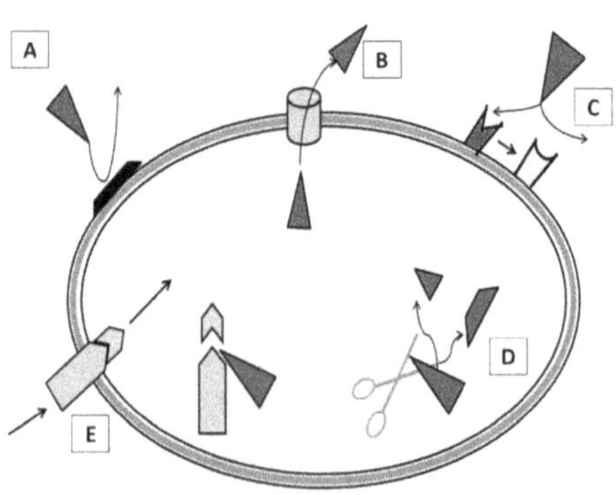

Abb. 166 Schematische Darstellung der Resistenzmechanismen bei Bakterien. A: Penetrationsbarriere. Das Antibiotikum erreicht seinen Wirkort nicht, da es nicht durch die Membranen bzw. Zellwand gelangt. B: Membrantransporter (Effluxpumpen). Das Antibiotikum wird sofort, nachdem es in die Zelle gelangt ist, wieder herausgepumpt. C: Veränderung der Zielstruktur (Targetmodifikation). Das Ziel des Antibiotikums wird so verändert, dass es nicht mehr daran binden kann. D: Inaktivierende Enzyme. Das Antibiotikum wird von Enzymen zerstört. D: Umweg (Bypass). Das Antibiotikum stört einen Syntheseweg. Das Bakterium holt sich den benötigten Baustein vom Wirt.

die äußere Membran bei gramnegativen Bakterien, da nur diese eine äußere Membran besitzen.

Neben der Proteinbiosynthese ist die Zellwandsynthese ein beliebtes Angriffsziel. Die Zellwand besteht aus zwei miteinander verbundenen Zuckermolekülen, die von Enzymen, den Penicillin-bindenden Proteinen (PBP), miteinander verknüpft werden, quasi als Zuckerrückgrat. Eine weitere Aufgabe der PBPs besteht darin die Aminosäuren, die an dem einem Zuckermolekül herunterhängen, mit den Aminosäuren des Nachbarstranges zu verknüpfen. Dadurch entsteht eine Struktur, die sich wie ein Fischernetz Schicht für Schicht um das Bakterium legt. Das Bakterium kann wachsen und sich teilen. Eine sehr, sehr große Gruppe von Antibiotika, die Beta-Laktame, zu denen auch das Penicillin gehört, bindet an den PBPs und verhindert somit den korrekten Zellwandaufbau. Die Zellwand bekommt Löcher, wird instabil, Wasser kann in die Bakterienzelle eindringen und bringt sie zum Platzen.

Antibiotika sind aber keine Erfindung des Menschen. Seit dem Beginn des Lebens konkurrieren verschiedene Bakterienspezies, Pilze und andere Mikroorganismen um Platz und Nährstoffe. Um ungeliebte Nachbarn loszuwerden, haben viele von ihnen die Fähigkeit entwickelt spezielle Stoffe zu bilden, die diese im Wachstum behindern oder sogar abtöten können. Damit die Mörder an ihrem eigenen Gift nicht ersticken, mussten gleichzeitig Mechanismen entstehen dieses zu neutralisieren. Nachbarorganismen, die in Anwesenheit des Giftes trotzdem überleben konnten, hatten einen entscheidenden Vorteil. Mikroorganismen entwickeln Resistenzmechanismen, die genauso vielfältig sind wie die Wirkungsweisen der Antibiotika.

80

Resistenzmechanismen bei grampositiven Bakterien: *Staphylococcus aureus* und Enterokokken

Im Jahr 1928 entdeckte Fleming mithilfe des Bakteriums *Staphylococcus aureus*, dass einige Schimmelpilze einen Stoff produzieren, der das Bakterium abtötet, das Penicillin. Doch schon 1940, drei Jahre vor der Markteinführung, war bekannt, dass einige *S. aureus*-Stämme resistent gegen dieses Antibiotikum sind. Sie bilden ein Enzym, die Penicillinase, die das Penicillin zerstören und somit inaktivieren kann. Das vermehrte Auftauchen von Penicillin-resistenten Stämmen beunruhigte die Ärzte. In einer Studie von 1947 wurden in einem Zeitraum von 5 Monaten 100 Patienten mit einer *S. aureus*-Infektion behandelt. Davon waren 38 Stämme resistent gegen Penicillin. Ein Stamm wurde nicht weiter untersucht, aber die restlichen 37 bildeten eine Penicillinase. Der Nachweis des Enzyms erfolgt durch einen sehr eleganten Test.

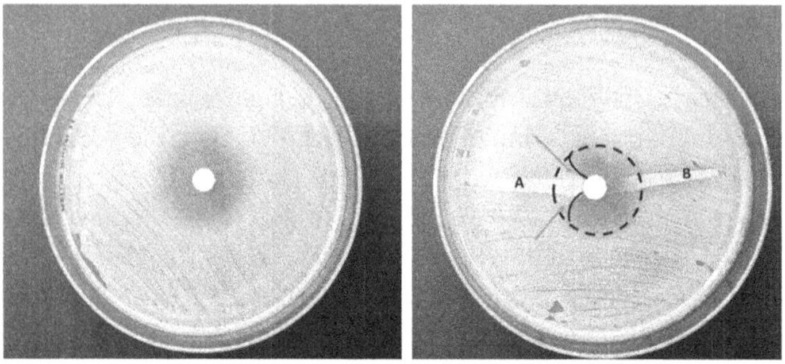

Abb. 167 Links: Penicillin-sensibler *Staphylococcus aureus*. Um das Antibiotikablättchen hat sich ein Hemmhof gebildet. Rechts: Nachweis einer Penicillinase bei *S. aureus*. Ein sensibler Stamm von *S. aureus* wird auf einer Agarplatte ausgestrichen und ein mit Penicillin getränktes Antibiotika-Blättchen in die Mitte aufgelegt. Vom Rand des Blättchens zum Rand der Agarplatte wird einmal ein Penicillinase-bildender Stamm (A) in einem Impfstrich aufgebracht und ein Penicillin-sensibler Stamm (B). Während der Bebrütung diffundiert das Penicillin in den Agar und hemmt den sensiblen Stamm am Wachstum. Außer in der Nähe vom resistenten Stamm (Pfeil). Hier diffundiert die Penicillinase in den Agar und spaltet das Penicillin. Da das Penicillin in diesem Bereich inaktiviert ist, kann der eigentliche sensible *S. aureus* dort wachsen.

Ein sensibler Stamm wird auf einer Agarplatte ausgestrichen. Ein mit Penicillin-getränktes Antibiotika-Blättchen wird aufgelegt und ein Penicillinase-bildender Stamm quer in einem Impfstrich aufgebracht. Während der Bebrütung diffundiert das Penicillin in den Agar und hemmt den sensiblen Stamm am Wachstum. Außer in dem Bereich, in dem der resistente Stamm wächst. Hier diffundiert die gebildete Penicillinase ebenfalls in den Agar und spaltet das Penicillin. Da der Weg für den sensiblen Stamm jetzt frei ist, kann er neben seinem „Schwester"-Stamm wachsen. In der Studie von 1947 wurde am Rande noch eine weitere Resistenzentwicklung dokumentiert. Sie betrifft das im Jahr 1943 entdeckte Streptomycin. Einer der 37 Stämme war darauf resistent. Der Patient wurde vor kurzem wegen einer tuberkulösen Meningitis mit Streptomycin, das erste gegen Tuberkulose wirkende Antibiotikum, therapiert. Die Selektion ist halt multitaskingfähig.

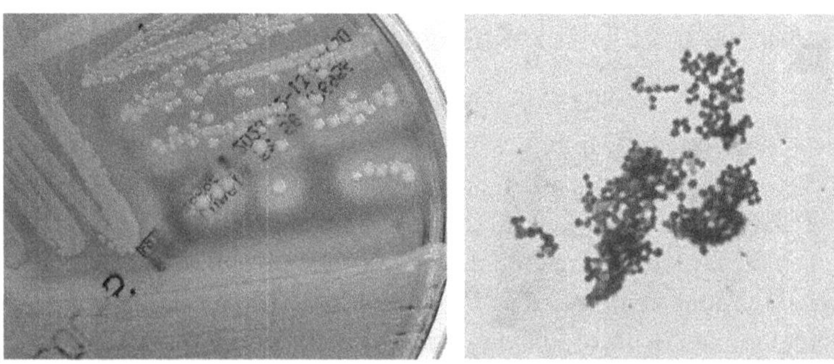

Abb. 168 *Staphylococcus aureus*. Links: auf Blutagar: mittelgroße, gold-gelbe Kolonien mit starker β-Hämolyse. Rechts: im Grampräparat stellt es sich als grampositive Haufenkokken dar.

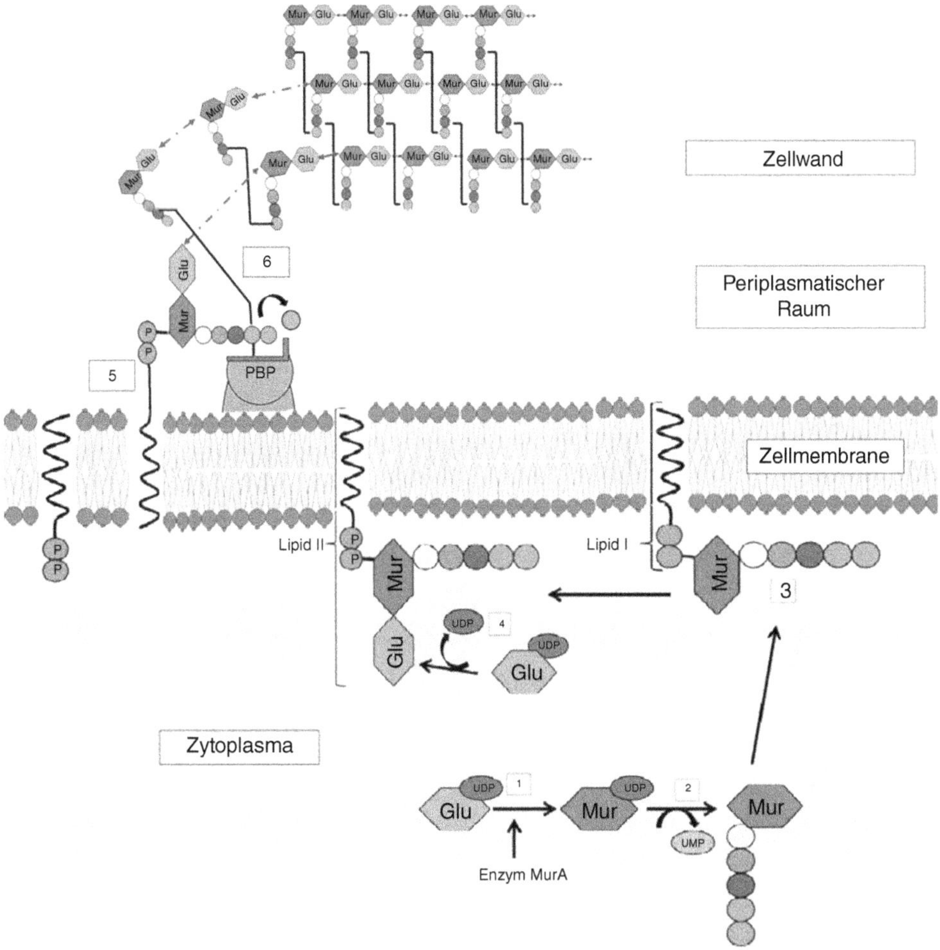

Abb. 169 Schematische Darstellung der normalen Zellwandsynthese. Im Zytoplasma werden die Zellwandbausteine (Mureinbausteine) über mehrere Schritte zusammengebaut. Die fertigen Bausteine werden in den periplasmatischen Raum transportiert. Hier werden sie von den Penicillin-bindenden Proteinen (PBP) zur Zellwand zusammengesetzt. Die Zuckerbausteine (Glu + Mur) bilden das Rückgrat. Die Aminosäuren (Kreise) werden quer dazu vernetzt. Die Zellwand legt sich wie ein Fischernetz Schicht für Schicht um das Bakterium.

Ein Penicillin-resistenter *S. aureus* entlockt heutigen Mikrobiologen nur ein müdes Gähnen. Probleme bereiten uns die noch resistenteren Nachfahren. Im Jahr 1960 wurde gegen Penicillin-resistente Staphylokokken das Methicillin eingeführt. Knapp ein Jahr später wurden die ersten resistenten Stämme gefunden. Der Methicillin-resistente-*Staphylococcus aureus* (MRSA) nistete sich weltweit in Gesundheits- und Pflegeeinrichtungen ein. Die Resistenz beruht auf einer veränderten Struktur des Enzyms das für den Zellwandaufbau, den Penicillin-bindenden Proteinen (PBPs), zuständig ist. An dieser veränderten Zielstruktur können, bis auf neueste Ausnahmen, keine Antibiotika binden, die zur Familie der

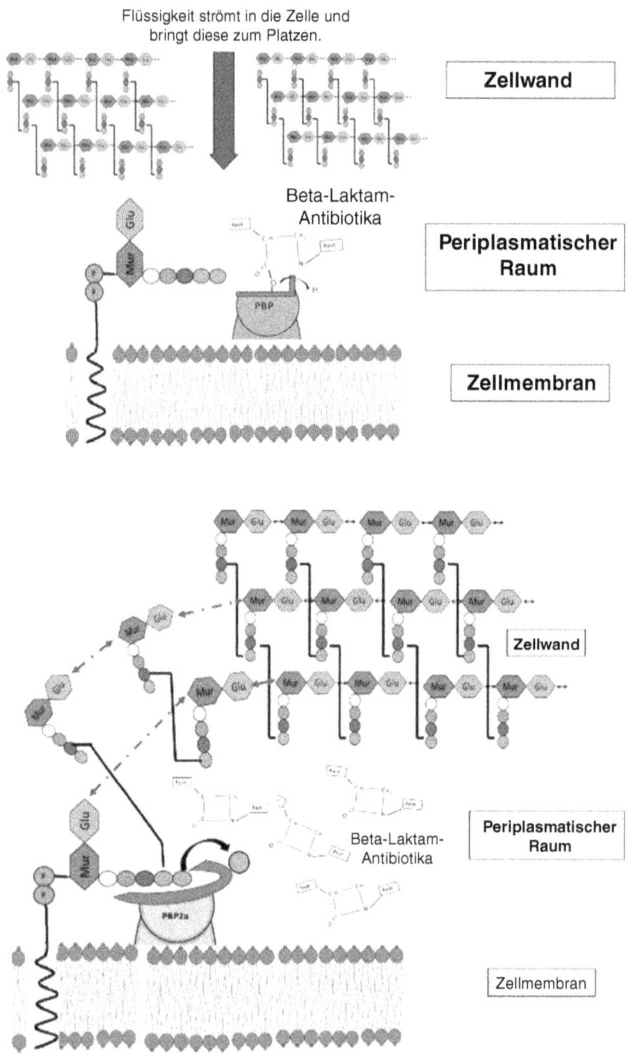

Abb. 170 Oben: Beta-Laktam-Antibiotika binden an den sogenannten Penicillin-bindende Proteine (PBP). Damit wird der Zusammenbau der Zellwand verhindert. Unten: der Resistenzmechanismus vom Methicillin-resistenten *Staphylococcus aureus* (MRSA) ist eine Targetmodifikation. Das betroffene PBP wird „umgebaut". Somit können die Beta-Laktam-Antibiotika nicht mehr binden. Der Zellwandaufbau läuft normal weiter.

β-Laktam-Antibiotika gehören. Im Jahr 1958 wurde das Vancomycin, ein Reserveantibiotikum gegen den MRSA, eingeführt.

Vancomycin behindert ebenfalls den Zellwandaufbau. Es bindet aber nicht an den PBPs, die die Zellwand verknüpfen, sondern an einem Bestandteil des Zellwandbausteines. Nämlich der letzten Aminosäure, D-Alanin, die vom Zuckermolekül herunterhängt. Bindet das Vancomycin daran, kann die Quervernetzung der Zellwand nicht mehr stattfinden.

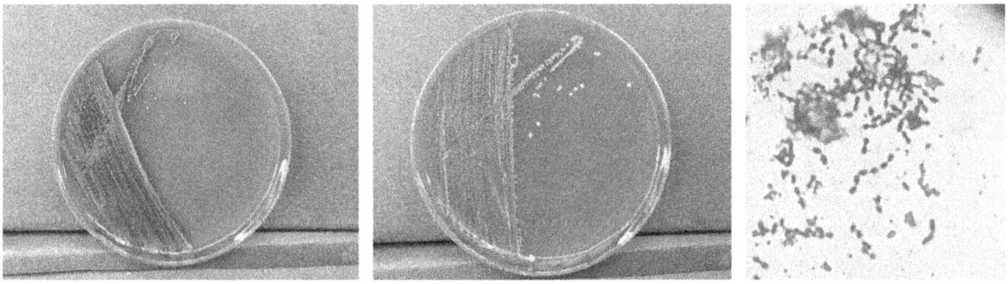

Abb. 171 Enterokokken wachsen auf Blutagar in kleinen bis mittelgroßen gräulichen Kolonien. *Enterococcus faecium* (links) weist im Gegensatz zum *Enterococcus faecalis* (Mitte) eine stärker ausgeprägte α-Hämolyse auf. Rechts: Enterokokken stellen sich im Grampräparat als grampositive kurze Kettenkokken da.

Das Substrat passt nicht mehr ins Enzym, den PBPs. Da Vancomycin nicht sofort flächendeckend eingesetzt wurde, dauerte es mit dem Nachweis der Resistenzentwicklung bis zum Jahr 1986.

Zu den Resistenzentwicklern gehören die Enterokokken. Ihr Gen für die Vancomycin-Resistenz besteht aus mehreren Abschnitten, die für verschiedene Funktionen kodieren. Zunächst gibt es einen Sensor, der in der Zellmembran verankert wird. Sobald dieser Vancomycin detektiert, springt der Transkriptionsfaktor an, der das restliche Gen aktiviert. Der nächste Genkomplex sorgt dafür, dass D-Laktat, der Ersatz für das letzte D-Alanin, hergestellt wird. Dem D-Laktat fehlt ein Wasserstoffatom. Das reicht aus, damit das Vancomycin nicht mehr binden kann. Der neue Baustein wird in die Zellwand eingebaut. Zwei weitere Enzyme sind dafür zuständig schon zusammengebaute Verbindungen zu trennen. Diese würden sonst fälschlicherweise in die Zellwand eingebaut werden und Vancomycin würde funktionieren.

Es gibt zwei Enterokokken-Spezies, die natürlicherweise resistent gegen Vancomycin sind. Das sind *Enterococcus casseliflavus* und *E. gallinarum*. Bei diesen beiden ist das Resistenzgen im Chromosom kodiert und wird nur bei der Zellteilung weitergegeben. Daher sind diese beiden aus Sicht der Hygiene irrelevant. Die gefährlichen Vertreter sind die, bei denen das Gen auf einem Plasmid kodiert ist. Dieses kann an andere Enterokokken oder sogar an Staphylokokken weitergeben werden.

Etwas sehr Kurioses und Seltenes stellen die Vancomycin-abhängigen Enterokokken da. Diese können zum Beispiel nach einer Vancomycin-Therapie im Darm des Patienten gefunden werden. Bei diesen Vertretern funktioniert der normale Zellwandaufbau nicht richtig. Sie können weder wachsen noch sich teilen – solange, bis Vancomycin verabreicht wird. Der Sensor meldet dem Aktivator die Anwesenheit des Antibiotikums. Daraufhin kurbelt dieser den alternativen Syntheseweg an. Die Enterokokken können jetzt wachsen und sich teilen, jedenfalls solange der Sensor die Gegenwart von Vancomycin meldet. Ist die Therapie vorbei, wird der alternative Weg eingestellt und auf den defekten Syntheseweg zurückgegriffen, der leider immer noch nicht funktioniert. Diese Vertreter sind für die Klinik insoweit ein Problem, als dass sie ein Reservoir für das Resistenzgen darstellen. Sie selbst sind eher ungefährlich.

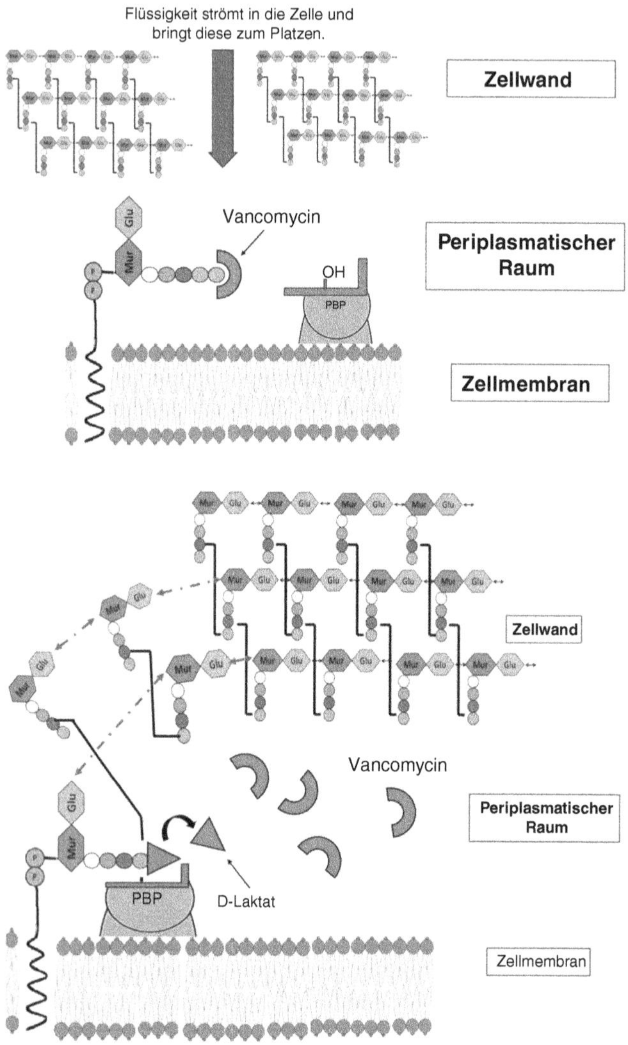

Abb. 172 Oben: Wirkungsweise von Vancomycin. Es bindet an der letzten Aminosäure, am zweiten D-Alanin, des Mureinbausteins. Unten: Beim Vancomycin-resistenten Enterokokken (VRE) wird der zweite D-Alanin-Baustein ausgetauscht. Es entsteht eine D-Alanin-D-Laktat-Verbindung. Das Vancomycin kann nicht am D-Laktat binden. Der Zellwandaufbau wird normal fortgesetzt.

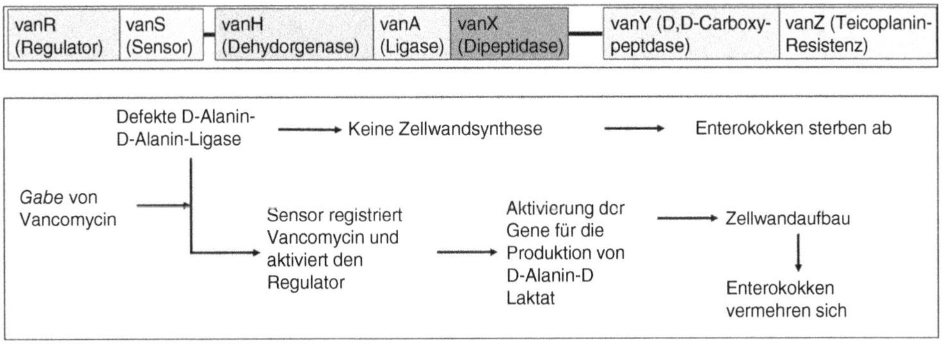

Abb. 173 Oben: Schematische Darstellung der Gene die für die Vancomycin-Resistenz bei Enterokokken codieren. Das vanS-Gen codiert für einen membranständigen Sensor für Vancomycin. Registriert dieser die Anwesenheit des Antibiotikums, aktiviert es den Regulator vanR. Dieser aktiviert die restlichen Gene. Das Gen vanH sorgt für die Herstellung von D-Laktat. Das Gen vanA stellt die Ligase her, die das D-Laktat an das erste D-Alanin des Mureinbausteins bindet. Die Gene vanX und vanY trennen das zweite D-Alanin vom Mureinbaustein wieder ab. Das vanZ-Gen codiert über eine zusätzliche Resistenz gegenüber Teicoplanin. Unten: Schematische Darstellung von Vancomycin-Abhängigen Enterokokken (VDE). Diese verfügen über eine defekte D-Alanin-D-Alanin-Ligase. Dieses Enzym verbindet bei der Zellwandsynthese die beide Aminosäuren D-Alanin und D-Alanin. Besitzt das Bakterium die VRE-Gene, kann es, sobald der Sensor Vancomycin detektiert, auf diesen alternativen Weg die Zellwandsynthese betreiben. Wird das Vancomycin abgesetzt und der Sensor detektiert es nicht mehr, wird dieser Weg wieder eingestellt. Die defekte Ligase wird produziert und die Enterokokken sterben ab.

Enterokokken verfügen über einen weiteren cleveren Resistenzmechanismus. Dieser betrifft die von Gerhard Domagk (1895–1964) im Jahr 1932 entdeckten Sulfonamide. Sulfonamide stören die Folsäuresynthese. Wird das Antibiotikum verabreicht, stehlen die Enterokokken einfach von ihrem Wirt fertiges Folat.

Bakterien, die Resistenzen sammeln wie andere Briefmarken, werden multiresistente Erreger (MRE) genannt. Dazu gehören unter anderem der MRSA und die Vancomycin-resistenten Enterokokken (VRE). Bei beiden handelt es sich jeweils um eine Spezies (*S. aureus*) bzw. um eine Art (Enterokokken), die ihre Resistenz durch ein spezifisches Gen erhält. Dieses Gen, hat genau eine Auswirkung, nämlich eine Veränderung in der Zielstruktur des Antibiotikums. Dieser Mechanismus wird Targetmodifikation genannt. Bei den nächsten MREs ist es nicht ganz so einfach. Sie gehören zu verschiedenen Spezies und besitzen ein breites Spektrum an Resistenzmechanismen.

Steckbrief/e:

Steckbrief Nr.	**76**	**77**
Name	*Staphylococcus aureus*	*Enterococcus spp.*
Einordnung	Familie: *Staphylococcaceae* Gattung: *Staphylococcus* Art: *S. aureus*	Familie: *Enterococcaceae* Gattung: *Enterococcus* Art: z. B. *E. faecium*, *E. faecalis*, *E. casseliflavus*, *E. gallinarum*
Morphologie/ Eigenschaften	Grampositive Kokken, Traubenförmige Lagerung, unbeweglich Wachstum in goldgelben Kolonien (lateinisch „*aureum*" = golden) Problemkeim in medizinischen Einrichtungen als Methicillin-resistenter-S. aureus (MRSA)	Grampositive Kokken, Lagerung in kurzen Ketten *E. faecium*, *E. faecalis*: unbeweglich, primär sensibel gegen Vancomycin → Problem: sekundäre Resistenzentwicklung gegen Vancomycin *E. casseliflavus*, *E. gallinarum*: beweglich, primär resistent gegen Vancomycin (kein Problem, da diese Resistenz nicht weitergegeben werden kann)
Vorkommen	Weltweit, Kommensale von Haut und Schleimhaut	Weltweit, V.a. im (Dick-)Darm, aber auch als Kommensale von Haut und Schleimhaut
Übertragung	Meist endogen, nosokomial im Rahmen eines Ausbruchs durch z. B. Schmierinfektion	
Inkubationszeit	Entfällt	Entfällt
Erkrankung	Infektionen der Haut und Hautanhangsgebilde, Impetigo contagiosa (Borkenflechte), Abszesse, Osteomyelitis, Wundinfektionen, Sepsis, Endokarditis, selten Harnwegsinfektionen Einige Stämme können Toxine bilden: Toxic-Schock-Syndrom → schweres Krankheitsbild (Schock) Exfoliatine → Haut löst sich wie bei einer Verbrühung ab Enterotoxine → Durchfall	Harnwegsinfektionen, Wundinfektionen, Cholangitis (Entzündung der Gallengänge), Sepsis, Endokarditis Enterokokken verursachen KEINE: Pneumonie oder Durchfälle
Symptome	Entsprechend der Erkrankung	
Diagnostik	Kulturelle Anzucht	
Therapie	Antibiotika (nach Sensibilitätstestung)	
Prophylaxe	Keine spezifische Prophylaxe, allg. Hygieneregeln in medizinischen Einrichtungen	

81

Resistenzmechanismen bei gramnegativen Bakterien: *Pseudomonas aeruginosa*

Die als „Multiresistente Gramnegative (Stäbchen)“, MRGN, bezeichnete Gruppe umfasst die Familie der *Enterobacterales*, wozu unter anderem *Escherichia coli* gehört, und ein paar Nonfermenter. Nonfermenter ist eine Sammelbezeichnung für anspruchslose gramnegative Stäbchen, die nicht in der Lage sind durch Fermentation (Gärung) Energie zu gewinnen. Sie haben verwandtschaftlich eher wenig miteinander zu tun.

Der bekannteste Vertreter der Nonfermenter ist *Pseudomonas aeruginosa*. Der Namenszusatz kommt vom lateinischen „*aeruginosa*“ und bedeutet sie viel wie „randvoll mit Kupferrost“. *P. aeruginosa* ist in der Lage ein hübsches Pigment von der Farbe des Grünspans zu bilden, das man auch sehr gut auf einigen Agarplatten sehen kann. Diese Farbstoffe, Pyocyanin (blau) und Pyoverdin (grünlich), wirken unter anderem als Virulenzfaktoren, den Waffen der Bakterien. Je nach Ausprägung changiert die Farbe von gelb, hell- und dunkelgrün, bis blau. Früher wurde *P. aeruginosa* daher als „Erreger des blauen Eiters“ bezeichnet. Seine Kolonien gehören mit zu den hübschesten. Und riechen tut er auch nicht schlecht. Laut Lehrbuch nach Lindenblüten, aber da gehen in der Praxis die Meinungen auseinander. Leider gehört er zu den Spezies, die sehr schnell sehr resistent werden können. MRGN besitzen unterschiedlicher Resistenzmechanismen.

Nebst Targetmodifikationen, also Veränderungen von Zielstrukturen, gibt es Mechanismen, die dafür sorgen, dass das Antibiotikum seinen Zielort gar nicht in der nötigen Konzentration erreicht. Zur Erinnerung: Gramnegative Bakterien besitzen eine äußere Membran. Einige Antibiotika kommen hier von Natur aus nicht durch. Damit die Bakterien trotzdem mit Nährstoffen versorgt werden können, ist diese mit Porine, Tunnelproteinen, durchsetzt. Antibiotika sind ebenfalls auf diese Durchgänge angewiesen. Wenn ein bestimmtes Tunnelprotein nicht mehr produziert wird, kommt auch das Antibiotikum nicht mehr in die Zelle. Sie können mit Ihrem Auto auch nicht durch einen eingestürzten Tunnel fahren. Ein weiterer Mechanismus wird gerne mit Drehtüren verglichen. Hierbei handelt es sich um Pumpen, genauer gesagt um Effluxpumpen. Das ist jedenfalls ihr alter Name, der neue ist Membran-ATPasen oder Membrantransporter. Hierbei handelt es sich

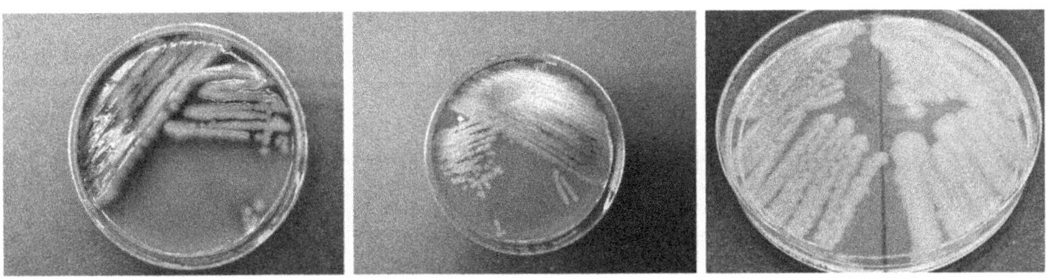

Abb. 174 Zwei verschiedene Stämme von *Pseudomonas aeruginosa*. Links und Mitte: metallisch-glänzende Kolonien auf Blutagar. Rechts: grüne bzw. gelbe Kolonien auf Mueller-Hinton-Agar.

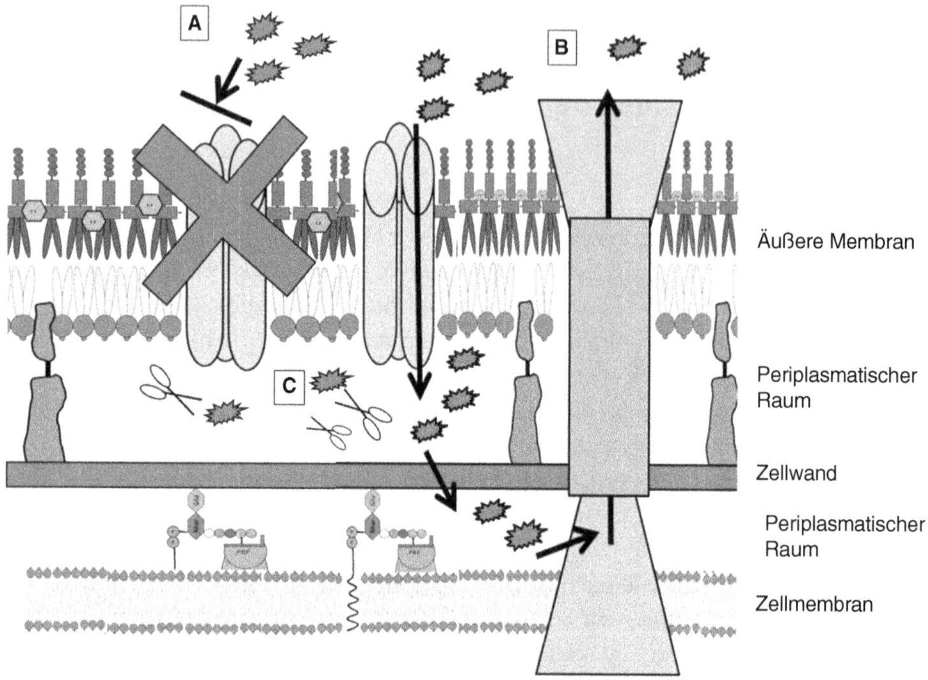

Abb. 175 Schematische Darstellung von 3 Resistenzmechanismen bei Multiresistenten gramnegativen Bakterien. Die roten Wolken sind Antibiotika. A: Porinverlust. Porine sind Transportmoleküle, die bei gramnegativen Bakterien durch die äußere Membran reichen und für den Stofftransport verantwortlich sind. Fehlt ein bestimmtes Porin, kann das Antibiotikum nicht mehr in die Bakterienzelle gelangen. B: Effluxpumpen transportieren eingedrungene Antibiotika wie bei einer Drehtür wieder zurück nach draußen. C: Bakterien können verschiedene Enzyme bilden, die bestimmte Antibiotika inaktivieren können.

um Proteinkomplexe, die in der Zellwand der Bakterien sitzen. Hat es das Antibiotikum in die Zelle geschafft, wird es kurzerhand durch diese Pumpe wieder vor die Tür gesetzt.

Weit verbreitet und sehr effektiv sind Enzyme, die in der Lage sind Antibiotika zu spalten. Dazu gehört die beim *S. aureus* vorgestellte Penicillinase. Dieses Enzym hat nur ein kleines Spektrum, das Penicillin. Es gibt für fast alle Antibiotika ein Enzym, das in der Lage ist, dieses und ähnliche Stoffe zu inaktivieren. Einige MRGN verfügen zum Beispiel über Enzyme, die ohne Kompromisse die ganze große Gruppe der β-Laktam-Antibiotika zerstören.

Doch wie Superhelden oder deren Widersacher, haben auch die „Superbugs“ eine Schwachstelle. Nur ist diese nicht so leicht zu erkennen und für den Patienten meist nicht sehr hilfreich. Die ganzen Resistenzmechanismen bedeuten oft einen kleinen Überlebensnachteil. Der Verlust von Porinen, der verhindert, dass die Antibiotika in die Zelle gelangen, hat auch zur Folge, dass weniger Nährstoffe hinein transportiert werden können. Die Pumpen kosten Energie, die woanders fehlt. Der Aufwand für die Herstellung von Enzymen geht auf Kosten anderer wichtiger Komponenten, die für das Wachstum und die Teilung benötigt werden. Verschwindet das Antibiotikum aus der Umgebung der Bakterien, können diese die Resistenzgene auch wieder verlieren. Die „Alten“, die an den Genen festhalten, haben dann ein ziemliches Konkurrenzproblem mit ihren sensiblen Verwandten, die ihnen Nährstoffe und Platz streitig machen. Sie werden von den sensiblen Stämmen in Schach gehalten, bleiben aber sicherheitshalber vor Ort. Schließlich kann man nie wissen, wann das Antibiotikum wieder zurückkommt. Und dann sind sie wieder klar im Vorteil.

Wie beim MRSA und VRE können die MRGNs ihre Resistenzgene wie Sammelkarten weitergeben. Und das ist ein Albtraum aller, die mit der Behandlung von Infektionskrankheiten zu tun haben, die Möglichkeit einer Post-Antibiotika-Ära. Die Ursachen, die das Aufkommen von Resistenzen bei Bakterien fördern sind hinlänglich bekannt. In ihrer Arbeit von 1947 hat Fr. Dr. Barber als Ursache für die Penicillinresistenz von *S. aureus* auf den weiten und unkontrollierten Gebrauch des Antibiotikums hingewiesen.

Das heißt nicht, dass wir jetzt auf diesen Segen verzichten sollten. Im Gegenteil, Antibiotika sind ein unabdingbares Werkzeug der modernen Medizin. Es muss nur verantwortungsvoll mit ihnen umgegangen werden. Im Labor wird ein besonderes Augenmerk auf den Nachweis von MRE gelegt, um eine Ausbreitung zu verhindern bzw. so schnell wie möglich zu erkennen und einzudämmen. Im besten Fall dauert es zwei bis drei Tage, bis eine valide Sensibilitätstestung vorliegt und der Klinker und die Hygieneabteilung Bescheid weiß. Manchmal jedoch, zum Beispiel vor OPs, muss es schneller gehen. Dafür gibt es die Möglichkeit einzelne Resistenzgene innerhalb weniger Stunden mittels Polymerase-Kettenreaktion (PCR) nachzuweisen.

Steckbrief/e:

Steckbrief Nr.	**78**
Name	*Pseudomonas aeruginosa*
Einordnung	Familie: *Pseudomonadaceae* Gattung: *Pseudomonas* Art: *P. aeruginosa*
Morphologie/ Eigenschaften	Gramnegatives Stäbchen, beweglich Nonfermenter (kann nicht mittels Gärung/Fermentation Glukose abbauen) → obligat aerob Pigmentbildung (Pyocyanin und Pyoverdin) → Kolonien wachsen in grünen, gelben, blaugrünen Kolonien Lateinisch „*aerugo*“ = Grünspan Produktion von Aminoacetophenon → süßlicher Geruch, „Lindenblütenartig“ Schnelle Resistenzentwicklung
Vorkommen	Weltweit, Hauptsache nass/feucht (Waschbecken, Blumenvasen, Schwimmbäder, Kaffeemaschine u. a.), gehört nicht zur normalen Standortflora
Übertragung	Schmierinfektion, Tröpfcheninfektion
Inkubationszeit	Entfällt
Erkrankung	Erreger nosokomialer Erkrankungen: Pneumonien, Harnwegsinfektionen, Wundinfektionen, Sepsis Ambulant: Dermatitis, Otitis externa (Entzündung des äußeren Gehörganges), Konjunktivitis (Bindehautentzündung) Bei Patienten mit Grunderkrankungen: Wundinfektionen großflächiger Hautverletzungen nach Verbrennungen, Pneumonie bei Mukoviszidose-Patienten
Symptome	Entsprechend der Erkrankung
Diagnostik	Kulturelle Anzucht
Therapie	Antibiotika (nach Sensibilitätstestung)
Prophylaxe	Keine spezifische Prophylaxe, allg. Hygieneregeln in medizinischen Einrichtungen

82

Die Polymerase-Kettenreaktion (PCR) und *Legionella pneumophila*

Bei einer Autofahrt durchs nächtliche Kalifornien im Jahr 1985 hatte der US-amerikanische Biochemiker Kary Mullis (1944–2019) einen Geistesblitz. Die Vervielfältigung von DNA mittels Polymerase-Kettenreaktion, praktisch ein DNA-Kopierer im Reagenzglas. Für diese geniale Erfindung erhielt er im Jahr 1993 den Nobelpreis für Chemie. Seitdem wurde die Methode immer weiter verbessert und kaum ein Labor kommt heute ohne PCR aus. Mithilfe spezieller Sonden kann man spezifische Erreger in einer Probe nachweisen. Diese Sonden, Primer genannt, bestehen aus kurzen DNA-Abschnitten, die komplementär zu ausgewählten DNA-Abschnitten des Zielorganismus sind. An diesen Stellen bindet der Primer und setzt die zugegebene Kopiermaschinerie in Gang. Um den Vorgang messen zu können werden Fluoreszenzstoffe zugegeben. Je nach PCR wird während des Laufes oder am Ende das Fluoreszenzsignal gemessen und interpretiert.

Doch nur weil die PCR ein positives Ergebnis rausgibt, heißt das noch lange nicht, dass der Problemkeim des Patienten tatsächlich gefunden wurde. Wie bei allen Methoden in der Medizin müssen die Ergebnisse auf Plausibilität geprüft und mit der Klinik des Patienten abgeglichen werden. Mit Hilfe der PCR lässt sich nur die DNA nachweisen. Dies lässt aber keine Aussage zu, ob der dazugehörige Erreger, zumindest bei den Bakterien, überhaupt noch am Leben und somit infektiös ist. Bei einer Fortbildung, die ich vor mehreren Jahren besucht habe, wurde dazu ein Fallbeispiel vorgestellt.

Bei Patienten wurde eine bronchoalveoläre Lavage durchgeführt. Dabei wird ein Teil eines Lungenflügels abgedichtet und durch ein Bronchoskop mit einer Kochsalzlösung gespült. Die abgesaugte Flüssigkeit ist ein sehr gutes Untersuchungsmaterial auf Pneumonie-Erreger, die gesamte Prozedur allerdings eine sehr unangenehme Erfahrung. Bei den Patienten wurde unter anderem die Diagnostik auf *Legionella pneumophila* angefordert. Legionellen sind kleine gramnegative Stäbchen, die ubiquitär in Süßgewässern, vorkommen. Hier können die Bakterien frei leben oder sie parasitieren Einzeller wie Wimperntierchen oder Amöben. Der Mensch infiziert sich durch Aerosole die z. B. bei Duschen entstehen. Daher werden in den Gebäuden auch regelmäßig Kontrollen auf Legionellen durchgeführt. Da der Erreger sehr anspruchsvoll ist, ist die Anzucht nur auf Spezialnährmedien möglich und dauert mehrere Tage. Eine einfachere und schnellere Methode ist hier die PCR. Diese ist bei allen Patienten positiv ausgefallen, obwohl nur wenige Patienten unter einer Pneumonie litten. Die parallel angelegten Kulturen blieben negativ.

Denn auch wenn die PCR schneller ist, wird die Kultur immer noch benötigt, um den genauen Subtyp der Legionelle bestimmen zu können. Diese Ergebnisse stellten die Mitarbeiter vor ein Rätsel. Woher kamen die positiven PCR-Ergebnisse und wieso konnten die

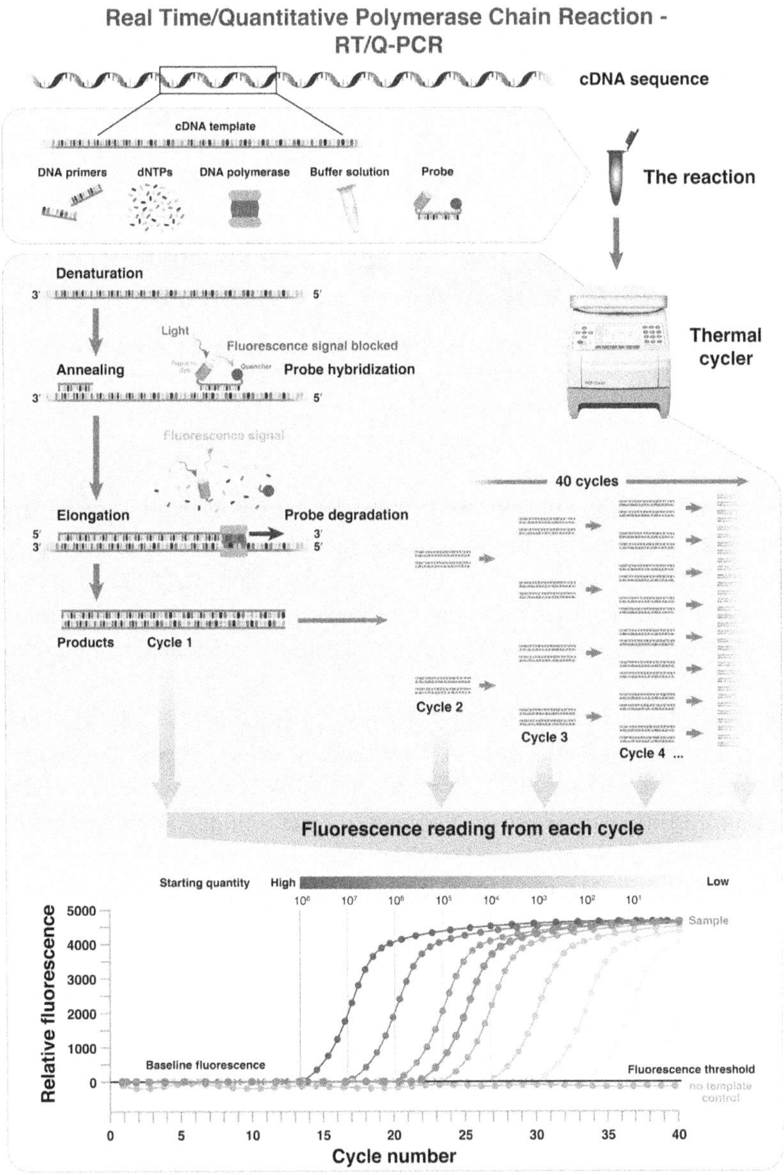

Abb. 176 Die Real-time/Quantitative Polymerase chain reaction (RT/Q-PCR). Realtime heißt, dass man noch während die PCR läuft, ein Ergebnis sehen kann. Quantitativ bedeutet, dass man eine Mengenangabe (Zahlenwert) erhält. Die Patientenprobe wird zunächst aufgereinigt um eine möglichst reine DNA- bzw. RNA-Probe zu erhalten. Bei Viren die RNA besitzen, wird diese zunächst in cDNA (complementary DNA) umgeschrieben, bevor es in die PCR geht. Oben: Zur Probe werden Enzyme (DNA-Polymerase), Primer (Startstücke) und Nukleotide (DNA-Bausteine, dNTPs) zugegeben. Mitte: In in einem Automaten, z. B. im Thermocycler, erfolgt die PCR-Reaktion. Die DNA wird bei ca. 92–94 °C denaturiert. Der DNA-Doppelstrang wird getrennt (Denaturation). In der 2. Phase werden bei ca. 50–56 °C die Primer an die Einzelstränge angelagert (Annealing). Die Primer sind bekannte Startsequenzen. Von ihnen aus startet in der 3. Phase die DNA-Polymerase bei ca. 72 °C mit der

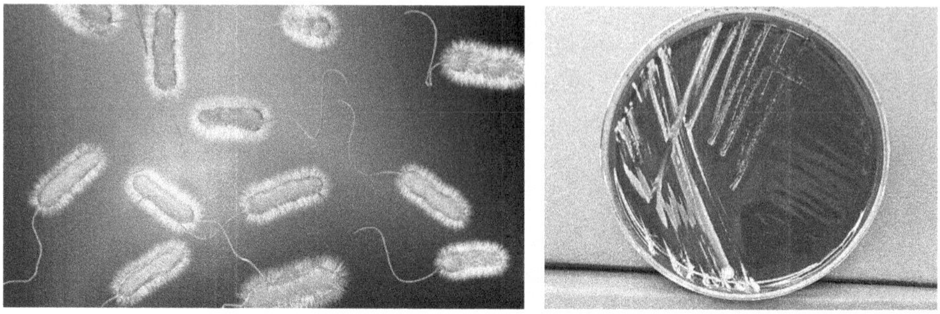

Abb. 177 Links: 3D-Illustration von *Legionella pneumophila* (Dr_Microbe/Adobe Stock Photos). Rechts: Wachstum von *L. pneumophila* auf Spezialagar nach 48 h Bebrütung. Zu sehen sind kleine, opalisierende, Kolonien.

Bakterien in keinem der Fälle angezüchtet werden? Bei der darauffolgenden Spurensuche wurde das Bronchoskop als Ursache der Verwirrung identifiziert. Es wurde nach jeder Benutzung vorschriftsmäßig gereinigt und sterilisiert. Dabei wurden die Legionellen zwar abgetötet, es bestand also keine Gefahr für den Patienten mit diesen infiziert zu werden, doch Trümmerteile ihrer DNA blieben im Schlauch zurück und wurden bei den Eingriffen mit herausgespült.

Die Frage, ob der Erreger lebensfähig und somit infektiös ist, stellt sich in der Regel nur bei Bakterien, Pilzen und Parasiten. Bei Viren kommt es darauf an, um welches Virus es sich handelt. Ein positives PCR-Ergebnis auf HIV, HBV oder HCV ist eine Therapieindikation und niemand wird darüber diskutieren, ob der Patient erkrankt und somit infektiös ist oder nicht. Da diese Viren eine chronische Erkrankung verursachen und ihr genetisches Material nur nachgewiesen wird, wenn sie auch wirklich

---

Abb. 176 (Fortsetzung) Verdopplung der Einzelstränge (Elongation). Am Ende der 3. Phase liegen zwei DNA-Doppelstränge vor. Diese drei Phasen sind ein Zyklus. Am Ende der 3. Phase geht es wieder von vorne los. So verdoppelt sich theoretisch (in der Biologie geht es nicht immer ganz nach der Mathematik) nach jedem Zyklus die Anzahl der DNA-Stränge. Den DNA-Anstieg in der Probe kann man mit Hilfe eines Fluoreszenz-Signals messen. Dazu wird ein Fluoreszenzfarbstoff verwendet, der sich in doppelsträngiger DNA einlagert und dann fluoresziert, z. B. SYBR Green. Je mehr doppelsträngige DNA in der Probe vorliegt, umso stärker das Fluoreszenzsignal. Unten: Dieses Signal wird am Ende des 3. Zyklus gemessen und in einer sogenannten Amplifikationskurve dargestellt. Die Patientenprobe wird in der roten Kurve dargestellt. Übersteigt das Signal einen vorgegeben Wert, den Ct-Wert (cycle threshold), wird die Probe als positiv gewertet. Je früher die Kurve den Ct-Wert überschreitet, also je kleiner die Zykluszahl, bei der sie positiv wird, umso mehr DNA war im Ausgangsmaterial vorhanden. Durch das Mitführen von Standards (schwarze Kurven), die bekannte Mengen an DNA enthalten, kann in der Patientenprobe die vorhandene Menge abgeleitet werden. Bei einigen PCRs ist es nicht wichtig, wieviel DNA vorhanden ist. Zum Beispiel bei einer PCR die Resistenzgene nachweist. Hier reicht eine einfache qualitative Bestimmung aus. Als Ergebnis erhält man eine Ja-oder-Nein-Aussage. Also „positiv" = ja, das Resistenzgen ist vorhanden oder „negativ" = nein, das Resistenzgen ist nicht vorhanden (DAntes/ Adobe Stock Photos).

im Patienten eine Infektion hervorrufen. Bei der PCR auf SARS-CoV-2 sieht das ganze wieder anders aus.
Für dieses Virus musste zunächst eine PCR für die Routine-Diagnostik entwickelt werden. Da die meisten PCRs mit der Hilfe von spezifischen Sonden arbeiten, muss die Basenabfolge des gesuchten Erregers bekannt sein und entsprechende Sonden hergestellt werden. Im Falle von SARS-CoV-2 gab es eine ganze Bandbreite an Varianten zwischen der Klinik und den Ergebnissen der Diagnostik.

Steckbrief/e:

Steckbrief Nr.	**79**
Name	*Legionella pneumophila*
Einordnung	Familie: *Legionellaceae* Gattung: *Legionella* Art: *L. pneumophila*
Morphologie/ Eigenschaften	Gramnegatives Stäbchen, beweglich, aerob Anspruchsvoll → wächst nur auf Spezialmedien Können sich im Zellinneren (im Wasser in freilebenden Amöben und in menschlichen Makrophagen) vermehren Erhitzen des Wassers über 60 °C führt zum Absterben der Keime Name: Legionär → erster nachgewiesener Ausbruch und Keimnachweis bei Veteranentreffen KEINE Mensch-Mensch-Übertragung
Vorkommen	Weltweit, Süßwasser
Übertragung	Aerogen über Aerosole (z. B. beim Duschen), Aspiration kontaminierten Wassers
Inkubationszeit	Legionärskrankheit (Pneumonie durch Legionellen): 2–10 Tage Pontiac-Fieber (Legionellose ohne Pneumonie): 5–72 Stunden
Erkrankung	Legionärskrankheit (Pneumonie), Pontiac-Fieber, betroffen sind vor allem Menschen mit geschwächten Immunsystem
Symptome	Legionärskrankheit: Pneumonie mit Infiltrat, trockener Husten, Fieber, z. T. Verwirrtheit, Abdominalschmerzen, Durchfall Pontiac-Fieber: Fieber, Lungenentzündung, Kopf-, Glieder- und Thoraxschmerzen, trockener Husten, meist ohne Antibiotikagabe selbstlimitierend
Diagnostik	PCR, kulturelle Anzucht auf Spezialmedien, Serologie (AG-Nachweis aus Urin für Serotyp 1 möglich)
Therapie	Antibiotika
Prophylaxe	Maßnahmen zur Verminderung/Minimierung der Legionellen-Kontamination in Warmwasser-führenden, Aerosol-bildenden Trinkwassersystemen (z. B. Filter, regelmäßiges Erhitzen)

Obwohl die Patienten zum Teil sehr schwere Symptome hatten, konnte das Virus nicht oder erst sehr spät, nachgewiesen werden. Was unter anderem auch vom Untersuchungsmaterial abhängig ist. Am Anfang vermehrt sich das Virus in den Zellen der oberen Atemwege. Im Verlauf der Infektion wandert es weiter nach unten. Dann ist es im Rachen- oder Nasenabstrich nicht mehr nachweisbar. Bei der Untersuchung von gesunden Probanden zeigten sich auch noch andere Schwierigkeiten. Bei einigen war die PCR positiv, wenn auch mit geringen Viruslasten. Ist dieser Mensch infektiös und gehört in Quarantäne? Oder ist das Virus schon so mit Antikörpern gespickt, dass es keine weiteren Zellen infizieren kann und es wurde nur noch das „letzte Zucken" nachgewiesen? Die tägliche Kontrolle gehörte während der Pandemie 2020 bis 2022 für viele Familien zum normalen Tagesablauf. Da eine tägliche PCR nicht machbar ist, teuer und für den Hausgebrauch nicht realisierbar, wurden Antigen-Nachweise entwickelt.

83

Die Serologie und das Corona-Virus

Der Begriff Antigen (AG) ist eine Abkürzung für Antikörper-Generator. AG sind Stoffe, die in der Lage sind im Körper eine Immunreaktion mit Antikörperbildung hervorzurufen. In der Mikrobiologie meint man meist Bestandteile von Bakterien, Viren, Parasiten oder Pilzen. Antikörper (AK), werden im Verlauf einer Infektion oder nach einer Impfung gebildet und schützen in der Regel vor schweren Neuinfektionen. Den Kontakt mit den Erregern können die AK nicht verhindern, da sie aber schon mal da sind gehen sie gleich an die Arbeit, die Immunantwort verliert keine Zeit. Dank dieser Tatsache müssen wir bestimmte Krankheiten wie Mumps, Masern oder Röteln nur einmal durchmachen oder können sie durch eine Impfung sogar gänzlich vermeiden, anstatt sich jährlich mit ihnen rumschlagen zu müssen.

Die Testsysteme in der Serologie beruhen auf der raffinierten Methode, dass gebildete AK meist sehr genau zu ihrem spezifischen AG passen, das Schlüssel-Schloss-Prinzip. Diese AK können industriell in großem Maßstab hergestellt werden. Sie werden meist noch mit einem weiteren Stoff markiert, zum Beispiel mit einem fluoreszierenden Farbstoff oder einem Enzym. Mit der Markierung kann die AG-AK-Reaktion sichtbar gemacht werden. Diese markierten AK heißen Konjugat. Ist in der Patientenprobe der Erreger enthalten, bindet der AK an seinem spezifischen AG.

Dank des Farbstoffes oder des Enzyms, das in einem weiteren Schritt eine Farbreaktion auslöst, kann die Bindung mit bloßem Auge oder mit Hilfe eines Analysengerätes detektiert werden. Je nach Erreger ergeben sich verschiedene Konstellationen zur Beurteilung. Wurde zum Beispiel das AG des Hepatitis-B-Virus im Blut nachgewiesen, ist dies auch ohne Symptome relevant und sollte therapiert werden. Ist allerdings ein AG des Schimmelpilzes *Aspergillus fumigatus* in einer Bronchoalveolären Lavage gefunden worden, so muss die Klinik berücksichtigt werden. Der Pilz kommt ubiquitär vor und kann als Kontamination in die Probe geraten sein.

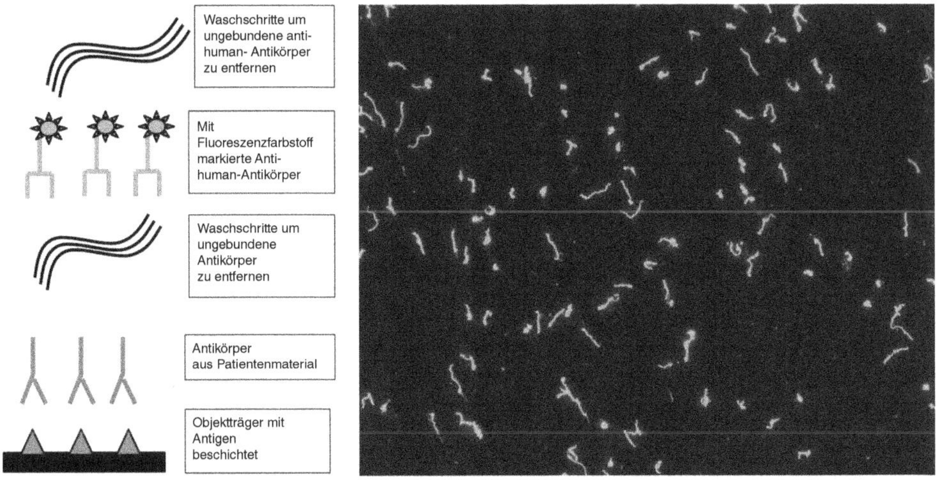

Abb. 178 Links: Prinzip des indirekten Immunfluoreszenz-Testes (IFT). Bei indirekten Testen werden Antikörper (AK) gegen den Erreger nachgewiesen. Bei direkten Testen Erregerbestandteile, die Antigene (AG), selbst. Auf einem Objektträger (eine kleine Glasscheibe) werden AG aufgetragen. Zum Beispiel das Bakterium *Treponema pallidum* (rechts). Patientenmaterial, z. B. Serum (Flüssigkeit des geronnenen Blutes), Plasma (Flüssigkeit des ungeronnenen Blutes) oder in einigen Testen auch Liquor (Gehirn-Rückenmark-Flüssigkeit) wird aufgetragen. Nach einer Inkubationszeit erfolgen mehrere Waschschritte, um ungebundene Störfaktoren zu entfernen. Im nächsten Schritt wird das Konjugat dazugegeben. Hierbei handelt es sich um einen Antikörper, der gegen menschliche (humane) Antikörper gerichtet ist. Er ist mit einem Fluoreszenzfarbstoff markiert. Sind Patienten-AK in der Probe vorhanden gibt es ein Signal. Sind keine AK vorhanden, bleibt der Test „dunkel". Rechts: Fluoreszenztest zum Nachweis von AK gegen *Treponema pallidum*. Sind AK vorhanden, binden diese am Bakterium. Das Konjugat bindet an den AK und bringt die Treponemen zum Leuchten (Foto von S. Hosemann, TUM).

Komplizierter in der Beurteilung wird es, wenn AK nachgewiesen werden.

Das Testprinzip bleibt gleich. Es werden nur die „Darsteller" umgedreht und ein zusätzlicher Charakter kommt ins Spiel. AK können aus der Flüssigkeit des ungeronnenen (Plasma) oder geronnenen (Serum) Blutes nachgewiesen werden. In einigen Fällen auch aus Liquor (Gehirn-Rückenmark-Flüssigkeit). Die Patientenprobe wird mit dem AG in Kontakt gebracht. Sind AK in der Probe vorhanden binden sie am AG. Damit die AK nachgewiesen werden können wird in einem nächsten Schritt ein zweiter, wieder markierter, AK zugegeben. Dieser AK ist gegen menschliche (humane) AK gerichtet. AK-Nachweise werden auch indirekte Erreger-Nachweise genannt, da nicht der Erreger selbst, sondern die Immunreaktion des Körpers auf ihn nachgewiesen wird. Wie komplex die Beurteilung der Ergebnisse ist, hängt wieder vom Erreger ab.

Werden bei einem Patienten AK gegen den Parasiten *Toxoplasma gondii* nachgewiesen, heißt das, dass der Patient mit dem Parasiten infiziert ist. Der Parasit sitzt an verschiedenen Stellen im Körper, meist im Gehirn, und döst vor sich hin. Hat ihr Patient keine Symptome, stellt der AK-Nachweis erstmal keine Indikation für einen Therapiebeginn dar.

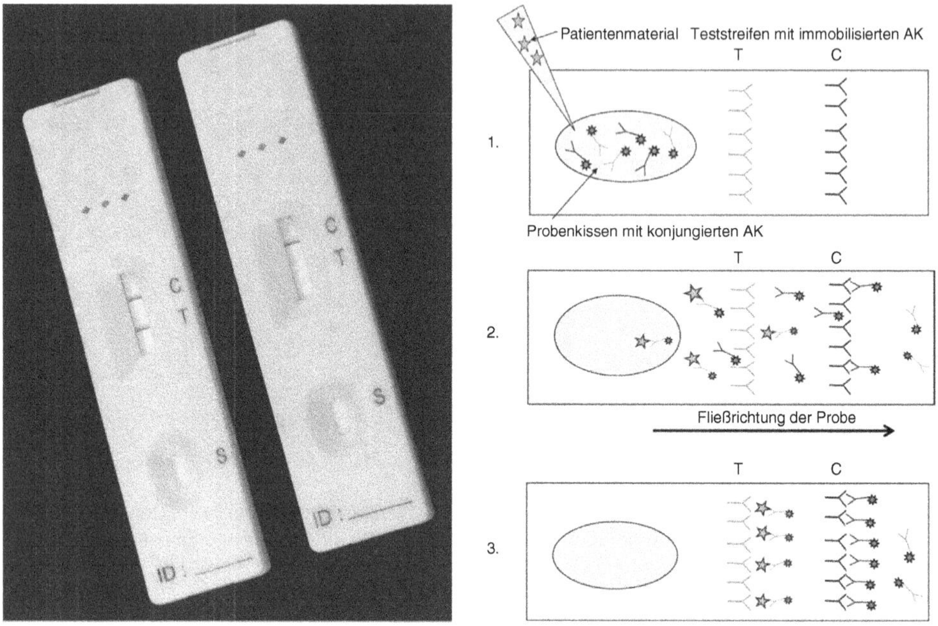

Abb. 179 Lateral-Flow-Assay (LFA). Links: LFA für Covid-19. Ein positives Testergebnis. Bei „T" ist eine rote Bande sichtbar. Daneben ein negatives Ergebnis (russell102/Adobe Stock Photos). Rechts: Schematische Darstellung des Testprinzips eines LFA. 1. Auf einem Teststreifen befinden sich in einem Probenkissen mit kolloidalem Gold markierte Antikörper (AK) gegen das gesuchte Antigen (AG) und ebenfalls mit Gold markierte Kontroll-AK. Auf dem Teststreifen wurden immobilisierte AK gegen das AG (Test = T) und AK gegen die Kontroll-AK (C) aufgebracht. Das Patientenmaterial wird auf das Probenkissen gegeben. 2. Die entsprechenden AK binden ihr AG (grüne Sterne) und bilden sogenannte AG-AK-Komplexe. Diese diffundieren entlang dem Teststreifen zu den immobilisierten AK. 3, die immobilisierte AK fangen ihr AG (das an den markierten AK gebunden ist) aus der Probe, die markierten AK werden sichtbar. Sie bilden die Streifen auf dem Teststreifen. Nicht alle markierten AK binden an ein AG. Sie diffundieren ungehindert an den immobilisierten AK vorbei und sammeln sich am Ende des Streifens.

Leidet ihr Patient an einer Immunsuppression und hat infolgedessen Symptome, sollte er behandelt werden.

Der Nachweis von AK gegen das Bakterium *Borrelia burgdorferi*, heißt nicht automatisch, dass der Patient momentan an einer Borreliose leidet, da der Erreger nach der Erkrankung wieder aus dem Körper verschwindet, er persistiert nicht. Hat der Patient AK, kann es einfach nur heißen, dass er mal eine Infektion durchgemacht hat. Vielleicht sogar unerkannt, da asymptomatische Verläufe vorkommen können. Selbst wenn AK nachgewiesen werden, die auf eine frische Infektion hindeuten, die sogenannten IgM-AK, muss nicht sofort zum Antibiotikum gegriffen werden. Obwohl IgM-AK typischerweise auf eine frische Infektion hindeuten, können sie bei einigen Patienten auch noch Jahre danach nachweisbar sein. Hier muss die Klinik des Patienten für die Beurteilung mit einbezogen werden.

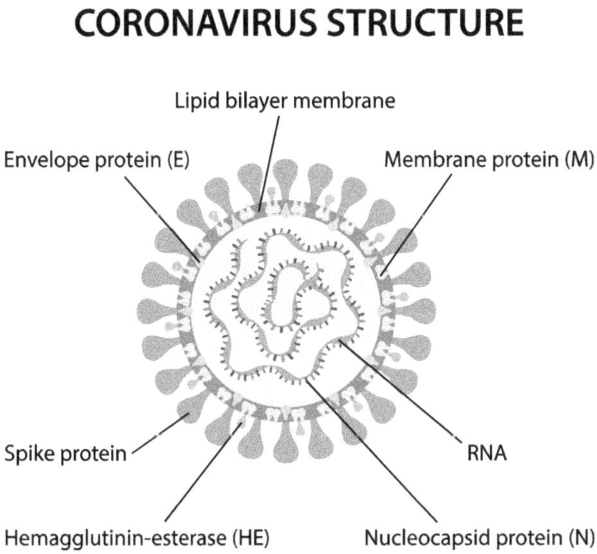

Abb. 180 Schematische Darstellung der Coronavirus-Struktur. (Olga/Adobe Stock Photos).

Ganz anders sieht es bei einem Verwandten von *B. burgdorferi* aus. Die Spirochäte *Treponema pallidum* ist das einzige Bakterium, bei dem vom serologischen Befund direkt auf die Therapiebedürftigkeit geschlossen werden kann. Werden in diesem Fall IgM-AK nachgewiesen und in den letzten Monaten ist keine Therapie erfolgt, spricht das Ergebnis für eine frische Infektion, die behandelt werden sollte.

Es gibt Teste, die AK gegen die Pilze *Aspergillus fumigatus* oder *Candida albicans* nachweisen. Die Beurteilung einer Infektion ist in diesem Fall noch schwieriger. Der Patient könnte ja mal Kontakt mit ihnen gehabt haben. Was bei den meisten Menschen eh der Fall ist. *C. albicans* lebt schließlich in und auf dem Menschen und der Schimmelpilz kommt ubiquitär vor. Hier ist ein direkter Erregernachweis, am besten mit einer kulturellen Anzucht, die beste Methode zur Diagnostik.

Komplett anders werden die Ergebnisse aus der Virologie beurteilt. Ein schönes Beispiel ist das Hepatitis-B-Virus. Der Nachweis von IgM-AK deutet auf eine frische Infektion hin. Anhand der verschiedenen AK, die gegen unterschiedliche AG des Virus gerichtet sind, kann zwischen einer akuten, chronischen oder durchgemachten Infektion oder einer Impfung unterschieden werden. Bei der Impfung wird nur ein spezifisches AG des Virus, ein Bestandteil der Hülle, verwendet. Sind nur AK gegen dieses AG nachweisbar, wurde der Patient geimpft. Sind auch AK gegen andere Bestandteile vorhanden, hat der Patient die Infektion durchgemacht oder hat sie noch. Je nachdem welche anderen AK vorhanden sind oder fehlen.

Ganz schön verwirrend das Ganze! Wichtig ist natürlich, dass alle Patientenfälle individuell zu betrachten sind und die Interpretation der Ergebnisse im Zweifel mit dem Labormediziner zu besprechen sind!

Steckbrief/e:

Steckbrief Nr.	**80**
Name	Severe Acute Respiratory Syndrome Coronavirus Type 2 (SARS-CoV-2)
Einordnung	Familie: *Coronaviridae*
Morphologie/ Eigenschaften	RNA-Genom, helikales Kapsid, Hülle Verwendet das Angiotensin Converting Enzyme 2 (ACE-2) als Rezeptor, um in die Wirtszellen zu gelangen hohe ACE-2-Dichte in Atemwegen, Darmtrakt, Gefäßzellen, Niere, Herzmuskel, aber auch in anderen Organen → vielseitige Symptome
Vorkommen	Weltweit
Übertragung	Tröpfcheninfektion
Inkubationszeit	3–5 Tage (Omikron eher 2–4 Tage)
Erkrankung	COVID-19 (Coronavirus disease 2019)
Symptome	Asymptomatisch bis leichter grippaler Infekt Akute Atemwegserkrankung: Fieber, Schnupfen, Husten, Halsschmerzen, Luftnot, Pneumonie Magen-Darm-Beschwerden: Übelkeit, Erbrechen, Bauchschmerzen, Durchfälle, Appetitlosigkeit Neurologische Symptome: Kopfschmerzen, Riech- und Geschmacksstörungen, Verwirrtheit, Schwindel, Schlaganfälle, (Meningo-)Enzephalopathien, Guillain-Barré-Syndrom (= entzündliche Nervenerkrankung die zu Muskelschwäche und Lähmungen führen kann), neuropsychiatrische Krankheitsbilder Herz-Kreislauf-Symptomatik: Myokarditis, Herzinsuffizienz, Herzrhythmusstörungen, Herzinfarkt Gerinnungssystem: thromboembolische Ereignisse (Blutgerinnsel), disseminierte intravasale Koagulopathie (DIC) = unkontrollierte Gerinnung → Verbrauch von Thrombozyten und Gerinnungsfaktoren → Blutungen Nierenfunktionsstörungen Hautmanifestationen Spätfolgen: Long-COVID-/Post-COVID-Syndrom: u. a. Atemlosigkeit, chronische Erschöpfung und Müdigkeit, Herzrasen, Antriebslosigkeit, Konzentrationsprobleme, Störungen in Geschmacks- und Geruchssinn, Kopf-, Glieder- und Muskelschmerzen, Haarausfall
Diagnostik	PCR, Serologie (AG- und AK-Nachweis)
Therapie	Akut: symptomatisch Long-COVID: Rehamaßnahmen
Prophylaxe	Impfung, Allgemeine Hygienemaßnahmen

84

Automatisierung in der Mikrobiologie

Die Automatisierung hat auch im mikrobiologischen Labor Einzug gehalten. Vor allem für die PCR und die Serologie stehen verschiedene Geräte zur Verfügung. Mit einer PCR können die relevantesten und häufigsten Erreger der entsprechenden Krankheitsbilder nachgewiesen werden. Und in der Serologie können an einem Automaten Antikörper gegen verschiedenen Erreger aus einer Probe nachgewiesen werden. Auch in der Routine der Bakteriologie ist die Automatisierung angekommen. Blutkulturautomaten, Vitek®, MALDI-TOF und Co. sind unersetzliche Hilfen im Laboralltag.

Die ersten Vollautomaten für die Bakteriologie sind schon auf dem Markt. Zum Beispiel die Kiestra™ der Firma BD. Das System legt die Materialien an und fährt die Agarplatten zur Bebrütung in die Brutschränke. Der Automat muss dafür nur mit den Agarplatten „gefüttert" werden. Der Mensch ist trotzdem nicht wegzudenken. Einige Materialien können nicht automatisiert bearbeitet werden, z. B. Biopsate oder Fremdmaterial. Dieses muss gesondert unter einer Sterilwerkbank angelegt werden. Nach der Bebrütung werden von den Platten Fotos gemacht. Diese kann ein Mitarbeiter am PC ansehen und die Kolonien markieren, die weiterbearbeitet werden müssen. Wozu das Gerät z. T. auch schon in der Lage ist.

Trotz technischem Fortschritt und Digitalisierung gelten in einigen Bereichen die „alten Methoden" immer noch als Goldstandard und sind aus der Diagnostik nicht wegzudenken. Eine PCR die in einem Patientenmaterial alle vorhandenen Erreger (Bakterien, Viren, Pilze und Parasiten) identifiziert und gleich die Resistenzen mit ausspuckt, ist Wunschdenken. Sie wäre technisch sehr aufwendig und sehr teuer. Sie benötigen für jede Spezies und jedes Resistenzgen, die Sie nachweisen wollen, einen entsprechenden Primer. Das sind die Anfangssequenzen, an denen die PCR startet. Sie benötigen Kühlschränke für die Reagenzien, zum Aufreinigen des Materials und die PCR-Geräte. Dinge, die sich weltweit nicht jedes Labor leisten kann. Und in einem Feldeinsatz die Automaten mitnehmen ist eher unpraktisch. Einfacher ist es, einen Blutausstrich zu machen, diesen zu Färben und dann zu mikroskopieren. Hier können Sie in einem Ansatz

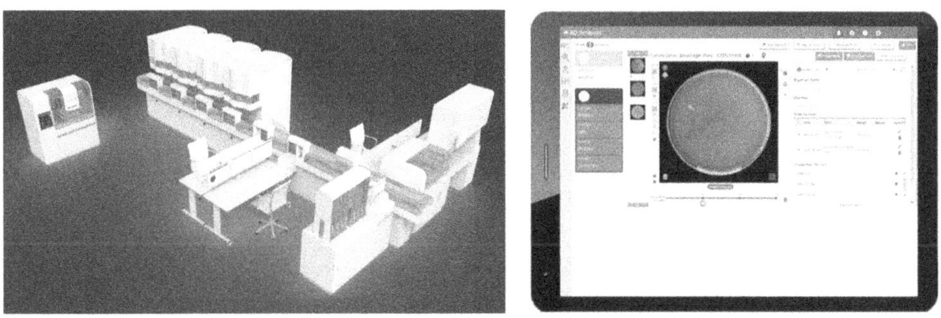

Abb. 181 Links: Das vollautomatische System von BD: Kiestra™. Im vorderen Bereich werden die Agarplatten geladen und die Materialien nach der Eingabe im PC automatisch angelegt. Eine Sterilwerkbank zur manuellen Probenverarbeitung ist ebenfalls vorhanden, da nicht alle Materialien (z. B. Fremdmaterialien oder Biopsaten), für den automatischen Prozess geeignet sind. Die verarbeiteten Platten werden in die Inkubatoren gefahren. Die vier Schränke am anderen Ende der Plattenstraße. Rechts: Nach der vorgegebenen Bebrütungsdauer werden von den Platten Fotos angefertigt, die ein Mitarbeiter auswertet. Verdächtige Kolonien, welche weiterbearbeitet werden müssen, werden markiert (BD Synapsys™). Die Weiterbearbeitung erfolgt entweder manuell oder automatisch (Mit freundlicher Genehmigung von Becton Dickinson).

gleich mehrere Parasiten im Blut nachweisen. Vorausgesetzt das Material wurde richtig abgenommen.

Auch in der Mykologie benötigen Sie ab und zu das gute alte Mikroskop zur Identifikation. Denn auch MALDI-TOF und PCR kriegen die Haut- und Schimmelpilze nicht immer raus. Ein Problem bei der massenspektrometrischen Identifikation stellt das Alter der Pilze dar. Je nachdem wie alt die Kultur ist und auf welchem Agar der Pilz angezüchtet wurde, bildet der Pilz verschiedene Proteine in unterschiedlicher Menge. Ein Umstand, der die Identifikation erschwert. Dazu kommt, dass einige Pilze so nah miteinander verwandt sind, dass sie sogar mit der PCR nicht eindeutig zu unterscheiden sind. Dies ist dann nur Spezialisten möglich, die anhand des Wachstumsverhaltens und der Mikroskopie winzige Unterschiede ausmachen können. Denn nur wenn der richtige Name bekannt ist, kann eine entsprechende Therapie eingeleitet und überwacht werden. Den auch bei den Pilzen wird leider eine Zunahme der Resistenzen beobachtet.

Wer weiß schon, welche technischen Entwicklungen in den nächsten Jahren auf die Kollegen im Labor zukommen werden. Wer jetzt Angst hat, dass die Maschinen in der Mikrobiologie die Herrschaft übernehmen, der kann, so hoffe ich zumindest, beruhigt sein. Auch wenn einige Aufgaben wegfallen werden, kommen neue hinzu. Wartung, Qualitätskontrolle und die Überprüfung der Ergebnisse auf Plausibilität sind seit jeher fester Bestandteil des Laboralltages und werden erfahrungsgemäß eher mehr als weniger. Und vielleicht kommen Aufgaben dazu, an die bisher noch kein Mensch gedacht hat. Genauso wird die Zunahme der Resistenzentwicklung, nicht nur bei Bakterien, sondern auch bei Viren, Pilzen und Parasiten, eine große Rolle spielen. Nicht zu vergessen das Auftauchen von „neuen“ Erregern, durch vermehrte Eingriffe in die ökologischen Nischen ihrer Reservoirwirte und somit stärkeren und häufigeren Kontakt mit Menschen.

85

Epilog

Vernes Zeitalter hat das Zitat, dass die einzige Konstante im Universum die Veränderung ist, vollauf bewiesen. Ob die Veränderung zum Guten oder Schlechten sind, müssen wir entscheiden und im Falle einer schlechten einlenken. Reisen, egal ob gemütlich durch die Seiten eines Buches oder in der Realität können uns helfen zu lernen den Unterschied zu erkennen. Ich hoffe, ich konnte Sie zumindest sensibilisieren, sich für Ihre reale Reise in die nicht mehr ganz so große und weite Welt, entsprechend vorzubereiten.

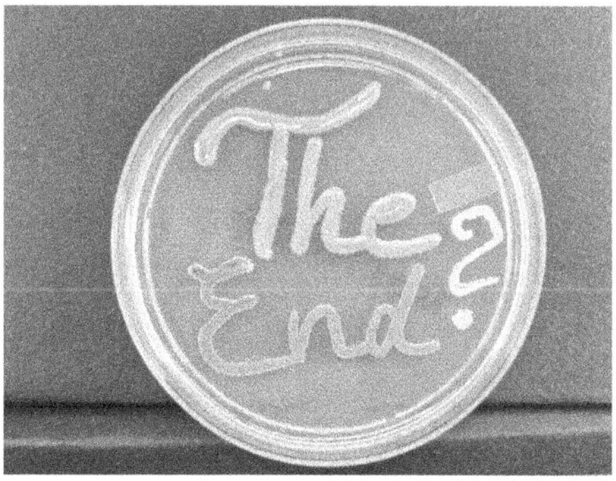

Abb. 182 Das Fachgebiet der Medizinischen Mikrobiologie wird auch in Zukunft einen großen Beitrag in der Patientenversorgung leisten. Neue Erkenntnisse und Entwicklungen werden weiterhin in den Laboralltag einziehen. Es bleibt spannend, was noch alles auf uns zukommt. „The End?" auf Mueller Hinton Agar: rot = *Serratia marcescens*, blau = *Chromobacterium violaceum*, gelb = *Micrococcus luteus*.

Im Literaturverzeichnis finden Sie ein paar Internetadressen mit weiterführenden Informationen.

Verne legte in seinen Werken großen Wert auf die unterhaltsame Vermittlung des aktuellen Wissensstandes, unter anderem über Ingenieurskunst und Geografie. Ich hoffe, ich konnte mit den Ergänzungen aus Sicht der Medizinischen Mikrobiologie Ähnliches erreichen.

Literaturverzeichnis

Für fast alle Kapitel

Centrum für Reisemedizin (CMR), https.crm.de.
Dehs, V. (2005). *Jules Verne*. Reinbek bei Hamburg: Rowohlt Taschenbuch Verlag.
DocCheck Flexikon, https.//flexikon.doccheck.com.
Hof, H. und Schlüter, D. (Hrsg.) (2019). *Duale Reihe Medizinische Mikrobiologie*. Stuttgart: Georg Thieme Verlag.
International Committee on Taxonomy of Viruses: ICTV, https://ictv.global.
Löscher, T. und Burchard, G.-D. (Hrsg.) (2010). *Tropenmedizin in Klinik und Praxis mit Reise- und Migrationsmedizin*. Stuttgart: Georg Thieme Verlag.
LPSN – List of Prokaryotic names with Standing in Nomenclature, https://lpsn.dsmz.de.
National Library of Medicine – National Center of Biotechnology Information – Taxonomy Browser, https://www.ncbi.nlm.gov/Taxonomy/Browser/wwwtax.cgi?id=2.
Neumeister, B., Geiss, H.K., Braun, R.W., und Kimmig, P. (Hrsg.) (2009). *Mikrobiologische Diagnostik: Bakteriologie – Mykologie – Virologie – Parasitologie*. Stuttgart: Georg Thieme Verlag.
Robert Koch Institut, http://www.rki.de.
Tropeninstitut.de – gesund reisen gesund heimkehren, https://tropeninstitut.de.
Who named it, https//www.whonamedit.com.
Verne, J. (2016). *Reise um die Erde in 80 Tagen*. Frankfurt am Main: Fischer Sauerländer.
Vonberg, R. und Haese, C. (2023). *Medizinische Mikrobiologie für dummies*. Weinheim: Wiley-CVH.

Literatur zu den historischen Hintergründen

Franzen, M. (2020). *Das „Eiserne Pferd“ erreicht den Westen: Der Bau der transkontinentalen Eisenbahn in Nordamerika*. epubli.
GEO Epoche Kollektion 7/2017: Die Industrielle Revolution.
GEO Epoche 18/2005: London – Geschichte einer Weltstadt 1558–1945.
GEO Epoche Panorama 10/2018: Paris 1871–1968.
GEO Epoche 74/2015: Das Britische Empire: Als London die Welt beherrschte 1815–1914.
GEO Epoche 93/2018: Das kaiserliche China.
GEO Epoche 41/2010: Indien 1450–1948. Maharadschas, Moguln, Kolonialherren.
GEO Epoche 109/2021: Die Geschichte Südostasiens – Von Thailand bis Indonesien.
GEO Epoche 11/2004: Amerikas Weg zur Weltmacht 1498–1898.
GEO Epoche 33/2009: New York 1625–1945, Die Metropole der Moderne.
Gillhoff, J. (1920). *Jürnjakob Swehn der Amerikafahrer*. Berlin: Verlag der Täglichen Rundschau.

Gittermann, A. (2020). *Hunger im belagerten Paris 1870 – Als die Elefanten Castor und Pollux im Kochtopf landeten*. Der Spiegel Geschichte, https://www.spiegel.de//geschichte/preussens-belagerung-von-paris-1870-hunger-elend-verspeiste-elefanten-a-2dbb0a14-c1bf-4ecd-9a7c-8c4fa77dce21.

Gunkel, C. (2020). *Vom Winde verweht, Ballon-Irrfahrt im Deutsch-Französischen Krieg*. Spiegel Geschichte, https://www.spiegel.de/geschichte/deutsch-franzoesischer-krieg-1870-im-ballon-vom-winde-verweht-a-e39d1da0-e5a0-4b5f-808c-b5293f9a7764.

Gunkel, C. (23.09.2020). *Wir stürzten wie ein Stein vom Himmel, Ballon-Flucht aus Paris 1870*. Spiegel Geschichte, https://www.spiegel.de/geschichte/ballon-flucht-aus-dem-belagerten-paris-1870-der-himme-als-rettung-a-1b4f90d4-5297-4296-9992-0e767b0fd309.

Harari, Y.N. (2015). *Eine kurze Geschichte der Menschheit*. Pantheon Verlag.

Martin, M., Humphreys, A., Adams, S. et al. (2018). *Reisen. Die illustrierte Geschichte*. Dorling Kindersley Verlag.

Osterhammel, J. (2013). *„Die Verwandlung der Welt – Eine Geschichte des 19. Jahrhunderts“*. München: Verlag C. H. Beck.

Pleticha, H. (Hrsg.) (1990). *„Die grosse Bertelsmann Bibliothek – Panorama der Weltgeschichte Band 3“*. Gütersloh: Verlagsgruppe Bertelsmann GmbH.

Spiegel Geschichte 5/2011: Japan – Das geheimnisvolle Kaiserreich.

Spiegel Geschichte 1/2023: Die ersten Amerikaner – Jenseits von Winnetou – das wahre Leben der „Indianer“.

Die Geschichte der Bakteriologie

Deutsche Biographie, https://www.deutsche-biographie.de, (21. November 2020).

Freistetter, F. und Jungwirth H. (2021). *Eine Geschichte der Welt in 100 Mikroorganismen*. München: Carl Hanser Verlag.

Perrot, A. und Schwartz, M. (2015). *Robert Koch und Louis Pasteur: Duell zweier Giganten*. Darmstadt: Konrad Theiss Verlag.

Zahn, L. (2018). https//www.mta-dialog.de/artikel/antoni-van-leeuwenhoek-1632-1723.html (21.12.2020).

Die Geschichte der Parasitologie

Foster, W.D. (1965). *A History of Parasitology*. Edinburgh and London: E. & S. Livingstone LTD., 1965.

Küchenmeister, F. (1855). *Die in und an dem Körper des lebenden Menschen vorkommenden Parasiten*. Leipzig: Verlag von B. G. Teubner.

Lucius, R. und Loos-Frank, B. (2008). *Biologie von Parasiten*. Berlin, Heidelberg: Springer-Verlag.

Piekarski, G. (1987). *Medizinische Parasitologie in Tafeln*. Berlin, Heidelberg: Springer-Verlag.

Podbielski, A. (2021). „Lost old friends“ – fehlen die Keime vergangener Zeiten? *Heilberufe* 73: 32–36. https://DOI.org/10.1007/s00058-021-2074-4.

Walochink, J. (2011). *Hotel Mensch – Parasiten, Unerwünschte Gäste unseres Körpers*. Wien: Carl Üeberreuter Verlag.

Zimmer, C. (2001). *Parasitus Rex*. Frankfurt/Main: Umschau Braus GmbH.

Zuk, M. (2008). *Was wäre das Leben ohne Parasiten? Warum wir Krankheiten brauchen*. Spektrum Akademischer Verlag.

Die Geschichte der Virologie

Doerr, R. und Hallauer, C. (Hrsg.) (1938). *Handbuch der Virusforschung – Erste Hälfte*. Wien: Springer-Verlag.

HeLa-Zellen, https://www.bionity.com/de/lexikon/HeLa-Zellen.html (10.03.2024).
Müller, M.D., Holst, P.J., und Nørgaard Nielsen, K. (2022). A systematic review of expression and immunogenicity of human endogenous retroviral proteins in cancer and descussion of therapeutic approaches. *International Journal of Molecular Sciences 2022* 23: 1330, https://DOIe.org/103390/ijms23031330.
Neumann, H.R. (2019). *Die Entstehung der Virologie*. Berlin: ABW Wissenschaftsverlag.
Roossinck, M.J. (2018). *Viren! Helfer, Feinde, Lebenskünstler – in 101 Porträts*. Deutschland: Springer.
Ryan, F. (2010). *Virolution – Die Macht der Viren in der Evolution*. Heidelberg: Spektrum Akademischer Verlag.
Skloot, R. (2013). *Die Unsterblichkeit der Henrietta Lacks – Die Geschichte der HeLa-Zellen*. München: Wilhelm Goldmann Verlag.
Zhang, X. und M.L.J. (2021). Baby's best Foe-riend: endogenous retroviruses and the evolution of eutherian reproduction. *Placenta* 113 (2021): 1–7, https://DOI.org/10.1016/j.placenta.2021.02.011.

Die Geschichte der Mykologie

Baumgarten, P. (1890). *Lehrbuch der Pathologischen Mykologie I*. Braunschweig: Verlag Harald Bruhn.
Dixon, B. (2009). *Der Pilz, der John F. Kennedy zum Präsidenten machte*. Heidelberg: Spektrum Akademischer Verlag.
Dörfelt, H. und Heklau, H. (1998). *Die Geschichte der Mykologie*. Schwäbisch Gmünd: Einhorn-Verlag Eduard Dietenberger GmbH.
Drogen – Eine Weltgeschichte (1/2), Terra X, ZDF, 26.08.2018.
Elizabeth Lee Hazen and Rachel Fuller Brown, https://www.sciencehistory.org/education/scientific-biographies/elizabeth-lee-hazen-and-rachel-fuller-brown/, (30.03.2025)
Fletcher, C. (1984). First clinical use of penicillin. *British Medical Journal* 289: 1721–1723, 22–29 December 1984.
Hallier, E. (1866). *Die Pflanzlichen Parasiten des menschlichen Körpers*. Leipzig: Verlag von Wilhelm Engelmann.
Knoke, M., Bernhardt, H., und Schwesinger, G. (2017). Frühe Beschreibung einer pulmonalen Aspergillose 1847 aus Greifswald. *Mycoses* 46 (S1): 37–41, https://DOI.org/10.1111/j.1439-0507.2003.tb00036.x.
Kothe, H. und Kothe E. (1996). *Pilzgeschichten*. Berlin, Heidelberg: Springer-Verlag.
Seebacher, C., Blaschke-Hellmessen, R., und Kielstein, P. (2011). Zur Geschichte der medizinischen Mykologie in der ehemaligen DDR. *Mycoses* 45 (S3): 7–17, https://DOI.org/10.1111/j.1439-0507.2002.tb04762.x.

Mycobacterium tuberculosis

Deutsche Biographie, https://www.deutsche-biographie.de (26.06.2022).
Dobson, M. (2021). *Seuchen und Pandemien die die Welt verändert haben*. München: NG Buchverlag GmbH.
Epidemiologisches Bulletin 20/2017, *Zoonotische Tuberkulose – ein historisches und aktuelles Thema am Robert Koch-Institut*.
Heim, L. (1898). *Lehrbuch der Bakteriologie*. Stuttgart: Verlag von Ferdinand Enke.
Loehlein, M. (1910). *Die krankheitserregenden Bakterien*. Leipzig: Verlag B. G. Teubner.
Migula, W. (1891). *Die Bakterien*. Leipzig: Verlagsbuchhandlung J. J. Weber.
Müller, A. (1932). *Der Weg zur Gesundheit, 1. Band*. Berlin: Verlag C. H. Weller.

Rusch, B. (2021). *Robert Koch – Vom Landarzt zum Pionier der modernen Medizin.* München: NG Buchverlag GmbH.

Winkle, S. (2014). *Geißeln der Menschheit – Kulturgeschichte der Seuchen.* Berlin: Artemis & Winkler.

Virbrio cholerae

Perrot, A. und Schwartz, M. (2015). *Robert Koch und Louis Pasteur: Duell zweier Giganten.* Darmstadt: Konrad Theiss Verlag.

Robert Kochs Schüler, https://www.rki.de/DE/Content/Institut/Geschichte/Koch_Schueler.html (15.03.2024).

Winkle, S. (2014). *Geißeln der Menschheit – Kulturgeschichte der Seuchen.* Berlin: Artemis & Winkler.

Salmonella Typhus

26 Jahre Quarantäne: Das Schicksal von „Typhus-Mary", https://www.geo.de/wissen/gesundheit/22752-rtkl-mary-mallon-ein-halbes-leben-quarantaene-das-schicksal-von-typhus-mary (26.06.2022).

Deutsche Biographie, https://www.deutsche-biographie.de (26.06.2022).

Dixon, B. (1995). *Der Pilz der John F. Kennedy zum Präsidenten machte.* Heidelberg: Spektrum Akademischer Verlag.

Dobson, M. (2021). *Seuchen und Pandemien die die Welt verändert haben.* München: NG Buchverlag GmbH.

Hempel, S. (2021). *Atlas der Seuchen – Epidemien der Weltgeschichte: vom Aussatz bis zum Coronavirus.* Kerkdriel, Niederlande: Librero-Verlag.

Loehlein, M. (1910). *Die krankheitserregenden Bakterien.* Leipzig: Verlag B. G. Teubner.

Migula, W. (1891). *Die Bakterien.* Leipzig: Verlagsbuchhandlung J. J. Weber.

SPIEGEL EDITION 2/2020: *Pest, Cholera, Corona. Die größten Epidemien aller Zeiten.*

Tyhoid Mary, https://www.britannica.com/biography/Typhoid-Mary (26.06.2022).

Winkle, S. (2014). *Geißeln der Menschheit – Kulturgeschichte der Seuchen.* Berlin: Artemis & Winkler.

Shigella ssp.

Bowen, E. E., Hurcombe J. A., Barrington, F., et al. (2023). Shiga toxin targets the podocyte causing hemolytic uremic syndrome througt endothelial complement activation. *Med* 4: 761–777, Published by Elsevier Inc., https://DOI.org/10.1016/j.medj.2023.09.002.

Dobson, M. (2021). *Seuchen und Pandemien die die Welt verändert haben.* München: NG Buchverlag GmbH.

Florence Nightingale, https://whoswho-de/bio/florence-nightingale.html (26.06.2022).

Hempel, S. (2021). *Atlas der Seuchen – Epidemien der Weltgeschichte: vom Aussatz bis zum Coronavirus.* Niederlande: Librero-Verlag, Kerkdriel.

Loehlein, M. (1910). *Die krankheitserregenden Bakterien.* Leipzig: Verlag B. G. Teubner.

Migula, W. (1891). *Die Bakterien.* Leipzig: Verlagsbuchhandlung J. J. Weber.

The, H., Thanh, D., Holt, K. et al. (2016). The genomic signatures of Shigella evolution, adaptation and geographical spread. *Nat Rev Microbiol* 14: 235–250 (2016). https://DOI.org/10.1038/nrmicro.2016.10.

Winkle, S. (2014). *Geißeln der Menschheit – Kulturgeschichte der Seuchen.* Berlin: Artemis & Winkler.

Escherichia coli

Arvay, C.G. (2022). *Die Naturgeschichte des Immunsystems*. Köln: Quadriga, Bastei Lübbe AG.

Goddemeier, C. (2022). https://www.mtdialog.de/artikel/der-entdecker-des-darmbakteriums-escherichia-coli (12.01.2021).

Gottschalk, G. (2012). *Bakterien rüsten auf – EHEC und MRSA*. Weinheim: Wiley-VCH.

Gottschalk, G. (2015). *Welt der Bakterien, Archaeen und Viren*. Weinheim: Wiley-VCH.

Haese, C. (2017). https://www.mtdialog.de/artikel/antibiotika-und-resistenz-teil-3 (12.01.2021).

Piechocki, R. (1989). *Das berühmteste Bakterium*. Leipzig, Jena, Berlin: Urania-Verlag.

Streptococcus pneumoniae

Blokesch, M. (2016). *Natural competence for transformation*, https://DOI.org/10.1016/j.cub.2016.08.058 (14.01.2021).

GBIF I Global Biodiversity Information Facility, https://www.gbif.org (18.08.2022).

Haese, C. (2015). https://www.mtdialog.de/artikel/antibiotika-und-resistenz-teil-1 (14.01.2021).

LOSn _ List of Prokaryotic names with Standing in Nomenclature, https://lppsn.dsmz.de (18.08.2022).

Corynebacterium diphtheriae

Deutsches Ärzteblatt (2025), *Kind in Deutschland an Diphtherie gestorben*, https://www.aerzteblatt.de/search/result/08dff4fc-65db-4b47-96a7-f373efa66714?q=diphtherie (19.04.2025)

Dobson, M. (2021). *Seuchen und Pandemien die die Welt verändert haben*. München: NG Buchverlag GmbH.

Grandiére Pérez, L., Brisse, S. (2024): *Diphtheria antitoxin treatment: from pioneer to neglected*, https://doi.org/10.1590/0074-02760240214 (19.04.2025)

Hempel, S. (2021). *Atlas der Seuchen – Epidemien der Weltgeschichte: vom Aussatz bis zum Coronavirus*. Kerkdriel, Niederlande: Librero-Verlag.

Institut für Biochemie, Biotechnologie und Bioinformatik der Technischen Universität Braunschweig, Presseinformation (21.01.2020), *Human-Antikörper statt Pferdeseren für die Behandlung von Diphtherie*, https://magazin.tu-braunschweig.de/pi-post/human-antikoerper-statt-pferdeseren-fuer-die-behandlung-von-diphtherie (19.04.2025)

Perrot, A. und Schwartz, M. (2015). *Robert Koch und Louis Pasteur: Duell zweier Giganten*. Darmstadt: Konrad Theiss Verlag.

World Health Organization, WHO African Region health Emergency Situation Report (2024), *Multi-country Outbreak of Diphtheria*, https://iris.who.int/bitstream/handle/10665/376981/AFRO.Diphtheria.Sitrep008-20240526.pdf?sequence=1&isAllowed=y (19.04.2025)

Winkle, S. (2014). *Geißeln der Menschheit – Kulturgeschichte der Seuchen*. Berlin: Artemis & Winkler.

Das humane Pockenvirus

Dobson, M. (2021). *Seuchen und Pandemien die die Welt verändert haben*. München: NG Buchverlag GmbH.

Hempel, S. (2021). *Atlas der Seuchen – Epidemien der Weltgeschichte: vom Aussatz bis zum Coronavirus*. Kerkdriel, Niederlande: Librero-Verlag.

Perrot, A. und Schwartz, M. (2015). *Robert Koch und Louis Pasteur: Duell zweier Giganten*. Darmstadt: Konrad Theiss Verlag.

Winkle, S. (2014). *Geißeln der Menschheit – Kulturgeschichte der Seuchen*. Berlin: Artemis & Winkler.

Bacillus anthracis

Perrot, A. und Schwartz, M. (2015). *Robert Koch und Louis Pasteur: Duell zweier Giganten.* Darmstadt: Konrad Theiss Verlag.

Robert Koch Institut, www.rki-de (25.01.2021).

Winkle, S. (2014). *Geißeln der Menschheit – Kulturgeschichte der Seuchen.* Berlin: Artemis & Winkler.

Das Tollwutvirus

Dobson, M. (2021). *Seuchen und Pandemien die die Welt verändert haben.* München: NG Buchverlag GmbH.

Perrot, A. und Schwartz, M. (2015). *Robert Koch und Louis Pasteur: Duell zweier Giganten.* Darmstadt: Konrad Theiss Verlag.

Robert Koch Institut, www.rki-de (20.09.2022).

Selbitz, H.J., Truyen, U., und Valentin-Weigand, P. (2015). *Tiermedizinische Mikrobiologie, Infektions- und Seuchenlehre.* Stuttgart: Enke-Verlag.

Winkle, S. (2014). *Geißeln der Menschheit – Kulturgeschichte der Seuchen.* Berlin: Artemis & Winkler.

Haemophilus ducrey

Fischer, A. (1903). *Vorlesungen über Bakterien.* Jena: Verlag von Gustav Fischer.

Gressner, A.M. und Arndt, T. (2019). *Lexikon der Medizinischen Laboratoriumsdiagnostik.* Springer-Verlag.

Heim, L. (1898). *Lehrbuch der Bakteriologie.* Stuttgart: Verlag von Ferdinand Enke.

Müller, A., Schlecht, R.W., und Früh, A. (1932). *Der Weg zur Gesundheit, Band 1*, Berlin: Verlag von C. A. Weller.

Winkle, S. (2014). *Geißeln der Menschheit – Kulturgeschichte der Seuchen.* Berlin: Artemis & Winkler.

Neisseria gonorrhoeae

Fischer, A. (1903). *Vorlesungen über Bakterien.* Jena: Verlag von Gustav Fischer.

Heim, L. (1898). *Lehrbuch der Bakteriologie.* Stuttgart: Verlag von Ferdinand Enke.

Koneman, E.W. (2003). *Am anderen Ende des Mikroskops – Bericht vom Ersten Außerordentlichen Bakterienkongress.* Berlin: Spektrum Akademischer Verlag Heidelberg.

Loehlein, M. (1910). *Die krankheitserregenden Bakterien.* Leipzig: B. G. Teubner.

Migula, W. (1900). *System der Bakterien – Handbuch der Morphologie, Entwicklungsgeschichte und Systematik der Bakterien.* Jena: Verlag von Gustav Fischer.

Winkle, S. (2014). *Geißeln der Menschheit – Kulturgeschichte der Seuchen.* Berlin: Artemis & Winkler.

Treponema pallidum pallidum

Dobson, M. (2021). *Seuchen und Pandemien die die Welt verändert haben.* München: NG Buchverlag GmbH.

Fischer, A. (1903). *Vorlesungen über Bakterien.* Jena: Verlag von Gustav Fischer.

Heim, L. (1898). *Lehrbuch der Bakteriologie.* Stuttgart: Verlag von Ferdinand Enke.

Loehlein, M. (1910). *Die krankheitserregenden Bakterien.* Leipzig: B.G. Teubner.

Migula, W. (1900). *System der Bakterien – Handbuch der Morphologie, Entwicklungsgeschichte und Systematik der Bakterien.* Jena: Verlag von Gustav Fischer.

Winkle, S. (2014). *Geißeln der Menschheit – Kulturgeschichte der Seuchen.* Berlin: Artemis & Winkler.

Das Varizella-Zoster-Virus (VZV)

Foster, P.L. (10.11.2021). The chickenpox virus has a fascinating evolutionary history that continues to affect peoples' health today. *The Conversation*, https://theconversation.com/the-chickenpox-virus-has-a-fascinating-evolutionary-history-that-continues-to-affect-peoples-health-today-168636.

Lippold, S. (2020). *Wir haben alle Herpes!* Norderstedt: BoD – Books on Demand.

Little, B. (04.10.2023). How a Vaccine Slowed the Spread of Chickenpox. History, https://www.history.com/news/chicken-pox-contagious-vaccine.

Das Mumpsvirus

Centers for Disease Control and Prevention (cdc) (2021). The Pink Book, Epidemiology and Prevention of Vaccine-Preventable Diseases, https://www.cdc.gov/pinkbook/hcp/table-of-contents/index.html.

Gardner, E. (25.04.2018). Tracing the story of mumps: a timeline. *Pharmaceutical Technology*, https://www.pharmaceutical-technology.com /features/tracing-story-mumps-timeline/.

Neumann, H.R. (2019). *Die Entstehung der Virologie*. Berlin: ABW Wissenschaftsverlag.

Roossinck, M.J. (2018). *Viren! Helfer, Feinde, Lebenskünstler – in 101 Porträts*. Deutschland: Springer.

Das Masernvirus

Centers for Disease Control and Prevention (cdc) (2021). *The Pink Book, Epidemiology and Prevention of Vaccine-Preventable Diseases*, https://www.cdc.gov/pinkbook/hcp/table-of-contents/index.html.

Dettmer, P. (2021). *Immun: Alles über das faszinierende System, das uns am Leben hält*. Berlin: Ullenstein.

Dobson, M. (2021). *Seuchen und Pandemien die die Welt verändert haben*. München: NG Buchverlag GmbH.

Neumann, H.R. (2019). *Die Entstehung der Virologie*. Berlin: ABW Wissenschaftsverlag.

Roossinck, M.J. (2018). *Viren! Helfer, Feinde, Lebenskünstler – in 101 Porträts*. Deutschland: Springer.

Winegard, T.C. (2020). *Die Mücke: Das gefährlichste Tier der Welt und die Geschichte der Menschheit*. Terra Mater Books.

Winkle, S. (2014). *Geißeln der Menschheit – Kulturgeschichte der Seuchen*. Berlin: Artemis & Winkler.

Das Rötelnvirus

Centers for Disease Control and Prevention (cdc) (2021). *The Pink Book, Epidemiology and Prevention of Vaccine-Preventable Diseases*, https://www.cdc.gov/pinkbook/hcp/table-of-contents/index.html.

Neumann, H.R. (2019). *Die Entstehung der Virologie*. Berlin: ABW Wissenschaftsverlag.

Roossinck, M.J. (2018). *Viren! Helfer, Feinde, Lebenskünstler – in 101 Porträts*. Deutschland: Springer.

Das Hepatitis-B-Virus (HBV)

Neumann, H.R. (2019). *Die Entstehung der Virologie*. Berlin: ABW Wissenschaftsverlag.

Rehermann, B. und Nascimbeni, M. (2005). Immunology of hepatitis B virus and hepatitis C virus infection. *Nature Reviews Immunology* 5 (3): 215–229, 2005 Mar, DOI: 10.1038/nri1573.

Rydell, G.E., Prakash, K., Norder, H. et al. (2017). Hepatitis B surface antigen on subviral particles reduces the neutralizing effect of anti-HBs antibodies on hepatitis B viral particles *in vitro*. *Virology Voll* 509: 67–70, https://dx.DOI.org/10.1016/j.virol.2017.05.017.

Das Hepatitis-D-Virus (HDV)

Neumann, H.R. (2019). *Die Entstehung der Virologie*. Berlin: ABW Wissenschaftsverlag.

Netter, H.J., Barrios, M.H., Littlejohn, M. et al. (2021). Hepatitis Delta Virus (HDV) and Delta-Like Agents: Insights Into Their Origin. *Frontiers in Microbiologie*, 2021 Jun, DOI: 10.3389/fmicb.2021.652962.

Taylor, J. und Plechat, M. (2010). Origin of hepatitis δ virus. *Future Microbiol* 5: 393–402, 2010 Mar, DOI: 10.2217/fmb.10.15.

Das Hepatitis-C-Virus (HCV)

Cosset, F., Mialon, C., Bertrand, B. et al. (2020). HCV Interplay with Lipooroteins: Inside or Outside the Cells? *Viruses* 12 (4): 434, 2020 Apr 12, DOI: 10.3390/v12040434.

Neumann, H.R. (2019). *Die Entstehung der Virologie*. Berlin: ABW Wissenschaftsverlag.

Rehermann, B. und Nascimbeni, M. (2005). Immunology of hepatitis B virus and hepatitis C virus infection. *Nature Reviews Immunology* 5 (3): 215–229, 2005 Mar, DOI: 10.1038/nri1573.

Toxoplasma gondii

Flegr, J. (2013). Influence of latent Toxoplasma infektion on human personality, physiology and morphology: pros and cons oft he Toxoplasma-human model in studying the manipulation hypothesis. *The Journal of Experimental Biology* 216 (Pt 1): 127–133, 2013 Jan 1, DOI: 10.1242/jeb.073635.

Lucius, R. und Loos-Frank, B. (2008). *Biologie von Parasiten*. Berlin, Heidelberg: Springer.

Niehaus, M. und Pfuhl, A. (2017). *Die Psycho-Trojaner. Wie Parasiten uns steuern*. Stuttgart: S. Hirzel Verlag GmbH.

Poirotte, C., Kappeler, P.M., Ngoubangoye, B. et al. (2016). Morbid attraction to leopard urine in Toxoplasma-infected chimpanzees. *Current Biology* 26 (3): 98–99, 2016 Feb 8, DOI: 10.1016/j.cub.2015.12.020.

Spitzer, M. (2016). Geist und Gehirn: Protozoen und Persönlichkeitsstörungen, die Psychiatrie und der Ursprung der Menschheit. *Nervenheilkunde* 35 (05): 341–350, 2016, DOI: 10.1055/s-0037-1616383.

Zwischenspiel: Die Zeitzonen

125 Jahre Mitteleuropäische Zeit in Deutschland (2018). deutsches uhrenmuseum Blog, https://blog.deutsches-uhrenmuseum.de/2018/03/08/mez-deutschland/.

Das Rifttal-Fieber-Virus

Daubney, R. und Hudson, J.R. (1931). Enzootic hepatitis or rift valley fever. An un-described virus disease of sheep, cattle and man from East Africa. *Journal of Pathology and Bacteriology* 34: 545–579, 1931, ref. 12.

Neumann, H.R. (2019). *Die Entstehung der Virologie*. Berlin: ABW Wissenschaftsverlag.

Roossinck, M.J. (2018). *Viren! Helfer, Feinde, Lebenskünstler – in 101 Porträts*. Deutschland: Springer.

Selbitz, H.-J., Truyen, U., und Valentin-Weigand, P. (Hrsg.) (2015). *Tiermedizinische Mikrobiologie, Infektions- und Seuchenlehre*. Enke.

Yersinia pestis

Koneman, E.W. (2003). *Am anderen Ende des Mikroskops – Bericht vom Ersten Außerordentlichen Bakterienkongress*. Berlin: Spektrum Akademischer Verlag Heidelberg.

Mollaret H.H. und Brossollet, J. (1987). *Alexandre Yersin: Der Mann, der die Pest besiegte*. Zürich: Benzinger.
Riehm, J.M. und Löscher, T. (2015). *Bundesgesundheitsblatt – Gesundheitsforschung, Pest und Lungenpest: Pathogenität, Epidemiologie, Klinik und Therapie*. Berlin, Heidelberg: Springerverlag.

Pulex irritans (Menschenfloh)

Eschricht, D.F. (1855). *Die im und an dem Körper des lebenden Menschen vorkommenden Parasiten – Ein Lehr- und Handbuch*. Leipzig: Bearbeitet von F. Küchenmeister.
Fischer, A. (1903). *Vorlesungen über Bakterien*. Jena: Verlag von Gustav Fischer.
Krasnov, B.R. (2008). *Functional and Evolutionary Ecology of Fleas – A Model for Ecological Parasitology*. Cambridge: Cambridge University Press.
Lucius, R. und Loos-Frank, B. (2008). *Biologie von Parasiten*. Berlin, Heidelberg: Springer-Verlag.
Niehaus, M. und Pfuhl, A. (2016). *Die Psycho-Trojaner: Wie Parasiten uns steuern*. Stuttgart: Hirzel-Verlag.

Schwärzepilze

Salfelder, K. (1979). *Farbatlas tiefer Mykosen beim Menschen*. Stuttgart, New York: F. K. Schattauer Verlag.

Clostridium tetani

Heim, L. (1898). *Lehrbuch der Bakteriologie*. Stuttgart: Verlag von Ferdinand Enke.
Perrot, A. und Schwartz, M. (2015). *Robert Koch und Louis Pasteur: Duell zweier Giganten*. Darmstadt: Konrad Theiss Verlag.
Winkle, S. (2014). *Geißeln der Menschheit – Kulturgeschichte der Seuchen*. Berlin: Artemis & Winkler.

Ancylostoma duodenale (Hakenwurm)

Foster, W.D. (1965). *A History of Parasitology*. Edinburgh and London: E. & S. Livingstone LTD.
Lucius, R. und Loos-Frank, B. (2008). *Biologie von Parasiten*. Berlin, Heidelberg: Springer-Verlag.
Walochink, J. (2011). *Hotel Mensch – Parasiten, Unerwünschte Gäste unseres Körpers*. Wien: Carl Üeberreuter.

Das Hepatitis-A-Virus (HAV) und das Hepatitis-E-Virus (HEV)

Neumann, H.R. (2019). *Die Entstehung der Virologie*. Berlin: ABW Wissenschaftsverlag.

Giardia lamblia

Lucius, R. und Loos-Frank, B. (2008). *Biologie von Parasiten*. Berlin, Heidelberg: Springer-Verlag.
Piekarski, G. (1987). *Medizinische Parasitologie in Tafeln*. Berlin, Heidelberg: Springer-Verlag.
Walochink, J. (2011). *Hotel Mensch – Parasiten, Unerwünschte Gäste unseres Körpers*. Wien: Carl Üeberreuter Verlag.

Mücken

Fischer, F. und Oberhansberg, H. (2020). Was hat die Mücke je für uns getan? - Endlich verstehen, was biologische Vielfalt für unser Leben bedeutet. München: Wilhelm Heyne Verlag.
Kohlhöfer, P. (2021). *Pandemien: Wie Viren die Welt verändern*. Frankfurt am Main: Fischer, S.
Lucius, R. und Loos-Frank, B. (2008). *Biologie von Parasiten*. Berlin, Heidelberg: Springer-Verlag.

Winegard, T.C. (2020). *Die Mücke: Das gefährlichste Tier der Welt und die Geschichte derMenschheit*. Salzburg-München Terra Mater Books.
Zuk, M. (2008). *Was wäre das Leben ohne Parasiten? Warum wir Krankheiten brauchen?* Heidelberg: Spektrum Akademischer Verlag.

Denguevirus

Neumann, H.R. (2019). *Die Entstehung der Virologie*. Berlin: ABW Wissenschaftsverlag.
Roossinck, M.J. (2018). *Viren! Helfer, Feinde, Lebenskünstler – in 101 Porträts*. Deutschland: Springer.

Chikungunya-Virus

Neumann, H.R. (2019). *Die Entstehung der Virologie*. Berlin: ABW Wissenschaftsverlag.
Roossinck, M.J. (2018). *Viren! Helfer, Feinde, Lebenskünstler – in 101 Porträts*. Deutschland: Springer.

Plasmodium spp. (Erreger der Malaria)

Foster, W.D. (1965). *A History of Parasitology*. Edinburgh and London: E. & S. Livingstone LTD., 1965.
garant Verlag GmbH (2017). *Die leckersten Cocktails der Welt: Herkunft, Geschmack, Mixtur*. Renningen: garant Verlag.
Liu (2017). *Tu Youyou: China´s First Femiale Nobel Prize Winner*, London: ACA Publishing Limited.
Lucius, R. und Loos-Frank, B. (2008). *Biologie von Parasiten*. Berlin, Heidelberg: Springer-Verlag.
Robert Koch Institut (2014). Plasmodium knowlesi: Fallberichte der ersten nach Deutschland importierten Infektionen. *Epidemiologische Bulletin* Nr. 14, RKI, 7. April 2014.
Singh, B. und Daneshvar, C. (2013). Human infections and detection of Plasmodium knowlesi. *Clinical Microbiology Reviews* 26 (2): 165–184, 2013 Apr, DOI: 10.1128/CMR.00079-12.
Walochink, J. (2011). *Hotel Mensch – Parasiten, Unerwünschte Gäste unseres Körpers*. Wien: Carl Üeberreuter Verlag.
Winegard, T.C. (2020). *Die Mücke: Das gefährlichste Tier der Welt und die Geschichte der Menschheit*. Salzburg - München Terra Mater Books.
Winkle, S. (2014). *Geißeln der Menschheit – Kulturgeschichte der Seuchen*. Berlin: Artemis & Winkler.

Wucheria bancroftii

Dobson, M. (2021). *Seuchen und Pandemien die die Welt verändert haben*. München: NG Buchverlag GmbH.
Grüntzig, J.W. und Mehlhorn, H. (2005). *Expeditionen ins Reich der Seuchen: Medizinische Himmelfahrtskommandos der deutschen Kaiser- und Kolonialzeit*. München: ELSEVIER Spektrum Akademischer Verlag.
Lucius, R. und Loos-Frank, B. (2008). *Biologie von Parasiten*. Berlin, Heidelberg: Springer-Verlag.
Walochink, J. (2011). *Hotel Mensch – Parasiten, Unerwünschte Gäste unseres Körpers*. Wien: Carl Üeberreuter Verlag.

Anisakis simplex (Heringswurm)

Lucius, R. und Loos-Frank, B. (2008). *Biologie von Parasiten*. Berlin, Heidelberg: Springer-Verlag.
Piekarski, G. (1987). *Medizinische Parasitologie in Tafeln*. Berlin, Heidelberg: Springer-Verlag.

Das Norovirus

Roossinck, M.J. (2018). *Viren! Helfer, Feinde, Lebenskünstler – in 101 Porträts*. Deutschland: Springer.

Haemophilus influenzae und das Influenza-Virus

Dobson, M. (2021). *Seuchen und Pandemien die die Welt verändert haben*. München: NG Buchverlag GmbH.

Ligon, B.L. (2000). Biography: Hattie Alexander, MD: Pioneer researcher. *Seminars in Pediatric Infectious Diseases* 11 (2): 155–158, April 2000, DOI:10.1053/pi.2000.7104.

Neumann, H.R. (2019). *Die Entstehung der Virologie*. Berlin: ABW Wissenschaftsverlag.

Winkle, S. (2014). *Geißeln der Menschheit – Kulturgeschichte der Seuchen*. Berlin: Artemis & Winkler.

Serratia marcescens

Freistetter, F. und Jungwirth, H (2021). *Eine Geschichte der Welt in 100 Mikroorganismen*. München: Carl Hanser Verlag.

Osrainik, F. (2015). *US-Army: Ein Kodex für die Welt und Keime fürs Volk*, https.://telepolis.de/features/US-Army-Ein-Kodex-fuer-die-Welt-und-Keime-fuers-Volk-3376945.html.

Weß, L., (2022). *Winzig, zäh und zahlreich: Ein Bakterienatlas*. Berlin: Matthes Seitz.

Zecken

Donoso-Mantke, O., Karan S.K., und Růžek, D. (2016). *Tick-Borne encephalitis virus: A general overview*, https://edoc.rki.de.

Lucius, R. und Loos-Frank, B. (2008). *Biologie von Parasiten*. Berlin, Heidelberg: Springer-Verlag.

Signorile, L. (2019). *Die seltsamsten Tiere der Welt – Skurrile Schöpfungen der Evolution. Tierporträts, die Darwin und Humboldt sicher nicht kannten*. München: Bassermann Verlag.

Borrelia burgdorferi und das Frühsommer-Meningoenzephalitis-Virus (FSME)

Dixon, B. (2009). *Der Pilz, der John F. Kennedy zum Präsidenten machte*. Heidelberg: Spektrum Akademischer Verlag.

Donoso-Mantke, O., Karan S.K., und Růžek, D. (2016). Tick-Borne encephalitis virus: A general overview, https://edoc.rki.de.

Koneman, E.W. (2003). *Am anderen Ende des Mikroskops – Bericht vom Ersten Außerordentlichen Bakterienkongress*. Berlin: Spektrum Akademischer Verlag Heidelberg.

Zwischenspiel: Amerika

Brusatte, S. (2023). *Eine neue Geschichte der Säugetiere: Mammut, Schnabeltier, Homo sapiens – wie sie die Welt eroberten*. München: Piper.

Pneumocystis jirovecii

Alanio, A. und Bretagne, S. (2017). Pneumocystis jirovecii detection in asymptomatic patients: what does it natural history tell us. *F1000Research*, DOI: 10.12688/f1000research.10619.1.

Gottlieb, M.S. (1981). Pneumocystis pneumonia – Los Angeles. 1981. *American Journal of Public Health* 96 (6): 980–911, 2006 Jun; discussion 982–983, DOI: 10.2105/ajph.96.6.980.

Vera, C. und Rueda, Z.V. (2021). Transmission and colonization of pneumocystis jirovecii. *Journal of Fungi* 7 (11): 979, 2021 Nov 18, DOI: 10.3390/jof7110979.

Candida spp.

Aldejohann, A.M., Martin, R., Hecht, J. et al. (2023). Rise in candida auris cases and first nosocomial transmissions in Germany. *Deutsches Ärzteblatt International* 120 (27–28): 447–478, 2023 Jul 10, DOI: 10.3238/arztebl.m2023.0047.

Breinig, F. und Schmitt, M.J. (2007). Killertoxine aus Hefen: Nützliche Proteine mit furchterregendem Namen. *Biologie in unserer Zeit* 37 (2): 104–111. https://DOI.org/10.1002/biuz.200610329.

Kidd, S.E., Abdolrasouli, A., und Hagen, F. (2023). Fungal nomenclature: Managing change is the name of the game. *Open forum Infectious Diseases* 10 (1): ofac559, 2023 Jan 7, DOI: 10.1093/ofid/ofac559.

Lynch, D.P. (1994). Oral candidiasis. History, classification, and clinical presentation. *International Journal of Oral and Maxillofacial Surgery* 78 (2): 189–193, 1994 Aug, DOI: 10.1016/0030-4220(94)90146-5.

McCullough, M.J., Ross, B.C., und Reade, B.C. (1996). Candida albicans: a review of its history, taxonomy, epidemiology, and methods of strain differentiation. *International Journal of Oral and Maxillofacial Surgery* 25 (2): 136–144, April 1996, DOI: 10.1016/s0901-5027(96)80060-9.

Cryptococcus neoformans

Freij, J.B. und Freij B.J (2015). The earliest account of human cryptococcosis (Busse-Buschke-Disease) in a woman with chronic osteomyelitits oft he tibia. *The Pediatric Infectious Disease Journal* 34 (11): 1278, 2015 Nov, DOI: 10.1097/INF.0000000000000865.

Knoke, M. und Schwesinger, G. (1994). One hundred years ago: the history of cryptococcosis in Greifswald. Medical mycology in the nineteenth century. *Mycoses* 37: 239–304, DOI: 10.1111/j.1439-0507.1994.tb00418.x.

Das Zytomegalievirus (CMV) und das Kaposi-Sarkom-Herpes-Virus (KSHV, HHV 8)

Doerr, H.W. (Hrsg.) (2002). *Medizinische Virologie: Grundlagen, Diagnostik und Therapie virologischer Krankheitsbilder*. Stuttgart: Thieme.

Friedman-Kien, A.E. (1981). Disseminated Kaposi's sarcoma syndrome in young homosexual men. *Journal of the American Academy of Dermatology* 5 (4): 468–471, 1981 Oct, DOI: 10.1016/s0190-9622(81)80010-2.

Gottlieb, G.J., Ragaz, A., Vogel, J.V. et al. (1981). A preliminary communication on extensively disseminated Kaposi's sarcoma in young homosexual men. *The American Journal of Dermatopathology*, 3 (2): 111–114, 1981 Summer, DOI: 10.1097/00000372-198100320-00002.

Lippold, S. (2020). *Wir haben alle Herpes!* Norderstedt: BoD – Books on Demand.

Neumann, H.R. (2019). *Die Entstehung der Virologie*. Berlin: ABW Wissenschaftsverlag.

Das Humanes Immundefizienz-Virus (HIV) und das Humane T-lymphotrope Virus (HTLV)

Eckoldt, M. (2022). *Die Geschichte der Virenforschung: Versuche, Zufälle und ein Skandal*, www.deutschlandfunkkultur.de/geschichte-der-virologie-virenforschung-100.thml (15.10.2023).

Kohlhöfer, P. (2021). *Pandemien: Wie Viren die Welt verändern.* Frankfurt am Main: Fischer, S.
Neumann, H.R. (2019). *Die Entstehung der Virologie.* Berlin: ABW Wissenschaftsverlag.

Sarcobtes scabiei (Krätzmilbe)

Baker, J.R. (Hrsg.) (2004). *Advances in Parasitology (Volume 57).* London: ELSEVIER Academic Press.
Currier, R.W., Walton, S.F., und Currie, B.J. (2011). Scabies in animals and humans: history, evolutionary perspectives, and modern clinical management. *Annals of the New York Academy of Sciences* 1230: 50–60, 2011 Aug, DOI: 10.1111/j.1749-6632.2011.06364.x.
Lucius, R. und Loos-Frank, B. (2008). *Biologie von Parasiten.* Berlin, Heidelberg: Springer-Verlag.
Roncalli, R.A. (1987). The history of scabies in veterinary and human medicine from biblical to modern times. *Veterinary Parasitology* 25 (2): 193–198, 1987 Jul, DOI: 10.1016/0304-4017(87)90104-x.
Scheider, S., Wu, J., Tizek, L. et al. (2023). Prevalence of scabies worldwide – An updated systematic literature review in 2022. *Journal of the European Academy of Dermatology and Venerology: JEADV* 37 (9): 1749–1757, 2023 Sep, DOI: 10.1111/jdv.19167.
Walochink, J. (2011). *Hotel Mensch – Parasiten, Unerwünschte Gäste unseres Körpers.* Wien: Carl Üeberreuter Verlag.

Pediculus humanus (Menschenlaus)

Boutellis, A., Abi-Rached, L., und Roult, D. (2014). The origin and distribution of human lice in the world. *Infection, Genetics and Evolution: Journal of Molecular Epidemiology and Evolutionary Genetics in Infectious Diseases* 23: 209–217, 2014 Apr, DOI: 10.1016/j.meegid.2014.01.017.
Lucius, R. und Loos-Frank, B. (2008). *Biologie von Parasiten.* Berlin, Heidelberg: Springer-Verlag.
Signorile, L. (2019). *Die seltsamsten Tiere der Welt – Skurrile Schöpfungen der Evolution. Tierporträts, die Darwin und Humboldt sicher nicht kannten.* München: Bassermann Verlag.
Walochink, J. (2011). *Hotel Mensch – Parasiten, Unerwünschte Gäste unseres Körpers.* Wien: Carl Üeberreuter Verlag.

Rickettsia prowazekii

Dixon, B. (2009). *Der Pilz, der John F. Kennedy zum Präsidenten machte.* Heidelberg: Spektrum Akademischer Verlag.
Dobson, M. (2021). *Seuchen und Pandemien die die Welt verändert haben.* München: NG Buchverlag GmbH.
Hempel, S. (2020). *Atlas der Seuchen: Epidemien der Weltgeschichte.* Kerkdriel Librero.
Winkle, S. (2014). *Geißeln der Menschheit – Kulturgeschichte der Seuchen.* Berlin: Artemis & Winkler.

Die Kartoffelfäule

Dixon, B. (2009). *Der Pilz, der John F. Kennedy zum Präsidenten machte.* Heidelberg: Spektrum Akademischer Verlag.
Freistetter, F. und Jungwirth H. (2021). *Eine Geschichte der Welt in 100 Mikroorganismen.* München: Carl Hanser Verlag.

Zwischenspiel: Im Gefängnis

Foster, A. (2002). *Around the World with Citizen Train: The Sensational Adventures of the Real Phileas Fogg.* Wolfhound PR.
WDR (2022). *26. September 1872 – Das Reisebüro „Thomas Cook" startet die erste Weltreise*, https://www1.wdr.de/radio/wdr5/sendungen/zeitzeichen/zeitzeichen-reisebuero-thomas-cook-weltreise-100.html (22.09.2024).

Schistosoma haematobium (Parchenegel)

Foster, W.D. (1965). *A History of Parasitology*. Edinburgh and London: E. & S. Livingstone LTD., 1965.

Gabrielli, A.F. und Djirmay, A.G. (2023). Schistosomiasis in Europe. *Current Tropical Medicine Reports* 10 (7): 1–9, April 2023, DOI:10.1007/s40475-023-00286-9.

Holtfreter, M.C., Moné, H. Müller-Stöver, I. et al. (2014). Schistosoma haematobium infections acquired in Corsica, France, August 2013. *Euro Surveillance: Uropean Communicable Disease Bulletion* 19 (22): 20821, 2014 Jun 5, DOI: 10.2807/1560-7917.

Moné, H., Holtfreter, M.C., Allienne, J.-F. et al. (2015). Introgressive hybridizations of Schistosoma haematobium by Schistosoma bovis at the origin of the first case report of schistosomiasis in Corsica (France, Europe). *Parasitology Resaearch* 114 (11): 4127–4133, 2015 Nov, DOI: 10.1007/s00436-015-4643-4.

Lucius, R. und Loos-Frank, B. (2008). *Biologie von Parasiten*. Berlin, Heidelberg: Springer-Verlag.

Walochink, J. (2011). *Hotel Mensch – Parasiten, Unerwünschte Gäste unseres Körpers*. Wien: Carl Üeberreuter Verlag.

Labor heute: Sensibilitätstestung

Bauer, A.W., Kirby, W.M., Sherris, J.C. et al. (1966). Antibiotic susceptibility testing by a standardized single disk method. *American Journal of Clinical Pathology* 45 (4): 493–496, 1966 Apr.

De Beer, E.J. und Sherwood, M.B. (1948). The paper-disc agar-plate method for the assay of antibiotic substances. *Journal of Bacteriology* 50 (4): 459–467, 1945 Oct.

Ericsson, H.M. und Sherris, J.C. (1971). Antibiotic sensitivity testing. Report of an international collaborative study. *Acta pathologica et microbiologica Scandinavica. Section B: Microbiology and immunology* 217 (Suppl 217:1+), 1971. PMID: 4325956.

European Society of Clinical Microbiology (2018). *ESCMID The First 35 Years: 1983–2018*. Yearbook 2018/2019.

Kahlmeter, G. (2015). The 2014 Garrod Lecture: EUCAST – are we heading towards international agreement? *The Journal of Antimicrobial Chemotherapy* 70 (9): 2427–2439, 2015 Sep, DOI: 10.1093/jac/dkv145.

NASA (1979). A new tool for the hospital lab. *NTRS – NASA Technical Reports Server*, Document ID: 20070019755, https://ntrs.nasa.gov.

NASA (1985). Microbe detector. *NTRS – NASA Technical Reports Server*, Document ID: 20020090819, https://ntrs.nasa.gov.

NASA (1992). Microbiology system. *NTRS – NASA Technical Reports Server*, Document ID: 20020083274.

Nationales Antibiotika-Sensitivitätstest-Komitee (NAK), *Mail von Prof. Dr. Kresken zur Geschichte des NAK.*

Ruehle, G.L.A. und Brewer, C.M. (1931). *United States Food and Drug Administration methods of testing antiseptics and disinfectants*. Washington, D. C.: US Dept. of Agriculture.

Thornsberry, C., Gavan, T.L., Sherris, J.C. et al. (1975). Laboratory evaluation of a rapid, automated susceptibility testing system: report of a collaborative study. *Antimicrobial Agents and Chemotherapy* 466–480, Apr. 1975, DOI: https://doi.org/10.1128/aac.7.4.466.

Die Wirkungsweise von Antibiotika und die Resistenzmechanismen von Bakterien

Haese, C. (2015). Antibiotika und Resistenz (Teil 1). *MTA Dialog* 3 (2015), Jahrgang 16.

Haese, C. (2015). Antibiotika und Resistenz (Teil 2). *MTA Dialog* 7 (2015), Jahrgang 16.

Koneman, E.W. (2003). *Am anderen Ende des Mikroskops – Bericht vom Ersten Außerordentlichen Bakterienkongress*. Berlin: Spektrum Akademischer Verlag Heidelberg.

Resistenzmechanismen bei grampositiven Bakterien: *Staphylococcus aureus* und Enterokokken

Barber, M. (1947). Staphylococcal infection due to penicillin-resistant strains. *British Medical Journal* 2 (4534): 863–865, 1947 Nov 29, DOI: 10.1136/bmj.2.4534.863.

Haese, C. (2017). Antibiotika und Resistenzen (Teil 3). *Deutscher Ärzteverlag, MTA Dialog* 18 (6), 2017.

Haese, C. (2019). Antibiotika und Resistenzen (Teil 4). *Deutscher Ärzteverlag, MTA Dialog* 20 (8), 2019.

Hughes, D. (2003). Exploiting genomics, genetics and chemistry to combat antibiotic resistance. *Nature reviews. Genetics* 4 (6): 432–441, 2003 Jun, DOI: 10.1038/nrg1084.

Koneman, E.W. (2003). *Am anderen Ende des Mikroskops – Bericht vom Ersten Außerordentlichen Bakterienkongress*. Berlin: Spektrum Akademischer Verlag Heidelberg.

Resistenzmechanismen bei gramnegativen Bakterien: *Pseudomonas aeruginosa*

Barber, M. (1947). Staphylococcal Infection due to Penicillin-resistant Strains. *British Medical Journal* 2 (4534): 863–865, 1947 Nov 29, DOI: 10.1136/bmj.2.4534.863.

Haese, C. (2019). Antibiotika und Resistenzen (Teil 4). *Deutscher Ärzteverlag, MTA Dialog* 20 (8), 2019.

Die Polymerase-Kettenreaktion (PCR) und *Legionella pneumophila*

Rodden Robinson, T. (2012). *Genetik für Dummies*. Weinheim: Wiley-VCH.

Die Serologie und das Corona-Virus

Vonberg, R. und Haese, C. (2022). *Medizinische Mikrobiologie für Dummies*. Weinheim: Wiley-VCH.

Epilog

Glossar

Antibiotikatherapie, empirisch/kalkuliert Anhand von Wahrscheinlichkeiten wird ein (noch) unbekannter Keim, der typischerweise bei der Erkrankung erwartet wird, behandelt. Oft wird bei schweren Infektionen zur Sicherheit dafür ein Breitspektrum-Antibiotikum verwendet.

Antigen Antikörper-Generator, Abkürzung AG. Ein Sammelbegriff für alles, was im Wirt eine Immunantwort auslöst, meist verbunden mit der Antikörperbildung. In der Mikrobiologie ist damit meist ein Bestandteil oder ein Toxin vom Erreger gemeint.

Antikörper Abkürzung AK. Auch Immunglobulin genannt. Werden aufgrund eines AG-Kontaktes von spezifischen Immunzellen (Lymphozyten) gebildet. Dienen der Abwehr von Krankheitserregern

Ätiologie Lehre von der Ursache von Erkrankungen.

Durchseuchung Siehe Endemie

Endemie Ständiges Vorkommen einer Krankheit in einer bestimmten geografischen Region oder Population. Im Gegensatz zu einer Epidemie bleibt die Ausbreitung der Krankheit auf diese Region beschränkt und tritt dort kontinuierlich auf.

Epidemie Ausbruch: Örtlich und zeitlich begrenzte Häufung von Infektionen.

Epidemiologie Lehre über das Vorkommen, die Verbreitung und die Verteilung von (Infektions-) Krankheiten in Gruppen oder in der Gesamtbevölkerung.

Erstinfektion Die erste Infektion mit einem bestimmten Krankheitserreger.

Hygiene Lehre der Verhütung von (Infektions-)Krankheiten und dem Erhalt der Gesundheit.

Infektion Eindringen eines Erregers, in einen Wirt mit anschließender Vermehrung. Asymptomatisch (ohne Krankheitszeichen) oder symptomatisch (mit Krankheitszeichen).

Latenz Zeitweiliges Verborgensein einer Krankheit (Latenzzeit). Bei Infektionserregern ist das Überdauern eines Erregers ohne andauernde Vermehrung bzw. bei Viren ohne Replikation (z. B. die Herpesviren) gemeint.

Letalität Verhältnis der Todesfälle durch eine bestimmte Erkrankung zur Zahl der klinisch Erkrankten. Maßzahl für die Gefährlichkeit einer Erkrankung für Betroffene.

Morbidität Gibt an, wie viele Individuen einer Population in einem bestimmten Zeitrahmen an einer bestimmten Erkrankung gelitten haben.

Mortalität Anzahl der Todesfälle in einem bestimmten Zeitraum (meist 1 Jahr) bezogen auf 1.000 Individuen einer Population. Maßzahl für die Gefährlichkeit einer Erkrankung für eine Population.

Normalflora Siehe Standortflora, physiologische

Pandemie Vermehrtes Auftreten von Infektionen ohne räumliche Begrenzung.

Pathogenität Fähigkeit eines Erregers, in einem Wirt eine symptomatische Erkrankung hervorzurufen.

Prävalenz Durchseuchung: Durchschnittliche Häufigkeit von Infektionen, abhängig von geografischen Gegebenheiten und dem untersuchten Kollektiv.

Persistenz Fortbestehen eines Symptomes oder einer Erkrankung. Bei Infektionserregern ist das Überdauern eines Erregers mit andauernder Vermehrung bzw. bei Viren andauernder Replikation (z. B. das HIV oder das HCV) gemeint.

Plasma Flüssigkeit des ungeronnen Blutes.

Reaktivierung Ausbruch einer Erkrankung, nachdem der Erreger in einem symptomlosen Ruhestadium im Wirt überdauert hat. Zum Beispiel Herpes zoster als Reaktivierung des Varizella-Zoster-Virus (VZV) nach einer Erstinfektion als Windpocken.

Reinfektion Wiederholte Infektion mit dem bereits zuvor beteiligten und eliminierten (durch Therapie oder durch das Immunsystem) Krankheitserreger.

Reinkulturen Unter Laborbedingungen erzeugte Zellpopulation (Kultur), die durch die Vermehrung einer einzelnen Bakterienspezies entsteht.

Resistenz Unempfindlichkeit eines Erregers gegenüber Antiinfektiva.

Serum Flüssigkeit des geronnenen Blutes.

Sporen, bakterielle Sehr umweltstabile Dauerform, die von einigen Bakterien bei unwirtlichen Bedingungen ausgebildet werden kann.

Sporen, mykologische Werden von vielen Schimmelpilzen ausgebildet und in die Luft zur Verbreitung in die Umwelt abgegeben. Führen insbesondere bei Inhalation zur Infektion.

Standortflora, physiologische Auch Normalflora. Gemeinschaft aller Mikroorganismen, die in einem Körperabschnitt bei Gesunden vorkommen.

Tenazität Unempfindlichkeit eines Erregers gegenüber Umwelteinflüssen.

Virulenz Kennzeichnet den Schweregrad der Erkrankung.

Index

www.ingramcontent.com/pod-product-compliance
Lightning Source LLC
LaVergne TN
LVHW082028051026
849532LV00011B/3304